高等医学院校教材

妇女保健学

名誉主编　严仁英
主　　编　王临虹　赵更力
编　　委　（以姓氏笔画为序）
　　　　　王　燕（北京大学医学部公共卫生学院）
　　　　　王临虹（中国疾病预防控制中心妇幼保健中心）
　　　　　安　琳（北京大学医学部公共卫生学院）
　　　　　邱　琇（中国疾病预防控制中心妇幼保健中心）
　　　　　张小松（北京大学第一医院）
　　　　　吴久玲（中国疾病预防控制中心妇幼保健中心）
　　　　　严仁英（北京大学第一医院）
　　　　　苏穗青（中国疾病预防控制中心妇幼保健中心）
　　　　　周　敏（北京大学第一医院）
　　　　　周树森（北京大学医学部公共卫生学院）
　　　　　郝　波（北京大学第一医院）
　　　　　赵更力（北京大学第一医院）
　　　　　保毓书（北京大学医学部公共卫生学院）
　　　　　符绍莲（北京大学医学部公共卫生学院）
　　　　　渠川琰（北京大学第一医院）

北京大学医学出版社

FUNU BAOJIANXUE

图书在版编目（CIP）数据

妇女保健学/王临虹，赵更力主编．—北京：北京大学医学出版社，2008.8（2024.8 重印）

ISBN 978-7-81116-589-0

Ⅰ．妇… Ⅱ．①王… ②赵… Ⅲ．妇女保健学 Ⅳ．R173

中国版本图书馆 CIP 数据核字（2008）第 083093 号

妇女保健学

主　　编：王临虹　赵更力
出版发行：北京大学医学出版社
地　　址：(100191) 北京市海淀区学院路 38 号　北京大学医学部院内
电　　话：发行部 010 - 82802230；图书邮购 010 - 82802495
网　　址：http：//www.pumpress.com.cn
E - mail：booksale@bjmu.edu.cn
印　　刷：北京瑞达方舟印务有限公司
经　　销：新华书店
责任编辑：许　立　丁丽华　责任校对：金彤文　责任印制：罗德刚
开　　本：787 mm×1092 mm　1/16　印张：20　字数：499 千字
版　　次：2008 年 8 月第 1 版　2024 年 8 月第 6 次印刷
书　　号：ISBN 978-7-81116-589-0
定　　价：35.00 元
版权所有，违者必究
（凡属质量问题请与本社发行部联系退换）

本书由
北京大学医学部科学出版基金
资助出版

前　言

随着 21 世纪的到来，面对我国改革开放和现代化建设的新形势、新任务，我国妇女保健事业发展必须具有更高的目标和更快的步伐。

为了贯彻《中华人民共和国母婴保健法》和《中国妇女发展纲要》中关于妇女应在整个生命周期享有卫生保健服务，提高妇女的期望寿命以及妇女的生殖健康水平等要求，大力开展妇女保健工作越来越重要，对妇女保健服务范畴要求越来越广，对服务质量要求越来越高。

在国家政策方面，我国的妇幼卫生工作方针始终强调妇女保健工作要以预防为主，面向农村，面向基层为重点。因此，在高等医学尤其公共卫生专业领域教育中，提高本科生及研究生对妇女保健工作的重视，掌握妇女保健、生殖健康知识和技能的任务迫在眉睫。

为了适应新形势下的教学工作需要，我们编写了这本教材，内容主要包括：妇女保健的发展，妇女保健基础建设，生殖健康基本概述，妇女的一生包括女童期、青春期、婚前期、孕产期、节育期、更年期等不同阶段的保健内容及重点，还包括妇科常见病防治、社会因素、职业和环境因素对妇女健康的影响及保健要求，同时还针对目前存在的流动人口、家庭暴力问题等进行了特别的阐述。本教材除了提供妇女一生群体卫生及个体保健的基本知识外，还补充了目前新知识、新技术及今后发展方向等内容。既可供高等医学教育教学作为教科书，还可作为在职妇女保健工作人员的参考书籍。

限于时间及编写人员水平，不足之处在所难免，望读者指正，以便不断修正充实。

主编　王临虹　赵更力

目 录

第一章 绪 论 (1)
第一节 妇女保健的重要性 (1)
一、妇女保健学概论 (1)
二、妇女保健的重要性 (1)
第二节 妇女保健的发展 (2)
一、我国妇女保健的发展简史 (2)
二、国际妇女保健的发展 (4)
第三节 妇幼保健系统建设 (6)
一、我国妇幼保健行政组织和专业机构 (6)
二、妇女保健医师的基本能力要求 (7)
第四节 生殖健康与妇女保健 (7)
一、生殖健康概论 (7)
二、生殖健康重要性 (8)
三、生殖健康与妇女保健 (9)
第五节 妇幼保健相关法律法规 (12)
一、妇幼保健法制建设历程 (12)
二、妇女保健相关规定 (13)
三、母婴保健法 (14)
四、其他相关法律法规 (17)

第二章 女童保健 (18)
第一节 概 述 (18)
一、定义 (18)
二、目的和意义 (18)
第二节 女童期发育的主要特点 (18)
一、体格的生长发育 (18)
二、神经和心理发育 (18)
三、生殖系统发育 (19)
第三节 女童期常见妇科疾病的防治 (20)
一、生殖道炎症 (20)
二、生殖器损伤 (21)
三、生殖器肿瘤 (21)
四、生殖器发育异常及畸形 (21)
五、性早熟 (22)
第四节 女童期保健要点 (23)
一、卫生保健 (23)
二、预防常见疾病 (24)
三、性教育 (24)
四、营养指导 (25)

第三章 青春期生殖健康与保健 (27)
第一节 概 述 (27)
第二节 生理发育特点 (27)
一、形态发育 (28)
二、功能发育 (29)
三、内分泌变化 (30)
四、性发育 (30)
五、影响生长发育的因素 (32)
第三节 心理发育特点 (33)
一、自我意识的发展 (33)
二、认知发展 (34)
三、社会化发展 (34)
四、性心理发育 (35)
五、心理发展的矛盾性 (37)
六、不同时期的青少年心理发育特点 (38)
第四节 生理卫生与保健 (39)
一、女性泌尿生殖系统卫生 (39)
二、乳房保健 (40)
第五节 心理卫生与保健 (42)
一、心理健康的标准 (42)
二、性心理健康标准 (42)
三、促进心理健康的对策 (43)
第六节 常见问题与保健 (44)
一、常见生理问题和疾病 (44)
二、常见心理问题 (50)
三、常见精神卫生问题 (51)

第七节　性健康教育 …………… (54)
　　　一、性教育的含义和重要性 …… (54)
　　　二、性教育的内容 ……………… (55)
　　　三、性教育的基本原则 ………… (56)
第四章　婚前保健 ……………………… (57)
　　第一节　婚前保健概述 …………… (57)
　　　一、婚前保健概念和意义 ……… (57)
　　　二、婚前保健相关法律法规 …… (57)
　　　三、婚前保健事业的发展 ……… (58)
　　第二节　婚前卫生指导 …………… (59)
　　　一、婚前卫生指导内容 ………… (59)
　　　二、婚前卫生指导方法 ………… (59)
　　　三、婚前卫生指导规范 ………… (60)
　　第三节　婚前医学检查 …………… (60)
　　　一、影响婚育的疾病 …………… (60)
　　　二、婚前医学检查方法 ………… (60)
　　　三、婚前医学检查意见 ………… (61)
　　　四、转诊 ………………………… (62)
　　　五、婚前医学检查原则 ………… (62)
　　第四节　婚前卫生咨询 …………… (63)
　　　一、婚前卫生咨询内容 ………… (63)
　　　二、婚前卫生咨询方法 ………… (63)
　　　三、婚前卫生咨询规范 ………… (64)
　　第五节　常见影响婚育疾病的医学指导
　　　　　　………………………………… (64)
　　　一、指定传染病与婚育 ………… (64)
　　　二、性传播疾病与婚育 ………… (66)
　　　三、严重遗传性疾病与婚育 …… (68)
　　　四、有关精神疾病与婚育 ……… (70)
　　　五、生殖系统疾病与婚育 ……… (71)
　　　六、重要脏器的严重疾病与婚育
　　　　　…………………………………… (74)
　　　七、常见影响婚育的问题 ……… (74)
　　第六节　婚前保健质量管理 ……… (76)
　　　一、婚前保健机构及人员标准 … (76)
　　　二、婚前保健质量管理 ………… (77)
第五章　孕产期保健 …………………… (78)
　　第一节　孕产期保健 ……………… (78)
　　　一、孕前保健 …………………… (78)

　　　二、孕早期保健 ………………… (80)
　　　三、孕中期保健 ………………… (86)
　　　四、孕晚期保健 ………………… (89)
　　　五、妊娠各期保健要点归纳 …… (90)
　　　六、产时保健 …………………… (90)
　　　七、产褥期保健 ………………… (94)
　　　八、孕产期心理保健 …………… (95)
　　　九、孕期营养 …………………… (98)
　　第二节　新生儿保健 ……………… (104)
　　　一、新生儿的分类及特点 ……… (104)
　　　二、新生儿喂养 ………………… (108)
　　　三、新生儿护理与常见病的
　　　　　预防 ………………………… (111)
　　　四、新生儿先天性异常的早期
　　　　　发现 ………………………… (115)
　　　五、新生儿神经行为 …………… (116)
　　　六、新生儿保健管理的主要内容和
　　　　　流程 ………………………… (117)
　　第三节　孕产期保健管理 ………… (121)
　　　一、孕产期系统保健管理 ……… (121)
　　　二、危险管理在孕产期保健中的
　　　　　应用 ………………………… (121)
　　　三、降低孕产妇及围产儿死亡率及干预
　　　　　途径的研究 ………………… (127)
　　　四、今后工作重点 ……………… (130)
第六章　节育期保健 …………………… (132)
　　第一节　概　述 …………………… (132)
　　　一、定义和目的 ………………… (132)
　　　二、服务内容 …………………… (132)
　　第二节　避孕、节育与知情选择 ………
　　　　　…………………………………… (133)
　　　一、避孕和节育 ………………… (133)
　　　二、优质服务 …………………… (133)
　　　三、避孕咨询 …………………… (133)
　　　四、避孕方法知情选择 ………… (134)
　　　五、流产后服务 ………………… (135)
　　第三节　常用避孕方法 …………… (135)
　　　一、屏障避孕 …………………… (135)
　　　二、女用避孕药 ………………… (139)

三、宫内节育器……………(143)
　　四、绝育术…………………(145)
　　五、自然避孕法……………(146)
　　六、母乳喂养避孕…………(147)
　　七、体外排精………………(147)
　第四节　意外妊娠补救措施…(148)
　　一、人工流产………………(148)
　　二、药物流产………………(149)
　　三、中期引产………………(150)
　第五节　计划生育技术服务管理
　　……………………………(151)
　　一、计划生育技术服务……(151)
　　二、计划生育技术管理……(151)
第七章　更年期保健……………(153)
　第一节　概　述………………(153)
　　一、定义……………………(153)
　　二、目的和意义……………(154)
　第二节　生理变化……………(154)
　　一、绝经年龄………………(154)
　　二、生殖器官的变化………(155)
　　三、内分泌的改变…………(155)
　　四、主要器官系统的功能改变
　　……………………………(157)
　第三节　心理变化……………(161)
　第四节　常见健康问题与保健……(162)
　　一、更年期综合征…………(162)
　　二、功能失调性子宫出血…(165)
　　三、生殖系统肿瘤…………(166)
　　四、泌尿/生殖系统萎缩性疾病
　　……………………………(166)
　　五、绝经后骨质疏松症……(167)
　　六、代谢综合征……………(170)
　　七、绝经期抑郁症…………(175)
　　八、更年期性问题…………(177)
　第五节　主要保健措施和内容…(179)
　　一、危险因素的识别与筛查…(179)
　　二、综合保健措施…………(180)
第八章　妇科常见病防治………(184)
　第一节　妇科常见病普查普治……(184)

　　一、普查的宣传和组织工作……(185)
　　二、普查的内容和方法……(186)
　　三、普治的内容及方法……(188)
　　四、普查普治的随访………(189)
　第二节　生殖道感染防治……(191)
　　一、概述……………………(191)
　　二、生殖道感染的预防……(194)
　　三、常见的生殖道感染特点与
　　　　处理原则………………(196)
　　四、预防艾滋病母婴传播………(203)
　第三节　妇女常见恶性肿瘤的防治
　　……………………………(204)
　　一、宫颈癌…………………(205)
　　二、子宫内膜癌……………(210)
　　三、卵巢恶性肿瘤…………(211)
　第四节　女性生殖器官损伤性疾病的
　　　　防治……………………(212)
　　一、阴道脱垂………………(212)
　　二、子宫脱垂………………(214)
　　三、尿瘘……………………(216)
　　四、尿失禁…………………(217)
　第五节　月经病………………(219)
　　一、功能性子宫出血………(219)
　　二、痛经……………………(220)
　　三、经前期紧张综合征……(221)
第九章　社会因素与妇女保健………(222)
　第一节　概　述………………(222)
　第二节　社会地位与经济状况对妇女
　　　　健康的影响……………(224)
　　一、社会地位………………(224)
　　二、经济状况………………(225)
　第三节　文化习俗与地理位置对妇女
　　　　健康的影响……………(225)
　　一、文化习俗………………(225)
　　二、地理区域………………(226)
　第四节　教育与就业对妇女健康的
　　　　影响……………………(227)
　　一、教育……………………(227)
　　二、就业……………………(228)

第五节 医疗保健服务对妇女健康的
　　　　影响……………………………（229）
第六节 性别不平等对妇女健康的
　　　　影响……………………………（230）
第七节 性别暴力对妇女健康的
　　　　影响……………………………（231）
　　一、性别暴力概论………………（231）
　　二、性别暴力对妇女身心健康的
　　　　影响……………………………（232）
　　三、性别暴力的识别、筛查与干预
　　　　…………………………………（233）
第八节 流动人口妇女健康问题
　　　　…………………………………（236）
　　一、流动人口的健康状况………（236）
　　二、流动人口妇女生殖健康状况
　　　　…………………………………（237）
第九节 综合性社会保健措施……（238）
　　一、将妇幼卫生纳入社会大系统中
　　　　…………………………………（238）
　　二、各部门协调与合作…………（238）
　　三、开展社区妇幼卫生服务……（238）
　　四、改变医疗卫生服务取向……（238）
　　五、开展健康教育，提高自我保健
　　　　意识和能力……………………（239）

第十章 环境与生殖健康……………（240）
第一节 概　述……………………（240）
　　一、环境和环境因素……………（240）
　　二、环境因素影响生殖健康的特点
　　　　…………………………………（241）
　　三、环境致发育毒性因子和致生殖
　　　　危害的条件……………………（241）
　　四、环境因素对遗传的影响……（242）
第二节 环境有害因素对生殖健康的
　　　　影响……………………………（243）
　　一、碘缺乏地区…………………（243）
　　二、高氟地区……………………（244）
　　三、环境铅污染…………………（244）
　　四、甲基汞污染…………………（245）
　　五、环境内分泌干扰物…………（246）
　　六、吸烟…………………………（248）
　　七、酗酒…………………………（248）
　　八、吸毒…………………………（249）
　　九、医疗照射……………………（250）
　　十、家用电器……………………（251）
　　十一、家庭装修…………………（252）
　　十二、化妆品……………………（253）
第三节 环境保健措施……………（254）
　　一、改善环境条件………………（254）
　　二、加强环境质量监测…………（255）
　　三、开展环境保健指导工作……（255）

第十一章 职业与生殖健康…………（259）
第一节 职业有害因素与女性生殖健康
　　　　概述……………………………（259）
　　一、职业有害因素对女性生殖健康的
　　　　影响……………………………（259）
　　二、职业有害因素对女性生殖健康的
　　　　危害……………………………（261）
第二节 影响女性生殖健康的常见职业有
　　　　害因素…………………………（262）
　　一、有毒化学物质………………（262）
　　二、物理因素……………………（264）
　　三、其他职业有害因素…………（265）
第三节 职业妇女的劳动保健措施
　　　　…………………………………（266）
　　一、改善劳动条件加强预防措施
　　　　…………………………………（266）
　　二、合理安排妇女劳动…………（266）
　　三、加强妇女劳动保健…………（267）
　　四、开展妇女职业保健服务……（269）

第十二章 妇女保健信息管理………（271）
第一节 概　述……………………（271）
　　一、信息…………………………（271）
　　二、信息管理及其意义…………（272）
　　三、妇女保健信息管理应该注意的
　　　　问题……………………………（272）
　　四、中国妇幼保健信息管理系统
　　　　…………………………………（273）
第二节 信息系统管理的基本要素

……………………………………(274)
　一、机构……………………………(274)
　二、人员……………………………(275)
　三、法规制度………………………(275)
　四、设备……………………………(275)
　五、指标体系………………………(276)
第三节　信息管理的基本步骤………(276)
　一、设计……………………………(276)
　二、收集信息………………………(277)
　三、质量控制和整理信息…………(278)
　四、分析信息………………………(278)
第四节　信息管理中的定量研究
　……………………………………(278)
　一、定量调查方法…………………(278)
　二、定量研究中的抽样方法………(280)

第五节　信息管理中的定性研究
　……………………………………(281)
　一、定性研究概况…………………(281)
　二、定性研究中的抽样技术………(281)
　三、常用定性研究方法……………(283)
第六节　妇女保健常用指标…………(290)
　一、反映妇女健康状况的指标
　……………………………………(290)
　二、反映生育状况的指标…………(292)
　三、反映产科工作质量的指标
　……………………………………(294)
　四、反映妇女保健服务利用情况的
　　指标……………………………(294)
中英文专业词汇索引……………………(297)

第一章 绪 论

第一节 妇女保健的重要性

一、妇女保健学概论

妇女保健学（women's health care）是研究妇女生理和心理发育及功能保护、疾病预防、促进妇女健康的一门学科，是指从保护女性生殖器官的女童期开始，通过生殖系统器官与功能发育的青春期、生殖系统成熟的育龄期和孕产期、直至生殖功能衰退的更年期和老年期的保健，包括对女性生理、疾病与失调，影响妇女健康的心理、社会和环境相关因素的研究与保健。妇女保健学是通过妇幼保健的长期实践及多学科的参与，以保健为中心，以群体为对象，发展形成的一门新学科，主要研究女性一生中不同时期的生理、心理、社会特点及保健需求；研究影响妇女健康的生物、心理、社会、环境等方面的各种高危因素；研究危害妇女健康的各种常见病、多发病的流行病学、危险因素及防治措施；研究有利于提高防治和监护质量的适宜技术；研究有利于促进妇女健康的保健对策和管理方法。

二、妇女保健的重要性

妇女保健是卫生事业的一个重要组成部分，它有特殊的需要和重要的意义。妇女一生生殖功能变化复杂，按性功能的发育变化，可分为幼年期、青春期、生育期、更年期和老年期。而青春期、育龄期、孕产期和绝经期是女性必须认真对待和跨越的重要门槛。妇女的健康直接关系到子代的健康和出生人口的素质；妇女健康直接影响到家庭及整个社会的健康水平。由于社会、经济、文化以及生理等因素的综合性影响，妇女和儿童依然是社会的弱势群体，她们的整体健康和生存状况相对较差也最脆弱。这使得妇女儿童不仅对健康促进有着持久、巨大的需求，而且对公共卫生服务的敏感度也最强。因此，妇幼卫生状况和水平是反映一个国家（或地区）社会发展程度最基本也是最重要的社会指标。目前国际公认的评价医疗卫生综合效果和居民健康水平的重要指标，如孕产妇死亡率（maternal mortality）、婴儿死亡率（infant mortality）和人均期望寿命（life expectance）等均与妇幼保健密切相关。

（一）妇女是社会中的脆弱人群

妇女在体质及生理上与男子不同，因此妇女参加职业劳动会受到一定限制。妇女生命中有历时 30 年左右的生育期，要经历结婚、妊娠、分娩、产褥、哺乳、避孕等特殊生理过程。因为女性健康与生理过程相联系，各阶段之间有一段交叉的关联，并且与人类本能的日常活动，如性生活相联系，使女性健康问题被所谓的"正常生理活动或过程"所掩盖，而不易被察觉，并容易被忽视；另一方面，妇女生殖器官的特殊解剖，如子宫腔经输卵管与盆腔相通，而宫腔下段经宫颈、阴道与外界相通，容易发生生殖道上行性感染；分娩和月经期子宫内膜周期性变化的生理特点，容易导致盆底功能的损伤和妇科疾病的发生。妇女常常以"期待"来应对潜在的健康问题，待到其发展到不得不就医的程度时，则延误了最佳医疗保健时机。也正是由于与日常活动密切相关，妇女健康问题属于多发、常见的非健康状态，并可能掺杂了生理、社会、家庭诸多因素，而使其同时具有私密性，可能影响对健康问题的正确判断。

（二）妇女是人类的母亲

妇女的健康直接关系到子代的健康和出生人口的素质。人体生长发育的每一阶段都是以前一阶段为基础的，同时又影响着下一阶段。出生人口的素质与母亲受孕前和受孕后的健康密切相关，即通过母婴带来的健康代际传递效应。由于环境有害物质和职业毒物可能会伤害妇女健康，导致生殖损伤，从而影响胚胎、胎儿的正常发育，出现缺陷儿，影响出生人口素质。因此，不仅要从生命开始形成的最初阶段就开始对胚胎进行保护，在整个孕产期内要实施对母子进行统一管理的围产保健（perinatal health care），还应从孕前、婚前、青春期、女童等各期保健开始，为女性提供保健，预防疾病，以帮助其健康地成长为未来的母亲。而另一方面，生殖功能本来就具有社会性，社会变革、道德观念、风俗、习惯、家庭、环境，可通过应激系统影响女性健康。

（三）妇女是社会的重要人力资源

无论是家庭妇女或者职业妇女，在创造人类文明和社会经济发展中均起着重要作用，是促进社会发展的重要力量。家庭是社会组成的基本单位，妇女是家庭的核心。在家庭生活中，妇女除承担母亲的责任外，还要承担全家的生活安排，包括营养、卫生、健康等。概括而言，妇女是最基层的保健员、卫生员、营养员和护理员。另外，社会上的初级卫生保健工作绝大部分是妇女承担的。总之，妇女的健康直接关系到子代健康，家庭卫生健康和整个社会卫生健康的水平。

第二节　妇女保健的发展

一、我国妇女保健的发展简史

（一）近代医学中的妇女保健

在19世纪中期，西医传入中国，它是以教会、学校和医院三位一体的方式进入我国的。开始是在我国一些通商口岸建立与教会（天主教或基督教）学校毗邻的妇婴医院。当时作为一种慈善事业，带来了新法接生和妇女儿童疾病的治疗。但对全国广大妇女儿童来说，还得不到普遍的保健服务。1929年，著名的中国近代妇幼保健创始人杨崇瑞博士在北京创立了国立第一助产学校并附设产院，培训了一批高、中级妇幼保健人员，任妇幼保健师资和骨干。由这类助产学校培养的人才，分配到全国各地，从事教育和服务，推动了全国助产教育的发展；同时，将防治产褥热和新生儿破伤风作为重点突破口。在杨博士的推动下，至1937年，全国已有助产学校54所，为妇女儿童的健康作出了重大贡献。

（二）抗日战争和解放战争时期的妇女保健

抗战八年，当时国民党政府虽也办了一些助产学校和妇幼保健机构，但只为城市少数人服务；在解放区，在共产党的领导下，对妇女儿童都给予了力所能及的保护和照顾。例如，对女工施行劳动保护、产假，禁止童工等，都有明确规定。解放区设立的保育院、托儿所，举办的助产训练班，推广消毒接生，宣传卫生知识和破除迷信等工作，不仅造福于解放区广大妇女儿童，也为新中国成立后的妇幼保健事业的发展积累了经验，奠定了基础。

（三）新中国成立后妇女保健事业的发展

新中国成立后，我国妇女保健事业进入了快速发展时期。我国妇女在政治、经济、社会等各方面享有与男子同等权利，从受压迫者变为国家的主人，妇女的生命权、健康权、受教育权等，从根本上得到了保障。以下总结几点重要的发展经验。

1. 从法律高度确定了我国妇幼保健工作方针　"以保健为中心，以保障生殖健康为目的，实行保健和临床相结合，面向群体，面向基层和预防为主。"这一方针突出体现了妇幼保健工作的特点。其中以生殖健康为目的的提法明确了我国妇幼保健工作的最终目的，适应国际社会关于生殖健康的倡导和服务理念，对于提高我国人群生殖健康水平，提高出生人口素质具有重要意义。

2. 从法律高度维护妇女儿童健康　《中华人民共和国宪法》第四十九条规定："婚姻、家庭、母亲和儿童受国家的保护"。1994年颁布的《中华人民共和国妇幼儿童保健法》是根据我国宪法制定的第一部保护妇女儿童权益的专门法律，标志着我国妇女儿童保健工作走向法制管理、依法行政和依法提供服务的轨道。除此而外，多年来我国颁布和实施的《中华人民共和国婚姻法》、《中华人民共和国妇女权益保障法》、《中华人民共和国劳动法》、《女职工保健工作规定》、《女职工劳动保护规定》、《女职工禁忌劳动范围的规定》等，以及《中国妇女发展纲要》、《中国儿童发展纲要》等，均体现了我国已逐步完善了保护妇女儿童的法律、法规体系，从而以法律来保护妇女儿童的健康。

3. 从组织体系保证了妇幼保健服务的提供　建立适合我国国情的妇幼保健网络——在城市有市、区、街道三级组织，在农村有县、乡、村三级基层组织。各级妇幼保健机构有明确的职能分工和协作，在业务管理和指导方面有密切联系，为人群提供较为完善的妇幼保健服务起到了保障作用。

4. 将妇女发展作为经济和社会发展的重要组成部分　我国在1995年制定和发布的《中国妇女发展纲要》（1995 - 2000年）是我国妇女发展的重要里程碑，其实施改善了我国妇女生存和发展的社会环境，维护了妇女的合法权益，妇女在政治、经济、教育、健康等各个领域取得了全面进步，为妇女保健工作的发展创造了有利的社会环境。在《中国妇女发展纲要》（2001 - 2010年）中关于妇女健康特别指出：①妇女在整个生命周期享有卫生保健服务，提高妇女的预期寿命；②提高妇女生殖健康水平；③保障妇女享有计划生育的权利；④流动人口中的妇女享有与户籍所在地妇女同等的卫生保健服务；⑤将妇女艾滋病病毒感染率控制在较低水平；⑥提高妇女的健身意识，增强妇女身体素质。上述规定充分说明，我国妇女保健工作已成为政府的重要职责和全社会共同关注的问题。因此，妇女健康已得到了根本保障。

5. 争取国际支援和国际合作　妇幼保健是生殖健康的基石，母亲安全则是生殖健康的核心。在全球共识和国际日益重视妇幼保健事业的背景下，全世界的行动目标为2015年"人人享有生殖保健服务"。加大国际合作，学习国际妇幼保健的新理念、新技术、新理论，对促进我国的妇幼保健事业发展起到了重要作用。20世纪80年代，世界卫生组织在我国北京、上海分别建立了妇幼保健研究和培训合作中心，开展了技术业务和科研方面的国际交流与合作；并逐步扩大了与联合国儿童基金会、人口基金、世界卫生组织和世界银行在妇幼保健领域中的合作，经过诸多项目的实施，为迅速改变我国老少边穷地区的妇幼保健落后面貌起到了积极的推动作用。

二、国际妇女保健的发展

(一) 关注孕产妇死亡

早在世界卫生组织（World Health Organization，WHO）成立之前，国际上已经对母亲安全的问题给予了关注。以英国为例，20世纪20年代，尽管婴儿死亡率等健康指标得到了改善，但是孕产妇死亡率却并没有得到同样水平的改善。1928年英国医学界建立了一个孕产妇死亡个案回顾调查系统，并要求英国卫生部关注持续处于高水平的孕产妇死亡率的问题，并最终推动了英国关于孕产妇死亡保密调查制度（Confidential Enquiry into Maternal Deaths，CEMD）的建立和执行。与此同时，英国政府还要求"对妇女的一般健康状况进行调查，以发现尚不为所知的可能广泛存在或更严重疾病"。正是由于医学专业人员的积极呼吁，使人们认识到，没有任何政府可以不关注妇女的健康，特别是在妊娠和分娩时期。

1930年国家卫生部联合组织（the League of Nations Health Section）开始关注孕产妇死亡的问题。WHO成立时，将关注母亲和儿童列入其章程，并将努力"促进母亲和儿童的健康和利益"作为其主要功能之一。在WHO和世界各国医学界的大力推动之下，发达国家孕产妇死亡状况得到了显著的改善。1900年，美国等一些发达国家的孕产妇死亡率大约为700/10万，到1950年，这些国家的孕产妇死亡率已经下降到100/10万。

在国际组织的努力下，发达国家开展的有关孕产期保健服务的模式，被广泛地应用于发展中国家。但事实很快证明，简单地将工业发达国家的医疗保健模式应用到发展中国家是行不通的。尽管发达国家的孕产妇死亡率在迅速下降，但是同样的效果并没有在发展中国家看到。经过各国学者的研究，发现妇幼保健服务受到了许多非医学因素的影响，因此1978年WHO和UNICEF在Alma Ata会议上提出了初级保健（Primary Health Care，PHC）的概念，与会国家对采取综合的策略，提供基本的保健服务作出了清晰的承诺。同时，也考虑到了社会、经济、政策对健康的影响。PHC强调社区的支持与参与，包括孕产妇和儿童保健，在一定程度上让世界各国开始重视和认识孕产期保健是健康服务的基本服务。

20世纪70~80年代，由于统计技术的进步，基于家庭的婴儿死亡率的调查结果的可信程度和可获得性得到了提高，但是孕产妇死亡状况却没有得到相同的重视，很多的导致孕产妇死亡的问题仍然被隐藏着。1985年WHO在联合国人口基金的支持下，首次在发展中国家进行了基于社区的孕产妇死亡状况的调查，并根据调查数据宣布：全球每年有50万的孕产妇死亡，其中99%发生在发展中国家。从此，揭开了全球范围对于母亲安全，改善孕产期保健服务的运动。其标志性的活动是1987年2月，WHO、UNFPA世界银行在内罗毕召开了首届国际母亲安全会议。在这个会议上，第一次向全世界提出"母亲安全（safe motherhood）"的倡议，以此来动员政府和国际社会对妇女健康及降低孕产妇死亡率和患病率给予高度重视。

1990年召开的世界儿童首脑会议得到了各国政府首脑的高度重视，将减少孕产妇死亡作为提高产前保健服务质量的监测指标之一，以保障和促进儿童生存与发展。即使在这一时期，很多的人与当年的UNICEF执行主席一样，有着同样的想法——"强调减少孕产妇死亡的目标，是儿童生存的副产品"。所幸的是，之后国际社会开始关注妇女健康，关注生殖健康，将孕产期保健看做是妇女生殖健康和妇女权益的重要组成部分，从而逐步得到社会的关注。1997年在斯里兰卡首都科隆坡召开的国际母亲安全技术磋商会议上，对提高母亲安全技术服务质量进行了研讨。大家的共识是对降低孕产妇死亡率所必需的技术干预措施已掌握得很多，更重要的是母亲安全的长期、持续、可负担的发展依赖于改善整个卫生系统功能的政策。

(二) 关注妇女生殖健康

妇女生殖健康（reproductive health）概念起源于20世纪60年代西方的妇女团体。其基础是强调妇女的社会地位和生殖权利。经过长期努力，妇女生殖健康的概念得到了发展，并获得国际社会的理解、认可和重视。至20世纪70年代，发展中国家的妇女团体已建立起自己的女权理论和妇女生殖与健康的原则。在墨西哥城第一届妇女大会和随后的"妇女十年"中，妇女团体将生殖权利和健康权利列入最关心问题之首，并与政府合作寻求增加妇女生殖健康服务和提高服务质量的途径。生殖健康的新概念是由世界卫生组织高级顾问Dr. Fathalla 在1991年第七届世界人类生殖会议上提出的，此后于1994年9月在开罗召开的"人口与发展"大会上经过反复磋商和辩论，正式通过了生殖健康的定义与内涵，并写入该会通过的行动纲领之中，会议还要求各国政府在2015年前都能通过初级卫生保健系统对各个年龄段的所有人提供生殖健康的有关服务，即"人人享有生殖保健服务的行动目标"。

1995年在北京召开的第四届世界妇女大会也将生殖健康列为重要主题，这标志着国际社会对生殖健康的广泛重视，对生殖健康概念的普遍认可，并将其作为人类发展的优先关注领域和共同目标。1999年联合国特别会议，即人口与发展会议5年回顾，确定了青少年获得能够达到的最高健康标准，并提供适当的、特定的、方便的和容易获得的服务，从而有效地满足青少年对包括生殖健康教育、信息、咨询和促进健康战略在内的生殖健康和性健康的需求；强调对青年人的健康和权利投资将使后几代人受益匪浅。

(三) 国际妇女保健的发展趋势

在今后一段时期内，"母亲安全"仍将是妇女保健工作的首要任务。除以降低孕产妇死亡率为主要目标外，重要的是要在尊重妇女权利的前提下转变服务理念，改进服务方式，为妇女生命的各个阶段提供优质服务。体现以人为本，以妇女为主体，以需求为基础，鼓励参与和知情选择。重要的服务内容包括下述几个方面：

1. 妇女精神卫生保健；
2. 妇女工作和劳动环境保护；
3. 妇女一生各期的营养指导；
4. 妇女生殖道感染/性传播疾病/艾滋病（RTI/STD/HIV/AIDS）防治；
5. 防止妇女在家庭内或家庭外遭受暴力侵袭；
6. 开展生殖健康、计划生育（family planning）和性保健的综合服务；
7. 母亲安全是女性生殖健康的核心，围产保健，包括婚前保健和孕前咨询，依然是妇女保健工作的重要内容；
8. 完善和提高青春期保健服务，包括青春期心理咨询、性健康咨询、疾病防治和健康教育；
9. 开展更年期保健服务，保护和促进更年期妇女的身心健康，提高老年妇女的生活质量。

第三节 妇幼保健系统建设

妇幼保健系统的组织机构是根据保护妇女儿童健康的政策,为开展妇幼保健工作的需要而设立的。

一、我国妇幼保健行政组织和专业机构

1. 妇幼保健行政机构　卫生部设妇幼保健与社区卫生司,各省、市、自治区卫生厅(局)均设妇幼保健与社区(基层)卫生处,地市(州、盟)卫生局设妇幼保健(防保科)科(组),县卫生局配有兼职或专职干部,大的工矿、企事业单位在卫生行政部门内设妇幼保健科(组)或配备专职干部。各级行政机构业务上都受上一级领导,在各级卫生局统一领导下,负责本地区妇幼保健工作的组织领导。其基本职责是根据我国宪法、卫生工作的总方针,制定妇幼保健工作的有关法律、法规、管理办法、条例、各种标准,按照国家立法程序颁布执行后,负责监督、监测和执法工作;负责制定全国或地区性妇幼保健工作、专业队伍建设的规划,组织论证,批准后组织实施;负责协调部委间、部门间及内部各专业机构间的工作配合;负责信息管理工作及妇幼健康重要指标的监测工作;负责扩大与国际、民间的合作与交流等。

2. 妇幼保健专业机构　各级妇幼保健院(或妇女、儿童保健院)、所、站、队,妇产科医院,儿童医院等,这些机构均是防治结合的卫生事业单位,受同级卫生行政部门领导,受上一级妇幼保健专业机构的业务指导。医疗单位在同级行政单位领导下,配合完成一些保健任务。

全国各地各级妇幼保健组织机构的名称按《妇幼保健工作条例(试行草案)》中规定:凡设有正式床位的妇幼保健机构,统称为"院",凡不设床位但开展门诊业务(包括设置少量观察床位)的统称为"所",凡既不设床位,又不开展门诊而采用下基层开展业务技术指导的统称为"站",并要求各省、市、自治区应设置妇幼保健院(或分别设立妇女保健院、儿童保健院),地、市(州、盟)、县(镇)根据人口多少,以及妇幼保健工作基础,设妇幼保健院、所或站,在地广人稀,基层妇幼保健工作基础薄弱的省、自治区可设妇幼保健工作队。妇幼保健院应设保健部分和临床部分,负责本地区的妇幼保健业务技术指导。各级保健机构应有步骤、有计划地做到把保健、医疗、科研、培训密切结合起来,针对危害妇女儿童健康的主要问题进行防治。

3. 妇幼保健基层组织　乡卫生院,街道医院,农场、大工厂的职工医院等基层卫生机构内的妇幼保健组,是基层妇幼保健组织,在区、县妇幼保健机构业务指导下,开展妇女、儿童保健门诊,防治妇女儿童常见疾病及多发病。有条件的单位,还可开展计划生育及住院分娩的业务。此外,还需建立健全有关登记统计制度,对不脱产或半脱产的乡村医生、街道或车间保健员、保育员等进行业务指导。

4. 社区卫生服务　社区卫生服务(community health service)是近几年新发展形成的城市妇幼保健新型服务力量。1999年我国做出"改革城市卫生服务体系,积极发展社区卫生服务,逐步形成功能合理、方便群众的卫生服务网络"的重要决策,构建以社区卫生服务为基础、社区卫生服务机构与医院和预防保健机构合理分工、协作密切的新型城市卫生服务

体系。城市开始逐步建立整合了健康教育、计划免疫、妇幼保健、慢性病防治、残疾康复、计划生育技术服务等公共卫生服务和常见病、多发病基本医疗服务功能的城市社区卫生服务机构。由此可见，妇幼卫生服务是社区卫生服务的重要组成部分，通过分工协调，将适宜社区开展的妇幼保健服务交由社区卫生服务机构承担；同时，社区卫生服务机构应严格依照妇幼保健服务相关规定开展相应的保健服务；相应级别的妇幼保健机构对社区卫生服务机构提供业务指导和技术支持。

5. 妇幼保健网　是指由各级妇幼保健业务机构发扬协作精神建立的一种业务上有密切联系的组织系统，上级机构对下级机构有业务辅导、培训的责任（如接受转诊、会诊，协助抢救重危病人等）。上下结合有利于不断扩大服务面，提高服务质量。

建立健全妇幼保健网是做好妇幼保健工作必须具备的一个重要条件。妇幼保健网可以由三级或四级组成。国家级妇幼保健中心（中国疾病预防控制中心妇幼保健中心）是全国性妇幼保健业务技术指导中心；省、市一级妇幼保健院，妇女、儿童保健所为三级机构；区、县一级的上述机构为二级机构；街道医院、社区卫生服务机构和乡卫生院妇幼保健组、站为一级机构。

二、妇女保健医师的基本能力要求

妇女保健工作的目标是保护和促进妇女生殖健康，以群体为主要服务对象，以预防保健为中心，以临床为基础，预防保健与临床医疗密切结合。同时，妇女保健工作是一项群众性和社会性很强的工作，除科学技术工作外，需要通过宣传教育，提高全社会对妇女保健工作重要意义的认识，取得有关领导的重视和支持、各部门的积极参与和协作，提高家庭成员和妇女保健知识水平及自我保健能力。因此，妇女保健医师应当掌握以下学科领域的知识：

1. 医学科学基础知识；
2. 人文及社会学知识；
3. 妇产科学基础知识；
4. 妇女保健学基础知识；
5. 流行病学基础知识；
6. 卫生统计学基础知识；
7. 健康教育基础知识；
8. 卫生管理基础知识。

此外，应具有良好的人际交流、咨询技巧，熟练的妇产科临床操作技能，以及具备一定的调查研究和决策技能。

（王临虹　严仁英）

第四节　生殖健康与妇女保健

一、生殖健康概论

生殖健康（reproductive health）是指人类在生殖系统、生殖功能和生殖过程的各个方面处于健康和良好的状态。生殖健康是针对人类生殖功能与过程中所涉及的所有问题而逐渐发展起来的新型学科。生殖健康的概念在其发展以来的十几年中，随着充分地探讨和实践也被赋予了更宽泛，更深刻的内涵。1994年9月在开罗召开的国际人口与发展大会（ICPD）引用了WHO对生殖健康的定义，并正式将生殖健康的概念、策略与行动等列入了《行动纲领》中，这标志着国际社会对生殖健康概念的普遍认可与接受，并将其作为人类发展优先关注的领域和共同目标被越来越引起重视。

世界卫生组织根据健康的定义给予生殖健康的定义为：在生命所有阶段的生殖功能和过程中的身体、心理和社会适应的完好状态，而不仅仅是没有疾病和虚弱。其内涵主要强调：人们能够进行负责、满意和安全的性生活，而不担心传染疾病和意外妊娠；人们能够生育，并有权决定是否、何时生育和生育间隔；妇女能够安全地通过妊娠和分娩，妊娠结局是成功的，婴儿存活并健康成长；夫妇能够知情选择和获得安全、有效和可接受的节育方法。

从上述内涵可以看出，生殖健康较以往的妇幼保健和计划生育的内容更广泛、更深刻，更重视保健服务的提供质量、服务对象的需求和参与程度、人的健康和保健权力、人们对性和生育的决策能力以及健康的社会性和科技性整合等方面。生殖健康不仅要达到降低死亡率和人口出生率、提高出生人口素质的目的，更要实现人口与社会经济的全面的、可持续发展。

生殖健康是人类健康的核心，新的生殖健康概念涵盖了母亲安全、计划生育、性健康与性传播疾病预防、儿童生存与发展等多个方面，涉及妇幼保健、妇产科、儿科、胚胎发育学、遗传学、流行病学，以及社会学、心理学、法学、伦理学等许多学科。生殖健康不仅包括了妇女从出生到死亡的各个年龄阶段的保健，即婴幼儿期、儿童期、青春期、育龄期、更年期及老年期保健，还涉及特殊目标人群的保健，即青少年的性健康和男性生殖健康及其男性参与、责任与义务。因此，要促进和改善生殖健康，就必须为妇女和男性提供贯穿其整个生命周期各阶段的优质生殖保健，也就是要为他们提供能满足其生殖健康需求的各种最广泛的信息、技术和服务。

二、生殖健康重要性

近十几年来，一方面与妇女有关的妊娠、分娩、人工流产、不孕、避孕等健康问题仍普遍存在；另一方面由不安全性行为引发的非意愿妊娠，青少年初次性行为的提前和未婚性行为的增加，以及生殖道感染/性传播疾病，特别是艾滋病在全球范围内的肆意蔓延等，都使得妇女、男性和青少年的生殖健康面临着前所未有的严重威胁。

在母亲安全方面，由于妇女特殊的生育功能，只有履行生育功能的妇女才可能受到与妊娠和分娩有关的健康威胁。目前全世界每年有近60万孕产妇死亡。世界各国孕产妇死亡率相差悬殊，据统计，每年出生婴儿中14%在发达国家，但是孕产妇死亡中1%在发达国家。孕产妇死亡中99%发生在发展中国家，而其中90%以上是可以避免的，因此母亲安全问题是生殖健康中的一个大问题。

生殖道感染性疾病，尤其是性传播疾病包括艾滋病是威胁人类健康的主要生殖健康问题。近20年，无论在全球还是我国，生殖道感染/性传播疾病的发病均呈快速增长的趋势，流行形势相当严峻。性传播疾病虽然侵袭男女双方，但对女性的疾病负担更为严重。世界银行最近的报告已将此类疾病列为发展中国家年轻成年女性疾病负担的第2位主要原因，仅次于孕产期疾病。由于生物和社会的双重原因，妇女更容易受到感染，很难去寻求保护，诊断过程更为复杂，可发生更严重的后遗症，并且更容易受到社会的歧视和相关后果的影响。妇女孕产期的性传播疾病/艾滋病还可造成胎儿、新生儿的感染，威胁下一代的健康。

计划生育方面，在很多发展中国家，避孕普及率还存在有很大差距，不能提供有效、满意和可接受的服务，知识和信息极为不足。尤其妇女在绝大多数情况下承担着避孕措施使用的主要责任和负担，因此她们受到的避孕不良反应的危险也就更大。妇女还要承担由于避孕失败造成的人工流产的后果；在世界范围内，不安全的人工流产还普遍存在；有些发展中国家孕产妇死亡的 30%～50% 是由于不安全人工流产的并发症所引起的。

性健康是生殖健康一大主题。性问题一方面存在着性的过度自由化所带来的性道德和与性有关的疾病问题，同时存在着对性的基本知识缺乏、性的封闭和不能得到满意性生活等问题。并且在性方面男女双方也存在着极大的不平等，在社会、文化、宗教等方面的影响下，妇女在性行为上一直处于被动和从属的地位，多数没有支配权和自主权，所以在与性相关的生殖健康方面所受的身心危害就更多。

青少年处于身心发育时期，由于缺乏对自己身体、性和生育知识、性行为后果的认识，缺乏社会经验和相应保护技能，因此存在诸多的生殖健康问题，如婚前性行为、少女妊娠、未婚人流、性传播疾病等问题极为普遍。青少年在寻求帮助和生殖健康服务方面存在更多的障碍，因此应该是特别被关注的人群。

男性生殖健康的需求也逐渐显现出来，性健康和性功能障碍问题、性传播疾病的流行、男性不育症发病率的增高，均显示出男性对生殖健康保健服务及质量要求不断增大；另一方面，尤其在提高男性对性和生殖健康的知识和认识对参与和促进妇女生殖健康方面有着积极的作用。

以上种种均是世界范围所面临的最大的生殖健康问题，由此可见生殖健康紧紧地与社会、环境、文化、宗教、尤其是妇女地位和权力等因素相联系。以改善生殖健康尤其是妇女的生殖健康为主题的运动已成为世界范围的一大潮流，引起世界的广泛关注。

三、生殖健康与妇女保健

生殖健康意义上的妇女保健包括妇女从出生到死亡的各个年龄阶段，即婴幼儿期、儿童期、青春期、育龄期、更年期及老年期的保健，所有这些阶段的身体、心理、社会、文化、传统习俗、教育等因素均对各阶段的妇女的生殖健康产生巨大的影响。

（一）生殖健康保健基本范畴

按照国际人口与发展大会《行动纲领》提出的第一个生殖健康行动"所有国家应尽早，且不迟于 2015 年通过初级保健系统致力于使各个年龄段的所有人获得生殖健康"，在初级保健范围内，生殖健康保健应包括的主要内容有：

1. 计划生育的咨询、信息、教育、交流及服务；
2. 产前保健、安全分娩及产后保健的教育与服务，特别是母乳喂养和母婴保健；
3. 不孕症的预防和适当治疗；
4. 人工流产的预防和流产后果的管理；
5. 生殖道感染、性传播疾病及其他生殖健康问题的治疗；
6. 关于性行为、生殖健康及父母责任的信息、教育和咨询；
7. 计划生育服务及转诊服务；

8. 对妊娠、分娩和流产并发症、不孕症、生殖道感染、乳腺癌、生殖系统癌症及性传播疾病包括 HIV/AIDS 的诊断和治疗。

（二）妇女生殖健康保健服务

生殖健康保健服务比以往的妇女保健范畴和内容宽泛得多，既往妇女保健侧重于从女性器官与功能发育开始的青春期到生殖功能衰退的更年期保健，重点在于生理疾病与失调。随着人们对健康尤其是生殖健康认识的逐渐提高与完善，在妇女保健方面已经开始涉及影响妇女健康的心理和社会相关因素的研究与保健。生殖健康概念的提出及相关的理论和实践，对妇女儿童的健康和妇女保健给予了更深刻的内涵和更广泛的范围。

从生殖健康的意义上，不仅只关心女性本身的健康，与之相关的权利、地位、公正、平等、社会责任以及男性参与及男性本身的健康等亦属生殖健康保健之列，因此，应提供综合性、广泛的、全面的生殖健康保健服务。

1. 关注女童生殖健康　女童期虽然生殖功能尚未发育，但女童时期的身心健康直接影响到妇女以后各年龄阶段包括母亲阶段的身心健康；然而由于受到社会、经济、文化、宗教等因素的影响，在很多国家和地区，女童在生殖健康的很多方面面临着极大的伤害和健康威胁。不论发达国家还是发展中国家都普遍存在重男轻女的观念，许多女婴一出生可能就遭到遗弃，目前许多国家和地区出现利用先进技术如 B 超和羊水细胞染色体检查进行胎儿性别诊断，选择女胎进行流产。据统计，许多国家男：女出生比例逐年提高，现已达到 117：100，我国某些地区已高达 120：100 的惊人数字。出生以后，与男童相比，很多女童又要经受社会、家庭的歧视，营养不良，承担繁重的家务或体力劳动，得不到良好的教育等等，使身心受到严重伤害。女童的生殖健康不仅只反映在她们的儿童期，也直接影响到当她们成长为育龄妇女时的健康。儿童期的营养不良可致使孕产期的贫血或感染发生率增高；儿童期的佝偻病可致骨盆畸形，影响以后的正常分娩；女童期的生殖道感染也会造成成年后的妇女生殖道系统疾病。所以，女童期保健是生殖健康保健的一个重要部分。

2. 青少年生殖健康保健不容忽视　青春期是生育功能生命周期的开始，生殖器官与功能逐渐发育，是人一生中的一个关键时期。由于性功能的发育和激素作用，青少年处于性萌动时期，如果得不到正确的性教育和正确引导，在心理和行为上可能会出现扭曲和错误。女性青春期的身心健康直接影响到她们育龄时期乃至更年期的健康。由于青少年的性知识不足，得不到必要的信息和服务，使得婚前性行为、未婚先孕、未婚人流和单亲母亲等问题越来越严重，青少年的性传播疾病和艾滋病的广泛流行等，已成为当今重大公共卫生问题和社会问题。所以，应特别重视青春期保健服务，应开展适宜的、多种形式青春期相关的性教育、信息、咨询和医疗保健服务。

3. 继续关注孕产妇健康　经过几十年的努力，我国在保护母亲安全和降低婴儿死亡率方面取得了长足的进步，但在农村、偏远、贫困地区的孕产妇、围产儿和婴儿死亡率还相当高。所以，母亲安全、儿童优先，进一步降低孕产妇、围产儿和婴儿死亡率依然是我国妇幼保健、生殖健康工作的一项重大任务。提供以人为本、以服务对象为中心、尊重服务对象的基本权利的优质服务，减少医疗干预，保护、促进、支持自然分娩，配合婚前保健、孕产期保健、加强产前诊断技术，加强监测，减少出生缺陷的发生，使母亲和儿童的健康和保健服务水平更上一个台阶。

4. 更年期和老年生殖健康需求不断增加　随着社会的进步与发展，人们的寿命逐渐延长，人们对生活质量的要求也是越来越高。更年期及老年期约占妇女生命时期的三分之一时间，是妇女保健和生殖健康领域的一个重要组成部分。妇女的平均寿命要比男性长，但是老年妇女又更多地处于贫困、生活不能自理、残疾、孤独、压抑、生活质量低下、得不到适当的保健服务等境况。更老年妇女的性问题，一直是人们所忽视的问题，研究表明，60%以上的更老年妇女认为，性生活给整体生活带来了乐趣，67%认为性生活是满意的。说明从生理和心理上调整更老年期的性功能和性心理，调试他们的性生活，可以增进更老年期的身心健康。

5. **性健康是生殖健康内容的重要部分** 生殖健康强调：人们应该能够进行满意和安全的性生活。需要增加对广大群众的性知识教育，在医学教育中也应完善性生理和心理知识教育。由于受传统文化习俗的影响，妇女在性方面遭受到更多的不公平，性情绪和性功能常常受到更大的压抑，因而产生更多的生理和心理疾患，又常因知识缺乏又羞于启齿，苦于无处求医和咨询。性道德与性卫生是性健康的另一重要内容，由于缺乏必要的行为约束和安全性行为意识，非意愿妊娠发生率很高，性传播疾病/艾滋病迅速蔓延，严重威胁着人类的健康。因此要提倡良好的道德规范，充分认识负责任的性行为的必要性，并教育妇女自立、自尊、自强、自爱，提高保护自己健康的意识和技能，给予必要的性卫生及预防性传播疾病的知识教育，增加保健意识，改变危险行为。

6. **生殖道感染/性传播疾病/艾滋病问题日显严重** 生殖道感染/性传播疾病/艾滋病的发病率逐年上升，成为影响妇女生殖健康的重大问题。全国调查提示，育龄妇女生殖道感染患病率高达42.9%，性传播疾病/艾滋病发病率也在逐年上升，其发病率目前正在以30%速度增长。研究表明生殖道感染/性病/艾滋病的发生不仅与生物医学因素有关，更多地与社会、文化、心理和个人行为等因素密切相关。尤其性传播疾病/艾滋病的感染孕产妇可通过妊娠和分娩过程造成后代的感染和健康的影响，直接关系着儿童的生命和生存质量。随着HIV/AIDS流行趋势的严峻，青年、妇女发病比例逐年增高，通过母婴传播艾滋病的比例也随之增高。应尽快加大预防和控制性传播疾病/艾滋病的政策和措施的制定；加强全人群尤其是高危人群的健康教育，提高防御知识和相关技能；建立性传播疾病/艾滋病的监测系统和防控网络；掌握医疗保健人员对性传播疾病/艾滋病防治的基本知识和技能，加大对性传播疾病/艾滋病的防治的资源投入；应将预防性传播疾病/艾滋病的母婴传播纳入妇幼保健和生殖健康服务体系中，与常规的妇幼保健服务工作相结合；探索适合我国国情的干预模式和经验，以切实有效降低我国性传播疾病/艾滋病的发生率。

（三）今后生殖健康保健重点

在新的形势下，实践以人为本、提供全面的、综合性的生殖健康服务仍面临新的挑战，今后生殖健康工作应在以下几方面加以完善，从而促进全人群生殖健康水平的提高。

1. 提供母婴保健、计划生育和性健康保健相结合的优质生殖健康保健服务，扩大生殖健康服务领域和范围，建立生殖健康服务有机体系，强化生殖健康服务规范，提高生殖健康服务的可及性、可接受性和可获得性。

2. 重视性别意识，改善妇女的权利和社会地位，提高妇女对性和生育的决策权和生殖健康自主权；加强妇女生殖健康及保健的健康教育，提高保健意识和自我保健能力。

3. 关注青少年的性教育和生殖健康教育，提供生殖健康信息、咨询、知识和预防技能，开展多种方面多种形式的生殖健康教育和健康促进活动，提高社会保障和人群的自我保健意识和能力，避免不安全性行为及其对生殖健康的影响，提高青少年生殖健康保健服务能力和青少年生殖健康状况。

4. 加大对农村、边远和贫困地区孕产期和儿童系统保健体系建设的投入，积极采取有效措施开展"母亲安全"综合服务，进一步降低孕产妇和儿童死亡率和发病率；遵循以人为本的服务原则，开展以服务对象为中心的孕产妇、儿童保健服务新模式，尊重母亲和胎婴儿，提高孕产期服务质量，积极探索"爱母行动"、"爱婴行动"的优质服务模式。加大婚前保健、孕前和孕期保健、产前诊断和新生儿筛查服务力度，建立出生缺陷监测体系，积极开展预防出生缺陷和残疾战略和策略的研究，降低出生缺陷的发生，提高全民族人口素质。

5. 进一步采取更为有效的措施，控制生殖道感染/性传播疾病/艾滋病的传播与蔓延；加强高危人群的管理和普通人群的健康教育；严格管理提供相关服务的医疗保健机构，提供规范性服务。

6. 在计划生育服务方面开展以人为本、以服务对象为中心的优质服务，应特别关注服务对象的权利、知情选择，还应注意提高咨询和服务质量，制订服务规范，建立转诊制度和体系，提高服务提供者的人际交流技巧和服务技能。

7. 更多地关注边远地区、贫困人口、更老年等特殊人群的生殖保健服务，以实现社会的公平性。

第五节 妇幼保健相关法律法规

一、妇幼保健法制建设历程

我国妇幼保健法制建设得到了党和国家的一贯重视。1949年第一届政治协商会议通过的《共同纲领》第48条规定："注意保护母亲、婴儿和儿童的健康"。根据这一精神，卫生部1950年向全国提出了"首先在省、市卫生机构中建立妇幼卫生机构，开展培养助产士、改造旧产婆"的工作，有计划地对危害儿童健康的主要疾病进行积极的预防和治疗。同年，我国制定的《婚姻法》对保护母婴健康作了相应规定。

1954年9月通过的我国第一部《中华人民共和国宪法》明确规定了"婚姻、家庭、母亲和儿童受国家的保护"。

1955年卫生部制定了《妇幼保健专业机构组织试行简则》，明确规定了机构的任务、编制和组织形成，使妇幼保健网络初步形成、妇幼保健工作有了强有力的组织保障，保证了妇幼保健事业进一步发展，妇女儿童健康水平不断提高。

党的十一届三中全会后，妇幼保健法制建设得到了迅速发展，1982年12月通过的新宪法对保障妇女儿童权益的条款有了较大增加。宪法规定"中华人民共和国的妇女在政治的、经济的、文化的、社会的和家庭的生活等方面享有同男子平等的权利，国家保护妇女的权利和利益，实行男女同工同酬、培养和选拔妇女干部"。"国家培养青年、少年、儿童在品德、智力、体力等方面全面发展"。"婚姻、家庭、母亲和儿童受国家保护"。20世纪80年代中期，卫生部也相继颁布了《妇幼卫生工作条例》、《全国城乡孕产期保健质量标准和要求》、《全国城市围产保健管理办法》、《城市托儿所工作条例》、《3岁前小儿教育大纲（草案）》、《城市儿童保健工作要求》、《散居儿童卫生保健管理制度》、《幼儿园管理条例》等。1988年国务院发布了《女职工劳动保护规定》，1993年卫生部、劳动部等有关部委联合下发了《女职工保健工作规定》，1994年出台了《托儿所、幼儿园卫生保健管理办法》。

1986年卫生部牵头开始了制定《母婴保健法》的起草工作，历时8年，在全国人大法工委、国务院法制局参与下，组织有关专家反复论证，于1994年10月27日中华人民共和国第八届全国人民代表大会常务委员会第十次会议通过，1995年6月1日起施行。《母婴保健法》的颁布执行是我国妇幼保健法制建设和妇幼保健规范化服务不断提高的重要标志。

在《母婴保健法》颁布之后，卫生部以及其他有关部门围绕《母婴保健法》的有关规定，出台了配套的技术标准和管理办法，包括《母婴保健专项技术服务许可及人员资格管理办法》、《母婴保健专项技术服务基本标准》、《母婴保健医学技术鉴定管理办法》和《母婴保健监督员管理办法》，并统一规范了《出生医学证明》的管理。

进入21世纪，我国妇幼保健法制建设得到了进一步的发展，针对妇幼保健服务领域出现的新技术、新问题，卫生部及相关部门出台了一系列管理与技术规范，不断完善这一领域的规范化管理。这些技术规范包括：《产前诊断技术管理办法》及其相关配套文件、《关于禁止非医学需要的胎儿性别鉴定和选择性别的人工终止妊娠的规定》、《婚前保健工作规范（修订）》、《爱婴医院管理监督指南》、《妇幼机构管理办法》、《新生儿疾病筛查技术规范》和《孕前保健服务规范》；针对艾滋病流行的严峻形势，2006年卫生部出台了《关于加强预防艾滋病母婴传播工作的指导意见》。同时，还组织专家对已有的管理与技术规范进行修订与完善。

二、妇女保健相关规定

以下简单介绍几个与妇女保健工作相关的规定
（一）全国城市围产保健管理办法

1987年卫生部发布了《全国城市围产保健管理办法（试行）》，该办法强调围产保健直接关系到母婴的健康与安全，是妇幼保健工作的主要内容，是实现优生、优育，提高民族健康水平的重要措施之一，所谓围产保健，是指在孕产妇系统保健的基础上以母子共同为监护对象，扩大保健内容，采用适宜的监护技术，对母子进行统一管理。城市围产保健管理办法是在总结部分城市在20世纪70年代后期和80年代开展围产保健工作经验基础上制定的，目的是为了进一步提高管理水平，明确职责分工，密切配合，做到临床和保健相结合，提高防治质量，降低孕产妇死亡率、围产儿死亡率、残疾儿出生率和提高新生儿的健康素质。该管理办法详细介绍了围产保健的具体内容，如早孕保健、产前检查、高危妊娠筛查、监护和管理、产时保健、新生儿保健、产褥期保健等。同时，还规定了围产保健机构三级分工，按城市医院和妇幼保健机构的技术水平、设备条件及从属关系分为三级。同时，还规定了实施围产保健管理的主要措施，包括加强组织领导、建立健全三级妇幼保健网、组织围产保健协作组、做好围产保健原始资料的统计分析和利用。目前这一管理办法正在重新修订中。

（二）农村孕产妇系统保健管理办法

1989年卫生部发布了《农村孕产妇系统保健管理办法（试行）》。所谓孕产妇系统保健，指从怀孕开始到产后42天为止，对孕产妇进行系统的检查、监护和保健指导。它是落实计划生育基本国策、实现优生优育的重要内容和基础工作。农村孕产妇系统保健管理办法是从我国农村的实际情况出发，总结近年来农村开展孕产妇系统保健管理工作的经验而制定的。

通过建立村、乡、县三级医疗保健网，明确职责，实行统一的管理，做到预防为主，防治结合，达到减少孕产期合并症、并发症和难产的发病率，降低围产儿死亡率，提高出生人口素质的目的。农村孕产妇系统保健工作应以提高产科质量为中心，筛选高危孕妇为重点，实行分级分工管理，根据各地实际情况，逐步扩大管理范围，提高保健质量。该管理办法分别介绍了孕产期的保健内容、农村孕产妇系统保健管理分级和职责、农村孕产妇系统保健工作的主要管理措施。

（三）女职工劳动保护规定

1988年国务院发布的《女职工劳动保护规定》，从劳动保护的角度维护女职工的合法权益，减少和解决女职工在劳动和工作中因生理特点造成的特殊困难，保护其健康。规定不得在女职工怀孕期、产期、哺乳期降低其基本工资或解除劳动合同；女职工在月经期间，所在单位不得安排其从事高空、低温、冷水和国家规定的第三级体力劳动强度的劳动；女职工在怀孕期间，所在单位不得安排其从事国家规定的第三级体力劳动强度的劳动和孕期禁忌从事的劳动，怀孕7个月以上（含7个月）的女职工，一般不得安排其从事夜班劳动；女职工产假为90天，其中产前休假15天。难产的增加产假15天。多胞胎生育的，每多生1个婴儿，增加产假15天。女职工在哺乳期内，所在单位不得安排其从事国家规定的第三级体力劳动强度的劳动和哺乳期禁忌从事的劳动等。

（四）女职工保健工作规定

1993年卫生部、劳动部、人事部、全国总工会、全国妇联联合发布了《女职工保健工作规定》，该规定的立法依据是《中华人民共和国妇女权益保障法》和《女职工劳动保护规定》。该规定强调女职工保健工作必须贯彻预防为主的方针，注意女性生理和职业特点，认真执行国家有关保护女职工的各项政策和法规。该规定由各单位分管女职工保健工作的行政领导负责组织本单位医疗卫生、劳动、人事部门和工会、妇联组织及有关人员共同实施。县以上各级妇幼保健机构，负责对管辖范围内的各单位实施本规定进行业务指导。各单位的医疗卫生部门应负责本单位女职工的保健工作。该规定对女职工月经期保健、婚前保健、孕前保健、孕期保健、产后保健、哺乳期保健、更年期保健的保健措施作了比较具体的规定。同时规定对女职工定期进行妇科疾病及乳腺疾病的查治，建立健全女职工保健工作统计制度。二级卫生行政部门会同同级劳动、人事部门、工会及妇联组织对本规定的实施情况进行监督。

三、母婴保健法

（一）立法背景

1. 以法律的形式保护人民健康，体现了人民的意愿

党的十一届三中全会以后，我国社会经历了许多重大变革，经济、政治、科技、教育等一系列改革措施，发展了社会生产力，人民的生活质量和环境质量都得到了改善。随着人们文化、物质生活水平的提高，生育观念的转变，人们的健康需求和自我保健意识不断增强，要求以法律形式保护人民健康。

2. 计划生育基本国策的深入贯彻，促进了《母婴保健法》的诞生

计划生育是我国的一项基本国策，"控制人口数量，提高人口素质"是我国人口政策的两个重要组成部分。我国在控制人口数量方面取得了重大成就，从总体发展战略上，重视了人口、资源、环境与经济持续发展的关系。然而对出生人口的健康素质方面存在的问题尚未能引起足够的重视。1988-1992年全国动态监测总平均肉眼可见畸形率为99.62/万。据有关研究推算全国每年约有30万至40万肉眼可见先天畸形儿出生，加上碘缺乏、营养、感染、产科质量、遗传等诸多因素而导致的数月至数年才显现出来的先天缺陷儿童总数高达120万至160万，约占每年出生人口总数的6‰～8‰。提高出生人口素质的紧迫性已引起了各级政府、社会各界广泛的关注。为了解决以上问题、提高人口质量，同时保障公民依法享有性和生育的权利，使生殖保健工作向高标准、高质量服务水平发展。

3. 贫困地区孕产妇死亡率，婴儿出生率和死亡率的"三高"问题，呼唤着《母婴保健法》的诞生

母婴健康权利和生殖健康权利都是基本人权的重要组成部分。从我国5岁以下儿童死亡监测及趋势分析表明：新生儿、婴儿、5岁以下儿童死亡率均为边远地区高于内地、内地高于沿海，边远地区是沿海地区的3倍以上；从全国孕产妇死亡监测资料分析表明：农村是城市2倍左右，京、津、沪地区1995年为24.2/10万，接近发达国家水平，而广大边远贫困地区，如西南地区为119.5/10万，仍处于发展中国家中等水平。另外，这些地区由于分娩损伤、近亲或近血缘婚配、地方病等影响，严重病残儿出生的现象也为多见，同时还伴有高出生率。边远贫困地区的人民群众强烈要求提供基本的保健服务，盼望着得到公平的健康保障。《母婴保健法》的适时颁布，反映了边远贫困地区人民群众的迫切愿望。

4. 中国政府对国际社会的承诺，加快了《母婴保健法》出台的进程

1990年在纽约召开的"世界儿童问题首脑会议"，发表了《儿童生存、保护和发展世界宣言》及为实现这一宣言目标而制定的全球90年代行动计划。1991年李鹏总理代表中国政府在上述两个文件上签字。1992年国务院颁布了《90年代中国儿童发展规划纲要》，对实现2000年各项目标做出了庄严承诺。1993年在东亚太平洋地区《国别规划》进展情况讨论会上，原国务院妇儿工委副主任、国务院副秘书长徐志坚代表中国政府承诺了到1995年实现11项中期目标。为此，各省相继制定了省别规划，建立了主管省长例会制度，研究规划纲要的进展情况，国务院各有关部门也分别制订了实施方案。依法管理母婴保健工作，并提供母婴保健服务。

5. 重大国际活动推动了《母婴保健法》的出台

1985-1995年间国际上举行了一系列有关的重大国际活动：如"审查和评价妇女平等、发展与和平成果会议"、"世界儿童问题首脑会议"、"世界人权会议"、"环境与发展大会"、"国际人口与发展会议"、"社会发展首脑会议"及"第四次世界妇女大会"等，国际社会对"儿童优先，母亲安全"已形成共识，推动了保护妇女儿童事业的发展。和平与发展已成为世界发展的主题，这样一个国际大环境为《母婴保健法》的出台提供了契机。

《母婴保健法》的颁布与实施，对于强化各级政府的责任，发展妇幼卫生事业，提高母亲和儿童健康水平，促进家庭幸福，民族兴旺和社会发展，具有十分重要的意义。同时标志着我国母婴保健工作的发展由行政管理步入法制管理的轨道，妇幼卫生管理工作和技术保障措施将跨上一个新台阶。

(二) 基本结构和主要内容

《母婴保健法》共7章39条。

第一章"总则"，有6条，明确立法宗旨和立法依据，执法主体，政府责任，对贫困地

区予以扶持，依靠并支持科技、教育和科学普及工作的开展及激励政策。

第二章，"婚前保健"有7条，把婚前保健服务纳入了法定的内容，明确了婚前保健的内容。婚育指导意见提出的依据及涉及某些疑难情况的处理办法，明确了婚姻登记机关，必须在见到由依法指定的医疗保健机构出具的婚前医学检查或医学鉴定证明后，方能进行结婚登记。

第三章，"孕产期保健"有11条，规定了孕产期法定提供保健的内容，包括产前诊断，助产技术及对助产单位和助产人员条件和素质的要求，孕产妇死亡、婴儿死亡及出生缺陷的法定报告制度及对异常胎儿或危及孕妇健康状况提出医学指导意见的原则，提供科学育儿的有关知识和技能，还规定了婴幼儿保健的有关服务要求。

第四章，"技术鉴定"有3条，规定了技术鉴定组织建立的原则、条件，技术鉴定人员的标准，技术鉴定的范围和制度。

第五章，"行政管理"有7条，明确了各级人民政府卫生行政部门对其辖区内母婴保健法制管理和法定服务中的责任、义务和权利、建立技术许可证制度及严禁胎儿性别鉴定的有关规定。

第六章，"法律责任"有3条，对未取得许可证的单位和个人进行母婴保健技术服务视为不合法；对取得许可证的单位和个人出具虚假证明或进行胎儿性别鉴定者视为违法行为，应承担法定责任（包括行政处罚及刑事责任）。

第七章"附则"共2条，解释法定用语的含义及该法有关的条款。

(三) 立法宗旨和基本原则

1. 《母婴保健法》立法宗旨　颁布实施《母婴保健法》是我国贯彻《儿童权利公约》，保护儿童权利的重大举措和后续行动。立法宗旨是为了保障母亲和婴儿健康，提高出生人口素质。该法与《儿童权利公约》精神完全一致。它确保了每一个儿童享有卫生保健服务的权利，不因儿童或其父母或法定监护人的民族、性别、语言、宗教、社会出身、出生或其他身份等有任何歧视。它承认每个儿童享有的固有生命权，而且最大限度地保证儿童享有可达到的最高标准和健康，并享有医疗保健服务的权利。为了实现这一权利，政府采取有力措施以降低婴幼儿的死亡率；确保向所有儿童提供必要的医疗保健服务；消除疾病和营养不良；确保母亲得到婚前、产前、产时、产后保健；向社会各阶层、特别是向新婚夫妇、父母和儿童介绍有关儿童卫生保健、母乳喂养的好处、个人卫生、环境卫生、防止意外事故等卫生保健知识，并帮助他们应用这些基本知识；开展预防保健，对父母进行指导及为计划生育服务；改变和废除对儿童和母亲身心健康有害的旧风俗、旧习惯。

2. 《母婴保健法》基本原则

(1) 领导和支持母婴保健工作是各级政府的责任：《母婴保健法》第2条强调，国家发展母婴保健事业，提供必要的条件和物质帮助，使母亲和婴儿获得医疗保健服务，特别提出国家应对边远贫困地区的母婴保健事业给予扶持。第3条规定各级人民政府领导母婴保健工作。母婴保健事业应当纳入国民经济和社会发展计划，保证财力和政策的支持。第28条规定人民政府应当采取措施，加强母婴保健工作，提高医疗保健服务水平，积极防治由环境因素所致严重危害母亲和婴儿健康的地方性高发性疾病，促进母婴保健事业的发展。以上这些条款，均明确了政府对母婴健康及母婴保健工作的责任。

(2) 各级政府卫生行政部门主管母婴保健工作：《母婴保健法》作为一部国家法律，它授权给各级卫生行政部门,是执法的主体部门。《母婴保健法》第4条规定国务院卫生行政部门主管全国的母婴保健工作,提出分级、分类指导原则,对全国的母婴保健工作实施监督管理。第29条进一步规定县级以上地方人民政府卫生行政部门主管本行政区域内的母婴保健工作。这些可以看出,立法只是保护权利的第一步和法律保障,但关键在于执法,加强对执行工作的监督和信息的反馈。从1995年6月1日开始我国的母婴保健工作由原来的行政管理步入了依法管理的轨道。

(3) 依法规范母婴保健服务

1) 严格审批考核制度：对依法为母亲和婴儿提供专项技术保健服务的医疗保健机构和人员,进行严格审批、考核,是对母亲和婴儿的高度负责任。

2) 规范母婴保健服务内容：《母婴保健法》规范了母婴保健的服务内容：围绕着围婚期、围产期和婴儿期的保健；强调了对影响结婚、生育和母婴健康的疾病,医生有权提出医学指导意见。

3) 母婴保健工作者要有高尚的职业道德：要求从事母婴保健服务的人员,要有高尚的职业道德,严格遵守有关操作规定,不断提高服务质量和服务水平。

4) 严禁出具虚假医学证明和进行胎儿性别鉴定：严禁采取技术手段对胎儿进行性别鉴定,并在法律责任中规定凡从事母婴保健工作的人员违反本法规定,出具有关虚假医学证明或者进行胎儿性别鉴定的,将根据情节给予行政处分或取消执业资格。

(4) 享有医疗保健服务是母亲和婴儿的权利：这一点非常重要,也是《儿童权利公约》中的重要内容之一。

四、其他相关法律法规

与妇女保健有关的主要法律、法规、规章还包括：《中华人民共和国妇女权益保障法》、《女职工劳动保护规定》、《中华人民共和国人口与计划生育法》、《中华人民共和国婚姻法》；《计划生育技术服务管理条例》；《母婴保健医学技术鉴定管理办法》、《母婴保健专项技术服务基本标准》、《母婴保健专项技术服务许可及人员资格管理办法》、《婚前保健工作规范(修订)》、《产前诊断技术管理办法》、《母乳代用品销售管理办法》等。

妇女保健相关法规及国家纲要：

《中华人民共和国母婴保健法》及其实施办法(略)

《中国妇女发展纲要(2001～2010年)》(略)

《中国儿童发展纲要(2001～2010年)》(略)

(王临虹 邱 琇)

第二章 女童保健

第一节 概 述

一、定义

女童保健（girls health care）是指对青春期前即10岁以下女性儿童提供的特殊保健服务，是妇女保健的一部分，也是妇女一生生殖健康的基础。女童期（female childhood）一般包括婴儿期（出生1周岁前）、幼儿期（1~3周岁前）、学龄前期（3~6周岁前）和学龄儿童期（6~10周岁）。

二、目的和意义

以往的妇女保健多从青春期开始，侧重女性生殖功能的保健。现在认为女性一生各阶段的身心健康都与女性生殖健康有关。因此，促进生殖健康必须从女童期开始。女童保健不同于为男女儿童共同提供的生长发育监测、计划免疫等儿童保健服务，而是指与女童性别、生殖系统及生殖健康有关的保健服务。女童保健的目的是保护女童生殖系统健康发育，为以后的性及生育功能、生殖健康打下良好的基础。

第二节 女童期发育的主要特点

一、体格的生长发育

儿童的生长发育是一生中第1个发育最快的时期，如在出生后4~5个月时的体重约为出生时的2倍，1周岁时约为3倍。

1岁~10岁儿童常用的体重计算公式为：

体重（kg）＝年龄（岁）×2＋7（或8）

身高第1年平均增长25cm，第2年平均增长10cm，以后至青春前期平均每年增长4~5cm，身高的增长与遗传、环境、营养、疾病等因素有关。

1~10岁儿童常用的身高计算公式为：

身高（cm）＝年龄（岁）×5＋80

女孩的平均体重较男孩略轻，身高也略矮，但儿童的体格发育水平个体差异比较明显。

二、神经和心理发育

神经系统是人类胚胎中最早形成的。新生儿脑重约350g，6个月时达600g，1岁时达900g，5岁时脑的大小和重量已接近成人水平，成人脑重约为1.5kg。脑重占体重的比例相应地由新生儿期的10%～12%，减少到占成人体重的2%～3%。

小儿出生后脑皮层细胞的数目不再增加，但功能继续发育直至成熟。到3岁时脑皮层的细胞分化已基本完成。因此0～3岁是小儿神经系统发育的关键时期，在此期内应积极全面地促进儿童早期发展。

儿童的神经心理行为发育包括大运动、精细动作、语言、认知、情绪和社会行为等几个方面。儿童的心理行为发育与智力有关，也受到环境、遗传、营养和教育等因素的影响。每个儿童的心理行为发展可能是不平衡的，即有或早或晚的差异，例如孩子能够独立行走的时间从10个月到18个月都属正常。

女童的心理发育主要受到社会文化、传统习俗以及父母或其他抚养人教育观念、态度和行为的影响，可能会逐渐形成与男童不同的心理特点。例如有研究认为男孩的成长具有三种倾向，即攻击性、控制欲和冒险欲；而女孩则往往具有温柔、安静、细致和富有同情心的特点。家长应根据每个孩子不同的性格和个性特点因势利导，培养孩子人格心理的健康发展。特别要注意的是应避免重男轻女，歧视女童和对女童过分溺爱骄纵的极端情况，都会对女童的身心健康造成不良影响。

三、生殖系统发育

女性胎儿出生前会在母体子宫内受到雌激素的影响，故在新生儿期常可见到外阴轻度充血、浮肿，宫颈黏液的分泌和少量子宫内膜的脱落、出血，以及乳腺的发育和少量泌乳等。这些反应可持续2～3周，至性激素水平下降后自然消失。婴儿的垂体激素处于抑制状态，性器官呈未发育时的幼稚型，出生时的子宫长约2.5～3.5cm，重约3g，子宫颈较长，约占整个子宫长度的2/3。青春期前的子宫体积相对稳定，10岁时的宫体长度大致和宫颈相等。卵巢出生时长约1cm，重约0.3g，表面光滑，卵巢皮质中没有发育的卵泡。在儿童期内，卵巢内增生发育的初级卵泡不断增多，一部分长成为次级和成熟卵泡，但最终萎缩。最后只保留约4万个初级卵泡进入青春期。在此期间，卵巢分泌雌激素的量很少，否则会阻碍长骨及躯干骨骼的生长。在女童期的大约前7年时间里，外阴保持幼稚型。外阴皮肤平滑苍白，黏膜菲薄。大阴唇也较薄，不能覆盖小阴唇及阴道口，外生殖器的皮肤和黏膜暴露在外，易受损伤及感染。大约在初潮前2年，随着躯体的生长发育，生殖器官也开始了生长过程。表现为外阴部血管形成增加，充血膨胀，大阴唇逐渐丰满增大，部分遮盖小阴唇，稍有着色，并在其表面形成细小皱纹。阴道在出生时长约3～4cm，儿童期阴道增加0.5～1cm。儿童期的阴道内pH值约等于8，至初潮前1年左右，才逐渐转为酸性。

乳腺的发育与生殖系统的变化有密切关系，均受下丘脑-垂体-卵巢轴的调节。约有半数足月新生儿在出生数日后，乳房可轻度增大，内可扪及花生米或蚕豆大小的硬结。这种乳腺肿大与性别无关，是胎儿在子宫内受到母体雌激素的影响而引发的，约在出生后2周新生儿的乳腺增大达高峰。少数1周左右的新生儿，乳头还可溢出少量分泌物，切忌不可挤压、揉捏，以防造成感染。以上现象会随着血中雌激素水平的迅速消退而很快消失，乳腺即恢复至静息状态，男童乳房从此停止发育，女童则处于相对静止的缓慢生长期。至10岁左右女童的乳房才开始发育并隆起，乳头下出现硬结，并感轻微胀痛，这是卵巢产生雌激素的第一个临床征象，也表明脑垂体开始分泌适量促性腺激素，垂体卵巢轴已经建立。

第三节 女童期常见妇科疾病的防治

一、生殖道炎症

女童由于卵巢功能尚不健全，生殖器官特别是阴道的自然防御机制差，极易受到感染而发生外阴阴道炎。如果未及时发现并治疗，可上行使子宫、输卵管等部位感染，严重者可影响到未来的月经和生育等问题。幼女的外阴阴道炎按病因可分为特异性和非特异性两大类。

（一）特异性外阴阴道炎

1. 滴虫性外阴阴道炎 由于幼女的阴道pH值较高，不利于滴虫生长，故在幼女中较少见。女童患病多为间接传染，常可见于在未消毒的公用浴盆、浴池洗浴或共用坐厕而被感染，当与已被感染的家庭成员或保育员共同生活密切接触时，也可因共用毛巾、脚盆等而交叉感染。

症状与成人滴虫性阴道炎相似，可见白带黄绿色、稀薄、有泡沫，外阴瘙痒、充血，可有排尿困难。取白带显微镜下检查，发现滴虫即可确诊。治疗可口服甲硝唑、替硝唑或阴道局部上药，具体用药剂量根据年龄、体重而异。

预防以帮助女童注意个人卫生为主，内裤应经常更换、单独清洗并晾晒，个人应使用单独的毛巾和浴盆，在公共场所应避免盆浴和使用未消毒过的公用坐厕。

2. 外阴阴道念珠菌病 在青春期前的少女中较少见。念珠菌为条件致病菌，只有当环境适合如较长时间使用抗生素导致阴道内菌群失调时才发病。另外外源性感染可见于母亲患此病未治愈时通过产道传染给婴儿，或产后通过尿布、手的密切接触而感染。幼女发病主要表现为外阴瘙痒和排尿困难。检查时可见外阴阴道肿胀充血，有散在的丘疹样红斑，可覆有白膜，典型的阴道分泌物为豆腐渣样或奶酪样。白带中见到菌丝即可确诊。

治疗可口服或局部使用制霉菌素或克霉唑软膏等。幼女较难通过阴道局部治疗，推荐使用抗真菌软膏涂抹外阴。预防除注意个人卫生外，还应避免滥用抗生素。

3. 淋病 淋病为淋球菌感染，主要侵犯柱状上皮和移行带上皮，属性传播疾病。青春期前的女童，由于雌激素水平低，阴道黏膜上皮缺乏中、表层细胞保护，因此一旦接触到淋球菌时，容易受到感染。幼女患病主要由性侵犯或与患病的父母、保育员密切接触而感染。新生儿则属于先天性感染。儿童的淋球菌感染常见部位为阴道、肛门、咽喉和眼结膜，上行感染较少见，但对幼儿的危害极大。幼儿淋球菌性阴道炎的症状较成人明显，表现为白带增多、呈脓性，外阴阴道瘙痒或有灼热感，阴道黏膜充血、肿胀、触痛。可根据临床症状、白带涂片或培养中找到淋球菌而确诊。

女童的淋球菌感染可根据体重给予头孢曲松、大观霉素等治疗，治疗过程应全程彻底，以免遗留并发症。预防应避免与患者接触，保护幼女不受到性侵犯和注意个人卫生。

（二）非特异性外阴阴道炎

主要由于不注意外阴、阴道及肛周部位的卫生引起，例如：穿开裆裤使外阴直接外露，与不洁的环境接触；排便后从后往前擦，使粪便污染到外阴及阴道；肠道蛲虫可从肛门进入阴道，刺激黏膜而引发感染；小儿由于好奇或意外，可使小石子、果核、碎布、发卡、泥沙等异物进入阴道，导致异物性阴道炎；其他如化纤内裤、肥皂液、洗涤剂等都可能引起局部过敏性的外阴阴道炎。

非特异性外阴阴道炎常见于3～7岁的女童。主诉为外阴瘙痒、灼热，检查时见外阴红肿痒痛，阴道口可见脓性分泌物流出。治疗采用适宜的消毒液清洁外阴，局部外涂消炎药膏，对蛲虫感染进行驱虫治疗，对阴道异物应及时取出，并进行阴道冲洗和上药。预防应加强对幼女及其看护人的卫生指导，女童尽量不要穿开裆裤，以免造成阴部感染；饭前便后要洗手，便后应从前向后擦拭；勤洗外阴，勤换内裤，保持外阴清洁；避免女童因好奇将异物塞入阴道。

二、生殖器损伤

常见于女童在参加游戏活动时，如骑车、跨栏、从高处跌下时发生意外造成的外阴部骑跨伤，以及遭受性暴力时造成的外阴及处女膜裂伤、血肿，甚至阴道撕裂，严重者可裂及直肠膀胱和其他内脏。因出血较多、继发感染，可能威胁到女童的生命，并对幼女心灵造成极其严重的伤害。

治疗原则应及早救治，积极抗感染并进行手术修复。如为性暴力应注意有无感染性传播疾病，对少数已有月经的女童应排除受孕的可能。预防生殖器损伤，应指导看护人不要给幼女穿开裆裤，尽量少暴露阴部，不要单独去阴暗偏僻的公共卫生间，游戏活动时应避免有可能损伤下身的危险动作，如从高处跳至凹凸不平的地方和骑跨栏杆等。

三、生殖器肿瘤

女童的生殖器肿瘤较少见，但恶性度较成人高，发展快，预后差。早期症状常不明显，因此不易早诊断、早治疗，发现症状时常已发展至较晚期。女童可能发生的恶性肿瘤种类较多，例如：外阴阴道的葡萄状肉瘤，恶性度极高，治愈率很低；阴道腺癌与母亲孕期使用已烯雌酚有关，接触越早发生率越高。女童的生殖器恶性肿瘤多发生于卵巢，较少累及子宫、阴道和膀胱。卵巢的恶性肿瘤以生殖细胞肿瘤为多见，多发生于1岁以内，儿童期少见，临近月经初潮时又有明显增加。其他肿瘤如畸胎瘤、胚胎癌、内胚窦瘤等多见于儿童和少女。

女童肿瘤的临床表现常以腹部肿块为主要症状，腹痛多为脐周或下腹部持续性疼痛，若肿瘤扭转可发生急性腹痛，可有阴道出血。某些有内分泌功能的肿瘤如颗粒细胞瘤可引起性早熟症状。女童肿瘤的诊断可通过询问病史、肛查、超声检查和穿刺细胞学检查确诊。治疗原则与成人肿瘤基本相同，但在不危及生命的情况下，应尽量保留内分泌和生育功能。在手术和放化疗的选择方面，小儿与成人相比，对化疗的耐受性较强，而对放疗的耐受性较差，因此可采用手术加化疗的方式。随着化疗药物研究的进展，目前对部分女童恶性肿瘤已取得了较好的治疗效果。

对女童肿瘤的预防应从母亲的孕期保健开始，避免接触生活和职业环境中可能引起胎儿发育异常和对幼女生殖系统造成影响的致畸、致癌和致突变因素。

四、生殖器发育异常及畸形

女性阴道、子宫及输卵管的畸形在女童期不易发现，女童较常见的是外阴发育异常和畸形，主要有以下几种：

1. 处女膜闭锁　处女膜无孔或闭锁，为常见的女阴发育异常，儿童期无症状，可由监护人发现就诊。多数在青春期无月经来潮，但每月有周期性腹痛、阴部坠胀，或发现腹部有逐渐增大的包块才来就诊，严重时可有压迫膀胱的症状，出现排尿困难。检查发现处女膜闭锁，可向外膨出，肛诊可触及膨大的囊性肿块，若用空针穿过处女膜可吸出陈旧血液。确诊后应切开处女膜放出淤血，并积极预防感染，注意避免误伤尿道或直肠。发现越早、手术越早，预后越好。

2. 阴蒂肥大　可单独存在或伴有两性畸形，如肾上腺皮质增生或肿瘤，至青春期呈女性假两性畸形。可因卵巢男性化肿瘤，分泌过多的雄激素，或使用雄激素药物而引起。性腺发育不全者也可发生阴蒂肥大。一旦发现，应及早寻找病因，对因治疗。

3. 阴唇粘连　常被误认为先天畸形，实际上可由于外阴炎引起，多见于2～3岁的女童。多数患儿无症状，部分有泌尿系感染症状或尿流方向偏离的现象。检查可见两侧小阴唇在中线粘连，粘连处为一层透明蓝色薄膜，应与阴道闭锁鉴别。治疗可用1％雌激素涂患处，每天2次，2～4周后粘连可自然分离，必要时可手法钝性分离，分离处涂可的松软膏8周，预防感染和再次粘连。

4. 先天性肛门位置异常　在胚胎发育过程中，若尿道-直肠隔在向下生长过程中意外中止，尿生殖窦和直肠就不能完全分隔。直肠末端可向阴道或前庭内裂开，形成阴道肛门或前庭肛门。临床表现为有粪便从阴道内排出，外阴有臭味，外阴皮肤黏膜常合并有炎症。治疗应选择适当时期由小儿外科手术矫治。

5. 两性畸形（hermaphroditism）　以往的性发育异常分为真、假两性畸形两大类。真两性畸形（true hermaphroditism）很少见，指患者体内同时具有睾丸和卵巢两种性腺，内外生殖器也同时兼具男女两种性征。假两性畸形（pseudo hermaphroditism）相对较多见，其性腺为卵巢或睾丸，具有女性性腺的称为女性假两性畸形（female pseudo hermaphroditism）。由于性发育异常的临床所见类型众多，国际上曾将性发育异常分为：染色体水平、性腺水平、靶器官不敏感、女性两性畸形等几大类。我国葛秦生等人提出人类性别可归纳为6种：即染色体性别、性腺性别、内外生殖器性别、性激素性别、社会性别和心理性别。由此以性发育过程中最关键的3个环节为基础，按病因将性发育异常分为3大类：即性染色体异常、性腺发育异常和性激素与功能异常。对儿童的性发育异常应及早进行鉴定与诊断，确诊后及时处理、适时进行手术矫正，尽量减少对社会和心理性别造成的不利影响。

五、性早熟

女童在8岁以前第二性征开始发育称为性早熟（sexual precocity）。性早熟分为真性性早熟和假性性早熟两大类。真性性早熟是指因下丘脑-垂体-卵巢轴的功能提早发育，依赖促性腺激素释放激素而引发的性早熟，或因下丘脑部位的肿瘤而过早产生性腺内分泌激素造成，可出现有排卵的月经。假性性早熟常由功能性卵巢肿瘤如颗粒细胞瘤或肾上腺皮质病变引起。或由于外源性摄入了含雌激素的食物、补品和避孕药物等引起。出现的症状仅为部分第二性征发育，如单侧或双侧乳房发育增大，出现阴毛、腋毛或无排卵的月经等。

性早熟可根据临床表现，辅助血液激素水平检查和B超检查等确诊。处理原则为积极寻找病因，对因治疗，抑制第二性征发育，消除促使排卵的因素，预防体格发育停滞、身材矮小。外源性摄入激素的应立即停用补品或药物，一般短期内症状即可消失。对卵巢肿瘤和肾上腺皮质病变应及时手术或药物治疗，去除病因。对排除器质性病变的单纯第二性征部分发育，可试用孕激素抑制垂体促性腺激素的分泌，抑制乳腺的发育和停止月经，但应特别注意要谨慎用药，尽量避免其他副作用，并密切随访。

对性早熟的预防应及时对女童的看护人提供正确的健康医学保健知识指导。不要盲目给儿童服用各种可能含有激素的补品，对幼女要加强看护避免误服到避孕药。对于没有器质性病变的性早熟，应解除女童及其家长的心理顾虑，做好经期个人卫生，积极参加体育锻炼，促进女童的体格发育和精神发育。

第四节 女童期保健要点

女童在生活起居、营养卫生、生长监测、预防接种等方面的保健措施与男童基本相同。我国对学龄前儿童实施"4-2-1"的体检制度，即1岁内常规保健和体格检查4次，1~3岁每半年一次，3~6岁每年一次，加上严格的计划免疫制度，对保护儿童健康起到了很好的效果。近年来在儿童保健工作中，积极推广促进0~3岁儿童早期发展，开展对眼、耳、鼻、口腔等的全面保健，注重对儿童心理、情智发育的早期开发与培养，对患病儿童推行儿童疾病综合管理，这些措施都进一步促进了儿童保健水平的提高。

在女童保健方面，由于其特殊的生殖生理和心理特点，需要采取一些特殊的保健措施，并提醒其看护人对女童进行特殊的健康教育，这对于妇女今后一生的身心健康，乃至整个家庭、社会的和谐稳定，都将起到积极的促进作用。以下将重点介绍针对女童的主要保健内容：

一、卫生保健

婴幼儿期的女童生殖器官基本处于幼稚状态，大小阴唇未发育成熟，阴道口缺乏阴唇的保护，阴道黏膜薄、皱襞少，容易受到创伤和感染。因此父母或其他养护人应特别注意保持女童外阴的清洁卫生：

1. 大小便后及时清洁外阴，小婴儿的尿布要及时更换，便后用软布温水清洗外阴，最好再涂抹少量护臀软膏。对2~3岁开始学习独立坐便的幼女，要培养其小便后用软纸擦干尿道口周围和大便后从前向后擦拭外阴和肛门的习惯，最好能坚持在大便后用水清洗，以免粪便残留污染内裤和外阴阴道而引发炎症。

2. 婴幼儿特别是女童尽量不要穿开裆裤，既有利于避免感染外阴阴道炎症，又能预防阴道异物损害幼女健康，对尚未学会使用坐便器的小婴儿，使用棉布尿布或优质纸尿裤均可，可根据看护人的具体情况和使用习惯而定。

3. 养成每日睡觉前用清水清洗外阴的好习惯，最好能洗澡淋浴，擦洗要轻柔，洗后用干净的软毛巾擦干会阴和皮肤皱褶处，洗浴用的毛巾、浴巾、脸盆、脚盆等要专人专用，避免交叉感染。

4. 内衣裤应选用棉质，尽量做到每日更换，并用柔和的婴幼儿专用洗涤剂清洗，在通风处晾干，女童应避免穿弹力紧身的化纤内裤，以免刺激外阴皮肤。

5. 在集体生活和公共场所使用盥洗室、浴池和厕所时，也要指导看护人和女童注意清洁卫生，避免因使用不洁公厕等原因而感染外阴阴道炎症和性传播疾病。

从女童期养成的良好个人卫生习惯，可一直延续到成年后，对妇女一生的生殖健康都有利，因此应加强对父母、看护人、幼教老师及女童自身的健康教育，保护女童的身心健康。

二、预防常见疾病

女童除了要与男童一样，预防肺炎、腹泻等儿童常见病和计划免疫范围内的常见传染病外，还应特别注意预防生殖系统的常见病，保护幼女的生殖健康。

幼女的外阴阴道炎除与个人卫生习惯有关外，还应考虑是否有阴道异物存在，特别是对久治不愈的阴道炎，要指导看护人密切观察女童的行为举止，尽量避免女童因好奇而将异物放入阴道的可能。对女童的性侵犯属于严重的犯罪行为，对学龄前的女童即应尽早进行自我保护的健康安全教育。

女童在运动游戏的过程中，如跌倒骑跨在尖锐的物体上，或撞到木棍、树枝等，都可能碰伤外阴阴唇，甚至会损伤到处女膜。外阴损伤常伴有剧烈的疼痛、局部血肿，甚至可导致休克。如遇这种情况，应尽快安抚患儿、查看伤处，并及时到医院接受诊治。另外看护人应注意在使用热水袋或遵医嘱使用外用药时应避免误伤到女童的性器官。对女婴幼儿避免穿暴露外阴的开裆裤，有助于预防生殖器官的炎症与外伤。

女童从4～5岁起，如果睡觉不安稳，阴部有瘙痒，应注意是否有蛲虫肠道感染。可指导家长在夜间观察女童的肛周，如见有蛲虫，应局部清除并清洗，同时及时用驱虫药物进行治疗。

对女童生殖系统肿瘤和畸形的防治，一方面要从母亲孕期开始避免接触到生活环境中有毒有害的致畸、致癌物质，另一方面在婴幼儿期应对生殖器官的发育异常、畸形和肿瘤及早发现、早期诊断、早期治疗，以争取较好的预后。在不危及女童生命的情况下，治疗方案应尽量保留女童将来的生育功能。

三、性教育

女童的性发育特点与男童不同，应从小根据其性生理发育的不同阶段及时给予有针对性的指导与教育。从家庭、幼儿园、学校、社会等各方面促进女童的性生理和心理健康发育。

3岁前婴幼儿的性发育经历0～1岁的口欲期和1～3岁的肛欲期两个阶段。在婴儿时期，可通过吸吮、咀嚼、吞咽、咬合等口腔刺激活动得到心理上的满足，有些婴幼儿还可通过吸吮自己的大拇指或其他东西得到安慰与快感。有研究认为口欲期的婴儿性心理特征为无意识的性愉悦体验。在肛欲期，幼儿可通过对肛门粪便的潴留与排泄过程得到快感。

3～6岁在心理学上称为"非性爱的异性好感期"。在此期间，幼儿已初步具备了性别意识，知道了男女性别角色的不同。幼儿会提出"我是从哪里来的?"、"为什么男孩站着撒尿，女孩却要蹲着?"等问题。在玩"过家家"游戏时，男孩扮演"父亲"、女孩则扮演"母亲"，并模仿妈妈给娃娃喂奶、吃饭、换尿布等。有些幼童不仅对自己和异性的生殖器官感到好奇，还会出现触摸、暴露和玩弄生殖器的行为。对于这些幼童在性心理发育过程中的正常现象，看护人不应责备、训斥，或是采取回避、哄骗的态度，而应及时发现后加以正确地引导。用幼儿可以理解的语言和知识告诉他们男孩和女孩的区别，孩子是在妈妈的肚子里孕育长大的。对女童要特别讲解养成良好个人卫生习惯的重要性，不要用脏物擦拭阴部和肛门，不要暴露、触摸或碰撞到阴部，每日要用清水清洗外阴，并更换内裤。特别要注意保护自己的阴部，除了母亲和亲近的看护人外，绝不允许其他任何不相干的人有触碰、抚摸等行为。遇到可疑情况要立即躲开或呼救，并及时告知父母或其他看护人。

6~10岁的学龄期幼童，随着学习知识的增加和社交范围的扩大，对异性的交往兴趣下降，更愿意与同性儿童交往。到青春期前，由于女童的发育早于男童，在10岁左右女童的乳腺即可开始发育，月经也即将来潮，因此应在女童的第二性征发育前，就做好性生理和性心理的健康教育。指导女童对自身的性发育过程做好充分的准备，例如：月经来潮后应该怎么办？经期卫生应注意哪些内容？以及乳房的简单发育过程等。更重要的是应消除女童乃至青春期少女对性的神秘感与好奇心，使儿童的性心理逐步平稳健康地发展，促使其将来能够正确地面对和处理性与性相关问题。

总之，对女童的性教育应通过家庭、幼儿园、学校，以及儿童读物、电视和大众媒体的宣传等多种形式，根据女童的年龄特点和心理承受能力，进行适时、适当、适度的性教育。重点应包括以下内容：（1）男、女童生殖器官的不同解剖和生理特点，引导女童对性别角色的认同；（2）简单介绍生命的形成和生育过程；（3）青春发育期的表现，第一性征和第二性征的发育；（4）月经常识与外阴的清洁卫生；（5）正确对待女童无意识的性自慰现象；（6）防范对女童的性骚扰和性侵犯。

四、营养指导

定期对儿童进行生长发育监测，了解身高、体重的变化情况，并及时给予适当的营养指导，是儿童保健工作的重要内容之一。女童的生长发育曲线略低于男童，但受遗传、营养等因素的影响，个体差异较大。值得注意的是，在评价营养状况时，低体重（under weight）和生长迟缓（stunting）是两个不同的概念。以往对5岁以下儿童的生长发育评价多强调年龄别的体重是否达标。目前的研究结果提示，应更为注重生长迟缓的指标，即年龄别身高和身高别体重，否则有可能忽略或低估身长发育滞后的生长迟缓现象，对那些体重达标但身高较矮的"生长迟缓型肥胖"儿童误认为是"超重"而限制营养素的合理摄入，有可能对成年后的身高造成不可弥补的损失。

对女童的营养不良问题，重点强调预防佝偻病和贫血两种疾病。因为这两种疾病可能会影响到女性未来的生育问题，因此应及早防治。佝偻病是维生素D缺乏引起的主要疾病之一。严重的佝偻病可造成不可逆的骨骼畸形，如发生骨盆畸形可导致生育时难产和发生其他产科并发症。目前随着人们对孕妇和婴幼儿健康的重视，严重的佝偻病已较少见。但从保健角度仍应督促孕妇、乳母和婴幼儿适当增加钙和维生素D的摄入，并多做日光浴，促进钙的吸收。按照2007年中国营养学会颁布的《中国居民膳食营养素参考摄入量表（DRIs）》的标准，儿童期元素钙的每日膳食推荐摄入量为：0~6个月300mg，7个月~1岁400mg，1~3岁600mg，4~10岁800mg。儿童维生素D的每日膳食推荐摄入量为10μg（400IU）。

贫血为儿童常见的另一营养不良性疾病。在各种类型的贫血中，缺铁性贫血最为常见。新生儿体内贮存的铁主要来源于母体，且贮铁量与新生儿体重成正比。婴儿出生后体内贮备的铁可供4~6个月的需要量。母乳含铁量虽然不高，但利用率高，因此母乳喂养的婴儿6个月内较少发生营养性贫血。6个月后的婴儿需要逐步从米粉、蛋黄、动物血、肝、瘦肉、豆类等辅食中补充铁。目前推荐6个月后婴儿添加的第一种辅食即为强化铁的米粉。据对我国儿童营养状况的调查结果显示，从1992年到2005年的13年间，5岁以下儿童的贫血患病率没有明显的变化,一直在城市15%和农村20%左右徘徊。有专家建议推行儿童辅助食品的营养素强化策略,在部分试点地区已对改善儿童的身高发育和贫血患病率起到了明显的效果。根据《中国居民膳食营养素参考摄入量表(DRIs)》推荐的每日铁摄入量为:0~6个月0.3mg,7个月~1岁10mg,1~10岁12mg。女童期特别是婴幼儿时期的缺铁性贫血如果不能得到及时有效地治疗和纠正,到青春期后由于机体生长迅速、血量增加、月经来潮铁丢失增加,会持续发生缺铁性贫血,不仅会影响到青少年的体格发育,还可能出现身体乏力、注意力不集中、精神状态下降等情况,而对学习、生活产生较严重的影响。到女性成年后,如果发生孕期贫血还可能导致妊娠高血压疾病、早产、宫缩乏力、产程延长、产后出血等并发症,并增加围产儿的患病率和死亡率。因此,对儿童期的贫血要特别重视,增加瘦肉、鱼、禽、动物血、内脏和蔬菜水果等的摄入,避免由于重男轻女而造成女童的营养素摄入不足,推荐食用铁强化食物,必要时进行药物补铁治疗。

营养不良的问题在贫困农村地区多由于营养素摄入不足造成,在城市地区则可能与儿童的过分偏食、厌食有关。此外,随着人们生活水平的提高和对独生子女的过度宠爱,儿童期因营养过剩、饮食结构不合理而导致的单纯性肥胖症的问题也日益多见。肥胖不仅不利于儿童的身心健康,还是成人肥胖症、高血压、冠心病等的危险因素。过度肥胖还可能影响到女性的怀孕与生育过程。因此,应加强对儿童父母和其他看护人的科学喂养知识指导,合理安排儿童的饮食和生活习惯,加强体育锻炼,促进其身心健康发展。

参考文献

1. 曹泽毅. 中华妇产科学. 2版. 北京:人民卫生出版社,2004:1016-1033.
2. 黄醒华,王临虹. 实用妇女保健学. 北京:中国协和医科大学出版社,2006:8-21.
3. 华嘉增. 妇女保健新编. 2版. 上海:复旦大学出版社,2005:11-18.
4. 杨东梓,石一复. 小儿和青春期妇科学. 北京:人民卫生出版社,2003:259-261.
5. 唐仪,刘冬生. 实用妇儿营养学. 北京:中国医药科技出版社,2001:83-89.
6. 中国营养学会编著. 中国居民膳食指南. 拉萨:西藏人民出版社,2008:216-217.

(周 敏)

第三章 青春期生殖健康与保健

第一节 概 述

世界卫生组织确定青春期（adolescence）的年龄范围为10～19岁，青少年（young people）的年龄范围为10～24岁，青年期（youth）的年龄范围为15～24岁，亦已在国际上广泛采用。在青少年的成长过程中，青春期是他们人生旅途中的一个重要时期，是一个从幼稚走向成熟的过渡期，它既是青少年身体开始成熟的起点，也是青少年日后人格发展成熟的基石。在此时期，青少年在生理、心理、行为方面变化巨大，其身体发育加快，性发育和成熟，性需求逐渐发展，性行为和生育能力形成。他们的独立性日益增强，生活方式发生改变，价值观和世界观也开始形成。同时，也是他们面临多种危机的时期，如婚前不安全性行为/意外妊娠、性传播疾病（包括HIV/艾滋病）、抑郁/自杀、吸烟、酗酒、吸毒以及暴力等。全球每5个人中就有1个是处于青春期的孩子，85%的青春期孩子生活在发展中国家。一般认为青春期的孩子是健康的，他们已闯过了儿童早期疾病的难关，与老年有关的疾病离他们还有许多年，死亡对他们而言是遥不可测的事。然而，事实上，每年大约有170万青春期的孩子死于意外、自杀、暴力、与妊娠有关的并发症和其他一些可以预防和治愈的疾病。

青春期是朝气蓬勃、充满活力的时期，也是预防危害健康行为发生的重要时期。青少年在青春期获得的许多行为方式（如两性关系、性行为、抽烟、饮酒、吸毒、饮食习惯、处理冲突和危险）的影响将持续终身，甚至影响到他们的健康和幸福。由于青春期的孩子易接受新鲜事物和新观念，所以，充分发挥他们的好奇心和兴趣是培养他们个人健康责任的极好途径。事实证明，如果早期发现青少年的身心及行为问题，并给予他们适当的咨询、教育及治疗，则有助于他们日后的正常发展。因此，非常有必要为青少年提供综合性的医疗保健服务，并对青春期孩子的生理、心理发育特点，常见问题和保健要点进行多方位的了解。

第二节 生理发育特点

青春期开始的年龄因人而异，存在着个体差异。一般来说，女性的青春期一般在10至11岁开始，比男性早1～2年，大约在17至18岁结束。青春期结束时躯体已基本不再生长，性腺发育也基本成熟，具有生殖能力，进入成人期。

青春期的分期标准至今尚未统一，较倾向将青春期分为早、中、晚三期。早期以体格的生长突增为主要表现；中期以性器官与第二性征迅速发育为主要特点，多有月经初潮或首次遗精出现；晚期性腺基本发育成熟，第二性征发育如成人，体格的发育逐渐停止。早、中、晚三期，每期持续时间约为2～3年。然而，青春期的分期是人为划分的、相对的，事实上，青春期的发育是一个连续的过程，并没有绝对的界线，且青春期的发育速度存在明显的个体差异。

一、形态发育

进入青春期的青少年，由于受神经内分泌变化的影响，生长发育明显加速，出现了人体生长的第二个突增阶段。随着生殖系统的发育和第二性征的出现，男女两性在身体形态方面的差别也更为明显。

（一）身高的生长特点

1. 生长突增　男女青少年的生长突增出现，通常意味着进入青春期的开始。女性的青春期身高生长突增起始年龄比男性早 2 年左右，女性约在 10～12 岁开始，男性约为 12～14 岁。在生长突增期，男性每年可增长 7～9cm，最多可达 10～12cm；女性每年约增长 5～7cm，最多可达 9～10cm。在整个青春期男性平均增加 28cm，女性平均增加 25cm。男女两性在突增起止的早、晚，突增的幅度等方面存在明显差异。

2. 男女生长曲线的两次交叉现象　由于女性青少年的生长突增起始年龄早于男性，故在男女青少年身高的时间曲线图上可以看到两次交叉现象。女性在 10～12 岁平均身高超过男性，出现了第一次交叉，交叉后女性的平均身高超过了同龄的男性。当女性到 13 至 14 岁时，月经初潮来临后，进入生长相对缓慢阶段，而同龄男性此时生长突增已开始，故男性的平均身高又大于同龄女性，在曲线图出现了第二次交叉。

（二）体重变化

体重在青春期有很大幅度增长，体重的突增的时间比身高晚 1～2 年，但体重的突增高峰不如身高的明显。2000 年中国学生体质与健康调研报告，城市男、女青少年分别在 12 岁和 11 岁时体重增长最快，在 11～14 岁之间每年体重增长平均值分别为 6kg 和 4.5kg。农村男、女青少年分别在 14 岁和 12 岁时体重增长最快，体重增长高峰值分别为 4.1kg 和 3.6kg。体重增长持续时间较长、波动幅度也较大，即使进入成年期也可继续增加。

（三）肌肉、脂肪和瘦体重

青春期开始后，女青少年的肌肉发育也逐渐加快，肌肉发育的高峰紧随身高生长高峰之后出现。由于男性主要分泌雄激素，有明显促进肌肉组织发育的功能，而女性体内的雄激素较男性低得多，体力活动也较男性少，故在青春期结束时，女性肌肉组织平均比男性的少 50% 左右。

青春早期女青少年的脂肪含量都有增加。由于雌激素有促进脂肪组织沉积的作用，使女性的体脂量在整个青春期都是持续增加，在青春后期更加明显。

瘦体重又称去脂体重，是指减去脂肪后的体重。瘦体重中以肌肉占比例最大，其次是骨骼和各种内脏器官及神经、血管等。

在青春期，女性瘦体重比同体重男性的瘦体重少。现在有些学者通过测量皮褶厚度（三头肌及肩胛下处之和）来计算各年龄组男、女性的体脂密度，利用公式计算体脂百分比，然后推算出体脂含量及瘦体重。这种方法对大规模筛选肥胖、消瘦青少年有较大的使用意义。

（四）生长速度

评价青少年生长状况可通过了解他们的生长水平和生长速度两个参数。生长水平用于衡量青少年出生以来的累计生长状况，它不能敏感地反映青少年近期的生长状况；生长速度是指青少年身体或身体各部某些指标（如身高、体重、胸围等）在一定时期内的增长的数量，一般用年增长值和年增长率（％）表示。它可以敏感地反映青少年近期的生长状况。生长进入青春期后，生长速度明显加快，出现生长突增，在突增过程中出现突增高峰。突增高峰也叫生长速度高峰，如身高速度高峰（peak height velocity，PHV）、体重速度高峰（peak weight velocity，PWV）等。中国2000年城乡男生的身高增长速度高峰（PHV）均值分别为6.8和6.6，城乡女生分别为5.8和5.9。2000年城乡男女学生身高的PHV均大于1997年；但体重除了城市男生PWV大于1997年，乡村男生和城乡女生的指标略低于1997年。由于生长突增开始的早晚及突增幅度存在很大的个体差异，所以青春期各年龄组内生长速度的个体差异远大于童年期。

2000年中国学生体质与健康调研报告揭示，近年来我国青少年生长发育状况有了明显变化：我国青少年在生长速度整体加速的基础上，突增期开始的时间、突增高峰出现的时间和突增期结束的时间均明显提前了1～2岁。与1997年相比，城市青少年中原普遍存在的"绿豆芽"体型者明显减少；乡村青少年的身高增幅大，而体重、胸围增长较小。

（五）体型类型及特点

青春期生长发育的个体差异很大，可能会有各种各样的情况出现。一般来说，形态发育可分为早、中（平均）、晚3种类型。

早熟型者：青春期启动早。生长突增发生较早，突增时身高高于同龄人，但身高生长突增持续的时间较短，停止生长的时间也早，导致他们的生长期较短，身高增长量较少，因此，成年后身高低于平均水平。早熟型的体重/身高比值高于晚熟型，而且骨盆较宽，肩部较窄呈矮胖体型。

晚熟型者：青春期启动晚，在青春早期的生长都低于同龄人。但有较晚的生长突增和较长的生长期，以及青春期结束也晚，导致成年后身高达到平均水平，甚至高于平均水平。晚熟型最后常发育成骨盆窄、肩宽的瘦高体型。

平均型者：身高生长突增开始及结束的年龄、身高生长发育速度和幅度以及体型，一般介于早熟型和晚熟型之间。

在体型上，女性早熟者具有高度女性特征，平均型具有一般女性特征，晚熟者具有一般男性特征。

二、功能发育

随着青春期开始以后，各内脏器官和各系统生理功能也发生了相应的变化。在神经内分泌系统的调节及功能发育的相互促进下，各项生理功能逐渐加强，直至成熟。

（一）心肺功能

目前我国在保健工作中，检查心肺功能常用的简单指标有心率、脉搏、血压、呼吸频率、肺活量等。在青春期，男、女青少年的心率、脉搏及呼吸频率的均值，均随着年龄的增长而下降。由于心肌功能增强，搏出量增多，每分钟只需70～80次，就可满足机体需要。呼吸肌发育加快，呼吸功能随之增强。肺活量比青春期前增加了1倍，每次呼吸的气体交换量明显增加，呼吸频率减少。在生长过程中男性肺活量始终超过女性，而且日益增大。血压则相反，不论收缩压、舒张压，均随着年龄的增长而增大，但比成年人低。

（二）造血功能

进入青春期后，骨髓造血功能旺盛，雄激素促进了男性的血红蛋白和红细胞总数增加，

红细胞从均值 $4.6×10^{12}/L$ 增加到 $5.3×10^{12}/L$，血红蛋白从均值 $128g/L$ 增加到 $145g/L$，而女性则增加不明显，这可能与女性在月经初潮后每月要从月经中丢失一定的血量，致使血红蛋白没有随着青春期的进展而上升有关。

男、女青少年白细胞计数差异不明显，白细胞计数随着年龄增长略微减少，在白细胞分类计数中，淋巴细胞有随年龄增长而比例下降的趋势，而嗜中性粒细胞所占比例则随年龄增长有所加大。

（三）运动功能

通常以握力、拉力、肌耐力等指标来代表运动功能的发育。青春期男、女青少年的运动功能都有明显的突增阶段。通常突增开始年龄女性在10~11岁，男性在12~13岁。运动功能的突增一般要比身高生长突增晚1年左右，突增幅度男性明显超过女性。

（四）最大耗氧量

最大耗氧量是在体力活动中个体摄入氧气数量的最大限度，反映个体心肺功能和肌肉活动能力的综合指标。青春期开始后，女青少年的最大耗氧量均值都随年龄增大而加大；到青春期后期，女性的最大耗氧量能达到一生中的最高峰，但女性一般只有男性均值的65%~70%。

三、内分泌变化

神经内分泌系统对青春期孩子的成长发育起着十分重要的作用。进入青春期后下丘脑-垂体-性腺轴迅速发育，分泌了各种与生长发育有关的激素。这些激素不仅保证了人体各个器官与组织的生长、发育及成熟过程的顺利进行，促进生殖器官和生殖细胞的发育与成熟，还可以调节中枢神经系统与自主神经系统的功能，从而对学习、记忆及行为等产生影响。

由于下丘脑-垂体-性腺轴功能的充分发挥，下丘脑分泌的促性腺激素释放激素（GnRH）促使垂体分泌越来越多的促性腺激素-卵泡刺激素（FSH）和黄体生成素（LH）。在儿童时期，FSH、LH分泌呈脉冲性分泌，昼夜无区别；青春期前睡眠中FSH有脉冲性血浓度升高，进入青春期后睡眠和觉醒时均有增高；LH的分泌则在进入青春期后开始在睡眠时出现增高，随着青春期的进展，血中LH水平在白天也呈阵发性增高。

FSH使女性卵巢滤泡逐渐发育，并分泌雌激素，以雌二醇（E_2）为主，还分泌少量孕激素（孕酮）和少量雄激素。LH则促进卵巢黄体形成，分泌较多孕激素（孕酮）。在青春期，血中E_2及孕激素（孕酮）水平逐渐上升，到青春中、晚期月经来潮以后，随着卵巢的发育成熟，血中FSH、LH及E_2、孕激素（孕酮）的浓度逐渐接近青年女子月经周期时的典型变化。

在青春期开始前大约2年，肾上腺皮质分泌的雄激素（去氢表雄酮和雄烷二酮）开始增多。对男性来说，雄激素刺激男性生殖器和第二性征发育，同时还刺激蛋白质合成与人体生长。此时，肾上腺皮质分泌的雄激素的量少，且活性小，对男性化作用比睾酮弱得多，因而显示不出其作用。但是对女性则有明显作用，不仅能促进女性青春期阴毛、腋毛及皮脂腺的发育，而且对骨骼的生长也起到促进作用。

四、性发育

男、女生殖器官在青春期前发育缓慢，尚处于幼稚状态，进入青春期后在性激素的作用下迅速发育。性发育包括生殖器官、生殖功能和第二性征的发育。女青少年性发育过程有其规律与特点。

(一) 生殖器官的发育

女性的卵巢在8岁之前很小，表面光滑。进入青春期后，卵巢很快发育，重量由原来的6g，又增加了3~4g。月经初潮时卵巢并未完全成熟，随后卵巢继续发育增大，皮质内出现发育程度不同的卵泡，到青春中、晚期，卵巢由于排卵而滤泡破裂后修复，表面呈凹凸不平。

子宫的重量与长度在青春期有明显的增加，子宫体变长，宫颈缩短，宫体与宫颈长度比例由1:2变为2:1。子宫体的发育主要是肌层增生，内膜发育较少。一般在青春期中期时，受雌、孕激素影响，子宫内膜发生周期性变化而月经来潮。

阴道变长变宽，由出生时的4cm左右增至初潮时的11cm左右。黏液腺发育有分泌物排出，阴道分泌物由儿童期的碱性转变为酸性，增强了对病原体的抵抗力。

外生殖器也有了明显变化，阴阜因脂肪堆积而隆起，大阴唇变厚，小阴唇增大，有色素沉着及阴毛出现。

(二) 第二性征的发育

女性第二性征主要是乳房、阴毛和腋毛。乳房发育为最早出现的第二性征，通常作为女性进入青春期开始的标志。大约在8~13岁开始发育，平均为11岁，但有较大的个体差异。乳房开始发育后，乳头下出现约2~3cm大小的硬结，并感轻微胀痛和有触痛，随着乳房进一步增大，疼痛感消失。阴毛在乳房发育后半年至1年出现，腋毛又在阴毛出现半年至1年后出现。

第二性征的发育无法定量测定，只能通过定性观察。即人为地将第二性征的发育过程分为若干期，规定每一期的发育状况，以便对照观察。目前应用最多的是Tanner所制定的5期法，包括女性乳房发育分期、女性毛发育分期（表3-1、表3-2）。

表3-1 女性乳房发育分期

分期	表现
Ⅰ	发育前期，仅有乳头突出
Ⅱ	乳腺萌出期，乳头隆起乳房和乳晕呈单个丘状隆起，伴乳晕增大
Ⅲ	乳房、乳晕进一步增大，二者仍在同一丘状水平面上，乳晕色素加深
Ⅳ	乳头和乳晕突出于乳房丘面上，形成第二个小丘
Ⅴ	成熟期乳房更大，但乳晕与乳房又在同一丘面上

表 3-2 女性毛发育分期

分期	阴毛分期表现	腋毛分期表现
Ⅰ	无阴毛	无腋毛
Ⅱ	大阴唇（阴茎根部）出现淡色绒毛性细毛	腋窝外侧出现软、短而稀疏的细毛
Ⅲ	阴毛增粗，色增深，开始卷曲，范围向耻骨联合扩展	腋窝外侧毛较密、色较深，开始卷曲，向中心部扩展
Ⅳ	似成人，但范围较小，毛稀疏	似成人，但范围较小，毛稀疏
Ⅴ	阴毛呈倒三角形或菱形分布，毛浓密	毛密而长，分布在腋窝中心及后部

（三）月经初潮

月经初潮是女性青春期发育的重要标志。月经初潮时女性的卵巢并未完全成熟，其重量仅为成熟重量的 30%～40%，且功能不全。在月经初潮后的 1～2 年内月经往往不规律，此种不规律的月经是由于雌激素的水平增高一段后又下降所致，而不是由排卵后卵巢黄体形成所分泌的孕激素（孕酮）水平变化所致。月经初潮与第 1 次排卵的间隔期称为生理不孕期，此期月经为无排卵性月经。初潮后 1 年内排卵者约为 18%，大多数女性在初潮后 1～3 年或更长的时期才开始有排卵性月经。月经初潮年龄与遗传、经济水平、营养状况、地理环境等因素有关。

世界各国女性的初潮年龄都不尽相同，年龄范围大致在 11～16 岁，发达国家早，而发展中国家晚。1985-2000 年中国学生体质与健康调研报告揭示，我国大城市、中小城市、富裕乡村、中下水平乡村女生的初潮平均年龄（MMA）分别从 13.1、13.5、14.1 和 14.1 岁提前到 12.6、13.1、13.6 和 13.9 岁。大城市青少年性发育提前的趋势和发达国家二战后出现的生长长期趋势早期平均每 10 年下降 3～4 个月的状态相符；城市女性月经初潮年龄的下降幅度大于农村；生活在社会经济相对发达地区，生活水平较高的女青少年，月经初潮平均年龄的下降幅度大于相对不发达地区。随着我国全面步入小康社会，城乡人民的生活水平不断提高，青少年的性发育的提前趋势还将延续很长时间。

五、影响生长发育的因素

青少年的生长发育与其自身的先天遗传因素和后天环境因素的影响有着密切关系。后天的环境因素对生长发育起着重要作用，主要在以下 3 个方面：

营养因素：营养是青少年生长发育最重要的物质基础。合理的膳食结构、均衡摄入各种营养素才能保证青少年生长发育、新陈代谢所必需的热量、蛋白质、各种维生素、矿物质、微量元素等。蛋白质是生命存在的基本要素，高质量的优质蛋白是青少年生长发育的重要保证。维生素、矿物质、微量元素虽然不能提供能量，但却是人体正常生理功能所必需的物质。

上述营养物质的缺乏与不足会造成青少年生长发育迟缓、皮下脂肪减少、肌肉发育不良、免疫功能低下，影响青少年的学习和劳动能力，并可导致各种营养缺乏症的发生。

体育锻炼：合理的体育锻炼能有效促进青少年的生长发育，促进她们的心肺功能发育，增加肺活量、心搏出量和最大耗氧量，并对青少年神经、骨骼和肌肉的发育起显著的作用，使神经、肌肉的功能活动更加协调，使骨骼直径增粗、骨皮质增厚、骨密度增加，还能促进肌纤维增长、变粗，从而使青少年的身体素质明显改善。

疾病影响：疾病能影响青少年的生长发育，但不同的疾病、同种疾病的严重程度不同，对青少年生长发育的影响也不同。除了一些先天性、遗传性疾病之外，一些后天所患的疾病也明显影响青少年生长发育，如单纯性肥胖、营养不良、寄生虫感染、慢性疾病等。

第三节 心理发育特点

青春期受到神经内分泌变化的影响，不仅生理发育十分迅速，同时心理发育也极其明显。这些变化表现在情绪、态度、行为、价值观、人际关系、自我评价和社会责任感等各个方面。由于青春期是从有依赖性的童年期发育成长为独立自主的成年期的过渡时期，心理发育速度相对较生理发育速度缓慢，使得身心发展处于非平衡状态，在他们身上常表现出似成熟又不成熟的言行举止，他们的心理发展往往表现出某些矛盾倾向。他们既要适应生理变化带来的问题，又要适应社会环境变化带来的影响。因此，在此时期易出现心理问题，需及时得到家长、教师、医务工作者的帮助和指导。青春期心理发育特点主要表现在以下方面：

一、自我意识的发展

自我意识是认识的一种特殊形式，是个体对自我的认识，或者说是对自我及周围人的关系的认识。它不仅是人格的组成部分，而且是个体实现社会化目标、完善自己人格特征方面的重要保证。青春期是自我意识发生突变的时期，它具有以下特点：

（一）独立意向发展

随着年龄增长、生理上的迅速发展、生活环境逐渐变化和社会交往范围扩大，青少年开始意识到自己已经长大，渴望独立的意向也在很快发展。"成人感"的出现是自我意识的突出表现。他们希望自己能像成人那样自由地参加一些活动或自己做主做一些事情，而不愿父母和老师过多干预。他们开始要求有"隐私"和自己独有的空间，并希望家长承认和尊重其"隐私"要求。他们不再像小学生那样顺从、听话，有自己的决定和判断力，希望与成人建立相互平等的关系。这些愿望如果得不到成人认可，甚至被忽略、讥讽、粗暴压制，就会令他们感到反感、生气或采取反抗行为，甚至离家出走。

（二）自我意识的强度和深度不断增加

青少年强烈地渴望认识自己、了解自己。他们常会照镜子，研究自己的相貌和体态，注意自己的服饰与仪表，很在乎别人对自己的看法与评价。当青年人聚集在一起时，往往把自己看作是一个被别人观察的对象，而较少把自己看成是一个观察者。因此，他们习惯把思想集中在自己的感情上，常常夸大自己的情绪感。

（三）自我评价逐渐趋于成熟

主要表现在评价的独立性日益增强；自我评价逐渐从片面向全面性发展；对自己的评价已从身体特征和具体行为向个性品质方面变化。但在相当长的一段时间内，他们的自我意识还不够稳定，对于周围人给予的评价也非常敏感和关注，哪怕一句随便的评价，都会引起内心很大的情绪波动和应激反应，以致对自我评价发生动摇。一部分发展比较好的学生，能够从内部动机剖析自我,对具体事件进行概括与深化,评价的态度和使用的评价标准也更稳定一致。但也有相当部分的学生自我评价能力发展不理想,在对自己做出评价时,有时会过分夸大自己的能力,突出优点,对自我评价过高,导致沾沾自喜,甚至居高自傲、盛气凌人的心理,一旦遇到暂时的挫折和失败,他们往往又会走入另一极端,灰心丧气、怯懦自卑、抑郁不振,甚至自暴自弃。

总之,到了青春期后期,经过了独立、反抗和孤独过程的考验与洗礼的自我,已经能辩证地认识和处理理想我与现实我、他我与自我、主观我与客观我的矛盾对立,开始能客观地、理智地评价自己、统一自己,使自我意识逐步达到稳定和成熟。

二、认知发展

由于大脑机能的不断增强,生活空间的不断扩大,社会实践活动的不断增多,其认知能力获得了显著发展。在12~18岁期间,青少年逐步获得了系统地思考一个问题中的所有逻辑关系的能力,并从形象的思维过渡到更复杂的思维过程(包括抽象思维,从已知的原理中进行推理的能力,根据不同的标准来思考多种观点的能力),抽象逻辑思维能力不断增强,逐步占据主导地位。他们的感知活动已相当精确和概括,理解性记忆逐渐取代机械记忆,能正确掌握概念,并进行判断和推理,而且思维的独立性、批判性、创造性都有显著的提高。青少年逐步开始用批判的眼光来看待周围事物,有独到见解,喜欢质疑和争论。

三、社会化发展

青春期是个体社会化发展的重要阶段,家庭和学校在青少年社会化过程中起着十分重要的作用。父母对子女社会化的影响主要体现在价值观、独立性及人际认知上。民主、宽松但不放任自流的家庭气氛有助于子女灵活性与创造性的发展,使之成为既敢于创新,又适应社会生活的人;过于严厉的家庭教育方式则可能使子女丧失自信,胆小、依赖或攻击性过强。

学校是社会的缩影,学校生活对青少年的社会化起到了重要作用,在学校的集体生活中逐渐培养了他们相互协作的精神和竞争意识,学会了为人处世的道理。同伴关系是青少年在社会交往中非常重要的社会关系。青少年普遍重视朋友间的信任和忠诚,大多数都具有群体观念。他们相互倾吐内心的秘密和苦恼,也经常从同伴那得到同情、理解。与伙伴待在一起的时间越来越比与家人在一起的时间多,信任同伴胜过信任老师与家长。他们的言行、爱好、衣着打扮都相互影响。许多研究已表明,伙伴群体中的友谊关系对青春期的少男、少女的心理发育、社会成长和学习进步都有积极作用。这种友谊关系中既有激励、制约,又有示范、规劝、引导、安抚等效应,对青少年获得健康情感、保持良好行为和纠正不良行为起到了很大作用。但是,青少年的这种伙伴群体关系在某些情况下也可能存在欠缺和消极影响。例如,有些孤独寂寞的青少年在寻求伙伴群体的心理支持时,被社会上一些不良的青少年团伙所利用,从开始的相互安慰到相互教唆,最后发展成为破坏性的"小集团",走上犯罪道路。另有一些人在某些伙伴群体中形成"小圈子",出现一些人排斥另一些人或某个人,使被排斥者的自尊心受到伤害,甚至导致严重的心理疾患。

四、性心理发育

(一) 性意识的萌发与发展

性意识是指青少年在性生理变化趋向成熟的过程中产生的对性别特征、两性交往、接近异性和产生性需要等的一种特殊的心理变化。随着性发育的逐渐成熟,促使了青少年性意识的觉醒,同时受到社会环境中各种性信息的渲染和影响,如文学作品、报刊、杂志、影视作品中的性信息以及成人的两性交往活动等,都会促进他们性意识发展。他们对两性身体外表变化的差异,不仅十分敏感和关注,而且表现出好奇和不安。他们有着对性知识的渴求,想了解性奥秘的愿望。他们开始意识到两性的差别和两性的关系,产生了一种特殊的情感体验和主观意识。生理发育和自然本能影响着青少年的心理活动,促使性意识的萌生和发展,并经历了从对异性的疏远、好奇逐渐转化到一种朦胧的眷恋、向往和接近的发展过程。针对青少年性意识的发展过程,有的学者将其分为3个或4个时期,本文中则倾向分为3个时期。

1. 疏远异性期　在青春期的早期,由于生理上急剧变化,性别发育差异日益明显,青少年朦胧地意识到两性的差异,彼此会产生一些害羞、腼腆、不安或反感心理。少女会紧束或穿宽大的衣服掩盖渐渐隆起的乳房,少男怕被别人看到刚刚长出的阴毛。因此,表现出不愿接近异性、彼此疏远、男女界限分明、喜欢与同性伙伴亲密相处等情况,即使是儿童时期要好的异性朋友此时也少有来往或有意回避。有的少女、少男在家庭中不由自主地疏远异性长辈,男孩喜欢与父亲在一起,女孩愿意与母亲交流心里话。这种变化是由于青少年自身生理的发育,而导致本能地产生对异性的暂时性的疏远。

2. 接近异性期　随着年龄的增长,生理、心理发育的进一步成熟,少男少女从青春期中期开始对性知识感兴趣,性的好奇感和神秘感与日俱增。男女朋友/同学之间会产生一种情感的吸引,相互怀有好感与爱慕。对异性表示出关心,萌发出想彼此接触的要求和愿望,希望自己的言行、外表能引起异性的注意和好感。如男孩喜欢在女孩面前显示自己的能力和才华,以赢得女孩的好感和赞许;女孩开始注意修饰打扮,以引起男孩的注意和喜欢。他们开始喜欢一起学习、参加各种集体活动和结伴外出游玩等,但这时只是将异性作为一般朋友,接触交往中还不存在专一性和排他性。在此时期,有些人有时会呈现幼稚的表现,会做出使异性感到难堪、反感,或引起同学们议论、嘲笑、起哄的事,从而引起心理压力。这是由于他们的心智尚不成熟,心理反应尚不稳定所致。

进入青春后期的青少年在对异性好感的基础上,各自形成了一个或几个异性的"理想模型",并在众多的男女生共同交往中,逐渐由对群体异性的好感转向对个别异性的依恋,甚至形成一对一的"专情"交往。在他们的内心世界一般蕴藏着对异性强烈地眷恋,但又不敢公开表露。此时,大多数人以精神心理交往的方式来显示自己的情感,而不倾向于直接以肉体接触来表达恋情。

3. 恋爱期　随着年龄的进一步增长,生理上的成熟及社会生活的全面影响,对异性的爱慕和追求更趋于专一化和排他性,青年男女之间开始萌生爱情。他们仅把特定的异性视为自己交往的对象,并不加掩饰地爱慕、追求异性,持续地交往,相互爱慕和向往终生不渝的爱情。

(二) 性心理表现

1. 性兴趣的产生　青少年随着性器官的发育和第二性征的出现,对性产生了兴趣,开始对性方面的事给予关注。尽管这种兴趣使他们有羞耻感和有疑问难以启齿，但他们仍以各种方式和渠道去索取和探讨。性兴趣的产生是在女性乳房、卵巢、子宫开始发育和月经初潮来临以及男性睾丸、阴茎开始增长和首次遗精期间。青少年对自己的性发育感到惊奇、神秘和羞涩，从而促使他们产生了想要了解和探索奥秘的欲望。性兴趣产生的强度因人而异，如有的人性兴趣强烈，有的较弱，有的敏感，有的主动追求，有的被动产生，有的采取行动，有的只停留在想象中。青少年性兴趣的产生是性意识发展过程中的产物，与儿童时期的性兴趣有着本质的区别。正常人都有性兴趣，保持一定的性兴趣是健康的标志。

2. 性冲动的产生　性冲动是指人的性器官成熟后，在体内性激素推动下对异性产生兴趣、进行求偶和性行为活动的一种内在力量。在特定的条件和场合下，性驱力积聚到一定程度，激发为性冲动。性成熟的青少年，当从书报、杂志、影视作品中看到有关性的内容，或偶尔与异性身体接触，或与异性朋友约会，或处于性幻想时，会产生性冲动，感到异常兴奋和激动。此时，男性会有阴茎自发勃起，女性会有心跳加速和阴道分泌物增加。性冲动可以一触即发，也可延缓激发，也可通过人的自控能力而缓解。因此，需要给以青少年性健康教育，使他们学会如何控制自己的性冲动，避免过早发生性行为。

3. 性幻想　处于青春期的少男少女，对异性爱慕渴望很强烈，但又不能"随心所欲"，于是他们时常就把曾在文艺作品中看到的情爱片段，通过大脑的重新编排、组合，虚拟出自己与所爱慕的异性在一起的场面，如约会、游泳、拥抱、接吻，甚至性交等。在进入角色之后，还时常伴有情绪上的反应，有的可能会伴有生理上的性兴奋。幻境中的对象可以是任何人，也可是影、视、歌明星。青少年性幻想的比例随着年龄的增加而增加，成年后，其发生比例随年龄增加而减少。

4. 性梦的出现　性梦是指人在深睡眠或假寐时出现与性爱有关的梦。在青春期性梦的出现是性心理表现的正常现象，也是性冲动未满足时的一种生理现象。性梦的产生与性刺激、欲念、幻想和曾经有过的体验有密切的关系。男女两性的性梦有明显的不同之处。男性在性梦中会梦到女性的外阴、腿部、胸部等部位，梦中的女性多为不熟悉或仅见过面的，醒后很多人回忆不起每一个细节。梦越生动逼真，肉体的快感越大，醒后越感到轻松。女性的性梦比较含蓄，梦中可与相识、相恋的男性接吻、拥抱。由于女性有羞怯的特性，性梦中会有惊恐的表现，甚至会大喊大叫。

性梦是性成熟的表现之一，男性以阴茎勃起、射精而结束性梦，女性则以阴道分泌物增多，或伴有短暂的骨盆底肌肉反射性快感收缩而结束。

5. 手淫　手淫是通过用手或其他物品摩擦、玩弄自己的生殖器，或其他行为如两腿夹紧生殖器诱发性快感以满足性兴奋与冲动，达到精神上的满足。手淫既不是病态，也不涉及道德问题，这是因为在青春期生殖器官和性腺的发育，使青少年性意识萌发和发展，导致性的冲动产生和强度增加，此时为满足这种需要，很容易引发手淫自慰。男女青少年均可发生，以男性更为多见。据国外报道，约80%～90%的男性青年和50%～60%的女性青年曾有手淫。国内报道，约70%的男性青年和40%的女性青年有过这种习惯。手淫最常见发生于10～15岁的青少年中，20岁以后手淫趋于减少。

五、心理发展的矛盾性

（一）开放性与闭锁性的矛盾

进入青春期后，青少年的情绪自控能力比儿童时有了较大的提高，学会掩饰、隐藏自己的真实情绪，个人思想情感、秘密不愿轻易向他人吐露，或只有用写日记的方式表达心声，这样就容易出现心理上的闭锁性。同时，由于感到缺乏可以倾诉衷肠的知心人，又会产生一种孤独和寂寞感。另一方面，又有强烈的交往需求，希望得到他人的关心、理解和支持。

（二）独立性与依赖性的矛盾

一方面，强烈的独立意识常使青少年不愿服从父母或老师的要求，强烈要求自作主张，竭力摆脱家长的管束，在思想言行的各方面都表现出极大的独立性；然而，另一方面，他们对父母、老师及长辈又存在较多的依赖性，因为他们的阅历还不够丰富，面对陌生或复杂的环境时，往往缺乏信心，难做决断；同时，在经济上大多还要依赖父母，生活中还需要成人多方面的帮助与支持，还不能独立自主。

（三）求知欲强与识别力低的矛盾

青少年具有旺盛的求知欲，这有利于增长知识，但由于识别能力低，对许多知识、信息往往瑕瑜不分，糟粕不辨，尤其是新奇、刺激的东西，更易吸引青少年的注意力。虽然，此时期青少年已掌握了相当丰富的知识，智力得到了极大的提高，其思维的独立性、创造性、批判性得到了显著的发展，但由于社会阅历的限制，青少年思维的深刻性、客观性尚不足，思考问题常常是片面和极端的。

（四）情感与理智的矛盾

青少年情感丰富，以积极情感为主，充满热情，但情感不够稳定，情绪反应强度大且易变化，容易狂喜、激动、愤怒，也容易极度悲伤和恐惧，情绪来得骤然，去得迅速。情绪状态也易受外界的影响。虽然他们也懂得一些世故道理，但不善于处理情感与理智之间的关系，常常不能坚持正确地认识和理智地控制自己的行为，事后往往后悔莫及、苦恼不已。

（五）理想我与现实我的矛盾

青少年多朝气蓬勃，富于幻想，胸怀远大的理想与信念，对未来充满美好的向往。抱负越高的人，对理想我的要求就越高，越容易对现实我产生不满。青少年往往对现实生活中可能遇到的困难和阻力估计不足，以致在升学、就业、恋爱等问题上遭受挫折时容易引起激烈的情绪波动和内心冲突，出现沉重的挫折感，甚至悲观失望。如果处理好了理想我和现实我的矛盾，通过努力使现实我向理想我靠近，矛盾就会转化为进步的动力。如果处理不好这一矛盾，就会怨天尤人或沉浸于不现实的幻想、空想之中，变得意志消沉，甚至悲观厌世。

（六）性生理发育成熟与性心理相对幼稚的矛盾

青少年的生殖器官和性机能发育在青春期得到迅速的发展和成熟，但由于心理过程、个性心理发展的局限性和传统教育观念中对性教育的忽视，青少年普遍缺乏科学的性知识，导致性心理发展相对幼稚，此时他们的思想尚未成熟，性道德观念不强。性意识的觉醒之后，产生了对异性的爱慕，而且这种爱慕会越来越强烈。青少年常为自己性冲动的出现而感到困惑和窘迫，少男会为在集体活动中由偶尔与异性的摩擦而出现的阴茎勃起而感到恐慌，少女会为偶尔接触异性身体而出现的心跳加速而不安。他们误认为这是"下流的"、"可耻的"的行为，故而设法隐瞒和控制，然而，性冲动并不因此而减弱，相反，随着性器官的发育成熟，性冲动越发增加。因此，青少年常处于既想控制又难以控制的矛盾之中，兴奋、激动的心理与苦恼、自责的心理交织在一起。当强大的生理冲动与理智发生强烈冲突时，往往感到束手无策或做出违法道德规范的举动，给男女双方的身心健康均带来严重的伤害。

在青春期，青少年出现的各种变化是他们由不成熟向成熟转化过程中的正常表现，是青春期生理、心理发展的必然结果。由于青少年的个性特征、家庭环境、成长过程等的不同，在每个人身上的表现程度会有所不同。因此，作为家长、老师和长辈应该理解、接纳他们出现的一系列身心变化，保持平和的心态，用积极的态度、科学的知识、正确的方法引导他们。千万不要看到孩子的某些变化，或者发现孩子的反常行为就大呼小叫、惊慌失措，更不要打骂训斥，横加指责。否则，只会增加他们的逆反心理和与父母的隔阂。此外，家长要转变角色和教育观念，改变居高临下、命令式的单向教育而采用平等、探讨式的双向教育，努力成为孩子的良师益友。

六、不同时期的青少年心理发育特点

作为青春期保健服务提供者很重要的一点就是要从青少年的心理发育过程中了解青少年和他们的行为与需求，才能较好地为青少年提供服务满足他们的需求。青少年的心理发育主要经历3个阶段——早、中、晚期。然而，心理发育从一个时期到另一个时期的个体变异是很大的。年龄本身并不能确定不同时期的青少年心理发育的成熟度，有些特别的个体，其生理、心理和认知变化可能会超出常规。例如一个看起来身体发育成熟的女孩可能其心理和情感发育并不成熟。下面列出青春期不同时期的青少年心理发育常见特点（表3-3）：

表3-3 青春期不同时期的青少年心理发育常见特点

早期（10~13岁）	中期（14~16岁）	晚期（≥17岁）
主要关心的问题		
"我发育正常吗？"	"我是谁？""我属于哪里？"	"我将要去哪里？"
主要的发育		
1. 进入青春期发育	1. 新的智能发展	1. 现实的身体形象
2. 努力适应自身变化	2. 性冲动出现	2. 接受自己的性别身份
3. 情绪波动	3. 经历和采取危险行为	3. 有明确的教育、职业目标和自我价值体系
	4. 在各种关系中具有自我中心的特性	4. 在各种关系中呈现相互照顾和有责任感
	5. 性征发育出现	
主要关注点		
1. 对自己的体形及其变化感到焦虑	1. 受同伴们的影响大，需要同伴的接纳	1. 独立于父母之外，有自我责任感
2. 非常重要的同性朋友关系	2. 维护自主权，造成与家庭关系的紧张	2. 达到经济的独立
3. 喜欢与同伴比较	3. 平衡家庭和同伴间的需求	3. 同伴关系的重要性减弱，发展亲密的关系
	4. 易于追求流行时尚和采取危险行为	
	5. 强烈需要私人空间	

续表

早期（10～13岁）	中期（14～16岁）	晚期（≥17岁）
独立性的发展		
对家长各种活动的兴趣减弱	对家长的观点和建议质疑，与家长冲突的高峰时期	再次接受家长的建议和观点
认知的发展		
1. 相当具体的形象思维 2. 还不能理解深奥的观念 3. 经常做白日梦 4. 难以认识到自己目前的行为对未来有何影响	1. 能更加理性地思考 2. 关心个体的自由和权利 3. 能够承受自己行为的后果 4. 开始在家庭内承担更多的责任	1. 有较长的关注期间 2. 有能力进行更抽象的思考 3. 综合信息的能力增强，并加以运用 4. 能考虑未来，并能预见自己的行为后果
行为要点		
1. 消除对正常发育的疑虑 2. 更直接地问问题而不是问非限制性的问题 3. 解释问题简短和简单 4. 注重立即进行或短期结果的基本干预措施	1. 非常关心对所做事情的保密性 2. 会评估有健康危险的行为 3. 注重于短期和中期结果的干预措施 4. 将自己行为与身体或社会的关注联系起来，如对外表和人际关系的影响	1. 问更多的非限制性问题 2. 强调更广泛的预防行为 3. 注重于短和长期结果的干预措施

第四节　生理卫生与保健

一、女性泌尿生殖系统卫生

（一）泌尿生殖系统卫生

进入青春期后，女性的卵巢逐渐发育，随之雌激素分泌增加，促进子宫内膜、子宫颈腺体、阴道腺体分泌增加，加上阴道上皮脱落细胞、白细胞和乳酸杆菌，形成了一种阴道分泌物，又称"白带"。正常情况下，白带为白色、质稀、无味，量的多少与体内雌激素水平的高低有关。在月经中期接近排卵时，由于宫颈内膜腺细胞分泌旺盛，白带中以宫颈黏液为主要成分，此时白带呈蛋清样，量也明显增多。排卵2～3天后，白带又变成白色，质稠而量少。当生殖道出现炎症时，白带就有颜色、性质、气味的改变。

由于女性外阴部特有的解剖结构，阴道口与尿道口的距离很短，白带、月经血的排出，以及外阴皮脂腺的分泌物和黏附在外阴处的一些污垢，均易于病原体的生长，如不注意外阴部的卫生，很容易引起外阴部的炎症，并可能进一步引起尿路感染和生殖系统的感染。因此，青春期女性应注意以下几点：

1. **每天用清洁水清洗外阴**　先洗前部后洗肛门，应有个人专用的清洗外阴的毛巾和盆（不能用于洗脚）。不要过分地用肥皂清洗外阴，以免外阴皮肤缺乏油脂，过分干燥而引起瘙痒。

2. **勤换内裤，最好能保证每天换洗**　内裤要宽松，质地应为纯棉制品，化纤制品的内裤透气性能差，易使外阴部温度、湿度增加，造成病原体繁殖而致外阴瘙痒。

3. 不要过分依赖卫生护垫　有些人为了保持内裤清洁，即使不在月经期也长期使用卫生护垫，殊不知卫生护垫的外层有一层防水层，透气性很差，长期使用也易引起外阴瘙痒。

4. 一般情况下，不宜冲洗阴道。因为阴道本身有自洁作用。在正常情况下，阴道的酸碱度（pH）保持在4～5，使在碱性环境中繁殖的病原体受到了抑制，而宫颈管黏液呈碱性使在酸性环境中繁殖的病原体受到抑制。冲洗阴道将会破坏阴道内和宫颈管的正常酸碱环境，使原来受抑制的病原体活跃起来，以致引起生殖道炎症。冲洗阴道最好是在医生建议下使用。

（二）月经期个人卫生

月经是生理现象。有些女青少年在月经快来时或月经期间，往往会感到一些不适，如腰酸、下腹坠痛、乳房发胀、轻微头痛、头晕、轻度腹泻、疲倦、嗜睡以及情绪改变（易怒或易忧郁），这些均属正常现象。如果在月经前或月经来潮时出现明显下腹痉挛性疼痛，或经量很多甚至淋漓不净时，需及时去医院进行检查、治疗。

由于月经时，子宫内膜脱落，血管破裂未愈，形成一个创面，子宫口微开，阴道酸性分泌物被经血冲淡，阴道抵抗力下降，加之经血本身就是一个很好的病原体培养基，所以，这段时期如不注意卫生就很容易感染各种致病菌。

因此，有必要向女青少年讲授有关月经的生理卫生知识，指导她们在月经期应注意以下几方面的保健：

1. 保持外阴部清洁　注意每天晚上用温水清洗外阴，清洗时不要让下身泡在水中以及经期洗澡只能洗淋浴，而不能坐浴，以免脏水进入阴道。

2. 用消毒卫生巾或保持卫生带清洁　使用消毒卫生巾、卫生纸，并注意及时更换，一般2～3小时更换一次；被血污染的卫生带应及时更换清洗干净，并在太阳下晒干。青春期最好不使用阴道棉塞，以避免中毒性休克综合征的发生（虽此病发生率很低，但一旦发生都很严重，可危及生命）。

3. 避免受凉，注意下身保暖　经期适当忌吃冷饮食物，特别需注意下肢及下腹部的保温，避免用冷水洗澡、洗头、洗脚。因为突然的寒冷刺激，可使子宫和盆腔内的血管过度收缩，引发痛经、月经减少或突然停止及其他月经不调症状。

4. 劳逸结合，适量活动　避免过度劳累，注意适当休息，保证有充足的睡眠，以增强抵抗力。同时，适当地进行体育活动，如做广播体操、散步、打乒乓球、一般性家务劳动等，以便促进血液循环，使经血保持通畅，减轻盆腔充血和下腹坠胀感觉。切忌进行剧烈的体育活动和体力劳动。

5. 保持心情舒畅和加强营养　有些少女在经期可能会有身体的某些不适如腰酸、下腹部坠胀和出现情绪变化，如易怒或情绪低落。保持精神愉快，做一些自己喜欢做的事情，自我调节情绪，就可减轻月经期的不适感。月经期应多吃易消化食品，多吃蛋白质和蔬菜、水果，少吃辛辣刺激性食物，以保证足够的营养和大便通畅。

二、乳房保健

（一）乳房发育

进入青春期后，女性的乳房逐渐发育，到青春期结束时已基本发育成熟，具有丰满、平滑和富于曲线的外形。乳房发育的大小与种族、家族等遗传因素，以及营养、体育锻炼等后天因素有关。一般来说，营养较好者乳房发育较早。乳腺发育存在着个体差异。主要表现如下：

1. 乳腺发育开始的年龄有早有晚，这并不意味着不正常。
2. 乳腺发育的速度有快有慢，有些女性乳腺发育进入第2期后，在1年之内就发育到第5期的水平，而有些女性则需用好几年的时间才能进入第5期。
3. 乳腺发育开始的早晚与成熟时乳房的大小无关。
4. 乳腺发育开始的早晚与发育速度的快慢没有关系。一些乳房发育开始早的女性，有的发育速度快，而有的则慢。一些开始晚的女性，有的发育慢，有的却很快。
5. 有些女性，两个乳房发育的速度不一致，使得两个乳房的大小不一。这是由于一侧乳房先于另一侧发育，或者一侧乳房的发育速度大于另一侧所致。
6. 体型矮胖者，因脂肪多而致乳房显得更丰满，而体型瘦高者乳房显得较小，但乳腺组织并不少。

（二）佩戴合适的胸罩

进入青春期的女性在乳房发育之后应适时地佩戴胸罩。由于有胸罩的支托，使乳腺负担均匀，减轻了在进行体育运动和体力活动时乳房的上下震动，保证了乳腺里的正常血液循环，避免引发各种乳腺疾病，并通过胸罩的保护，还可避免乳房受到损伤。如果不及时佩戴胸罩，长时间后还可使乳房周围的韧带逐渐松弛，而导致乳房下垂，影响美观。

开始戴胸罩的时间不宜过早或过晚，应视乳房发育的大小而定。当测量乳房时，从乳房上缘（经过乳头）到乳房下缘的距离小于16cm，说明乳房还小，不用戴胸罩，应让它充分发育。选择胸罩应注意大小、式样是否合适，太大起不到支托作用，太小则有碍呼吸和胸廓及乳房发育，胸罩佩戴后应感到舒适而无压迫紧束感。此外，还要根据个人生长发育情况随时更换。临睡前应解开胸罩，以保证胸部的血液循环和呼吸畅通。要养成佩戴胸罩的习惯，一年四季均应坚持佩戴。

（三）加强营养和体育锻炼

乳房发育很大程度受遗传因素影响，但后天的营养和运动有助于乳房的发育。因此，在青春期需进行科学的饮食，注意不挑食、不偏食以获得全面的营养，保证身体发育和乳房发育的需要。同时，还应重视胸部及上臂锻炼，如游泳、打球等运动，促进此部位的肌肉发育良好，血液循环改善，进而促进乳房发育。

（四）注意乳房有无肿物

青春期少女中有乳腺肿物的现象并不多见。少女乳腺肿物中以乳腺纤维瘤为多见，它是一种良性肿瘤。因此，要教育青春期少女每月做1次乳房自查。自查的时间最好是在月经过后不久，因为在月经来潮前，可能有部分乳腺小叶因充血而肿大，易被误认为肿块。自检方法：检查时可采取坐姿或平躺，右手指腹以旋转或来回滑动方式检查左侧乳房，以顺时针方向由外侧开始进行一周。以同样方式检查右侧乳房，但沿逆时针方向进行。注意不要用手指去捏乳房。

如果自查发现问题也不必太紧张，因为自己触摸到的肿物不一定就是真正的肿物，可能与个人自查的手法有关，只有及时去医院就医才能获得确诊。

第五节 心理卫生与保健

青少年心理卫生亦称青少年心理健康，其目的在于求得个体的全面发展和社会精神文明的提高。青少年在青春期经历了从形态、功能到心理情绪的剧烈变化。他们需要面对生理上的变化和心理上的各种矛盾冲突，大多数人能够顺利地渡过此时期，但有少数人在此时期会出现某些心理卫生问题和形成不良品质。因此，我们应以预防为主，积极进行心理卫生教育和做好心理保健工作，使他们有健康的心理、健全的性格、乐观和积极向上的情绪以及适应和改变环境的意志，为今后的身心健康，社会适应和工作成就的取得打下良好的基础。

一、心理健康的标准

（一）智力发育正常和良好的社会适应性

一般规定智商（IQ）在70以上为正常。但是，在评定智力发展时不只靠智商的测定，还要参看青少年是否有良好的社会适应性，即一个人具有积极向上，敢于面对现实并适应社会环境的能力。智力能得到正常发挥，就能比较深刻、正确、全面、迅速地认识客观事物，并能运用知识较好地解决实际问题。

（二）人际关系良好

尽管每个青少年的性格有不同，但他们基本能与老师、同学和其他人相处，能保持人与人之间的正常的、友好的交往。人类的心理适应，最主要的就是对于人际关系的适应。心理不健康的人，其人际关系往往失常。

（三）行为协调及反应适度

心理健康的青少年的行为应与周围环境协调，对事物的反应是恰当的。若行为反应不是适度而是异常兴奋或异常冷漠，则是心理不健康的表现。如听见一声响就大喊大叫，遇到一点困难，情绪就一落千丈或时常无故地发怒等现象出现，应引起注意，皆是心理失常的先兆。

（四）有符合其年龄的心理特点

心理发育与形态、生理发育一样有其规律。随着年龄的增长，心理特点也发生改变。如果青少年的心理状态与该年龄段青少年的一般心理状态很不相同，应考虑是否有心理问题。

（五）能不断自我完善

能够客观地看待自己和他人，能不断完善自我意识和进行自我教育。

（六）保持良好的情绪

青少年在学校中学到了许多新知识，又有许多同龄人围绕身边，应该是情绪饱满和充满活力的，应以积极的肯定的情绪体验为主导，保持愉快、满意、高尚、开朗等情绪。在环境条件基本相同的情况下，如果个别青少年出现情绪低落，可能存在某种心理问题。

二、性心理健康标准

青少年在性器官发育成熟的过程中，其性心理也发生了明显变化。青少年性心理健康与否直接影响到他们的学习、生活和身心健康。青春期性心理健康的标准有以下几个方面：

(一) 能够正确地认识自我

一个性心理健康的人，应该能够正确地认识自己的身体变化，正确评价与异性的差异，愉快接纳自己的性别角色，能平静地对待自己和异性，并能自然地、坦率地、友好地与异性进行正常交往。

(二) 具有一定自我调适能力

面对性意识的发展和围绕自身周围的各种性信息的影响，应具备一定的自我调适和自控能力，使自己的性心理处于相对平衡状态，能够理智地对待性冲动，性行为能符合性道德规范和社会性行为准则。

(三) 保持开朗的心境

青少年常常要面临一些与异性交往、自身生理变化等方面出现的问题，为此，他们常有困惑、烦恼和急躁等表现。性心理健康者能主动接受教育，排除各种心理障碍，保持愉快、开朗的心境，正确处理所遇到的问题。

三、促进心理健康的对策

(一) 培养青少年建立良好的人际关系

青少年的人际关系主要表现在与父母、教师、同学之间的关系。

1. 首先要建立良好的父母与孩子的关系。父母应对孩子表现出充分的爱，真诚地关心和正确地评价孩子的思想、生活、身体和学习，尊重孩子的意见，并在他们需要时能提供合理的帮助和适当的指导。

2. 培养健康的师生关系。良好的师生关系是一种无声的教育因素，它对学生的思想、道德、心理等方面产生的影响，是任何有声教育不能代替的。教师真挚的爱心会使学生产生喜悦、乐观、积极向上的信心和激发学生的求知欲；教师的批评应尽量避免损伤学生的自尊心，要使学生感到批评背后的善意和友情。

3. 教育青少年学会与同学相处，培养健康的同学关系，把自己融于同学之中，不要因讨厌或看不起别人而与人疏远，要让他们把自己当作与同学具有共同利益的一员，分享集体的快乐与痛苦。

(二) 增进自我了解，培养自我接受的态度

由于多数青少年还不能正确认识自我、了解自己，因此，要教育青少年学会认识自我。所谓自我，主要包括3个内容：生理自我、心理自我（对自己的心理状况如兴趣、才能、情感、意志等的认识）、社会自我（对自己在社会中的角色、地位、责任等的认识）。要引导青少年通过学习、生活、工作实践不断地了解自己的品质，客观准确地分析自己的优点和缺点、成功和失败；学会通过与他人比较和从他人的评价中来正确认识自己，发扬优点和克服缺点，注意从失败中吸取教训。

(三) 培养青少年具备自知、自尊、自强、自制、自觉和自持的进取意识

1. 自知　对自己的基本情况有比较全面的了解，知道自己的优点，并能主动进行自我分析、评价和教育，发扬优点，纠正缺点。

2. 自尊　尊重自己，爱护自己，并期望获得他人、集体和社会的尊重与爱护。

3. 自强　有自己的理想与追求，能根据自己的实际情况，制定切实可行的计划。

4. 自制　有道德和法制观念，尊重社会公德，遵守学校纪律，使自己的行为符合社会

行为规范。

5. **自觉和自持** 自觉努力学习，自觉拟订自我教育计划，不怕困难，情绪稳定，乐观向上，不为一时冲动而违反纪律，不为学习困难而忧心不已，始终充满朝气。

（四）激励青少年参加积极的、丰富的社会实践活动

青少年正是通过他们的学习、文体、科技、团队等各种活动接受社会影响。社会实践活动使青少年的社会活动内容不断丰富和深化，通过积极参与各种社会活动，不断与别人交往，互相发生作用，心理品质得到不断发展和提高。青少年健康的性格是在具有积极影响的、丰富多彩的实践活动中形成和发展的。同时，丰富多彩的活动，充实的生活，可以淡化和转移人的性冲动，使性能量转化到社会实践的活动中去。

（五）避免性挑逗和正确选择性信息

青少年不要看富有性挑逗的文学、影视作品，而应看健康的书刊、图画、影视作品。同学朋友相处时，避免开涉及性方面的玩笑，不要过多地接触性的内容，不说粗话、脏话；应帮助青少年正确理解影视、文学作品中的性信息；启迪青少年去认识爱情、人生和社会，培养高尚的审美情趣；在选择爱情题材的作品时，应注重其内容的充实性和格调的高尚；引导青少年学会辨别来自社会上的各种性信息，不为庸俗和错误的思潮所迷惑，尽量不去接触庸俗低级、色情淫秽的影视、文学作品。

（六）做好心理咨询工作

通过心理咨询，可以缓解青少年的心理紧张和冲突，提高其适应能力，维护其身心健康。近年来，一些高校和中学开展了心理咨询工作，就新生入学时的适应不良，老生在学习、人际交往、恋爱、升学、择业等心理冲突与障碍等方面提供咨询服务取得了较好的效果。

第六节　常见问题与保健

一、常见生理问题和疾病

（一）体质差与营养问题

目前，青少年由于学习压力大、体育锻炼和户外活动极少、营养不良和营养结构不合理等原因，普遍体质较差。2005年中国学生体质与健康调研报告揭示，我国西南、西北各省学生中的营养不良和低体重检出率都明显高于沿海地区和一些大城市，但是在经济发达地区也同样存在营养问题，突出表现在肥胖和较低体重并存，正常体重者反而减少的"双峰现象"。2005年城市男、女学生的肥胖检出率为11.4%、5.0%；乡村男、女学生的肥胖检出率为5.1%和2.6%，与10年前相比增长了2~5倍。营养不良可导致体格发育不良、性发育迟缓、免疫功能低下等；营养结构不合理如过多摄入脂肪和碳水化合物，加之运动量减少导致肥胖增加，从而给青少年带来很大的身心压力，成年疾病如高脂血症、糖尿病、冠心病等疾病的发生呈明显的低龄化趋势；此外，较低体重者表现为身高基本正常，但身体消瘦、肌肉不发达、肌力和肌耐力差，脑力工作能力低。其原因与膳食结构不合理，导致蛋白质的摄入不能满足身体旺盛的生长发育需求，以及与相当部分的女孩对青春期体格发育变化和脂肪增长不理解和错误的认知，追求瘦体形，盲目减肥和不良的饮食行为如偏食、挑食、

吃零食过多等因素有关。

保健重点：

青春期生长发育极其迅速，新陈代谢旺盛和基础代谢率高，加上活动量大，每天都有大量的热能消耗需要及时补充，因此，必须有充足合理的营养才能健康成长。此期不仅需要足够的热能和蛋白质，还需要一定量的碳水化合物、脂肪、矿物质和维生素等为物质基础。

1. **建立合理膳食制度，保证合理营养** 合理膳食制度主要指进餐次数、进餐时间和各餐热量分配。进餐次数应为每日三餐加一次间食，各正餐之间相隔4~6个小时。补充间食是为了满足青少年生长发育的需要，因为他们的活动量大和学习负担重。每餐所需时间最好为15~20分钟，这样可保证有充分的时间细嚼慢咽，促进各种营养素充分吸收和防止进食过快和过多所致的肥胖。主食成分要尽量多样化，注意粗细粮的搭配，荤素菜的搭配，并要纠正偏食和挑食的习惯。特别注意早餐吃好吃饱，早餐中应多增加一些蛋白质食物如牛奶、鸡蛋等，因为上午的学习负担重，所要的热量消耗相当于全天的45%左右；午餐的热量和油脂量应为三餐中最高，因为午餐是对上午热量消耗的补充和为下午学习和活动所需热量作贮备；晚餐饮食一般应清淡一些，少吃油腻的含脂肪多的食品，进食适量的蛋白质，并增加纤维素的量。

2. **加强体育锻炼** 青春期的体育锻炼是青少年身体健康成长的必要活动之一，不仅可促进肌肉和骨骼等运动系统、神经和内分泌系统、呼吸与心血管功能等发育和促进新陈代谢，还能增强体质，促进形体健美，动作灵敏。青少年应保证每天不少于一节体育课的锻炼时间。青春期是身体发育和定形的关键时期，因此，青少年的身体锻炼应注意全面发展身体各项素质，参加各种体育活动，避免身体局部负担过重而影响形体美观。同时，青少年还要注意锻炼的技巧和运动负荷量。由于青少年还缺乏对自我的深刻评价，往往易过高估计自己的能力，从而导致运动过量或在运动中损伤自己。

3. **培养良好的个人生活习惯，合理安排生活和学习时间。** 生活有规律，有适当的运动与正常的娱乐，注意劳逸结合如学习时间恰当、足够的户外活动、充足睡眠等。

（二）缺铁性贫血

缺铁性贫血（deficiency iron anemia）是目前世界上最常见的微营养缺乏症，也是青少年中常见和多发疾病。青少年正处在快速生长发育时期，容易因铁摄入不足或各种原因引起的铁贮备不足，导致缺铁性贫血。在部分发展中国家，青少年缺铁性贫血的患病率在16%~55%。我国2000年中国学生体质与健康调研结果揭示，无论城、乡男女学生，我国青少年的缺铁性贫血患病率在20%左右，女生略高于男生；随着年龄增长，女生患病率为缓慢下降，而男生则下降明显；青春期性发育高峰时期（14岁）是相对的高发年龄；与1995年相比，2000年学生的贫血严重程度有明显改善，但"边缘性贫血"比率大幅度增加，"中度以上贫血"显著减少。

国内外研究已证实，贫血对青少年健康的影响主要表现：①体力下降和缺乏持久性耐力；②记忆力和逻辑思维能力下降，上课注意力差，学习效率低和成绩不良；③机体免疫能力下降，易诱发各种疾病，尤其是上呼吸道感染的发病率增加。

青少年贫血的原因主要有两方面：铁的摄入量不足和铁的丢失过多。例如膳食结构不合理、不良饮食习惯、维生素C和维生素A的摄入不足，导致摄入富铁食品不足和影响铁的吸收；少女经期过长或血量过多，患有消化道溃疡和肠道寄生虫感染，导致了铁的丢失。此外，家长缺乏防治缺铁性贫血的自我保健意识，未能给快速生长发育时期的孩子补充富铁食品和及时纠正贫血也是不可忽视的原因。

青少年贫血的诊断（按照WHO的标准）：

1. 6~13岁的男女孩，Hb<120g/L；
2. 14岁及以上男孩，Hb<130g/L；
3. 14岁及以上女孩，Hb<120g/L。

为衡量贫血的患病程度和变化趋势，将贫血分为3度：

1. "边缘性贫血"：Hb低于正常值，但与正常值的差值在10g/L以内；
2. "轻度贫血"：90g/L<Hb<"边缘性贫血"的值；
3. "中度以上贫血"：Hb<90g/L。

保健要点：积极开展青春期防治缺铁性贫血的活动，从而改善和提高青少年的智力水平，促进认知发育，提高学习能力，增强免疫力和减少疾病的发生，增加少女机体铁的贮备，为今后的妊娠打下基础。

1. 加强宣传教育，提高公众对缺铁性贫血的防治意识。
2. 摄入富铁食品，选择含铁量高和铁吸收率高的产品如：猪肝、鸡鸭血块、瘦肉、鱼虾。虽然牛奶和鸡蛋中的铁含量较高，但易受食品中的其他物质干扰而影响铁的吸收。此外，应注意吃含维生素C丰富的食品如水果、新鲜蔬菜，以利铁的吸收，而在饭前和饭后不要立即饮茶，否则易影响铁的吸收。
3. 辅以铁强化食品，如强化饼干、面粉、酱油、盐、糖等。在铁缺乏高危人群中使用铁强化食品对控制人群铁缺乏是十分有效的。
4. 中度以上贫血应给予铁剂治疗。口服铁剂应选溶解好，易于吸收的二价铁如硫酸亚铁、富马酸亚铁、葡萄糖酸亚铁等。
5. 积极治疗消化道疾病和肠道寄生虫感染以及月经不调等疾病。

（三）痛经

痛经（dysmenorrhea）是指月经期间发生的有明显的下腹部痉挛性疼痛，有时疼痛放会放射到会阴部、腰骶部，伴有全身不适，严重者可伴发恶心、呕吐、腹泻、头晕、乏力，并影响生活和工作。痛经分为原发性痛经和继发性痛经。原发性痛经无生殖系统器质性病变。继发性痛经则由生殖系统的器质性病变所致，如子宫内膜异位症、盆腔炎等。

原发性痛经常见于青春期少女，以13~19岁多见。目前我国尚无青春期少女痛经发病率的全国性统计资料。原发性痛经病因机制尚不完全清楚，但与下列因素有关：

（1）精神因素：对月经不理解，产生厌烦或恐惧心理；在月经快来或经期精神紧张或精神压力大、情绪波动或过度敏感者易患痛经。

（2）子宫因素：①子宫颈管狭窄或子宫位置过度后屈或前屈时，经血流通不畅，刺激子宫剧烈收缩；②子宫发育不良者，经期时子宫会产生不协调收缩。

（3）内分泌因素：子宫内膜及经血中的前列腺素水平高刺激子宫肌肉、血管产生强烈收缩；子宫内膜整块剥脱，子宫强烈收缩促其排出，产生疼痛。

（4）不注意经期保健：在经期进行剧烈的体力活动或不注意保暖而受寒或在冬季接触凉水时间过长。

（5）遗传和体质因素：一些少女的母亲和姐妹也有痛经史。另有一些少女因患有贫血或其他疾病，机体抵抗力下降，引起痛经。

保健要点：

（1）加强健康教育，使青少年了解月经生理和经期卫生的基本知识，解除思想顾虑，适当地参加一些文体活动可转移由于经期内分泌变化所致的烦躁、郁闷心情，保持愉快的精神状态。

（2）加强营养和体质锻炼，应特别注意在经期保持有规律的生活和学习，保证充足的睡眠。

（3）对症治疗：在医生的指导下，采用止痛药、解痉药、前列腺素合成酶抑制剂：布洛芬400mg每日3次；氟芬那酸200mg每日3次；或服用中成药或针灸治疗。

（四）功能失调性子宫出血

功能失调性子宫出血（dysfunctional uterine bleeding）简称功血，主要有无排卵性和有排卵性功血。青春期功血以无排卵性功血最多，约占80％以上。其原因主要是有些少女月经初潮虽已来临，但她们此时的下丘脑发育尚不完全，下丘脑-垂体-卵巢性腺轴的相互关系尚不牢固，未建立起稳定的周期性调节和反馈机制。垂体分泌的卵泡刺激素（FSH）促使卵泡发育，在少量的黄体生成激素（LH）的作用下，卵泡分泌雌激素，但尚未形成正常月经周期中的LH的高峰值，因此，没有排卵，没有黄体形成。子宫内膜仅在雌激素水平增减的作用下，发生增生和脱落，因无黄体产生孕酮，故内膜脱落，既不规则，又不完全，因此出血量多，出血时间长而不能自止。当生活过度紧张、劳累、营养不良、环境改变、代谢紊乱，某些影响中枢神经系统的疾病存在时，都可以引起下丘脑-垂体-卵巢性腺轴间的功能紊乱，而出现功血。

青春期功血大多数是月经周期、月经量及持续时间的异常。主要表现有月经周期紊乱、经期长短不一，阴道不规则出血可为出血量时多时少，时出时停，出血量多少不定；也可为出血时间延长，淋漓不尽，甚至持续1～2个月；有时先有数周或数月停经，然后发生大量出血，因病程长，失血量多常导致贫血；妇科检查子宫大小在正常范围，出血时子宫较软，基础体温呈单相型，子宫颈黏液结晶呈羊齿状。

保健要点：

（1）加强营养和体育锻炼以增强体质；合理安排生活与学习，保持良好的作息制度；避免精神紧张和学习负担过重；积极参加各项文体活动，保持愉快的心情。

（2）青春期功血治疗原则是先止血，然后调整月经周期至排卵功能恢复，其目的是使少女的下丘脑-垂体-卵巢性腺轴的功能逐步成熟，建立正常的排卵性周期。治疗方法包括：①止血方法：一般性治疗、激素治疗（雌激素、孕激素）；②调整月经周期：多用人工周期；③促排卵：采用小剂量雌激素周期治疗；④中药调理。

（五）闭经

青春期闭经（amenorrhea）可分为原发性和继发性闭经两类。女性年龄超过16岁，第二性征已发育，或年龄超过14岁，第二性征仍未发育，且无月经来潮者，称为原发性闭经。曾经建立正常月经，但以后因某些病理性原因月经停止6个月以上者，或按自身原来月经周期计算停经3个周期以上者称为继发性闭经。

青春期闭经以原发性为主。原发性闭经往往由遗传学原因和先天缺陷引起。少数继发性闭经也可由以下原因引起：

1. 精神因素　学习过度紧张如考前的紧张学习，焦虑、恐惧、抑郁，甚至生气；
2. 环境变迁　如从南方到北方学习或工作；
3. 寒冷刺激　如经期淋雨受凉、进食大量的冷饮或在冷水中游泳；
4. 体重明显下降或营养不良；
5. 患有内分泌疾病如多囊卵巢综合征等；
6. 全身消耗性疾病如结核病；
7. 过度剧烈运动如长跑。

保健要点：
1. 凡年满16岁仍无月经来潮者应引起高度重视。如全身及第二性征发育接近正常时，可观察等待半年至1年，同时，应注意营养和合理地安排生活、学习。如发育显示迟缓或无第二性征发育，应及早就医，进行全身检查，明确闭经的原因。
2. 继发性闭经超过6个月者，应积极查明病因，给以针对性的治疗。

（六）过早性行为、少女妊娠

婚前性行为和少女怀孕问题已成为世界普遍关注的问题。目前在许多国家婚前性行为大量增加，首次性行为呈低龄化趋势。美国一项调查表明，约有53％的中学生曾有过性行为经历，每年大约有4百万青少年行人工流产术，1500万年龄在15～19岁的青少年分娩，1亿青少年感染性传播疾病。而青少年妊娠和分娩比成年女性有更高的发病率和死亡率，年龄小于18岁的青少年孕产妇的死亡率高于18～25岁孕产妇的2～5倍。虽然，在我国青少年婚前性行为发生比例比西方国家发生低，但也呈上升趋势。据报道，上海和成都分别在15～24岁和15～22岁的部分中学生中进行的调查揭示，婚前性行为发生率为11.2％和11.6％；人工流产人群中未婚人群占30％～40％；北京大学妇儿保健中心在2002年对北京、郑州、深圳、南宁地区的2002名未婚人流青少年（年龄<24岁）的调查揭示，有多次人工流产史者占35％。因此，未婚青少年的性行为问题是当前不容忽视的问题。

导致青少年婚前性行为和少女妊娠的因素较复杂，主要与以下几方面有关：
1. 性成熟提前，在性意识萌发之后，不能区分友情和爱情，对性冲动缺乏控制力；
2. 缺乏充分的性健康教育，为青少年所提供的生殖健康服务明显不足；
3. 大众媒介的刺激和影响，尤其是受黄色书刊和黄色影视作品的影响以及成人的不法引诱和教唆；
4. 家庭结构不完整，父母对子女缺乏关心和教育。

青少年的婚前性行为最大特点是无计划性和无保护性，因此易导致非意愿性妊娠、性交过早、频繁、不洁性交和多性伴侣。在我国，绝大多数的少女妊娠的结局是选择人工流产来终止妊娠。然而，人工流产的方法并不是完美无缺的方法，无论是手术流产还是药物流产均存在阴道出血过多、子宫感染、粘连等近期并发症以及对今后孕育造成影响的远期并发症，如异位妊娠、胎盘粘连、产后出血的可能性。上海未婚人流的调查发现，人工流产并发症发生率为2.3％（其中，第1次人流者为2.2％，第2次者为4％），出现的并发症为子宫穿孔、人流不全、出血量过多和术后感染。人工流产对女青少年的心理健康也带来影响。由于她们害怕社会的压力和对手术疼痛的恐惧等，绝大多数人会感到紧张、害怕、苦恼以及担心影响今后的婚姻和生育，有些人甚至会出现焦虑、抑郁从而导致闭经、不孕、性生活心理障碍等病症。此外，少女过早开始性生活、早婚、早育和有多性伴侣等都是子宫颈癌的高危因素。

目前，由于许多青少年缺乏基本的生殖健康知识，缺乏处理性关系的技能和自我保护意识，存在较大的威胁生殖健康的风险，因而，往往比成人会引起更大的生殖健康伤害和不良的后果。因此，迫切需要对青少年开展性健康教育，包括加强对青少年的性道德、性知识的健康教育；对少女妊娠、人工流产后果、性传播疾病风险及危害的健康教育；加强对未婚青少年安全性行为和防止性传播疾病的宣传教育，为青少年提供可获得的、保密的、全面的生殖健康服务。

（七）青少年性传播感染

性传播疾病（sexually transmitted infection，STIs）是指以性接触为主要传播途径的传染病，包括身体直接接触和体液接触。STIs的类型有很多，主要包括：淋病、梅毒、尖锐湿疣、生殖器疱疹、衣原体感染、非淋菌性尿道炎、软下疳、腹股沟肉芽肿和艾滋病等。随着青少年中的婚前性行为的增加，青少年的性传播疾病的发病率也明显增加。根据美国医学会报道，大约每年有400万青少年感染STIs。美国疾病预防控制中心报道，在21岁的人群中每4个有性行为的人中将有1人感染STIs。在中国，2000年全国性病发病率为68.9/10万，15~19岁组的发病率比1991年增长了79.5%。在一项对未婚性病患者的调查中发现，<20岁的患者占6.2%，21~25岁者占59.8%。主要以淋病、非淋菌性尿道炎、尖锐湿疣、梅毒为主。北京大学妇儿保健中心在2002年对北京、郑州、深圳、南宁地区的2002名未婚人流青少年（年龄<24岁）的调查揭示，性传播疾病的患病率为38.5%。

由于女性生殖器官的结构特点，使女性感染STIs的几率高于男性。尤其是青春期女性患STIs的危险性更大，这是因为青春期早期女性宫颈上皮为柱状上皮，从宫颈管一直延伸到阴道，因而不易通过宫颈黏液阻止病原体侵入，此外，柱状上皮又是沙眼衣原体和淋球菌侵入的主要组织。少女患病早期往往不知或不愿告诉别人或不敢去正规医院治疗而延误治疗，常因治疗不彻底而使性病进一步传播。

性传播感染对人类的健康威胁很大，它不仅传染性强，而且会引起各种并发症，有的还会影响到下一代，对人的身心健康、家庭幸福和社会稳定都会构成威胁。因此，需大力加强对青少年进行有关STIs/HIV防治的健康教育，对STIs/HIV易感人群进行监测，以期早期诊断、早期治疗。

青少年感染的各种性传播疾病的临床表现、诊断、预防、治疗与成人的基本类似，具体内容参看本书有关性传播疾病章节。

根据世界卫生组织的倡导，控制青少年STIs的主要策略有以下几方面：

1. 青少年能接触到各种信息

（1）为青少年提供各种信息、技能和服务使他们能更好地理解他们的性行为，避免意外妊娠、感染STIs/HIV以及所致的不孕症结局的风险和最终死亡。

（2）在青少年开始有性行为之前，在校内和校外均应为他们提供性教育和传授各种交流、协商技巧，尤其要重视为女学生提供这些知识技能。

（3）处于不同背景的青少年均应得到这些信息、技巧和服务。

2. 青少年能接触到各种服务

（1）现有的各种临床服务应为青少年提供友好服务。这就涉及对医务工作者的重新培训，转变他们的观念、态度和服务模式。

（2）需要重新评估现有的诊治指南在鉴别感染方面的有效性，尤其是对患有衣原体感染的女性青少年的诊断,因为她们中95%的人都没有症状。

(3) 使需要治疗的青少年能获得药品,如果他们只是拿着处方离开医院,很可能他们将得不到所需的药品,因为他们可能需向父母要钱买药。同时需教育他们坚持治疗,遵从医嘱。

(4) 让青少年能接触到避孕套,使她们避免意外妊娠和感染。避孕套的提供是鼓励已有性行为的青少年采取安全的性行为,而不应被他们认为是可以性乱交。

(5) 为了使青少年能信任和利用医疗服务,医疗机构必须保障他们的隐私权、保密权、受尊重权和知情同意权。

二、常见心理问题

(一) 学校适应问题

由于不能承受学习压力,产生厌学情绪,出现过度焦虑、失眠、食欲不振等现象是常见的青少年心理卫生问题。学习成绩差和学习成绩好的青少年均可出现此类问题。从小学步入中学后,学习负担和压力明显增大,尤其家长和老师的期望值过高,要求过严均会给他们带来沉重的心理负担。学习成绩差的学生,达不到家长和老师的期望,既被老师忽视,又遭同学疏远,他们往往敏感、自卑,易自暴自弃产生厌学情绪;原来学习好的学生适应不了中学的学习,学习成绩不够理想或下降可造成青少年产生悲观失望心理;优秀生则时时面临着激烈的竞争,稍一放松就会被淘汰的压力;学习成绩一直很好的"尖子"学生也可因不能承受长期地迫使自己保持名列前茅的学习压力而拒绝上学。如果老师及家长不能正确地认识到孩子所承受的这种学习压力,便可造成孩子与父母及老师之间的关系紧张。有些学生可产生心理不平衡和心理冲突,表现异常行为方式和行为习惯,有的出现厌学、拒绝上学、逃学、异乎寻常的反抗情绪、自杀企图或自杀等现象。因此,家长及老师应对青少年的学习给予正确的引导,不要施加过大压力,否则适得其反。

(二) 性自慰问题

青春期典型的性问题是由性自慰行为如性幻想、性梦和手淫而引发的心理问题,并可能使青少年的自我形象和自尊心受损,引起羞辱感、自卑感、情绪沮丧,易导致忧心忡忡、社会适应能力降低、学习成绩下降。

性幻想是由性本能所驱使,在性抑制下的一种表现,对他人,对社会不会产生什么危害,也不是"道德败坏"之事。但是性幻想的发生不能太多太频,否则会使人陷入幻想之中,以梦境代替现实,造成精神萎靡不振,影响学习。

性梦是正常的心理现象。青春期少男少女在性意识觉醒之后,对性产生了兴趣、好奇、向往,甚至产生了性欲望。平时由于受到各种规范的约束,或缺少机会和条件,使自然产生的性欲望在意志的控制下受到制约,但晚上入睡后,约束力相对减少,原来受抑制的大脑皮层的活动活跃起来,于是就产生了性梦。有少数青少年在性梦之后整日沉醉于这种难以实现的梦幻之中,过多的性梦会分散青少年的精力,不仅影响了学习,而且由此引起手淫习惯。有些女生梦醒后能回忆起梦中的内容而产生紧张、自责的情绪。

手淫一般并不有损健康。但传统观念认为手淫是不道德行为,是异常的性行为。这使手淫的青少年产生沉重的精神负担,如懊悔、惶恐、犯罪感、负疚感、病态感等。这种手淫带来的心理挫伤比手淫本身可能造成的害处更大。但如果形成一种无法自我控制的过度手淫习惯，就属于异常现象。若不及时矫治，则会导致心理上的异常以及性功能障碍，影响身体健康。手淫过度的主要表现为：记忆减退、注意力不集中、理解力下降、意志消沉、失眠、多梦、头痛、耳鸣、心悸等。

保健要点：

对青少年性自慰行为应采取客观理智的态度，正确地进行指导和开展性教育，解除性的神秘感，使他们把性幻想、性梦、手淫行为控制到最低程度。我国著名医学专家吴阶平教授曾针对手淫现象发表了自己的看法：不以好奇去开始，不以发生而烦恼，已成为习惯要有克服的决心，克服之后就不再担心。

因此，①出现了性幻想、性梦、手淫行为，不要恐慌、自罪自责，应该积极地进行自我心理调适，培养健康向上的生活情趣；②积极参加各种丰富多彩的课余活动，及时转移对性方面的注意力以及由性自慰所带来的不良情绪，充实自己的精神生活；③保持外生殖器清洁，勤洗外生殖器、勤换内裤，避免外生殖器发炎；④穿宽松的内衣内裤，避免挤、压刺激外生殖器；⑤避免阅读黄色书刊和观看黄色影视作品；⑥手淫频繁过度或时间持续较长影响生活和学习的青少年，应到心理门诊进行咨询或找专科医生治疗。

三、常见精神卫生问题

许多青少年存在精神卫生问题，并影响他们的正常发育和日常活动。有些精神卫生问题是轻微的，而有些是严重的。有些精神卫生问题仅持续短暂时期，而有些则是潜在、持续终生的。大多数有过精神卫生问题的青少年如果获得了及时的治疗都能恢复正常的生活。根据美国国家精神卫生研究所报道，大约每10个儿童和青少年中就有1人患有一些能影响他们正常发育和日常生活的精神疾患；一些研究表明，3％的儿童和8％的青少年患有抑郁症；焦虑障碍是发生在儿童和青少年中最常见的精神卫生问题。在中国，资料显示10％～30％的青少年存在心理障碍，表现出各种形式的身心疾病。青少年的精神卫生问题如不及时解决，不仅妨碍健康成长，而且将影响其成人期的生活质量。下面重点介绍青少年精神卫生问题中的两种常见疾病。

（一）青春期抑郁症

不仅只有成年人会患有抑郁症，青少年也同样会患有抑郁症，而且是可以治疗的。当抑郁的感觉持续存在并干扰了青少年各项能力正常发挥时就成为抑郁症。青春期抑郁症（adolescent depression）是由社会心理因素引起的一种情绪障碍，好发于13～18岁阶段，以女孩多见。在中国，一些研究表明，大、中学生中抑郁症状的检出率高达18％～36％，而确诊为抑郁症者占6％～7％。青春期抑郁症的产生原因主要有3方面：①持续的心理紧张状态如家庭不和睦，父母经常吵架或离异，自己身体受到意外的伤残，同学、伙伴关系不融洽，学习负担过重，与家人分离等；②青春期是体内神经内分泌系统剧烈变化时期，体内的激素水平分泌还不稳定，容易大起大落，这种激素水平的变化也会加重心理和情绪调节的紊乱；③青少年自身的一些不良性格特征如性格不开朗、自信心弱、过于敏感、依赖性强和多愁善感等。此外，生活在压力下，经历了遗弃、或是有注意力、学习能力、焦虑障碍的人有患抑郁症的较高风险。抑郁也有家族遗传倾向。

抑郁症有以下几种表现，如果出现以下其中一种或多种表现时家长应及时寻求帮助：

● 频繁地感到悲伤、无缘无故地哭泣、流泪；

- 感到绝望；
- 参加各种活动的兴趣下降，以前喜欢的活动，现已不愿参加，没有兴趣；
- 持续性地厌倦、失去了精力充沛感；
- 社会孤立，人际交流能力差；
- 低自尊、过分自责和内疚感；
- 对遭到拒绝或失败极其敏感；
- 容易激惹、生气或有敌意；
- 难以与人相处；
- 频繁抱怨身体的不适如头疼和胃痛；
- 频繁逃学或在学校表现差；
- 不能集中注意力，学习成绩明显倒退；
- 在饮食和（或）睡眠方面有很大改变如无食欲、睡眠不安；
- 有自杀想法或表现或自残行为。

青春期抑郁症的表现常以早晨较重，晚上较轻，有明显的昼夜节律性变化。有抑郁症的青少年可能会谈论自杀的事或为了让自己感觉好可能有酗酒或滥用其他药品的行为。在学校或家里引起麻烦的青少年可能实际上就有抑郁而不被人了解。因为他们不总是表现出悲伤的样子，所以家长和老师没能认识到这种麻烦行为是一种抑郁的表现。当直接问他们时，有些人可能会说他们不高兴或感到悲伤。

青少年的抑郁表现如果长期被忽视，会延续至成年并影响今后一生的心理健康。因此，应积极进行预防治疗工作。

主要预防措施：

1. 加强青少年心理健康教育，提高青少年自我心理素质，使他们有远大的理想和开阔的胸怀，不会因计较个人得失而自我烦恼，经得起各种挫折；学会采用理智、转移、升华、宣泄等方法调节和控制自己的消极情绪。

2. 创造良好的家庭情感气氛，使青少年能保持健康、愉悦的心境；帮助青少年掌握必要的生活自理和独立处理问题的能力。

3. 加强校园文化建设和心理咨询工作的开展。良好的校风、学风，丰富多彩和积极健康的科技、文体和娱乐活动等是青少年成长的良好环境，有利于培养他们积极向上的生活态度、健康和谐的人际关系、乐观愉快的心境，从而增强他们的自我调控能力和保持心理平衡。学校应积极为青少年开展心理咨询工作，帮助青少年解决人际交往、情绪、性格、适应等各方面心理问题，及时疏导、缓解有问题的青少年的情绪压力，帮助他们改善认知能力，正确认识自我及他人，建立良好的人际关系。

治疗原则：

针对青少年抑郁症最基本的方法就是早诊断和早治疗。这是一种需要专业人员帮助的疾病。青春期抑郁症的治疗是基于对个人和家庭的综合评价后给予的治疗，包括：①心理咨询；②心理治疗，最常用的方法是认知-行为疗法（主要是转变他们对自身和周围环境的不正确的看法，处理各种困难关系，鉴别青少年所处环境和学习中的各种压力因素并指导如何避免）；③家庭治疗；④抗抑郁的药物治疗。

（二）青春期焦虑症（adolescent anxiety）

焦虑在正常人身上也会发生，是对未来的危险和问题有着一种惧怕的预测并伴随着强烈的不愉快的情绪体验（烦躁不安）或躯体症状。过度而经常地焦虑就成了神经症性的焦虑症。患者以焦虑情绪反应为主要症状，同时伴有明显的植物性神经系统功能的紊乱。

青春期是个体发育加速伴有巨大身心变化时期，也是焦虑症的易发期。在青少年的生长发育过程中会出现某些惧怕感，这是正常现象。随着时间的推移，青少年从生活和与他人相处的关系中学到了许多他们所期望的东西，这种正常的惧怕感也就渐渐减弱、消失了。当这种惧怕没有减弱而是开始干扰了他们的日常生活和活动时，焦虑症就可能出现。焦虑症是青少年中最常见的心理健康问题。一项在美国9～17岁的孩子中的大规模调查发现，一年中有13%的青少年报告曾有过焦虑现象。在中国，一些研究显示，青少年中有焦虑现象的比例为16%～20%。

青少年焦虑症（adolescent anxiety）的发生是内外刺激事件与个人认知评价互相作用的结果。主要由以下方面的因素引起：

1. 个性因素　青春期是个性形成和发展的关键时期，个性特征与心理健康水平有着极为密切的联系。国内外研究均已证实，不良个性因素如内向、自卑、自傲、好胜、自尊心过强是启动焦虑的重要因素。有不良个性因素的人在应对各种负面的社会事件时易产生严重的心理焦虑。

2. 社会认知因素　社会认知是指个体对社会事件的理解、评价与判断。青少年中普遍存在的消极的社会认知评价如对行为结果期望值过高、过分地估计所面临的问题和困难的严重性、曲解各种社会事件或对自己的实际能力估计过低等易引起心理焦虑现象发生。

3. 家庭因素　家庭是青少年生活的场所，是青少年心理发展的基础，亲子关系、家庭环境与焦虑有密切关系。研究表明，青少年在家中所感受到的亲密度越差，在家庭生活中的适应性越差，则越容易出现严重的焦虑现象。此外，较差的父母关系、不良的家庭气氛、家庭生活的压抑和孤独是引发青少年焦虑的因素。

4. 学校因素　学校是青少年生活的重要场所。沉重的学习负担、低学习效果、考试压力、同学和老师关系紧张等都可成为他们的焦虑因素。

5. 个体自身变化因素　随着第二性征的出现，某些个体对自己的体态、生理和心理等方面的变化不适应，会产生一种神秘感，甚至不知所措，因而引起心理焦虑，如对乳房发育、月经初潮、性冲动产生、遗精、手淫等生理现象出现后产生恐惧、悔恨、自责、羞耻感和罪恶感等。

6. 生活环境因素　由于不能适应生活环境和条件的变化而引起焦虑，如赴外求学不能适应当地居住环境、饮食习惯、生活条件、缺乏独立生活能力等。

青春期焦虑症的表现可因人而异，主要有以下几方面：

（1）有过度焦虑和担心某些事情或活动如未来的事件、过去的行为、社会的可接受性、他们的个人能力和（或）在学校表现；

（2）不停地想着或担心自己和（或）父母的安全；

（3）坐立不安；

（4）疲乏；

（5）频繁感到胃痛、头痛或其他身体不适；

(6) 感到喉咙有团东西；
(7) 神经过敏；
(8) 体重下降；
(9) 肌肉紧张或疼痛；
(10) 难以集中注意力；
(11) 易激惹；
(12) 睡眠困难等。

青春期焦虑症会严重危害青少年的身心健康，长期处于焦虑状态，还会诱发神经衰弱症，因此必须积极预防和及时予以合理治疗。

预防措施：

(1) 注重培养青少年对负面事件的正确态度，形成客观、合理的认知评价，寻找积极的应对方式，以降低焦虑事件的不利影响。

(2) 家庭、学校应尽可能减少负面社会事件的发生频率，而在青少年无法回避负性事件时，家庭、学校应尽可能地给青少年提供各种支持，如言语支持、情感支持、物质支持、群体支持等，以缓解焦虑或避免焦虑发生。

(3) 改善教育方法，注重素质教育，适当地减少青少年的学习负担和考试压力，尽可能丰富学生课内外生活，使青少年能保持一个良好的情绪状态；教师应了解学生各方面的困扰，及时为学生排忧解难，对那些易出现心理问题的"高危"青少年，应给予特别的关注。

(4) 大、中学校均应重视心理咨询工作的开展，有条件的医疗机构应开设心理咨询门诊，使有心理问题的青少年能得到及时帮助和指导。

主要治疗原则：

(1) 心理咨询和辅导。
(2) 心理治疗：认知干预法、行为放松训练等。
(3) 药物治疗：抗焦虑药物。

第七节 性健康教育

一、性教育的含义和重要性

对青少年进行性健康教育是整个性教育的关键阶段。由于青春期是青少年发生生理、心理巨大变化和个体社会化的关键时期，生理发展的自然本能强烈冲击青少年的心理结构，社会环境又制约青少年心理发展水平，在内部冲突与外界矛盾交叉作用下，青少年性心理在起伏动态中发展。青少年对于自身变化以及如何与异性正常交往等方面的问题往往由于缺乏性知识而迷惑不解，易陷入恐惧和焦虑之中以及出现行为异常。因此，性知识教育可以指导青少年保持性生理和性心理健康；而性道德教育则能够帮助青少年在顺利完成青春期转折过程中建立起高尚的情操。青春期性教育不仅要传授给青少年有关性的生理卫生知识，以及正确对待、处理性发育过程中的各种问题，纠正与性有关的认识和行为偏差，树立健康的性意识，而且要灌输适应于所处社会和文化的性价值观、性道德意识、法律规范以及注重情感、审美、人格等素质培养。性教育还包括性别平等、性文明教育、各种良好的卫生习惯和保健知识。科学的性教育不仅使青少年个人受益,而且对家庭的健康和社会的文明都有积极的促进作用。

二、性教育的内容

根据一些国家开展青春期性教育的经验与教训,青春期性教育的内容应按照不同文化背景、不同社会现实、不同年龄阶段来设定。我国的性教育研究和教育工作者认为青春期性教育的内容应包括以下几个方面:

(一)性生理卫生知识

其内容包括:男女生殖器官的构造和功能、性生理发育的规律和正常的生理现象、生殖器官的卫生保健知识和生殖器官的一些异常现象。以便青少年对自身的生理变化和由此所带来的心理体验做好心理准备以及发现自身可能存在的异常现象。

(二)性心理卫生知识

除了介绍青春期的性生理变化外,还要指导青少年正确认识青春期性心理发展的特点和青春期心理卫生保健知识。讲明人类性行为与动物性行为的根本差异,使青少年懂得人的性行为具有高度的选择性和文化内涵,它受社会环境、文化因素、个人的性价值观、家庭生活方式等诸多因素的影响。通过学习、教化从而达到自觉、自律、自控与规范化。通过性心理卫生知识的教育,培养青少年具备性的控制能力,把精力投入到学习和其他兴趣当中,而不沉湎于性的幻想、寻求性的刺激之中;懂得如何与异性正常交往和培养自己对异性的正常心理反应;学会避免性刺激,正确对待各种性信息,自觉抵制淫秽书刊和影视作品。

(三)性的伦理道德教育

性的伦理道德教育是性教育中不可缺少的内容。青春期性的伦理道德教育与成年男女性的伦理道德教育有所不同,它是教育处于青春期发育阶段的青少年,在对待和处理异性关系中应遵守的伦理道德规范与行为准则。

根据京伦家庭科学中心专家组的意见,目前我国青春期性教育应遵循以下的道德伦理原则:完善"自我"概念,使个人既不受他人的伤害,也不去伤害他人;应当自尊并尊重他人,建立良好的人际关系,对自己的行为负责;理解爱情是人类性爱的基本内容和崇高感情,"性"决不是爱情的试金石。性行为不应是以他人的牺牲来满足自己的私欲,要反对性的自私和滥用;男女在性别上的生理差异决不能成为性别不平等的依据,只有消除性别歧视,才能充分发挥两性的潜力,促进婚姻家庭幸福和社会的文明与进步。性并非仅仅反映在性交行为上,也不仅仅是为了生育的需要,它包含情感、精神、价值观、爱情和男女双方结婚后对家庭生活的责任,为将来做夫妻和当父母做好准备。

(四)预防性传播疾病/艾滋病和避孕知识

由于性传播疾病和意外妊娠与性行为尤其性乱有关,因此,在青少年性健康教育中不能忽视此方面的内容,必须让青少年了解性传播疾病/艾滋病和人工流产给健康带来的危害,懂得性传播疾病/艾滋病与人们的性观念、性行为和整个生活方式有着密切关系,如多性伴侣、淫乱、不安全的性行为等均是助长性病传播的因素。不仅要讲解性传播疾病所带来的危害,更重要的是如何采取预防措施,懂得预防性病的根本途径在于保持健康、文明、有道德的两性关系。有必要对青少年进行避孕知识的传授,让他们了解受孕和避孕的原理,建立起一道心理防线,有助于减少青少年意外妊娠的发生。

三、性教育的基本原则

（一）性教育与性道德教育同步的原则

如果只讲性知识，不讲性道德，易诱发青少年毫无顾忌去尝试性活动，因为他们知道了性生理构造、性冲动的生理依据，却不了解性行为的社会道德规范和自我控制意识；如果只讲性道德规范和法律要求，忽视性知识的传授，就不能满足青少年正当的求知心理，不能消除性神秘和性愚昧。

（二）适时、适当、适度的原则

适时、适当、适度是青春期性教育应在时间、方法和内容三方面应遵循的原则。所谓"适时"就是根据青少年的生理、心理发育特点，循序渐进地正面教育、帮助与引导，及时消除因青春期身心变化所产生的神秘和疑虑，促进身心健康发展；"适当"就是要注意教学方法和教学态度，运用生动形象的教学方法和参与式讨论，有助于深化认识和理解。教学态度严肃认真，教法上要讲究分寸；"适度"就是要考虑到青少年的年龄、知识水平、心理承受能力和生活需要，有计划有步骤循序渐进地进行性知识教育。

（三）培养为主的原则

不断向青少年灌输积极因素，鼓励和强化他们好的征兆，对可能出现的坏征兆及时"打预防针"，防患于未然。培养方法包括熏陶、感化、启发、灌输、自我心理调适训练、自制能力的培养。

（四）学校、家庭和社会三结合的原则

学校是进行性教育的主要阵地，青少年性教育是学校教育的重要组成部分。父母是孩子的启蒙者和最重要的教育者。性教育也应是家庭教育的重要内容。社会是青少年生存的空间，他们不能脱离社会独立生活。青春期性教育也是社会教育环境中不可缺少的内容。因此，我们需要继续优化社会环境，不断提高家长素质，搞好学校性健康教育师资队伍建设，只有学校、家庭和社会三方面教育的结合，才能保证青春期性教育健康发展。

（吴久玲）

第四章 婚前保健

第一节 婚前保健概述

一、婚前保健概念和意义

（一）婚前保健的概念

婚前保健（premarital health care），是男女公民在结婚前为了解自身以及对方的生殖健康状况寻求的服务；是医疗保健机构为广大公民提供的具有公共卫生属性的保健服务；是每个公民享有健康权利及负有责任的体现。

婚前保健是围绕婚前人群的特点以及主要的生殖健康问题，在公民自愿的前提下，确定服务的主要内容。《中华人民共和国母婴保健法》中明确规定了婚前保健服务包括：婚前卫生指导、婚前卫生咨询和婚前医学检查3项服务。

（二）婚前保健的意义

1. 对公民健康权利的维护 人们享有健康是人权的体现。婚前保健正是为即将结婚的对象，在充分尊重公民隐私权及知情权的原则下，提供的全面的保健服务。从医学的角度，帮助公民认识到某些疾病对婚姻及下一代健康带来的影响，对婚育问题知情选择。婚前保健体现了国家对公民健康权利的维护。

2. 利于孕育健康后代，提高出生人口素质

通过婚前保健，能够发现某些严重遗传性疾病及对后代有影响的疾病，医生将按照疾病的生物学规律，推断下一代再发风险程度及影响，提出避免不适当的婚配、防止遗传病延续、接受孕前保健等医学指导意见。增强人们对生殖健康和提高人口素质的认识，对家庭、社会的责任感。

3. 提高公民的生殖健康水平 为男女公民提供性保健、生育保健、避孕节育等方面知识，帮助做好婚前的生理、心理准备；结合其生理状况和各种社会条件，制定生育计划，为提高婚后生活质量奠定基础。

总之，婚前保健将有利于科学地选定终身伴侣，合理地安排结婚时机，提高婚后生活质量，有计划地调节生育，对提高人们的生殖健康水平和出生人口素质起到积极的促进作用。

二、婚前保健相关法律法规

婚前保健相关法规的出台，充分表明我国政府高度重视维护公民健康权利，一系列的法律法规也成为引领婚前保健深入开展的依据。

1. 1995年6月1日我国颁布了第一部保护妇女儿童健康、提高出生人口素质的法律《中华人民共和国母婴保健法》（以下简称《母婴保健法》），以及2001年国务院颁布《中华人民共和国母婴保健法实施办法》，均详尽地规定了婚前保健内容，从法律的角度将婚前保

健服务列为国家为公民提供的服务之一。

2. 《中国妇女发展纲要》（2001～2010年），将婚前医学检查率作为发展的指标之一，加大了对婚前医学检查的支持。

3. 2001年重新修订的《婚姻法》第七条中提出禁止结婚的情况："直系血亲和三代以内的旁系血亲"、"患有医学上认为不许结婚的疾病"，为婚前医学检查提出了要求。

4. 1996年卫生部制定的《婚前保健工作规范》等法规相继出台，以及2000年再次修订的《婚前保健工作规范》，从法律角度对婚前保健机构和人员提出了要求，明确规定了婚前保健的技术服务内容，使婚前保健工作更为规范。

5. 1994年民政部颁布的《婚姻登记管理条例》提出，在实行婚前健康检查的地方，申请结婚登记的当事人，必须到指定医疗保健机构进行婚前健康检查，向结婚登记管理机关提交婚前健康检查证明。2003年新的《婚姻登记管理条例》规定结婚登记时，不再需要出示婚前健康检查证明，使婚前医学检查由必须转为自愿选择。

6. 2004年卫生部下发了《关于免费开展婚前保健咨询和指导的通知》，提出加大婚前医学检查重要性的宣传，要求医疗保健机构要为新婚人群提供免费的咨询和指导。

7. 其他地方法规　继国家法规出台，各省市纷纷制定适合本地区的相关法律法规，使婚前保健工作更加有法可依、有章可循。

三、婚前保健事业的发展

婚前保健工作自20世纪80年代开始，至今已近20年的历程。随着政府对此项关系国计民生的服务的重视，以及百姓对婚前保健的认识、接纳，婚前保健工作的内涵、服务形式也发生了与时俱进的变化。20年的发展变化基本分为三个阶段：

（一）第一阶段

我国从20世纪80年代开展婚前保健，是以提高出生人口素质为目的，为即将结婚的男女公民提供的医学服务，服务内容以医学检查为主，公民自愿接受检查。

（二）第二阶段

1995年6月1日，第一部以保护妇女儿童健康、提高出生人口素质为目的的《中华人民共和国母婴保健法》颁布，首次从法律的角度，明确了我国公民享有婚前医学检查的权利，肯定了婚前医学检查是我国政府维护公民健康权利的有力措施。明确医疗保健机构应承担婚前医学检查服务，规定婚前保健服务包括：婚前医学检查、婚前卫生指导、婚前卫生咨询。

（三）第三阶段

2003年新修订的《婚姻登记条例》出台，规定结婚登记时可不用出示由婚前医学检查机构出具的"婚前医学检查证明"，将婚前健康的权利交给了群众自己，婚前保健服务也由要求、必须，发展为倡导、自选的新形势。这一新的转折，不仅是对婚前保健工作的一种新的挑战，也是对民众健康意识的一种检验。

由于该《条例》不再将"婚前医学检查证明"作为结婚登记的形式要件，一些人误以为"婚前医学检查取消了"，导致全国范围内婚前医学检查人数急剧减少，全国婚检率由2002年的68%骤降至2004年的2.67%。而随着婚检率的下降，孕期检出的梅毒、淋病等性传播疾病明显增加。这对家庭生活质量，后代健康带来了十分严重的影响。2004年8月，卫生部下发了《关于免费开展婚前保健咨询和指导的通知》，通知要求各地重视婚前保健对保护公民健康的重要作用，大力开展公众教育和宣传；各地卫生行政部门要组织医疗保健机构开展针对新婚人群的免费婚前保健咨询和指导；婚前保健服务机构要转变观念，改进服务模式，以对人民群众健康高度负责的精神，以妇女儿童健康关系整个中华民族健康为出发点，扎扎实实做好免费婚前咨询和指导工作。此后，各地区积极采取措施提高婚检率，例如某些地方政府制定了免费婚前医学检查的新政策，使婚前医学检查率有所回升。但通过调查也发现，在准备结婚男女中不愿意婚检，并不都是因为经济原因，重要的原因是，有相当部分的群众对婚前保健的重要性、必要性缺乏认识。面对婚前保健在国家倡导与公民主动接受之间存在明显差距的困境，婚前保健服务机构更应提供高质量、高品位的服务，以满足不同人群的需要。随着社会发展，人们自身保健意识的增长，婚前保健必将成为提高人们的生殖健康水平、出生人口素质、生活质量和母婴安全的第一道防线。

第二节 婚前卫生指导

婚前卫生指导（premarital health instruction）是指在婚前保健时，医师利用各种宣传媒介，主动地为每一对准备结婚的男女，提供系统、全面的以生殖健康为中心，有关婚育、性保健及节育避孕等知识的健康教育，进而提高婚前保健人群的自我保健意识和能力。

一、婚前卫生指导内容

卫生部《婚前保健工作规范》明确规定婚前卫生指导的核心内容包括：

（一）有关性保健和性教育

婚前保健时有很多的对象对某些正常生理现象，特别是性方面的认识模糊，医生应该向他们传递包括男女性器官的解剖与功能、两性性生理活动及性心理的信息，以助他们能正确对待可能出现的性生活问题。

（二）新婚避孕知识及计划生育指导

提供各类避孕方法的信息，帮助制定婚后的生育计划，知情选择适合的避孕方法。

（三）孕前保健知识

提供环境、疾病等因素对后代影响的信息，帮助做好受孕前的准备，指导进行孕前保健。

（四）遗传病的基本知识

提供近亲婚配危害及严重、再发风险高的遗传病的基本知识。鼓励对象主动告知医生自身的遗传病家族史、血缘关系等信息。

（五）影响婚育疾病的知识

重点提供传染病、性传播疾病、神经精神疾病及重要脏器严重疾病对婚育影响的知识。

（六）其他生殖健康知识

二、婚前卫生指导方法

婚前卫生指导的形式应是多样化的，要针对当地的经济状况，对象的文化程度，确定适合的指导形式。可采用播放录像、发放宣传材料、讲座等多种形式。卫生指导材料应能够被群众认可，为群众接受。定期评价婚前卫生指导的成效，能够使指导工作更有针对性。

三、婚前卫生指导规范

婚前卫生指导，应有专人负责，要以群众喜闻乐见的形式开展健康教育。要以影响婚育的疾病和问题而设定婚前卫生指导内容。婚前卫生指导后，要主动告知服务对象还可以得到婚前卫生咨询服务。婚前卫生指导要与婚前医学检查和婚前卫生咨询密切结合，贯穿于婚前保健服务的全过程。

第三节　婚前医学检查

婚前医学检查（premarital examination）是以检查服务对象有无影响婚育的疾病或异常，针对影响婚育的疾病提出医学意见，并给予指导的医学行为。

一、影响婚育的疾病

《中华人民共和国母婴保健法》规定影响婚育的疾病包括：

（一）严重遗传性疾病

指由于遗传因素先天形成，后代再发风险高，医学上认为不宜生育的遗传性疾病。

（二）指定传染病

指《中华人民共和国传染病防治法》中规定的艾滋病、淋病、梅毒、麻风病及医学上认为影响结婚和生育的其他传染病。

（三）有关精神病

指精神分裂症、躁狂抑郁型精神病及其他重型精神病。

（四）重要脏器的严重疾病

心、肝、肺、肾等重要脏器影响结婚和生育的严重疾病及生殖系统发育障碍或畸形等。

二、婚前医学检查方法

婚前医学检查方法包括：询问病史、全身体检、生殖器官检查、必要的化验及辅助检查；为患影响婚育疾病的对象提出治疗和预防意见；提出婚前检查医学意见。

（一）询问病史

了解对象一般情况，重点询问有无影响婚育疾病的现病史、既往史、月经史、既往婚育史、与遗传有关的家族史以及家族近亲婚配史。

（二）体格检查

1. 一般项目　测量血压、体重、身高、视力、辨色力等，注意身材是否特殊矮小、巨大、过胖、过瘦。全身皮肤颜色、瘢痕等。

2. 全身检查　应注意有无特殊面容、特殊体态、语言表达及智力状况、精神状态和行为有无失常等。进行常规内、外科物理检查。

3. 第二性征及生殖器官检查　分别由妇科医师及泌尿科医师进行。

（1）女性第二性征：除检查乳房、阴毛、腋毛成熟发育的特征外，还应注意音调、骨盆宽大、肩、胸、臀部皮下脂肪丰满等女性体表征象。

(2) 男性第二性征：除生殖器发育成熟特征外，应注意声音低沉、有胡须、喉结突出、体毛多、肌肉发达、肩膀宽大魁梧、健壮的男性体形，及有无乳腺女性化等性腺功能不全现象。

4. 生殖器官检查

(1) 女性生殖器：观察外阴发育及阴毛分布、大小阴唇和阴蒂发育，注意处女膜有无闭锁、筛状（注意不对处女膜是否破裂进行描述）。外阴皮肤、黏膜是否有炎症；观察阴道分泌物。进行肛门腹部双合诊，检查子宫大小、双侧附件情况，有无包块、压痛等。若需要进行阴道检查，需征得本人同意。

(2) 男性生殖器：取直立位检查，重点检查影响婚育的生殖器发育有无异常以及肿块；有无尿道下裂、尿道上裂、包茎、阴茎短小、阴茎硬结、隐睾、睾丸过小、大睾丸、精索静脉曲张、鞘膜积液等。

(三) 辅助检查

1. 常规检查项目，包括血尿常规、梅毒筛查、转氨酶和乙肝表面抗原（HBsAg）、阴道分泌物滴虫和假丝酵母菌检查、X线胸透（摄片）等。女性受检者如有妊娠，应避免胸透。

2. 建议检查项目，某些疾病需要进一步诊断时，医生应向服务对象提出建议检测的项目，如艾滋病检测、淋菌培养、乙肝5项检测、肝肾功能、精液和染色体检查、妊娠试验及B型超声检查、乳腺、心电图、活组织病理检查、智力筛查等。对象也可以自愿选择检测项目。

3. 婚前保健机构应尽可能地提供多种检查项目，以满足群众的需求。

三、婚前医学检查意见

婚前医学检查意见，是医疗机构综合检查的结果，从医学的角度，向服务对象提出的有关结婚和生育的建议。在卫生部颁布的《婚前保健工作规范》中已有明确规定。

(一) 未发现医学上不宜结婚的情形

是指经婚前医学检查未发现影响婚育的疾病或异常情况，并已接受婚前卫生指导和咨询者。是绝大多数婚前保健对象的医学检查意见。

(二) 建议不宜结婚

这是来自《婚姻法》第七条的规定："有下列情形之一的，禁止结婚：①直系血亲和三代以内的旁系血亲；②患有医学上认为不应当结婚的疾病"。根据此规定，《婚前保健工作规范》将禁止结婚的情形确定为"建议不宜结婚"的医学意见，进一步明确"不应当结婚的疾病"为：

(1) 直系血亲或三代以内旁系血亲关系。

(2) 一方或双方为重度、极重度智力低下，不具有婚姻意识能力。

(3) 重型精神病，在发病期间有攻击行为的。

(三) 建议暂缓结婚

建议暂缓结婚的对象，是患指定传染病在传染期内、有关精神病在发病期内或其他医学上认为应暂缓结婚的疾病。暂缓结婚的目的，是为了阻止传染病的传播以及避免精神病人在患病时对他人的攻击。婚前保健医生在提出建议时，必须向服务对象讲明"暂缓结婚"并非不让结婚。

（四）建议采取医学措施，尊重受检者意愿

这一建议针对不在急性发病期，但可能会终身传染的患者或传染病原体携带者，如乙型肝炎病毒携带者、艾滋病病毒感染者。考虑到终身携带病毒的特征，医生应向受检者说明情况，提出预防、治疗及采取其他医学措施的意见，还要提出告知对方的建议。不论受检者坚持结婚与否，都应尊重他的意愿。

（五）建议不宜生育

针对患有医学上认为不宜生育的严重遗传病及其他重要脏器疾病者，提出"建议不宜生育"。服务对象一般较难接受，需要医生耐心咨询，才能提高对象的依从性。要提醒坚持怀孕的对象一定要进行产前检查，得到医生的指导，还要告知某些疾病是产前检查也查不出来的，如单基因遗传病，对此应该有足够的心理准备。

（六）建议控制下一代性别

针对患 X 连锁隐性遗传病（如血友病、假性肥大型肌营养不良等）所提出的医学建议。这组疾病的传递规律是，女方为致病基因携带者，若与正常男性婚配，后代女性为携带者，男性为患者。所以，建议在受孕后适时作产前诊断以判定胎儿性别，控制生女而不生男。因为是医学上认为有必要的性别鉴别，应有充分的依据方可进行。

（七）其他应劝阻婚育的疾病

1. 影响性生活和生育的生殖器官缺陷或疾病，应在双方了解病情，经治疗有效后结婚。如无法矫治的严重缺陷，应说明情况，知情选择。

2. 患重要脏器严重疾病或晚期恶性肿瘤，结婚生育会使病情更趋恶化，甚至缩短其生命期限者，应劝阻结婚，更不宜生育。

《母婴保健法》第 11 条规定："接受婚前医学检查的人员，对检查结果持有异议的，可以申请医学技术鉴定，取得医学鉴定证明"。受检者如对医学指导意见有疑点而不接受，可向当地医学技术鉴定委员会办事机构提出技术鉴定的申请。

四、转诊

在婚前医学检查中发现，某些影响婚育的疾病，本级机构没有诊断能力或诊断资质的，应向对象提出转上级医疗机构会诊的建议。

1. 主检医生应首先进行咨询及检查，初步处理后提出转诊意见。
2. 建立本地区婚前医学检查的转会诊网络和制度。婚前保健机构要与医疗条件好的专科或综合医院建立疑难病症的转诊联系。
3. 为慎重起见，"建议不宜结婚"、"建议不宜生育"、"建议控制下一代性别"的医学意见，经会诊后，再向服务对象提出。

五、婚前医学检查原则

1. 婚前医学检查是一种综合性的生殖健康服务，除身体检查外，服务对象还可以得到必要的婚前健康知识和婚前咨询。
2. 女性生殖器检查时，可疑生殖器有病变，需要进行阴道窥器检查或阴道诊时，务必征得受检者同意后方可进行。检查时动作要轻柔，采用小号窥器窥视阴道和宫颈。
3. 医生要将检查的目的、方法、可能的结果详细告之对象并解释。所有检查都应是在

服务对象自愿选择的基础之上。
4. 婚前保健机构和医生对服务对象的检查结果应严格保密。
5. 服务对象在婚前医学检查中遇到问题，有权提出疑义，医生应给与明确的解答。

第四节　婚前卫生咨询

婚前卫生咨询（premarital counseling）是从事婚前保健的医师与服务对象就生殖健康、生殖保健、婚育等有关问题进行面对面的交谈和商讨。咨询包括医生主动为对象提供咨询和对象就自身问题向医生寻求咨询。

一、婚前卫生咨询内容

（一）影响婚育疾病医学意见咨询

医生要主动为患严重遗传病、传染病、精神病以及重要脏器疾病的对象提供咨询。要告知对象某些疾病对婚育的影响，提醒对象对自己和对方健康负有的责任。

（二）生殖健康咨询

某些对象针对生殖健康方面的疑虑提出，如性健康、生育保健、新婚避孕节育等问题，医生要给予针对性的解答。

（三）遗传咨询

遗传咨询是婚前卫生咨询的重要部分，为了防止遗传病患儿的出生，降低遗传病发病率，可通过遗传咨询对患者及其家庭中有关人员的发病风险，特别是子代的再发风险进行估计，指导其知情选择婚育，避免患儿的出生。

二、婚前卫生咨询方法

（一）咨询的基本技巧

婚前卫生咨询，是医生与婚检对象面对面，双向交流。医生要帮助对象分析疾病或问题发生的原因，提供针对性的信息，纠正和澄清错误的认识，最终帮助对象知情选择和决定。咨询过程完全是平等相待、无强迫、对方易接受的。咨询者熟练掌握人际交流技巧，是获得最佳咨询效果的对策和手段。基本的人际交流技巧主要有：

1. 谈话的技巧　力求讲普通话或与对象共同接受的语言，要适当重复重要的或不易理解的概念。交谈的内容应该是简单明确，通俗易懂，交谈过程要及时取得反馈，了解对象对交谈内容的理解程度，必要时运用图画、模型等辅助，帮助对象理解。

2. 非语言技巧　是人际沟通的滑润剂。包括无声的动姿，如面部微笑、目光注视对方，要注意坐姿、体态、仪表、服饰，交流过程中要有有声的类语言，如鼻音、叹息，以表示对对方交谈的反应。

3. 倾听的技巧　有效地听取对方讲话是亲身传播的基本技能之一。首先要认真耐心倾听；不断用点头、"是""嗯"或重复关键词，用鼓励的语言表扬对方，表明对对方的理解，不要轻易打断讲话。在咨询的一段时间要总结要点，注意观察对方的表情。

4. 提问的技巧　恰当地提出问题，是使咨询向深层次发展的关键。最常用的提问类型有：封闭式提问，多用于咨询的开始；开放式提问，主要用于鼓励对方畅谈；探索式提问，是提炼出主要的问题进一步提问；复合式提问，给对方作出选择的空间；咨询时不宜采取诱导性提问方式。

5. 反馈的技巧　咨询过程中，反馈是十分重要的，咨询医生对咨询对象的认识、感受，应经常地总结、归纳，充分地肯定他们正确的认识，鼓励他们建立有益的健康行为。

在咨询过程还应掌握生物学、心理学、社会学的知识和技能。应努力与检查、治疗相结合，配合挂图、图表、照片、实物、标本、模型、图书等工具和资料，特别是配合录像、幻灯将会收到更好的效果。

（二）咨询的基本步骤

问候——询问——交谈——提供信息、讲述知识——帮助作出选择——讲解使用方法——预约随访。

三、婚前卫生咨询规范

1. 婚前保健机构要为每一位服务对象提供免费咨询，应成为婚前保健服务流程中的第一步。

2. 通过宣传让群众知道有获得婚前卫生咨询的权利，告知可以咨询有关隐私或难以启齿的问题。

3. 婚前保健机构要提供良好的咨询环境配备具有丰富经验的医生。咨询医生要在深切理解和领悟服务对象的感受及问题的基础上，解答问题。

4. 咨询过程配备要坚持尊重、公平、不评判、知情、保密、坚持职业关系的原则。

第五节　常见影响婚育疾病的医学指导

一、指定传染病与婚育

《中华人民共和国传染病法》规定的29种法定传染病中病毒性肝炎、梅毒、结核病等是与婚育有关的传染病，属于《中华人民共和国母婴保健法》规定的影响婚育的疾病（diseases affecting marriage and bearing）。

（一）乙型肝炎

在病毒性肝炎中，乙型肝炎最常见。乙型肝炎病毒（HBV）携带者在我国高达1.3亿人口，携带者中25%的人发病，发病者中25%转为慢性乙型肝炎，慢性乙型肝炎中又1/3的人发展成肝硬化及肝癌。

1. 对婚育的影响

(1) 病毒性肝炎是具有传染性的疾病，各型肝炎的患者及慢性病毒携带者是主要的传染源，患病时结婚会传染给配偶。

(2) 妊娠时患甲、戊型肝炎，患者可发生肝功能衰竭，病死率较高。

(3) 轻型慢性乙型肝炎患者如妊娠或产后哺乳，会加重病情或通过乳汁将疾病传染给婴儿。

(4) 较重的慢性乙型肝炎或活动性肝硬化患者妊娠可发生胎死宫内。

(5) 慢性HBV携带妇女，无论是"大三阳"（HBsAg阳性、抗-HBc阳性、HBeAg阳性）还是"小三阳"（HBsAg 阳性、抗-HBc 阳性、抗-HBe 阳性、HBeAg 阴性）怀孕后和生育时最大的危险是将乙型肝炎病毒传染给新生儿，围产期感染的新生儿 60%～95%将发展成为慢性 HBV 携带者。

(6) 部分男性慢性肝炎患者可引起阳痿及性功能减退或遗精，可因过频的性生活加重肝脏负担，而引起肝功异常。

2. 婚育医学意见

(1) 急性病毒性肝炎期间应暂缓婚育，应住院隔离治疗，一般在肝功能正常 3～6 个月后方可结婚，婚后暂缓生育 1 年。

(2) 慢性肝炎活动期，应到肝炎专科门诊就医，暂缓结婚和生育，待肝功能正常 3～6 个月后方可结婚，暂缓生育 1 年。

(3) 慢性乙肝病毒携带者，由于目前没有有效的治疗药物，很难清除病毒也很可能会终生携带病毒。因此，可以正常结婚、生育，但应注意夫妻间传播和母婴传播。

(4) 若一方为乙肝病毒携带者，男女双方均应化验乙肝病毒的 5 项指标、肝功能等，如果有一方乙肝 5 项指标全部阴性，建议按 0、1、6 程序注射乙肝疫苗，待 3～6 个月后体内已产生足够的乙肝保护性抗体再结婚。

(5) 对于无任何不适症状、肝功能正常的 HBsAg 阳性的女性，尤其是 HBeAg 同时阳性者，都要在有经验的医生指导下选择受孕时机，采取有效的预防乙肝病毒母婴传播的措施。目前这种措施已经比较完善，阻断率可以达到 90%左右。

（二）结核病

肺结核病是由结核分枝杆菌引起的呼吸道慢性传染病，是世界上传播最广，最常见的疾病之一。也是我国的常见病之一。婚前保健对象主要为青年人，是肺结核病的好发人群，因而结核病是影响婚育的指定传染病。

1. 对婚育的影响

(1) 活动期结婚，会将疾病传染给对方。

(2) 新婚时，情绪兴奋，过度疲劳，会使病情加重，尤其是女性病人。

(3) 患病女性妊娠会加重病情。妊娠期间，新陈代谢、血液循环、免疫、内分泌及呼吸系统的功能都有一定改变，各脏器负担加重；早期妊娠反应可影响营养供应，随着胎儿长大母体营养需要量增多，更会降低抵抗力，这些因素都会使结核病加重。

(4) 分娩时腹压突然下降，肺部扩张，可使原来静止或愈合的肺结核病灶复发。

(5) 链霉素等抗结核药物，可通过胎盘引起胎儿中毒，以致新生儿耳聋或平衡失调。

(6) 妊娠期间结核菌通过血行播散经胎盘侵入胎儿体内，可使胎儿感染结核。

2. 婚育医学意见

(1) 处在肺结核活动期的应该早期、积极治疗。目前有大量的抗结核特效药，可使大部分新发病患者经过 1 年到 1 年半治疗而痊愈，其复发率也很低。

(2) 男女任何一方患结核在活动期，建议暂缓结婚，待结核治愈后再结婚以免传染对方。

(3) 活动期的妇女建议暂不妊娠，因为不仅加重病情，服用的结核药物也对胎儿造成危害。

二、性传播疾病与婚育

性传播疾病是主要通过性接触传播，影响婚育的一组疾病。传统性病主要指梅毒、淋病、软下疳、性病性淋巴肉芽肿等，也称为经典性病。1976年世界卫生组织将通过性交或类似行为传染的疾病统称为性传播疾病。现代的性传播疾病除包括4种经典性病以外，几乎包括各种微生物所致，可经性传播的疾病。目前国际上列入性传播疾病的病种已达20余种。《中华人民共和国传染病防治法》规定，性传播疾病中的梅毒、淋病及艾滋病为乙类传染病。

《中华人民共和国母婴保健法》规定，"婚前医学检查中对患指定传染病在传染期间内，准备结婚的男女双方应暂缓结婚"。性传播疾病近年来有明显递增趋势，特别是梅毒在婚前保健人群中呈成倍增加，更显现出婚前医学检查的必要性。

（一）梅毒

梅毒是由梅毒螺旋体引起的性传播疾病，主要由性接触传染，潜伏期2~4周。梅毒分为后天梅毒和先天梅毒。孕妇患梅毒，可通过胎盘感染胎儿，故称胎传梅毒，也称先天梅毒。除此，均是后天感染所致，故称后天梅毒。

1. 对婚育的影响

（1）孕期发生活动性梅毒或潜伏梅毒称妊娠梅毒。梅毒螺旋体可自母体血液经胎盘及脐带静脉血进入胎儿体内引起胎儿感染成为先天梅毒儿。感染梅毒的母亲，若不积极治疗，只有1/6的机会分娩健康婴儿。

（2）胎盘被梅毒螺旋体侵入后，小动脉发生内膜炎形成多处梗阻，造成胎盘组织坏死，可导致胎儿早产、死产。

2. 婚育医学意见

（1）对可疑的病例应转往专科医师处进行确诊。

（2）梅毒诊断一旦成立，应立即进行正规治疗，常用药物为苄星青霉素或普鲁卡因青霉素。

（3）潜伏梅毒、一期、二期、晚期梅毒临床未治愈前均应暂缓结婚，达到临床治愈且RPR滴度下降4倍以上可以结婚，但婚后仍需定期复查，直至RPR阴转。

（4）患梅毒的妇女应先治疗，待治愈后再怀孕。如在孕期感染了梅毒，应尽早接受治疗，防止胎儿被感染。

（二）淋病

淋病是由淋病双球菌引起的泌尿生殖系统黏膜的炎症，主要通过性接触传染，也可通过污染的衣裤、毛巾、浴盆等感染。传染性甚大。

1. 对婚育的影响

（1）女性淋球菌感染可经宫颈上行至宫腔及输卵管等盆腔部位，可造成不孕或发生异位妊娠。

（2）孕期可致胎膜早破致羊膜腔内感染，出现流产、早产、新生儿败血症。

（3）分娩过程可感染胎儿，引起新生儿淋菌性眼炎，导致失明。

（4）男性淋球菌感染治疗不及时也可上行引发前列腺炎影响生育功能，且可出现尿道狭窄，排尿困难。

2. 婚育医学意见

（1）淋病未治愈前应暂缓结婚，避免性接触以及密切生活接触。

(2) 性伴侣应同时接受检测和进行治疗，治疗时以及结束后 2 周内避免性接触。
(3) 性生活时使用避孕套，可以避免经性传播。
(4) 应治愈后再怀孕，若在怀孕期间感染淋病，为避免新生儿淋菌性眼炎，出生后立即用硝酸银或抗生素药物点眼。

（三）沙眼衣原体感染

沙眼衣原体感染（原称非淋菌性尿道炎）是由性接触造成尿道、宫颈等部位感染，未经治疗可出现多种并发症。

1. 对婚育影响

(1) 本病的传染源为患者，通过性接触可传染对方。据研究，衣原体宫颈炎的妇女其男性性伴侣的感染率为 28%，而患衣原体尿道炎男性患者其女性性伴侣感染率可高达 68%，性伴侣越多，感染率越高。
(2) 男性受感染后，衣原体可附着在精子上，抑制受精，造成生育力低下。
(3) 长时间的感染可以导致盆腔感染及子宫内膜炎和输卵管炎，造成不孕、宫外孕等。
(4) 孕期感染可导致胎儿宫内感染，造成流产、早产、死胎等。
(5) 可经产道感染胎儿，引起婴儿结膜炎、肺炎、鼻炎、中耳炎和女婴阴道炎等。

2. 婚育医学意见

(1) 沙眼衣原体感染未治愈前应暂缓结婚。
(2) 双方共同治疗，治疗前应该避免性接触。
(3) 已婚者在孕前应积极治疗，待治愈后再怀孕。

（四）艾滋病

艾滋病又称获得性免疫缺陷综合征（AIDS），是由人类免疫缺陷病毒（HIV）感染引起的一种致死性的性传播疾病。艾滋病人及 HIV 携带者是本病的唯一传染源，通过性接触、血液或血液制品及母婴传播途径传播。

1. 对婚育影响

(1) 经性传播是主要的途径。艾滋病病毒感染者发生性行为，若不采取措施，有可能传染对方。
(2) 艾滋病感染妇女怀孕，病毒可以通过怀孕、分娩和哺乳发生母婴传播，造成儿童感染。若不采取干预措施，母婴传播率可达 30% 左右。

2. 婚育医学意见

(1) 告知双方经性传播的危险性，要对其讲明该病的危害及对后代的影响。尊重他们对婚育的选择，为他们提供安全套。
(2) 为感染妇女提供有效的避孕方法，减少意外妊娠。
(3) 若发现女性感染且又怀孕，要充分告知母婴传播的危险和预防母婴传播的措施。尊重感染妇女对妊娠结局的选择。对继续妊娠者，应提供预防艾滋病母婴传播措施，如给予药物阻断、指导人工喂养等，以降低母婴传播的风险。
(4) 感染者将终身携带病毒，因此，医学意见为"建议医学治疗，尊重本人意见"。

（五）尖锐湿疣

尖锐湿疣是最常见的性传播疾病，由人乳头瘤病毒引起。尖锐湿疣的传播途径有不洁性交或接触人乳头状瘤病毒污染的生活用品。

1. 对婚育的影响
(1) 一方患尖锐湿疣可经性交传播给对方。
(2) 孕妇患尖锐湿疣，由于受雌激素影响，疣体可增大、增多，甚至可发展为巨大型尖锐湿疣。
(3) 孕妇感染了人类乳头瘤病毒后是否可通过胎盘传染给胎儿尚无明确定论，但经生殖道分娩及产后与新生儿密切接触可被感染，导致新生儿咽喉瘤及皮肤黏膜病变。
2. 婚育医学意见
(1) 未治愈前应暂缓结婚，待治疗痊愈，病情稳定，半年以上不复发再结婚。
(2) 准备怀孕的妇女若患尖锐湿疣，应先治疗，治愈后不影响生育。
(3) 不要随意接触患者的物品，患者使用后的物品要清洗消毒。
(4) 孕期发现感染，可局部进行治疗。

三、严重遗传性疾病与婚育

严重遗传性疾病是指由于遗传因素先天形成，后代再发风险高，医学上认为不宜生育的遗传性疾病。据婚前保健机构的统计资料表明，通过婚前医学检查发现与遗传有关的疾病检出率约为1.6%，其中对婚育有严重影响的约占0.1%。遗传病分为单基因遗传病、多基因遗传病和染色体病。

(一) 单基因遗传病

单基因遗传病分为常染色体显性、隐性遗传病，X连锁显性、隐性遗传病。

1. **常染色体显性遗传病** 只有一个突变基因便可发病，基因为显性，例如成骨发育不全、遗传性舞蹈病等。其特点为：患者双亲之一往往也是同病患者；男女患病机会均等；同胞中患病率约为1/2；往往每代都有患者。

婚育医学意见：
(1) 双方之一若为严重遗传病患者，因其子女患病危险率为50%，又无条件做产前诊断，应提出可以结婚，建议不宜生育的医学意见。
(2) 双方正常，仅同胞中有患者，则子女患病风险明显降低可以生育。
(3) 双方正常，也无其他家族史，仅曾生育过患儿，则可能是夫妇之一的生殖细胞中遗传基因发生新的突变所至，再生同样患儿的危险率不高，可以生育。

2. **常染色体隐性遗传病** 患者双亲表型正常，但都是致病基因携带者，也就是致病基因是隐性的，一旦致病基因结合会造成疾病。较常见有先天性聋（哑）、视网膜色素变性、苯丙酮尿症、肝豆状核变性等。

婚育医学意见：
(1) 一方为常染色体隐性遗传病患者，对方正常，其子女均不发病，但都是致病基因携带者，可以生育。
(2) 致病基因携带者与正常人结婚，其子女均不发病，可以生育。
(3) 双方均是同一种隐性遗传病患者，子女100%患病，可以结婚，建议不宜生育。

3. **X连锁显性遗传病** 致病基因是显性的，位于X染色体上，此类遗传病有抗维生素D佝偻病、遗传性慢性肾炎等。主要特征是女性患者多于男性，患者双亲中往往有一方为患者。

婚育医学意见：

（1）男方为患者，女方正常，所生男孩都是正常的，女孩都是患者，可以通过测胎儿性别进行选择，保留男孩。如果没有条件做产前诊断，或女方是患者，男方正常，所生男孩和女孩患病率均为1/2，故应提出"可以结婚，建议不宜生育"的医学意见。

（2）如双方均正常，生育过一个患儿，可能是生殖细胞基因突变所致，再生同样患儿的风险不大。

4．X连锁隐性遗传病 隐性致病基因位于X染色体上。如甲型及乙型血友病、红绿色盲等。主要特征：男性患者多于女性，交叉遗传，即男性患者的致病基因只能随X染色体传给女孩，不传男孩，女孩为携带者。

婚育医学意见：

（1）男方患病，女方正常，所生男孩均正常，女孩也不发病，但都是致病基因携带者，不影响生育。

（2）女方患病，说明两个X染色体上均有相同的隐性致病基因，男方正常，所生的子女中，男孩都发病，女孩都是携带者，可通过检测胎儿性别选择保留女孩。医学意见为"建议控制下一代性别"。

（3）女性携带者与正常男性结婚，后代中女孩都不发病，但其中有1/2为携带者，儿子1/2为患者，1/2正常，可以通过测胎儿性别进行选择，保留女孩。

（二）**多基因遗传病**

由2对或2对以上基因引起的疾病，每对基因之间没有显性与隐性之分，各对基因的作用微小，但有累积效应。多基因遗传病是遗传因素与环境因素共同作用的结果。常见的疾病有唇腭裂、神经管畸形、多指（趾）等。

婚育医学意见：

（1）后代患病风险远比单基因遗传病低，如患病风险率低于10%，可以生育。

（2）后代患病风险与该病的群体患病率有关，群体患病率高的疾病，患者子代患病风险高。例如唇裂，在我国人群中患病率约为0.17%，而患者一级亲属中患病率约为4%。

（3）多基因遗传病患者家庭中已有患病人数愈多，其子代患病风险愈高，如精神分裂症者，应提出可以结婚"建议不宜生育"的医学意见。

（三）**染色体病**

染色体病系指由染色体数目异常或结构异常所造成的疾病。

1．染色体数目异常 染色体数目多于或少于46条，常见疾病如21-三体、45, X、47, XXY等。这一类遗传病的特点往往是综合征，智力低下并伴有多发畸形。

2．染色体结构异常 主要有平衡易位、倒位。携带者本人往往没有任何症状，但可影响后代，引起流产、死胎或生育染色体不正常的患儿。其他结构异常：如染色体缺失、重复、环等，患者往往有明显的发育障碍或智力低下。

婚育医学意见：

（1）高龄孕妇（指35岁及以上者）生育染色体数目异常患儿的风险增加，故高龄孕妇应做产前诊断，取绒毛或羊水查胎儿染色体。

（2）染色体数目异常患者，子代患病风险率高，约为1/2，应做产前诊断。无条件做产前诊断者则应提出"建议不宜生育"的意见。

(3) 任何一方染色体结构异常，怀孕时应做产前诊断。

(四) 常见遗传性疾病

1. 智力低下　是较多见的一种病症，其病因复杂，大致分为两类：即遗传性智力低下与非遗传性智力低下。遗传性智力低下多由基因突变或染色体畸变引起。其中染色体病几乎均伴智力低下，最具代表性的是先天愚型（21-三体综合征），还有单基因遗传的常染色体隐性遗传病（苯丙酮酸尿症、肝豆状核变性等代谢病）和某些多基因遗传病伴有的智力低下。与婚育相关的主要是患遗传性智力低下。

婚育医学指导：

(1) 首先应根据病因确定是否为遗传性智力低下，经过家系分析，确定其遗传方式，针对不同情况提出医学意见。

(2) 患者一般都具有生育能力，为减少疾病的延续，建议遗传性智力低下者控制生育。

2. 先天性遗传性聋（哑）　先天性聋（哑）人占我国人口总数的 1/1 500。其中先天性遗传性聋（哑）人占 85%，绝大多数为常染色体隐性遗传。在婚前医学检查中多见双方均为聋哑人要结婚的现象，使婚育医学意见面临着较为复杂的问题。

对于提供"聋（哑）是 1 岁左右曾用耳毒性抗生素（链霉素等）造成的"病史的患者（家人），询问用药前听力就十分重要。对曾用过耳毒性抗生素者，只根据口述不能排除遗传性先天性聋，应要求出具用药的原始证明和原始病历。

本病的主要遗传方式为常染色体隐性遗传，因而 3 代以内常查不到先天性耳聋亲属。全身检查应注意是否存在其他部位的先天性畸形，听力学检查是必要的诊断方法。

婚育医学意见：

(1) 了解对方家庭已知的几代直系及旁系人口中是否具有聋（哑）人。

(2) 双方均为先天性聋（哑），可以结婚，建议不宜生育。

(3) 先天性聋（哑）人可与非遗传性后天性聋（哑）人或正常人结婚并生育。

(4) 第 1 胎已为先天性聋（哑）儿者，不宜再生第 2 胎，因其父母可能为聋（哑）基因携带者，属于隐性遗传。

四、有关精神疾病与婚育

精神病可以造成人身伤害，以及有遗传的可能，属于影响婚育的疾病。《中华人民共和国母婴保健法》第 9 条明确规定："有关精神病在发病期内应暂缓结婚"。

(一) 精神分裂症

目前多数学者认同精神分裂症为多基因遗传。与患者血缘关系越近，患病率越高。

婚育医学意见：

(1) 处于发病期的精神分裂症患者应暂缓结婚，待病情平稳 2 年以上，可结婚。如坚持结婚的应向对方（监护人）讲明疾病的情况，建议不要生育并采取避孕措施。

(2) 婚后的生活事件，如性生活，在生理及心理上的改变可加重患者情绪波动，导致病情加重。

(3) 频繁发作，精神功能有明显衰退的患者不宜结婚。双方均为精神分裂症患者的不宜结婚。

(4) 精神分裂症是多基因遗传，后代发病率明显高于一般群体。

(5) 女性患者，建议慎重考虑生育问题。因怀孕后由于内分泌改变，使精神分裂症复发机会增多，抗精神病药物有致畸作用，建议服药期间不宜怀孕。

（二）精神发育迟滞

精神发育迟滞是指起病于18岁以前，智力明显低于平均水平，并伴有社会适应困难的一组综合征。根据智商的不同分为：轻、中、重、极重度4级。

婚育医学意见：

(1) 重、极重度精神发育迟滞患者，因其生活不能自理并且没有民事行为能力，根据我国婚姻法规定，属于禁止结婚。

(2) 中度精神发育迟滞患者，如对方是正常人且自愿，可以结婚，但女性患者最好不要生育。

(3) 轻度精神发育迟滞患者，可以结婚，应在专科医生监护下生育。

五、生殖系统疾病与婚育

（一）女性生殖器官疾病

女性生殖器官疾病分为发育异常、生殖器官感染和生殖器官肿瘤。不论是先天或后天疾患均会对婚育产生影响。

1. 生殖器官异常

(1) 处女膜闭锁（无孔处女膜）：处女膜闭锁的女性，无法性交，应在婚前行矫治手术，伤口愈合后再结婚，并注意预防感染。若经血伴有内膜种植到宫腔以外，发生子宫内膜异位症，可影响生育。

(2) 先天性无阴道（阴道缺如）及阴道闭锁：确定诊断后，要向当事人及其配偶讲明，建议进行阴道矫治或成形手术，半年后再结婚。若子宫、卵巢正常，不影响性生活和生育，若无子宫则不能生育。

(3) 阴道纵隔：完全阴道纵隔不影响性生活；不全阴道纵隔婚后可有性生活困难，经手术后不影响性生活和受孕。在人工流产或分娩时发现可采用纵隔切开术，请有经验医师操作，人工流产可采用药物流产术。

(4) 阴道横隔：完全横隔需在婚前行矫治手术。不全横隔位置较高不影响夫妻性生活，但可引起部分患者不孕，不全横隔位置较低可造成性交困难，均应作矫治手术。发现较低阴道横隔时，应详细告之本人，解除顾虑，以免发生性交困难时产生紧张和困惑。

(5) 幼稚子宫：不影响性生活，因子宫发育不良，怀孕后易流产或早产，常为不孕原因。

(6) 双子宫：不影响性生活，不影响受孕。若作人工流产时可能误吸未孕子宫造成漏吸，妊娠期易发生胎位异常，分娩时未孕子宫可能阻碍胎先露下降造成难产。

(7) 卵巢发育不全（先天性卵巢发育不全）：性生活无大影响，但无生育能力。婚检时要注意第二性征的发育，结合月经史，可做出初步诊断，因不能生育对婚姻家庭影响较大。

2. 女性生殖系统感染　女性生殖器官受到细菌、病毒、衣原体等微生物侵入，造成急（慢）性生殖器炎症，是女性最常见疾病。若婚前已有炎症存在，结婚后可使炎症加重，并可通过性接触传染给丈夫，长期未治愈还可引起不孕症，所以婚前检查必须重视女性生殖器炎症的诊断及治疗。

(1) 外阴炎症：应先治疗，治愈后再结婚。因为外阴部是性敏感部位，急性炎症可降低性快感，甚至引起性交疼痛或性交恐惧，影响婚后夫妻性生活的和谐；同时性生活还会使外阴炎加重，易引发泌尿系感染。治愈后不影响生育。

(2) 假丝酵母菌（念珠菌）阴道炎：应治疗后结婚。若婚后发现，在治疗期间暂停性生活，必要时双方一起治疗。不影响生育。若在妊娠期间感染，只局部治疗用药，禁用阴道冲洗。

(3) 滴虫性阴道炎：应先治疗待治愈后再结婚。治疗期间应避免性生活，以免交叉感染。必要时男女双方一同治疗。不影响生育。妊娠后感染只进行局部治疗，禁用阴道冲洗。

(4) 细菌性阴道病：治疗后结婚，一般不影响生育，近年来发病率上升，若已有性生活，最好与配偶同治疗。妊娠期患病可发生羊膜绒毛膜炎、胎膜早破、早产。所以孕期应治疗。

(5) 盆腔炎症：婚检时部分女性已有婚前性行为或做过人工流产，所以检出的盆腔炎者增加。盆腔炎不影响结婚和生育。但急性盆腔炎应暂缓结婚，积极彻底治疗，否则因炎症遗留引起输卵管、卵巢及腹膜间粘连、瘢痕以及输卵管堵塞等，可以造成输卵管性不孕、异位妊娠和慢性盆腔疼痛。

(6) 生殖器结核：由结核杆菌引起的女性生殖器炎症称为生殖器结核，又称为结核性盆腔炎。病程缓慢，多无自觉症状，所以常在不孕症系统检查时才被发现。

未婚妇女患生殖器结核，最好待病情稳定全身状况良好时再结婚。告知患输卵管结核、子宫内膜结核、严重的盆腔结核，可能造成婚后不孕，应该积极治疗。

3. 女性生殖系统肿瘤　女性各生殖器官都可能长肿瘤，按部位分，以子宫及卵巢肿瘤为多见，外阴、阴道、输卵管肿瘤较少。按性质分，分为良性肿瘤和恶性肿瘤。在良性肿瘤中，子宫肌瘤发病率最高。在恶性肿瘤中，以子宫颈癌为最常见，其次是卵巢恶性肿瘤、子宫内膜癌等。未婚女青年较少发病。

(1) 子宫颈癌：近来，宫颈癌的发病率向低龄化发展，因此，在婚前检查时常有病例发现。因婚检常规作直肠腹部双合诊检查，故宫颈癌不易查出，但发现有宫旁组织增厚或子宫活动欠佳者，应进一步查明原因。若有可疑病史及体征应征得当事人同意做阴道检查。婚后性交有接触性出血应警惕本病。若确诊宫颈癌，应暂缓结婚，积极治疗。视病情及后果告之是否影响性生活和生育。

(2) 子宫肌瘤：一般不影响性生活，但因肌瘤生长部位、大小不同对生育影响各异，如可能引起不孕、流产、早产。可根据确诊的肌瘤具体情况作好咨询指导。

(3) 卵巢肿瘤：婚前检查时发现卵巢肿瘤，应首先确定良性还是恶性。良性肿瘤若不大，不影响结婚，婚前婚后手术均可。单侧良性卵巢肿瘤切除后不影响生育。卵巢恶性肿瘤预后差，对婚育影响大，在婚检时可疑卵巢恶性肿瘤，应向当事人及配偶交代病情，尽快确诊治疗，根据手术范围及预后再讨论婚育。

(4) 多囊卵巢综合征：是由卵巢泡膜细胞良性增生引起的雄激素生成过多造成月经紊乱、持续排卵障碍、高雄激素血症、卵巢多囊样变等为临床主要特征，青春期前后发病。发病原因至今尚未完全明了。婚检时可发现病例。多囊卵巢综合征可以结婚不影响性生活。若持续无排卵可不孕，部分病例经治疗可妊娠。

4. 两性畸形　两性畸形指身体同时具有男、女两性性器官特征，为先天性生殖器官发育畸形的一种特殊类型，可直接影响婚姻、家庭、婚后性生活和生育。临床上分为真两性畸形及假两性畸形，婚前检查时应作出明确诊断及处理。

（1）真两性畸形：患者体内具有卵巢与睾丸两种性腺，性腺可以是单独的卵巢或睾丸，亦可以是卵巢与睾丸在同一侧性腺内，称为卵睾，以卵睾多见。婚前检查发现外生殖器为男女混合形，应明确诊断，确定性别后再结婚，若保留女性，有阴道有子宫者，一般不影响性生活及生育，无阴道无子宫者可作阴道成形术，解决性生活但不能生育。

（2）假两性畸形：患者体内仅有男性或女性一种性腺，而第二性征及外生殖器的发育与性腺不完全符合。假两性畸形，又分为女性假两性畸形和男性假两性畸形。

女性假两性畸形多因胎儿肾上腺合成皮质醇的一些酶缺乏所致，故亦称先天性肾上腺皮质增生。生殖腺为卵巢，染色体核型为46，XX，内生殖器子宫、宫颈、阴道均存在。女性假两性畸形可以结婚，有生育能力。若此病为常染色体隐性遗传病，子代有50%为基因携带者。若属妊娠早期受具有雄激素作用的药物影响而导致外阴男性化的女性，外阴矫治后，可以结婚，不影响生育。

男性假两性畸形，即男性女性化，生殖腺为睾丸，无子宫，染色体核型为46 XY。本病属X连锁隐性遗传病，常在同一家族中出现。主要因男性胚胎或胎儿在母体内接触的雄激素过少所致。男性假两性畸形，矫治手术后可以结婚，无生育可能。

（二）男性生殖器官疾病

有关男性生殖器官异常包括：生殖器官发育异常、生殖器官损伤、生殖器官炎症、生殖器官肿瘤等。

生殖器官发育异常：

1. 小阴茎　小阴茎是常见的阴茎发育异常，可能影响性交功能。真正的小阴茎极少（测量长度小于4cm）。过小的阴茎可做延长手术，术后能增长3~4cm。医生应向服务对象多做些解释工作，解除顾虑。以科学态度对待生理发育，不要受错误宣传而造成精神负担。

2. 包茎　包皮完全遮盖阴茎头，包皮口很小或包皮与阴茎头粘连，包皮不能上翻完全露出阴茎头。包茎可影响阴茎的发育，包皮内容易积存包皮垢不易清除，长期刺激可诱发感染和阴茎癌。阴茎勃起时，包皮用力过猛，翻至冠状沟处，因包皮口小而不能复原出现"嵌顿包茎"。嵌顿包茎可造成局部血液循环不畅，龟头缺血，若长时间不能复原，有龟头坏死的可能，是比较危险的急症。

如在婚前检查时发现有包茎应动员其婚前做包皮环切。术后应等到伤口完全愈合3~4周，阴茎勃起时没有疼痛感觉再过性生活。若未手术婚后要防止出现"嵌顿包茎"，包茎一般不影响生育。

3. 尿道下裂　龟头前方尿道口异位，是常见的发育畸形，特征是尿道口向上或向下方延长，勃起的阴茎可出现下弯，系带缺如。其发病原因属常染色体显性遗传。另外，妊娠期内使用孕激素较多也可增加其发生率。除轻度龟头型可不治疗外其余都需手术矫正，否则影响阴茎勃起，进而影响性生活。还有可能因射精时精子不能进入阴道深部，影响怀孕，此时，可以尝试矫正性交姿势可能获得成功。

4. 包皮过长　阴茎头被包皮完全盖住，上翻包皮才能显露龟头和冠状沟。包皮垢可引起龟头炎症，还是导致女性患宫颈癌的因素。因而，当阴茎勃起后包皮口紧不能上翻者，同包茎者一样应及时做环切手术，如口不紧，上下翻动自如，也无任何不适时，也可不做包切除，但需做到每天清洗使包皮内不留包皮垢。

5. 睾丸发育不良（小睾丸）　系指小于8mm的睾丸。小睾丸多为原发性，又称为促性腺激素增高性性腺功能减退。睾丸发育不良者常因无精子或精子极少而影响生育，同时伴有性腺功能不全、第二性征发育不良、阴茎短小、前列腺发育不佳、精液稀少。若发现小睾丸应动员其做精液常规检查，以便为其做婚育指导。因为小睾丸症往往精液中无精子，不具有生育能力，必须让女方了解这一情况。

6. 隐睾　是较为常见的睾丸下降异常，一侧或两侧都可出现。在成人时期发现隐睾，因为对性功能没有影响，所以不影响结婚，但如患单侧隐睾，对侧发育正常，则应及早手术切除患侧睾丸，防止癌变。另外有近一半的患者，特别是双侧隐睾者，可能无生育能力，应劝男方告知女方，以免影响婚后生活。

7. 精索静脉曲张　一般没有明显症状，可以不治疗，也不影响婚育。只有发生较重的曲张，并且有不适和下坠感觉或有隐痛时，应进行手术治疗。精索静脉曲张不影响结婚，较重的曲张应进行手术治疗。若婚后不育，精液检查异常，应进行治疗，手术后有60%的人精液质量得到改善。

六、重要脏器的严重疾病与婚育

重要脏器的严重疾病如心脏病、肝炎、肺结核、糖尿病、甲状腺功能亢进、哮喘病、长期低烧等，对婚育均有一定程度的影响。特别是女性患有疾病，不仅影响婚姻质量，怀孕后还可发生不良妊娠结局，影响子代健康应当积极治疗。待疾病控制，身体能够胜任时再怀孕。这样既能保护母体健康，又可避免因用药而影响胎儿发育或致畸。

七、常见影响婚育的问题

（一）性生活与性卫生

1. 了解性功能过程　正确地理解性活动中的感受和症状有利于婚后建立和谐性生活。正常性功能过程分为4个阶段，即性兴奋期、性持续期、性高潮期、性消退期。男女在性兴奋的过程中略有差异，特别是在消退期，男短女长。男女双方了解了这些生理现象，在性生活过程中配合协调，弥补两性差异共同获得性满足。

2. 科学认识处女膜　在初次性交时单纯以是否出血作为判断处女的唯一标志是不科学的。在婚前卫生指导中，应宣传正确对待处女膜的问题，纠正一些不科学的看法和偏见。

3. 正确认识新婚期男性性功能障碍　由于新婚心理紧张、兴奋，缺乏经验而难以自控，第一次性生活男方容易发生性功能障碍。医生要告知对象，不要认为不正常，帮助消除心理焦虑。新婚期常见的性功能障碍主要是：

（1）勃起不佳：主要原因是双方对性知识缺乏，对性交技术不清楚。治疗要有女方的配合，提高男性对勃起能力的信心，女方帮助刺激性敏感区——阴茎。

（2）早泄：主要原因与性交的时间长短，与体质、年龄、对性刺激的反应、性生活的经验、女方性高潮的快慢、缺乏有意识地控制射精、男性性高潮的早期到来等因素有关。可以在专科医生指导下练习控制射精的能力、改进性交前的准备、降低刺激、分散注意力等，还可以配合服用一些镇静药物。

（3）阳痿：分功能性及器质性两种。功能性主要是心理因素、夫妻关系、性知识不足引起，体检及内分泌检查正常。器质性主要是内分泌性疾病引起，其中，先天性性功能低下有：先天性无睾丸、克氏症、染色体缺陷病等。继发性性机能低下有：甲状腺功能亢进或低下、严重的器质性疾病等。功能性阳痿与器质性阳痿的治疗重点不一样，功能性主要是心理的疏导，如对性知识了解不够，应给以具体的行为指导。而器质性阳痿在治疗原发病的同时，也不要忘记心理方面的治疗。

（二）新婚期泌尿系感染

因为女性尿道短而直，尿道与肛门的距离很近，肛门处的细菌很容易入侵尿道，加之新婚期性生活频繁、劳累抵抗力减弱等因素，新婚期间发生的尿道炎、膀胱炎、肾盂肾炎，称之为"蜜月病"。出现这些泌尿系感染症状应积极彻底治疗，以免病情迁延或复发。

指导男女双方养成良好的卫生习惯，特别是性生活前、后的卫生尤为重要。养成每日清洗外阴和换洗内裤的习惯。清洗外阴顺序应由前向后，不要用肥皂，不要冲洗阴道，以免破坏阴道内的乳酸杆菌。男性清洗水温不宜过热，要将包皮翻开洗净包皮垢。不宜穿化纤内裤和紧身裤。性生活有节适度，以次日不感疲惫为宜。患病期、月经期禁忌性生活。

（三）避孕指导

婚后避孕，是婚前检查男女青年咨询较多的问题之一。相当部分的男女不打算婚后短期内怀孕，迫切需要获得有效避孕方法的指导。婚后避孕咨询，可以根据对象的需求提供。

1. 新婚之夜避孕　新婚之夜，女方处女膜未破裂，阴道较紧，男女双方也较紧张，为避免因怕怀孕等心理影响性生活，建议选择口服短效避孕药。服药必须在新婚的当月就开始。另外，新婚之夜安排在女性的"安全期"，或在"安全期"加避孕药膜也是一种较为安全的方法。

2. 婚后短期避孕　初期可女用口服短效避孕药，待女方阴道较易扩张后，还可以采用避孕套、外用避孕栓及其他外用避孕器具。

3. 婚后较长时间（1年以上）避孕　可选用各种外用避孕药具，亦可女用口服短效避孕药。

4. 再婚后不准备生育或初婚后要求长期避孕者，应选用长效、安全、简便、经济、稳定的避孕方法，如宫内节育器。

5. 患终生不宜生育疾病的新婚夫妇，原则上应采取绝育措施。

6. 不宜采用的方法

（1）阴道隔膜、宫颈帽等较难置入，不易放准部位，故新婚期不宜立即采用。

（2）安全期避孕法不安全，因新婚期体力消耗较大，精神上易于激动，常会打乱正常的排卵规律，易发生额外排卵。

（3）女用长效避孕药针或男用棉酚避孕药，因停药后生育力恢复缓慢，甚至难以恢复，故不宜采用。

7. 紧急避孕　未采取避孕措施或避孕失败，如避孕套破损或滑脱在阴道内等，应在72小时内立即采用紧急避孕措施，新婚夫妇可服用紧急避孕药物。提醒对象，紧急避孕仅是一种临时性的措施，切不可作为常规的避孕方法。

（四）孕前指导

对准备怀孕或已怀孕的未婚夫妇，医生应主动提供有关孕前和孕期保健的咨询，有利于他们今后生育健康的后代，促进家庭的幸福。

1. 询问以往健康状况　仔细了解双方有无遗传性疾病的家族史；畸形儿的生育史；双方有无遗传性疾病，双方是否患急、慢性疾病，是否服药；双方是否患性传播疾病，是否已治愈；双方是否接触有害化学、物理因素；双方是否吸烟饮酒；女方是否正在或曾经服用避孕药；女方是否得过风疹、水痘、麻疹等传染病；是否饲养宠物；服减肥药或保健药等。

2. 发现影响胎儿发育的因素　不利胎儿发育的因素很多，要重点了解如：烟酒危害、药物致畸、有无接触各种环境污染和生物污染、是否病毒感染，还有其他身心极度疲劳的情况。

3. 告知孕前应治疗的疾病　患有传染病或严重心、肝、肾疾病，因怀孕会加重疾病，危及母婴生命安全，将疾疾传等给后代因此孕前应积极治疗疾病，在医生指导下计划怀孕。

4. 选择易受孕期

（1）掌握受孕时机：指导有生育意愿的男女掌握识别易受孕期的技能，能够帮助他们自主地决定受孕时机。

识别的方法包括：推算月经周期、宫颈黏液性状、测量基础体温。根据上述3种方法综合考虑推测排卵期，一般说排卵期前后两天为易受孕期。在此期性交较容易受孕。如一年仍未受孕，建议到医院就诊。

（2）最佳受孕年龄：我国婚姻法规定结婚年龄，男方不得早于22岁，女方不得早于20岁，这是法定的最低年龄，并不是最佳年龄。从医学和社会学观点看来，女性最佳结婚年龄为23～25岁，男性为25～27岁，最佳生育年龄一般都认为女性为25～29岁，男性为25～35岁。

（3）受孕的条件：计划受孕最好在男女双方都处于体质健壮、精神饱满的条件下进行，在患病期间应尽量避免受孕。新婚阶段，由于男女双方体力上都比较疲乏，接触烟酒机会较多，此时受孕，常会影响孕妇的健康和胎儿的发育。建议最好延缓到婚后3～6个月受孕比较适当。

（4）避免不利因素的干扰：外界环境中的某些不良刺激往往会影响妊娠的进展、胎儿的发育，甚至会降低精子、卵子的质量。所以，在计划受孕前，应尽力排除烟酒危害、理化刺激、病毒感染、致畸药物等不利因素的干扰，创造一种良好的受孕氛围。

第六节　婚前保健质量管理

一、婚前保健机构及人员标准

（一）机构资质

为确保婚前保健服务的质量，《中华人民共和国母婴保健法》明确规定，承担婚前保健服务的机构，必须首先向市级人民政府卫生行政部门提出申请，接受审批机构的调查和考核，获得"母婴保健技术服务执业许可证"及在《医疗机构执业许可证》上注明，方可开展婚前医学检查。

（二）机构条件

1. 机构内应设置男、女婚前保健科室及配套的宣教、咨询、检验等辅助科室。
2. 有进行体格检查、检验、咨询、宣教、资料统计分析等必备的仪器装备。

3. 每一个服务区域要区分清洁区、半清洁区和非清洁区，诊室也要明确区分。

4. 在检查室内要考虑到保护服务对象的隐私，应设置一处可以暴露身体隐私部位的区域。在咨询室要避免服务对象被人看到，特别是面部要有遮挡。

5. 服务环境要保持整洁、舒适，有条件的机构应提供居家化性的候诊环境。

6. 科室设置合理，在关键地区设置醒目标识。注意到科室间的合作，要尽可能使服务的流程便捷，缩短等待和检查时间。

婚前保健的服务环境，要根据婚前保健的内容，以服务者在接受各项服务时的感受而设置。应充分考虑到服务对象是一组健康的人群，要确保医疗的安全，避免因检查而遭遇到医源性感染，是十分必要的。

（三）人员标准

1. 需经县级以上卫生行政部门许可，取得"母婴保健技术考核合格证"。要定期接受培训及考核。

2. 有良好的医德医风，遵循"严肃、认真、亲切、守密"的工作守则。

3. 具有丰富的多学科的专业知识以及相关学科，如心理学、健康教育学、社会学等学科的理论与技能。熟练掌握人际交流技巧。还要了解有关的法律法规。

4. 必须在具有"母婴保健技术服务执业许可证"的机构从事婚前保健服务。

二、婚前保健质量管理

（一）逐级管理

各级卫生行政部门，负责婚前保健工作的领导、组织和监管。省级、地市级妇幼保健机构，协助卫生行政部门管理辖区内婚前保健工作，承担卫生行政部门交办的培训、技术指导等日常工作及其他工作。婚前保健机构的主管领导和主检医师，负责本机构婚前保健服务的技术管理工作。

（二）质量管理

1. 建立健全岗位职责和各项制度，包括婚检医生职责、主检医生职责、婚前医学检查转诊制度、疑难病症讨论制度等等。

2. 开展人员培训、业务学习、疑难病例讨论和资料统计分析等活动。

3. 定期进行质量检查和评价，提高疾病诊断和医学指导意见的准确率，服务对象的满意率等。

（三）信息管理

1. 婚前保健信息资料由专人负责管理，定期统计、汇总，按卫生部要求，按时逐级上报，并做好信息反馈。

2. 婚前保健机构应建立"婚前医学检查登记本"、"婚前医学检查疾病登记和咨询指导记录本""婚前保健业务学习、讨论记录本"等原始本册，并根据记录，及时总结经验，查找问题。

3. 婚前医学检查资料应妥善保存，保护服务对象的隐私。

（苏穗青）

第五章 孕产期保健

孕产期保健（maternal health care）是指从孕前、孕期、产时、产褥期（哺乳）、新生儿期为孕产妇和胎婴儿的健康提供的一系列保健措施。孕产期保健既涵盖保护和促进母婴健康的预防保健学，还涉及包括防治孕产妇及胎婴儿疾病的胚胎学、遗传学等知识理论和技术。随着新医学模式发展的需要，孕产期保健中有关社会心理因素（psychosocial factors）的保健是比较先进的科学技术；由于它与我国计划生育、少生优生基本国策有着密切的关系，因此，国家大力推广系统的孕产期保健。1995年颁布及实施的《中华人民共和国母婴保健法》为在我国推行孕产期保健提供了良好的社会背景。

第一节 孕产期保健

一、孕前保健

孕前保健是为了选择良好受孕时机，以尽量避免影响孕产妇和胎婴儿健康的情况发生。尤其是在我国少生优生情况下，妇女一生有30年以上的可以生育时间，但只生育1～2个小孩，因此是有足够选择怀孕时机的余地，可以有充分的时间做好准备。经过孕前保健者，可以减少许多危险因素（risk factor）和高危妊娠（high risk pregnancy）。目前，早孕门诊经常遇到的情况是已经受孕，但却发现不少影响母婴健康的问题，带来处理的困难。例如孕早期发现肝脏功能不良，妊娠负担或终止妊娠都会带给孕妇健康威胁，处理不当又可能影响小儿终生健康，如通过母婴传播感染肝炎病毒等。因此，应当大力推行孕前保健。

我国妇女提倡晚婚晚育，因此晚婚者可以在婚前保健同时进行孕前保健检查、指导及咨询；如结婚后夫妇希望暂时不要孩子，应进行避孕咨询指导，并应告之在准备怀孕的前4～6个月，接受孕前保健查体及有关妊娠的咨询及指导。如未进行婚前保健者，孕前保健更为重要。

孕前保健及指导的主要内容：在健康教育与咨询的基础上，进行健康状况检查。

(一) 一般情况

询问病史及体检：

1. 双方年龄及健康 女性小于20岁或大于35岁尤其是37岁以上是妊娠的危险因素。因易造成难产或影响胎儿发育（如年龄大者，生育染色体异常儿几率增加）。经研究证明，女性生育年龄在25～29岁间孕产妇及围产儿死亡率最低，30～34岁其次。因此，选择这个年龄时期生育较好。

有报告男性大于40岁也易发生染色体异常儿。

妊娠前后夫妻双方身体应为健康状态，尤其女性，如营养不良、贫血等均会影响妊娠过程。

2. 其他如心理社会环境等问题 工作或学习过于紧张疲劳、生活条件困难如居住拥挤、经济拮据、家庭不和、刚刚受到重大精神打击等不宜妊娠。

(二)孕前医学检查

在健康教育、咨询及了解一般情况的基础上，征得夫妻双方同意，通过医学检查，掌握准备怀孕夫妇的基本健康状况。同时，对可能影响生育的疾病进行专项检查。

体格检查：按常规进行，包括对男女双方生殖系统的专业妇科及男科检查。

辅助检查：包括血常规、血型、尿常规、血糖或尿糖、肝功能、生殖道分泌物、心电图、胸部X线及妇科B超等。必要时进行激素检查和精液检查。

专项检查：包括严重遗传性疾病，如广东、广西、海南等地的地中海贫血；可能引起胎儿感染的传染病及性传播疾病，如乙型肝炎、结核病、弓形体、风疹病毒、巨细胞病毒、单纯疱疹病毒、梅毒螺旋体、艾滋病病毒等感染；精神疾病；其他影响妊娠的疾病，如高血压病和心脏病、糖尿病、甲状腺疾病等。

1. 疾病处理　双方患有疾病均应考虑是否适合妊娠。尤其女方如患有心脏病、高血压、肾脏病等应考虑能否承受孕产期全过程。轻者可在医生指导下妊娠，重者与内科医生会诊，如不适合妊娠应在避孕情况下积极治疗。有条件处可筛查风疹抗体（IgG），如阴性，给予风疹疫苗注射，若未有患风疹病史，也可直接注射风疹疫苗。

其他慢性疾病如女方患有甲状腺功能异常、糖尿病、癫痫、精神病等，在治疗中不宜受孕。一些良性肿瘤如甲状腺、乳腺或盆腔内良性肿瘤以及经常发作的慢性阑尾炎等，均宜在孕前手术。否则孕期加重再行治疗，不论麻醉或手术中问题，均可影响妊娠或胎儿。恶性肿瘤应治疗后再妊娠。

男女一方患有传染性疾病如病毒性肝炎、肺结核等在传染期不宜受孕。女方若肝功能不良，不宜受孕或在医生指导下决定。男方传染病暂难治愈者，女方可在注意隔离情况下受孕。

2. 口腔保健（oral health care）　国外许多研究报道，妊娠期牙周病与早产有关。主要因为牙周炎症的细菌和细菌毒素可以进入血液循环，导致血管内膜发炎。胎盘血管炎症可以影响胎盘血流，造成胎盘功能障碍，故而诱发早产。因此孕前保健中应当进行口腔保健，治愈口腔疾病，尤其是牙周疾病，以防早产或牙齿早脱。如果孕前保健未做口腔保健，孕期保健中也应进行，并应在孕中期以前将牙周病治愈，以免并发症发生。如果所在产前检查单位，缺少应有条件，可建议去其他医疗单位进行口腔保健，以弥补孕前或产前检查的不足。

3. 职业问题　男女双方的职业均应注意。应无长期接触有害物质的历史。如男方有接触影响生殖细胞的毒物应做必要的检查，必要时脱离接触（一般数月即可）待排除体内毒物至恢复正常再怀孕。女方如接触影响生殖细胞或直接影响胎儿的毒物也要做有关检查，必要时脱离接触至恢复正常再怀孕，怀孕后应继续避免接触有毒物质，直至哺乳期后（详见本书有关职业环境章节）。

4. 生活方式问题　孕前应尽量戒除烟酒嗜好。如服用避孕药时间较久，应于停药后数月（半年为好）再怀孕，其间可改用工具避孕等。

总之，做好婚前、孕前保健及指导可以减少许多高危妊娠和高危胎儿的发生，是孕产期保健中非常重要但尚未被足够重视的一部分。

二、孕早期保健 (first trimester health care)

孕早期是从一个受精卵发育成一个初具人形的胎儿的关键期;因此,在早孕期保健中必须了解胚胎发育过程并预防可能发生的问题,为整个孕期保健打下良好的基础。

(一) 胚胎 (embryo) 发育与发育异常

正常情况下自末次月经后两周左右排卵,如及时受孕,妊娠前两周由于月经尚未过期不能被人发现。有人用月经后观察血内绒毛促性腺激素(HCG)含量变化,发现在未达闭经前有50%妊娠流产。如在此期间遇有害因素,由于孕两周内正为三胚层发生的过程,尚未形成器官等,因此损伤如能修复并不致畸(作用于卵子精子及其前身的因素例外),如不能修复则胚胎死亡流产,妊娠未被发现。

早孕保健也只能在停经5~6周后,孕妇出现恶心、呕吐、畏寒、困倦、厌油等感觉后就医开始。有些在受孕极早期发生的异常如神经管闭合不全,应在婚前或孕前保健中预防。其余按照妊娠不同时期不同情况预防不同发育的异常,但四肢五官及90%的脏器致畸主要时间均在受孕3~9周内,都应在早孕保健中防治。故孕早期也称致畸敏感期(图5-1)。近年来国内外研究均发现在妊娠极早期(受孕3周左右)由于叶酸及维生素缺乏可以造成神经管畸形(无脑儿、脊柱裂等),并可能与先天性心脏病以至染色体异常有关。因此大力推行自孕前开始服用小剂量叶酸直至妊娠3个月为止,已取得明显效果。

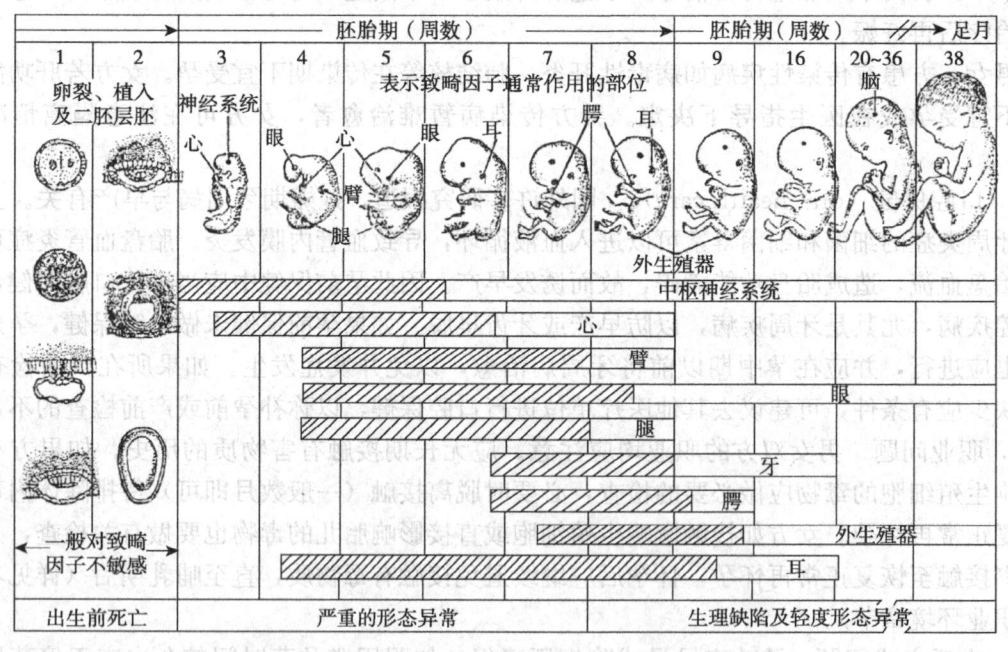

图5-1 人胚发育中各器官对致畸因子的敏感期
(斜线部表示高度敏感期,空白部为低敏感期)

(二) 自然流产

1. 发生率　各家报告均不一致,例如在我国有些统计报告约为妊娠的5%。事实上,常有许多尚未被孕妇识别的妊娠流产或未经医院处理的流产多未统计入内。因此，有人估计在孕20周前约有15%的妊娠自然终止。但有许多在妊娠极早期的流产不易发现，约有50%自然流产发生在自知闭经之前，如计入自然流产率内则更高。但这种观察方法不适于临床应用及比较，因此，仍多以医院报告已被识别的妊娠流产为主。

由于自然流产率常可作为某地、某单位观察环境对妊娠损伤的指标，因此很受重视。例如某工厂女工自然流产率明显高于对照单位，则提示该单位可能具有某些对妊娠有毒有害之物；或是已知有毒有害物质含量超过限制标准，必须进行认真检查。此外，对于患者本人某次不规则阴道出血是否为自然流产或是自然流产原因为何都应弄清，以便做出正确诊断为以后防治参考。

2. 流产原因　自然流产原因很多，可分为母亲及胎儿两方面。因此遇到此类患者应先问病史、全身及盆腔检查、化验及必要的特殊检查以求弄清病因。例如母亲患有子宫肌瘤而致流产，检查胎儿胎囊未见异常，则应考虑子宫肌瘤可能是造成流产的主要原因。如果母亲患糖尿病正在治疗，流产胎儿有畸形，仍应考虑糖尿病是流产及畸形的主因，治疗糖尿病后再妊娠可能减少流产机会。但如母亲全身检查未见明显与流产有关的异常，则胎儿发育异常因而不能存活以致流产，可能胎儿本身异常是流产的主因。

母体因素在产科篇有较多叙述，本部分仅就胎儿发育异常方面进行讨论，以供咨询诊断参考（胎儿发育异常包括来自父或母方遗传因素及环境因素）。

经国内外尤其国外研究报告，自然流产的胎儿中有30%~60%为染色体异常。并发现随母亲年龄增高，染色体异常率及流产率也增高。其中主要为三体型，并以D及C组染色体三体为多见。父亲年龄增高也有类似问题，但较母亲略晚。如卢惠霖报告染色体异常儿中只有20%左右的父亲或母亲有染色体疾病，其余父母均正常。职业因素如父亲或母亲接触较多放射线，或母亲用药物促进排卵的妊娠均有增高染色体异常的趋势。

流产标本中还有一些性染色体的异常儿或易位等。有报告三体型异常儿95%以上均不能存活到足月而流产，16-三体100%流产，21-三体约80%流产，因而临床可见较多21-三体存活儿。而45XO则只有2‰能够足月分娩及存活。

除染色体异常外，其他畸形如唇腭裂、无脑儿等也有较高流产率。例如有人检查流产标本发现唇腭裂发生率是对照组的76倍，说明较多唇腭裂自然流产。

因此胎儿原因的自然流产率占比例常大于母体因素。也可认为自然流产是对异常胎儿的自然淘汰。因此，对待先兆流产保胎时应考虑到此方面而不过于勉强。

附：自然流产标本检查法

1. 标本收集及处理　为了弄清自然流产的原因，除要做流出物标本的病理检查外，还应做标本的仔细大体检查。一般遇到先兆流产或不可免流产患者时，应嘱患者或经管医务人员，如发生流产应将流出的组织全部保留，放容器中或提供无菌容器（如塑料盒等），将标本速送检查处并放冰箱内保存。检查者应于1~2天内尽快检查，以免组织坏死溶解不易分辨。

检查时将组织放于生理盐水内，如有可能进行组织培养，则应将标本放于Hank溶液中，并需依从无菌要求进行检查。必要和可能时，可以配合胎儿皮肤或器官的组织培养核型分析来进行诊断。

一般自然流产多发生在胚胎或胎儿死亡3~5周才流出，因此组织多坏死明显。近年来由于早孕保健开展较广，有时因子宫大小与停经月份不符或患者有自觉异常或少量阴道出血、分泌物不正常等情况下，采用超声检查及时发现胚胎停育及时处理。故胚胎组织流出时间常较过去为早，组织坏变可能较轻。

2. 检查及诊断　病理学及组织培养检查本部分从略，现只就大体检查介绍于下，一般临床条件下可以操作。

如遇早期妊娠流产有绒毛膜囊，先放解剖镜下，测量绒毛膜囊各径线，打开胎囊测胎囊各径线。检查绒毛有无水肿、水泡样变性等。注意胎囊内有无胚胎组织，有报告约有35%的流产可见胚胎或胎儿可供检查。记录检查结果。如胎儿有可分辨的足部或身体，可测足长、头臀长度及体重并与标准比较；看胎儿相当月份是否与闭经月份相符，或是部分指标符合部分不符合。较大胎儿可做器官检查并与胚胎学中正常发育标准比较，看是否有器官发育迟缓或发育异常。又如胚胎相当的孕期超过神经管闭合期但神经管尚未闭合，可以诊为胚胎有神经管闭合不全畸形。如果孕期超过腭部闭合期但腭未闭应该诊为腭裂。

(1) 常见染色体异常胚胎和胎儿特征。

1) 早期胚胎分化不良常为染色体异常的表现：如有完整的绒毛膜囊或羊膜囊，只可见1~4mm长的胚芽，不能分辨外形和头尾，直接连于3cm直径的羊膜囊上。或全身各部发育不一致，例如眼发育符合较晚的孕期，而肢体发育符合较早的孕期。最常用来判断发育不一致的多为眼与肢体的发育（图5-2）。

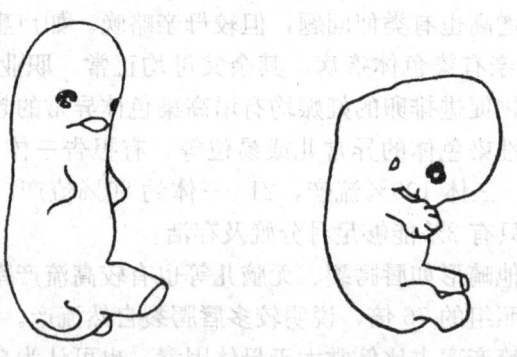

各部位发育不同级　　　发育正常的同级胚胎

图5-2　分化不良胚胎的图示

2) 一些常见染色体异常胎的临床表现：如遇绒毛水肿直径≥2mm时，多可见于三倍体或四倍体。如果绒毛水肿如前，又有胎儿存在并常可见三四指并指更有助于诊断为多倍体。染色体异常中三体型约占50%，尤以21、18、13-三体为多并各有特点。如21-三体儿整体发育迟于孕期、眼距宽、伸舌、平鼻、先天性心脏病如室间隔缺损、通贯掌纹等。18-三体常见单脐动脉、摇篮底样足、心脏发育异常如室间隔缺损、肺动脉狭窄及马蹄肾等。13-三体常有全前脑（大脑不分两半球）、水脑，面中部发育不良可见独眼、小眼、鼻分裂、唇腭裂、多指趾、先天性心脏病、肾发育异常等。各种三体型都常可见颈蹼及肢体、指趾、手纹等改变。性染色体异常中最常见的为特纳Turner综合征，由于淋巴引流异常可以造成颈后水囊及全身水肿、先天性心脏病、马蹄肾等。妊娠后期颈后水囊消失（胸部淋巴管阻塞消失），颈后皮肤宽变为蹼颈，全身水肿仍存在。

当不具备染色体检查及组织培养核型分析条件时，临床表征常可作为诊断依据。当发现一次染色体异常流产儿时，下次妊娠一般不必要做羊水穿刺及胎儿细胞核型分析，但应认真观察胎儿发育。

(2) 其他畸形：在胎儿期与新生儿期改变相似。如停经40天自然流产标本中可发现神经管闭合不全。妊娠早期指趾分裂后即可发现及诊断一些指趾畸形。停经8周后可诊断唇裂，10周后可诊断腭裂。妊娠3个月后器官大部均已发育，大体检查可以发现内脏的畸形，与新生儿期所见一致。

(3) 常见胎盘羊膜脐带的异常：检查流产胎盘时要注意胎盘大小是否符合妊娠月份，胎盘发育不良也可以造成流产。胎盘子面有时可见到羊膜有纤维结节，而使羊水分泌减少造成羊水过少而致胎儿畸形。胎盘接种部位过低也可造成流产。

羊膜纤维由于感染、创伤或多项报告缺乏营养如铜缺少则影响胶原和弹性蛋白合成，而致羊膜纤维易断裂可以形成羊膜索条。羊膜索条缠绕胎儿可以造成胎儿畸形，如断指、断肢，或面、胸、腹裂等。检查中畸形部位可以发现羊膜索条组织，供诊断参考。

脐带发育异常也常为死胎流产原因，例如脐带过长缠绕胎儿或脐带真结，脐带过短牵拉过紧均可妨碍胎儿血流以致死亡。脐带血管发育异常或血栓等也可以影响胎儿血液的供应。

自然流产标本检查及诊断有利于患者寻找病因，进行咨询及诊治指导，提高早期保健的水平。

(三) 孕早期可能致畸的问题及其防治

妊娠8~9周（停经10~11周）胚胎几乎完成了各器官、系统、人体外形和四肢的基本发育，初具人体雏形称为胎儿。但中枢神经和泌尿生殖系统还在继续发育变化。此时胎儿顶臀长度3cm左右，体重数克。在此期前如有某些疾病或不良因素作用在母体，常可波及胎儿影响其正常发育而成畸形。因此做好此时期的保健是预防胎儿疾病的关键时刻。在此期间常见问题：

1. **妊娠剧吐** (hyperemesis gravidarum) 妊娠剧吐造成酮症酸中毒可以致胎儿发育异常，由于呕吐引起的营养不平衡也可以影响胎儿正常生长，因此恰当而积极地处理孕吐极为重要。

妊娠呕吐本为生理现象，如未发展成病理情况，由于孕妇食欲不佳可嘱少吃多餐，解除心理顾忌、正确对待反应，并要注意保持营养平衡以顺利渡过反应期。

如果呕吐较重，可以尽早补充营养及液体不要等待尿酮体出现。如已出现尿酮体阳性时更应积极治疗使之尽早消失。如果妊娠呕吐经过积极治疗效果不好，并持续时间较长超出孕早期很久，应认真检查胎儿发育有无异常。

2. **发热** 孕早期发热，热度对胎儿的危害有时超过致热的病原。并且增加孕早期用药的机会。故应强调保健，预防孕早期发热的疾病。如已感染发热疾病应积极采取物理降温，降温尽可能发生在控制病原体之前。因为有研究报道，体温超过常温1℃持续24小时以上即有致畸可能。持续时间也与致畸有关，体温高持续时间虽短也可伤及胎儿。在孕早期发热可以致畸，胎儿期后虽不能再有大的结构畸形发生，但可损伤胎儿神经系统造成生后小儿痉挛、智力低下。动物试验已经证明，孕期发热的母兔所生小兔脑多处发育异常，还可以发生神经管闭合不全、小眼、小头、小下颌、唇腭裂等。

除避免孕期生病发热外，还应避免其他能影响孕妇体温升高的因素。如高温作业的职业，生活上如热坐浴、桑拿浴等均有增加先天畸形发生率的报道。除致畸外，流产、死胎率均可增加。

3. 宫内感染　孕早期最常见的宫内感染为弓形虫、风疹病毒、巨细胞病毒、单纯疱疹病毒，以及其他如肠道柯萨奇病毒、人微小病毒、流感病毒、腮腺炎病毒、水痘、肝炎病毒等。这些病毒或原虫感染均可致胎儿畸形或致病致残。在发达国家或地区这些疾病可以筛查的已成产前门诊的常规工作。可以免疫预防的也多采取了措施。例如美国20世纪70年代每年先天风疹感染儿达2万余例。自从开展儿童风疹免疫注射以来先天风疹感染已极少见。我国目前已在局部较发达地区为小儿作风疹预防接种，或在孕前门诊进行筛检。例如北京大学妇儿保健中心在20世纪90年代初与全国6省协作发现，孕早期风疹原发感染率为3.2‰。按每年我国2 000万出生人口计算，每年约有6.4万母亲初次感染风疹病毒的婴儿出生。如其中50%致畸，则可发生3.2万畸形儿。故应积极开展预防接种争取尽快减少此类残疾儿。

孕期水痘感染，胎儿可以发病，并在皮肤上残留大片瘢痕。各种病毒感染包括流感、腮腺炎病毒可能引起胎儿脑脊膜炎，造成粘连性脑积水，可作为筛检的指标。还有报告一些病毒甚至弓形虫宫内感染，胎儿虽未致畸，但病原体潜在胎儿体内，出生后，甚至出生后数年出现肺炎、脑炎等疾病使小儿致死致残，更增大了宫内感染的危害性及远期追踪研究的迫切性。

4. 先兆流产　自然流产中前面已经提出胎儿发育异常比例很高。因此，遇先兆流产应首先排除有无母体因素如子宫肌瘤、黄体激素不足等月经史、外伤史及全身疾病史等。如认为胎儿因素较多不宜积极保胎，以免增加异常儿出生机会。流产排出的组织应做临床检查以寻找流产原因，供下次妊娠参考。

5. 烟酒　孕妇吸烟或被动吸烟可以造成低体重儿，并有报告自幼与吸烟者接触，以后发生肺癌机会增多。经流行病学调查吸烟不只是增加肺癌，其他器官癌症发病也相应增加。烟碱可以增加流、早产机会并使胎儿容易发生宫内窘迫，新生儿存活力低，容易生病等危害。因此，孕期孕妇不应吸烟，还要避开吸烟污染的环境，以防被动吸烟，减少去公共娱乐场所（如影剧院）的机会。周围人也应关心孕妇，自觉地不在公共场所和有孕妇的环境吸烟。社会上应广泛宣传作出规定，限制公共场所吸烟的不良行为。

酒精已被公认为致畸物。孕期饮酒造成的胎儿畸形称酒精中毒综合征，中毒较轻表征不典型称酒精影响儿。因此，孕妇必须忌酒，夫妇一方酗酒均可影响胎儿质量，为了后代健康男女双方都不应有酗酒恶习，婚期狂饮"喜酒"应为取缔的恶习。

6. 偏食和营养不良　孕早期许多孕妇有偏食挑食习惯，因此容易造成营养不良或不平衡。尤其社会上有人宣传偏吃某些食物可以影响胎儿性别，因此人为地造成营养不平衡。Dieckmann等研究孕妇每日摄入蛋白质<55g，妊娠前3个月流产率为8.1%，新生儿健康甚佳者只有1/3。如每日摄入蛋白质>85g时在实验组中无流产发生，新生儿符合健康甚佳标准者达3/4。蛋白质中以动物蛋白占大部分，因此孕期偏食或不按科学的营养标准进食会直接影响母子健康，不可随意尝试。此外，目前生活条件好转，营养过剩，孕妇、胎儿肥胖也均有害健康，应提倡合理膳食。

孕早期常见问题还有如服药不当（见产科有关节）、或是于孕早期接种了风疹疫苗（减毒活疫苗)、煤气中毒等各种问题，均可通过加强孕前宣教减少一些不利因素，如已发生的问题，应个别咨询区别对待。

(四) 孕早期的特点及保健重点

确诊妊娠即开始保健，并且越早越好。北欧国家90%以上的人在孕8～9周已开始保健。美国20世纪90年代妇幼保健规划中，也提出要求孕12周前开始保健者达到90%。说明早期保健的重要性。我国自1978年开始开展围产保健以来，不断宣传推广早孕保健的意义及重要性，使早孕保健率不断提高，并且逐渐推广到农村，作为降低孕产妇与围产儿死亡率及先天畸形发病率的一个重要途径。

孕早期保健重点——除注意全身心的健康外，防胎儿畸形是孕早期保健重点。

1. 对孕妇进行体检及必要的化验检查　了解孕妇健康状况及是否可以承受妊娠。有无有关妊娠的危险因素，需要孕期进行何种监护及处理，需要在具有何种条件的单位进行保健。

2. 进行盆腔检查　了解软产道有无异常。如有无阴道横纵隔；子宫颈、宫体有无异常如畸形、肌瘤、旧裂等；盆腔内生殖器有无疾病如卵巢肿瘤、炎症、包块等；如对妊娠或分娩有影响者，应及早处理。

要注意子宫增大与闭经月份是否相符，因为孕早期子宫大小最易查清，并且不同孕周形状大小均有不同，因此可以了解确切受孕日期，供以后判断有无宫内发育迟缓或巨大胎儿作为依据。

3. 进行必要的遗传咨询　既往史、孕产史及家族史的了解，作为孕期保健以至分娩期的参考。

4. 进行孕期保健指导　例如：

(1) 每日生活起居要有规律，避免过劳，保证睡眠时间，每日要有适宜的活动。

(2) 避免精神刺激，保持心情舒畅。

(3) 注意营养，避免营养失衡。

(4) 保持室内空气清新，不去空气污浊环境。

(5) 对工作环境进行咨询，避免接触不良环境或不良体位等。

(6) 注意冷暖减少疾病，生病用药要遵医嘱。

(7) 早期、定期、按时接受产前保健检查及指导。

在孕母身心健康的环境下，使胎儿能健康发育。早期胎儿发育良好，将成为以后发展发育的基础。

5. 孕期破伤风类毒素注射　孕期破伤风类毒素注射是预防新生儿破伤风有效办法之一。有些孕妇在偏远地区或山区，临产时可能未及时得到消毒接生，如果孕期曾做过破伤风类毒素注射，母子均可有免疫力而避免破伤风感染。一般注射两次间隔4周即有免疫能力。在第2针后6个月、在分娩前4周注射第3针，则可有5年免疫力。因此应争取在孕早期保健时注射第1针。

其他免疫注射应遵医嘱，以免注射不当造成对母儿的危害。例如：孕期可用的疫苗除破伤风疫苗外，还有狂犬疫苗、乙肝疫苗、乙脑疫苗等。禁用的疫苗多为活疫苗或减毒疫苗如水痘、风疹、麻疹、腮腺炎疫苗等，全身反应较大的疫苗孕期均应禁用。

（五）孕早期保健的效果观察

经过一段孕早期开始的保健，已经取得理想效果，为推广孕早期保健打下良好基础（表 5-1）。

表 5-1 孕早期保健的效果

结果	孕早期开始保健组	对照组
围产儿死亡率（‰）	9.96	15.15
死胎死产率（‰）	5.95	10.10
新生儿死亡率（‰）	4.01	5.05
先天畸形发生率（‰）	0.80	1.19

上表为北京大学第一医院妇产科开始实施孕早期保健后及时的效果观察。从孕早期开始保健者 1 004 例，与对照组孕早期后才开始保健者 3 176 例的妊娠结局比较，各项指标均有明显好转，死胎率下降尤其明显。以后又有不少地区做出孕早期保健改善及保障母子安全的报导，使孕早期保健得以推广。

三、孕中期保健

一般情况下孕中期妊娠（second trimester health care）比较平稳。孕早期对致畸物敏感，容易发生流产；而孕中期胎儿不易发生结构畸形，胎盘形成后也不易发生流产；孕晚期妊娠并发症较多而孕中期较少。因此孕中期的保健容易被忽视。

孕中期是一个非常关键的承上启下时刻。例如孕早期遇到这样那样的问题要严密观察胎儿是否受损伤，常须等到孕中期进行产前诊断，妊娠晚期并发症的预防也至少需要从孕中期开始。孕中期如果发现胎儿有某些严重问题是处理的良好时机。例如在发达国家尤其美国开展胎儿外科，进行宫内膈疝修补术、尿道阻塞尿液引流术等均需中期施行。实在无法挽救者中期流产也不纳入围产儿的死亡统计。孕中期虽然四肢五官及约 90% 的内脏大体结构已经形成，但是微细结构继续进行发育直到出生，并且生长发育速度远超过孕早期。这些特点也就形成了孕中期保健的重点。

（一）加强营养

胚胎在孕早期主要时间为分化各胚层及以后的躯体四肢、五官内脏等；因此极需要每时每刻保证胚胎发育的良好环境，使每一点、每一段都能发育正常。因此，在营养方面需要的是平衡而不是大量。到形成胎儿时体重也只有几克。以后，胎儿发育逐渐加速。在孕 5 个月前胚胎或胎儿的身长应为月份（每 4 周为 1 个月）的平方（cm）。即 1 个月身长 1cm、2 个月 4cm、3 个月 9cm、4 个月 16cm、5 个月 25cm。以后 5 个月为月份乘 5 即 6 个月 30cm、7 个月 35cm 等，到 10 个月（足月）为 50cm。由此看出孕 3 个月到 4 个月，1 个月（即 4 周内）身长增长 7cm，而 4~5 个月，4 周内增长 9cm，超过整个孕期各个月份身长生长速度。此时期四肢躯干、头部、内脏都要相应增大，因此体重生长也较早期明显加快，每月约长数百克。一般人均可感到妊娠 4 个月后腹部明显凸起，食欲增加，并时常发生腰腿痛、小腿抽筋等缺钙的症状；孕期贫血等发生率也较早期为多。因此，增加营养已极重要。

（二）产前诊断及生长发育监测

妊娠中期除胎儿生长发育加快外（表5-2），羊水相应增多，此时期是羊水相对较多的时期，因此胎儿在羊水内活动自如较少受压挤；但如脐带较长或活动较多，常是脐带缠绕的时机。

表5-2 胎儿发育情况表

胎龄 （停经周）	顶臀长度 （cm）	身长 （cm）	重量 （gm）	发育情况
9～12	5～8	4～9	10～45	12周外生殖器官发育
13～16	9～14	9～16	60～200	肌肉发育，胎动明显
17～20	15～19	16～25	250～450	毛发发生，有吞咽动作
21～24	20～23	25～30	500～820	眉睫生长，皮红而皱，几乎无皮下脂肪
25～28	24～27	30～35	900～1300	眼张开，皮下脂肪少
29～32	28～30	35～40	1400～2100	皮下脂肪增多，睾丸降入了阴囊
33～36	31～34	40～45	2200～2900	皮下脂肪增长快，皮红渐减
37～40	35～36	45～50	3000～3400	胎体丰满，体毛脱落，呈足月儿状

孕中期由于胎儿已较大，内脏也已较健全，因此超声检查常可发现一般结构畸形，并且可对有无脐带缠绕现象提供线索。由于羊水较多其中生化物质也增多，可以进行羊水穿刺及各种产前诊断检查如B超、染色体核型分析、生化物质检测等。

妊娠中期还可以用妊娠图等来监测胎儿生长发育趋势等问题。如果生长发育趋势不良，可辅以超声或其他检查。在临床尤其基层非常有用。

（三）继续预防胎儿发育异常

孕早期胎儿大体结构已发育，例如耳部耳壳、耳道已经长成，但前已提到中枢神经系统还在继续发育一直到出生。因此感官神经例如内耳、听觉毛细胞等在妊娠中期才发育，此时如使用损伤听神经的药物可致胎儿失听。因此更应当注意对器官尤其功能方面的保护。

妊娠中期胎儿脑回尚少，有待孕中晚期继续发育。泌尿生殖器的发育孕中晚期也极重要。例如女性胎儿的卵巢分化较晚，约在孕10周后才开始形成卵巢皮质层，16周后才分化发育出大量的卵原细胞及以后的始基卵泡。因此，妊娠中晚期如遇不良发育环境仍可以出现结构的缺陷，但不在体表。又如孕母发热同样可以损伤胎儿大脑；噪音环境可以损伤胎儿听神经；睾丸发育中遇障碍可以出现隐睾等。因此，孕中期保健仍要注意预防胎儿发育异常；尤其器官功能方面的损伤危害大，但出生前又难于发现，必须从预防着手。

（四）胎教研究

在胎儿神经系统发育基础上，一些优生研究工作者进行了不少有关胎教的研究，如与胎儿谈话、触摸、一起听音乐等。在不造成胎儿损伤基础上，是一项有利孕妇心理健康及有利妊娠的活动。

（五）预防晚期妊娠并发症

预防晚期妊娠并发症最主要是预防造成孕产妇主要死因之一的妊娠期高血压疾病。其发病常在孕 20 周以后，故应及早预防。由于妊娠高血压疾病的病因尚未全明确，因而尚不能完全预防其发生，但如能做好预防工作有重要作用（详见孕晚期保健）。

（六）生殖道感染的局部治疗

由于孕中期妊娠比较稳定，不论孕早期或中期发现的生殖道感染的局部治疗多在孕中期实行。并且应当争取达到治愈，以免产时造成分娩中感染。如小儿生后的鼻炎、咽炎、喉炎、肺炎等常与母亲产道感染有关。北京大学妇儿保健中心对北京城区、农村及流动人口中部分育龄妇女共 700 余例进行生殖道感染的普查，包括滴虫、真菌、解脲支原体、沙眼衣原体、淋病及细菌性阴道病，患病率为 29%。说明该类疾病患病率很高，是孕中期保健中一个重要的任务。

（七）孕期传染性疾病母婴传播迟发效应的危害及预防

孕期的各种传染性疾病都有传播给胎儿或新生儿的可能，这种母婴传播（mother-to-child transmission，MTCT）的途径及防治均有较多研究及报道。近年来对于小儿先天感染后的迟发效应逐渐引起人们的重视，尤其我国少生优生政策，对提高出生质量极为重要。出生质量不只是在出生当时判断，有些出生缺陷会在出生后数年或更长时间才能出现，小儿长大才出现伤残或死亡时，对个人、家庭、社会危害更大。这种迟发异常一部分为遗传性疾病，另一部分即为母婴传播感染（尤其病毒感染）的迟发效应所致。前者在有关章节介绍，现仅就后者进行探讨以便引起更多人的重视及积极地从事预防研究。

孕期感染性疾病常见如 TORCH 感染、各种性传播疾病，以及流感、腮腺炎、麻疹、水痘、肠道病毒感染等也可见到，并且多有母婴传播的可能。

不论母婴传播的途径是经胎盘传播、上行感染、血行感染或经产道直接接触（经胎儿有破损的皮肤、食管、气管等）感染，均可使胎儿感染。感染者的近期反应容易观察到，生后数月内也常因带有母亲抗体而暂不发病，远期（迟发、潜伏、隐性）效应则常被忽视，儿童期或更迟发生各种疾病很难与孕期联系，因而未能注意加强孕期防治的可能性。

目前已知许多有关先天感染的迟发性疾病，例如有报告先天风疹感染的迟发性障碍，可以在幼儿期甚至青春期渐出现耳聋、高度近视、智障、糖尿病、神经发育迟缓等，尤其糖尿病可以发生在 20~30 岁之间。又如先天性单纯疱疹病毒，感染小儿的中枢神经系统，损伤可以是亚临床型的，以后才渐出现神经系统障碍或弱智。先天性弓形虫感染可见隐性型，也即无症状型，小儿在生后数月、数年，甚至到成人期才发病。先天梅毒感染中的晚期型或胎传潜伏梅毒，其潜伏期均在 2 年以上，前者发病后的临床表现如成人的三期梅毒，后者没有症状，但二者梅毒血清反应均为阳性。肝炎的母婴传播造成感染子代远期肝硬化、肝癌等危险已众所周知。加之，先天感染的婴儿患病症状与一般可有不同，例如有报告，先天巨细胞病毒或衣原体感染引起的肺炎常不发热，但有咳嗽、气急、呼吸困难、流涕以至喘鸣等症状。如查血清 CMV IgM 抗体阳性、咽拭及尿可分离出 CMV、X 线呈间质性肺炎改变等，有些感染可以引起败血症、脑炎等病。以上这些特征使人易忽略先天感染问题，因而未能在孕期（尤其孕中期）或产后恰当时期予以诊治而造成后患，远期发病后不再容易治疗。因此，提高对孕产期感染危害的认识，一方面应及时发现及时治疗，尽量减少母婴传播的机会；另一方面要加强对小儿的监护，如有感染表现，虽未发现临床异常，也应积极采取适当预防性治疗及观察，以防后患。

2006年出版的《美国妇产科》杂志报道，慢性绒毛膜羊膜炎可以使子宫内传播 HIV 的危险性增加，因此考虑到对 HIV 感染孕妇妊娠期用预防性抗生素治疗可能减少慢性绒毛膜羊膜炎，从而可能降低子宫内 HIV 传播的危险性，为缺少抗逆转录酶病毒治疗药物的地区提出希望。但对抗生素选择及干预治疗最佳时机尚待研究。也有报道，筛查宫颈内粒细胞弹性蛋白酶如升高表示患过绒膜羊膜炎，可以增加 HIV 宫内传播危险，因此可以作为预测胎膜炎症的方法。

四、孕晚期保健（third trimester health care）

由于胎儿发育较中期更快，因此孕晚期保健中孕期营养及胎儿生长发育监测更为重要。孕晚期并发症较多，时常威胁着分娩及母子安全，故预防及早期诊断和治疗妊娠并发症是晚期保健重点之一。

(一) 妊娠期高血压疾病

1. 危险因素　根据流行病学研究，妊娠期高血压疾病的危险因素如初产妇，高龄产妇，体型矮胖，体重指数≥24（kg/m^2），营养不良及贫血，合并慢性肾炎，糖尿病，多胎，羊水过多，气候，环境及种族，遗传等因素。因此及早筛查危险因素进行预防极为必要。

2. 预防措施　加强产前保健，孕早期测血压以了解基础血压，以后定期观察血压变化。许多研究表明，孕期系统保健明显有助于子痫发生率的下降，并可对有危险因素者进行预测。

预测常用方法如：

(1) 测平均动脉压法：平均动脉压=舒张压+1/3 脉压≥85mmHg 为阳性，BMI=体重(kg)/身高^2（m^2）≥24 为阳性。

以上常用于孕中期检查，发现阳性及早预防。

(2) 翻身试验法：孕妇取左侧卧位时测血压，待舒张压稳定后，翻身仰卧 5 分钟再测血压，若仰卧位时舒张压与左侧卧位时的舒张压差值≥20mmHg 时为阳性。此法多用于孕晚期。

(3) 血液流变学试验：低血容量（血细胞比容≥0.35）及血液黏度高（全血黏度比值≥3.6；血浆黏度比值≥1.6）者，提示孕妇有发生妊娠期高血压疾病的倾向。

(4) 尿钙排泄量：妊娠期高血压疾病患者尿钙排泄量明显降低，仅为正常孕妇的 13%～15%。妊娠 24～34 周进行，测定尿钙/肌酐（Ca/Cr）比值。若尿 Ca/Cr 比值≤0.04 时，则有预测妊娠期高血压疾病价值。测定尿 Ca/Cr 比值可作为预测妊娠期高血压疾病的一种简单、易行、准确的方法。

以上预测如为阳性，孕妇有较大患妊娠期高血压疾病的可能，宜早预防。我国有研究表明，大量补钙（每日 1g 以上）减少了有危险因素的孕妇妊娠期高血压疾病的发病率。

3. 如果妊娠期高血压疾病已经发生可以预防其进一步恶化。如发现轻度子痫前期即给予早期治疗，如休息、左侧卧位等。密切观察效果，常可防止病情发展到重度。

4. 根据不同程度妊娠期高血压疾病给予不同条件的保健。例如轻度子痫前期可在基层保健。重度子痫前期必须转到处理条件较好的综合医院诊治。

实践证明通过对妊娠高血压疾病的早期发现、早期治疗及管理，因妊娠高血压疾病造成的孕产妇及围产儿死亡可有明显的下降，子痫的发生也减少。

（二）胎膜早破的预防

近年来胎膜早破发病率很高，许多报告都在 15%～20%，并认为主要与生殖道感染发病率高有关，造成宫口处绒毛膜羊膜炎而易破裂。有研究认为，当宫颈有炎症并孕晚期有性生活史者更多见。也有报告孕期营养中如缺少微量元素铜或补锌过多，血中铜锌比例呈负相关则铜减少，影响胶原和弹性蛋白结构而使胎膜易破。

胎膜早破可以引起脐带脱垂、早产、宫内上行感染等危险，因此发现有生殖道感染的孕妇，应于孕早期或孕前进行恰当治疗。孕期营养不宜滥补应按医生指导进行。

（三）胎位不正的处理

晚期妊娠常见的胎位不正多为臀位，尤其是初产妇。多次经产的孕妇由于子宫、腹壁肌肉均较松弛，容易发生横位等各种胎位异常。

在孕 28 周后发现胎位异常就应考虑纠正。如为臀位甚或横位、斜位均可用膝胸卧位方法来纠正。一般说有 70% 左右臀位可于 32 周前被纠正或自然转正。

胎位不正可以造成难产危及母亲及胎儿安全，因此产前必需认真对待胎位问题。有人认为初产妇足月臀位以剖宫产为佳。

对持续臀位必须注意的问题：

1. 胎儿畸形　由于胎儿畸形可以引起头盆不相称或头轻（如无脑儿）而头不向下；或由于胎儿肌肉麻痹、运动不好而不能转正等。因此，做剖宫产前，必须排除这些问题再做。

2. 胎势问题　有研究如单臀时，胎腿直伸则不易转正。因此在纠正胎位时应考虑这些可能。

此外，保健工作者必须知道，虽然孕晚期有些孕妇胎位正常，但由于姿势等问题如枕横位、枕后位或额先露、面先露等而发生头位难产。因此，尽管产前没有发现胎位、骨盆等异常，也应认真观察产程，以免发生难产，贻误处理时机，危及母子安全。

（四）产前出血的处理

不论孕中期或孕晚期发现产前出血，一方面要及时想办法确诊是否前置胎盘或胎盘早期剥离，可行 B 型超声波检查等；一方面要让孕妇去有输血及实施难产手术条件的医疗保健机构接受保健及分娩。否则一旦发生大出血，威胁母子生命。

五、妊娠各期保健要点归纳见表 5-3。

六、产时保健

产时保健（intra-partum health care）也就是指分娩与接产时的各种保健及处理，这段时间很短但很重要，亦很复杂。有人认为整个妊娠安全的关键是分娩时的一瞬间，因此产时保健最重要。这样强调以避免因产时保健不好，造成母儿损伤是必要的。但是正常情况下，良好的孕期保健能减少很多分娩时的问题，这都是产科学重点，临时出现异常应为少数，并且每当回顾分析时，常可找出各种事先的漏洞。

但是针对我国国情，住院分娩多数是在基层医院分娩。例如我国某发达省的一城市报告该市住院分娩率已达 90% 以上，但其中住乡级卫生院的占 60% 以上。北京大学医学部 1989 年在江苏、河南省部分农村所做孕产妇死亡社会因素调查中发现，产妇（主要是初产）在乡级卫生院及村卫生室分娩是危险因素。因此住院分娩率低且一些医院产科水平低，反映出较

表 5-3 妊娠各期保健重点归纳

时间	保健要求	一般监护		健康教育
		临床	实验室	
孕前期	选择良好受孕时机，夫妇双方身心健康，进行有关咨询	体格检查（双方）及时治疗不宜妊娠的疾病	血、尿、便常规、肝功、胸透、生殖道感染、性病筛查	孕前准备、孕前保健各项要求的意义、戒烟酒
孕早期	尽早发现妊娠，检查内科合并症，预防致畸，筛查危险因素及早干预	早孕检查，早建卡，测基础血压、身高、体重，及早发现妊娠禁忌证及合并症、并发症（如异位妊娠）等，了解子宫大小是否符合闭经月份	血红蛋白、尿常规、必要时查肝功能、血型、生殖道感染、性病筛查	早孕卫生、优生优育、避免接触致畸因素、检查异常项目的诊治、定期产前检查重要性
孕中期	注意胎儿宫内生长发育情况及孕妇营养，预防晚期妊娠并发症	定期产前检查，测宫高，听胎心，绘妊娠图，生殖道感染的治疗（尤其局部治疗），乳房准备开始	贫血者治疗后复查、必要的产前诊断、24~28周血糖筛查	孕期卫生、孕妇饮食指导、运动训练、器官功能保护
孕晚期	预防和早诊、早治妊娠晚期并发症，矫治胎位异常，监测胎儿生长发育，营养指导	定期产前检查（血压、体重、水肿、宫高、胎心、胎位、先露情况），测量骨盆，预测分娩方式，根据病情需要决定分娩地点，自我监护——胎动计数	复查血红蛋白、尿蛋白、血糖筛查	产前准备及运动训练、自然分娩优点宣教、临产知识、母乳喂养教育、左侧卧位、防早产、防过期妊娠、有危险者防产后抑郁

多产时保健的严重问题。故我国卫生部曾组织专家讨论针对产时保健中反映出来的问题提出了"五防、一加强"的保健重点，以使条件较差地区或医院能从这几方面考虑预防措施并做好处理准备。如无条件处理及时向上级医院转诊。

"五防、一加强"主要内容如下：

（一）防出血

产科出血尤其产后出血是我国农村孕产妇死亡的第一位死因。因此预防产后出血应为产时保健一大重点。

筛查产后出血危险因素如羊水过多、多胎、多次经产，有产后出血史、肝炎史、贫血史、血液障碍疾病史，流产≥2次、死胎等，均应转入有输血条件医院分娩，并做好预防产后出血的各种准备。

据流行病学调查，关于产后出血量，在产时出血约占24小时出血的50%，产后2小时出血量约为24小时的70%左右。因此如果产时出血量较多超过250ml，预示24小时出血将超过500ml，就应及时寻找出血原因积极处理。同时，对筛查出有产后出血危险因素者，应进行预防羊水栓塞及了解发生羊水栓塞的有关因素的教育。如有关缩宫素正确应用的问题、避免宫缩过强或强直宫缩、人工破膜的注意事项、预防宫颈或子宫的损伤减少有开放性血管暴露及过多不必要的操作等。

现在有人将胎盘娩出后2小时列为第4产程，可以引起人们对产后2小时内病人变化尤其出血情况的注意。第4产程未完成等于接产任务未完，对在家分娩的接生者提出严格要求，不得过早离开产妇，但第4产程不计入全产程中。

（二）防感染

接生过程中严格无菌操作，进行四消毒（产房、产包、产妇外阴、接生者手和手臂）。对有可能发生产后感染的产妇，合理应用抗生素，并做好产褥期卫生指导。

（三）防滞产

滞产发生的原因各国或各地区有所不同。例如在我国实行晚婚晚育，少生优生政策以来，初产妇占的比例越来越大，产妇平均年龄及胎儿体重也不断增加，因而相对头盆不称，宫缩乏力，滞产必然增加。在我国这种情况下，头位难产占难产的比例也较高。因为我国孕产期保健覆盖面比较高，筛查高危，分级管理，一般臀横位、骨盆狭窄等难产多能早期诊断恰当处理。头位难产常不能较早识别，尤其在基层。因此只有当遇见产程延长，分娩进展受阻时才发现。如有进行阴道检查及诊断处理条件处可以继续处理，否则应请上级或转上级处理。

（四）防产伤

产伤可以造成小儿死残，对于孕产妇尤其初产妇威胁很大。在"恰当及时地掌握剖宫产指征以防损伤胎儿"的要求下，对医生压力也很大，因此放宽剖宫产指征就成常见现象。目前我国剖宫产率不断上升引起国内外注视。探讨剖宫产率高的原因及解决的办法就成为当前研究的重要课题。

剖宫产本身也有对母儿的危害甚至是长远的，因此并不是一个良好解决产伤的办法。北京大学第一医院从1970年到1995年初产妇剖宫产率从7.86%上升到33.38%，产妇平均年龄从27岁升到29.7岁，新生儿出生体重从3 019g升到3 407g。但在20世纪70年代，年龄在29岁或以上，新生儿出生体重在3 400g及以上的初产妇中剖宫产率只为

21.20%。说明年龄、出生体重的变化尚不能解释剖宫产率升高的全部原因。20世纪70年代末提倡独生子女政策后，从1980年后剖宫产率上升趋势快，表明社会心理因素的影响。上海第一妇婴医院采用专业人员陪伴产妇的方法，结果实验组的顺产率为83.9%，而对照组为67.3%，也可说明剖宫产率的上升并非全是生理变化所必须，应从社会、心理等各方面去解决。

防产伤应从认真观察产程，关心病人疾苦，使孕产妇能与医生密切配合促使分娩进展顺利着手。尽量减少不必要的干预及不适当的操作。提高接产质量及技术，减少不该有的损伤。在此基础上及早识别难产及早处理以防并发症。避免以一个新问题代替一个老问题。

从另外一个方面看，北京大学妇儿保健中心对87例1岁以下的脑瘫、智力低下儿进行回顾性分析，发现其中18%为产时因素（国外报告7%～15%），而43%为先天遗传因素。并发现26.5%的先天发育异常小儿有出生窒息、早产、难产等情况。因此分娩前应对胎儿健康情况有较多了解，并且分析脑瘫、智力低下病因时应弄清因果关系，以免误导。

（五）防窒息

胎儿窘迫或新生儿窒息常是事先难以预报但又危害很大的并发症。据北京大学妇儿保健中心统计，一组无任何危险因素的初产妇，发生不良妊娠结局的主要原因之一是胎儿窘迫。其中一部分以手术产结束分娩，如在无手术产条件下分娩则对胎儿有很大威胁。因此，应采取预防措施。

在妊娠晚期至临产前发生的胎儿窘迫多为慢性缺氧，如能及时发现采用保守治疗可能缓解。因此一方面强调妊娠晚期每周1次产前检查（必要时还应增多），在有条件处应推广家庭监测胎心胎动的适宜技术。对于在分娩期发生的胎儿窘迫主要为急性缺氧，发生率更高，如在医院分娩经过保守治疗无效应尽快结束分娩。如在家中分娩，应当要求在家接产者具备对胎儿窘迫紧急保守处理的一些条件，如带氧气袋、葡萄糖注射液及维生素C注射剂等，并应具备新生儿窒息复苏的条件或在处理同时请上级或其他医生携复苏器械前来协助处理，基层还应加强抢救、运输、通讯等条件。

（六）一加强

主要是指产时的加强监护。对产妇应严密观察产程，应用产程图。对胎儿严密观察胎心，有条件的地区应用电子胎心监护仪监护胎心及宫缩。如有异常，产科和新生儿科医生密切配合以便做好新生儿的抢救工作。如产妇有内科合并症如心脏病应有内科医生在场监护及处理。

转诊时应有医务人员陪同，减少震动，注意需要的体位，氧气吸入，维持静脉点滴，沿途密切观察血压、脉搏、宫缩、胎心、阴道出血等。携带必要的急救药物及时处理。

转诊必须考虑周到，一次到位，转诊前应与接诊方联系好，使患者能最快速度得到有效治疗。

总之，住院分娩是当前迫切需要提倡的，并且按照孕产妇情况应当选择具备孕妇需要的条件的医院。多项关于产科床位使用情况调查显示，我国县以上医院资源良好，对减少孕产妇死亡是保护因素。但目前产科床位利用率偏低，因此，提高住院分娩率及住院分娩的标准要求已是当前产时保健中亟待解决的问题。

（七）建立"以人为本"的新产科服务模式

为孕产妇提供温馨、舒适、方便、优质可负担得起的良好保健服务；创造陪伴分娩条件；尊重孕产妇及其家庭的风俗文化；鼓励产妇自由活动和自由分娩体位；避免不必要的操作及干预；向孕产妇及其家人提供产科服务有关的信息；尽量减少并发症的发生，促进自然分娩，保护母儿健康。

七、产褥期保健

产褥期保健（post-partum health care）一般都在初级保健单位中进行。按我国产后访视规定，第1次访视应在出院后3天之内（约产后1周），第2次为产后2周，第3次为产后4周，第4次应在产后42天左右去分娩单位检查并携带婴儿，如有异常应增加复查次数或转诊，出院时如为高危儿或高危产妇应由接产单位随访。

产褥期访视者应密切观察母亲有无乳房或生殖道感染、子宫复旧异常等情况；手术者手术伤口情况。产前有并发症者有无后遗疾病如高血压、贫血等尽量争取产褥期积极治愈。这些均应在出院时由接产单位向访视单位交接（多通过书面）清楚。如果访视单位观察治疗中效果不好，仍应转回接产单位或医院处理。

还应注意产母泌乳情况，指导母乳喂养，作为产妇与社区联系的桥梁。产褥期后，指导计划生育方法选择及落实。将保健卡结案转回当地的保健机构。将新生儿转入当地儿童保健系统。

新生儿的保健在访视期间也极为重要，有报告小儿精神运动发育障碍者中，15%是由于新生儿期疾病造成，例如黄疸、发热、低血糖、惊厥等。由于未能及时识别及恰当处理因而造成严重后遗症。因此访视者一方面应做系统观察，另一方面应具备母亲产褥期及小儿新生儿期保健两套知识技能；并与上级医疗单位或接产单位取得密切联系，随时发现异常都能得到及时处理或指导。

产褥期保健是孕产期一切生理心理变化恢复期的保健。通过保健避免和减少异常情况的发生，并获得及时治疗，使产妇能迅速恢复健康避免后遗疾病；以便承担抚育婴儿的任务，甚至要承担家庭及工作的双重责任。据WHO报告，每发生一例孕产妇死亡，同时还会有15～20位孕产妇有妊娠分娩后遗症的疾病。因此产褥期保健以恢复孕产妇健康为宗旨，任务是重大的，更不是可有可无的。高水平的孕产期保健必须具有高水平的产褥期保健，否则孕产期保健是不完整的。但是，甚至在大城市医院只能完成产时及以前各阶段保健，产褥期保健由其他单位负责，又缺少密切的联系和法律职责等的固定关系；因此，产褥期保健服务及水平不能得到保证，这将严重影响产妇和新生儿的健康，甚至影响小儿的一生。1996年国际妇产科杂志报道产褥期是孕产妇死亡的又一关键期，因此产褥期保健必须引起重视及加强。

此外，产后体形恢复也是当前年轻产妇重视的问题之一，产后健身操可获得良好效果（图5-3）。

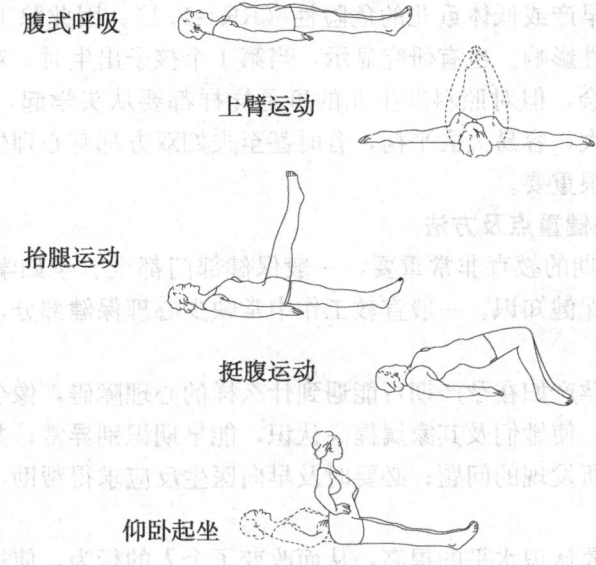

图 5-3 产后健身操示意图

八、孕产期心理保健

我国医学模式转变较慢，导致人们对心理健康与保健的重要性认识不足。孕产妇当自己感到心理有异常时多是讳疾忌医，另一方面，由于医生缺少这方面的知识与认识，因而贻误病情，甚至给病人带来医源性的心理打击而不觉。因此，孕产期心理保健（psycological health care）是当前保健工作中的一个薄弱环节，必须努力加强和提高。

近年来有研究表明我国产后抑郁的发病率与西方国家基本相同，如不及时加以注意可能造成家庭破裂、孕产妇自杀、杀婴，或影响对小儿的抚育及早期教育，其行为直接威胁着社会安定和优生优育政策的贯彻。也有研究发现孕期发生的负性生活事件较多，刺激强度较大则易发生妊娠期高血压疾病，也提示孕产期加强心理保健的重要性。

（一）孕产期是妇女心理保健的重点时期

过去已经认识到"脑-体"是作为一个整体发生疾病的。实际上"脑-体"就是"心理-躯体"疾病的物质基础，并主要是通过神经、内分泌系统在起作用。

女性一生各个阶段内分泌都有着重要的变化，尤其是性激素。从青春期性腺发育性激素增多，经过成熟期到性腺衰退性激素减少，有着多次发生心理障碍的危险期。例如月经前期、孕产期、围绝经期等，因此这些时期做好心理保健预防身心疾病是非常重要的。

有人报告在致畸敏感的孕早期，精神打击可以增加体内肾上腺皮质激素，可以造成胎儿先天畸形例如唇腭裂，因此同孕期禁止服用激素一样应该避免精神打击。也有研究发现产后雌激素低时部分人血浆中游离色氨酸的浓度也减低，导致神经介质 5-羟色胺的合成减少，造成情感性障碍而发生抑郁症。还有报道显示，β内啡呔、儿茶酚胺、多巴胺等的改变与心理障碍的关系。这都是孕产期容易发生心理障碍的基础，也有人认为可以利用产后测定这些成分的异常来预报心理障碍发生的机会及严重程度。此外研究显示，凡有职业压力与早产及出生低体重儿之间并未发现明显关系。但是，如果孕妇不愿继续做这个工作而仍需做下去，这种压力可以增加出生早产或低体重儿的危险性（RR=8.1）。因此除工作性质外，应评价职业对妊娠结局的心因性影响。也有研究显示，当第1个孩子出生时，对其父母说如同变了一个人：原来是什么都会，但对照料新生儿的事是样样都要从头学起，好像变成一个小孩子，由此心理上压力很大，容易失去平衡，有时甚至夫妇双方都有心理失衡的现象，由此可见社会性因素的影响也很重要。

（二）孕产期心理保健重点及方法

1. 健康教育　孕产期的教育非常重要，一般保健部门都设有孕妇学校，定期向孕妇进行宣传教育，增进孕期保健知识。一般宣教工作中常缺少心理保健部分，故应加强这个薄弱环节。

健康教育应当告诉孕产妇在孕产期可能遇到什么样的心理障碍，像孕产期保健要告诉产妇量血压的重要性一样，使她们及其家属提高认识，能早期识别异常；并能提高自我保健的能力，正确对待和处理所发现的问题；必要时及早向医生反应求得帮助，并于治疗中能与医生良好配合。

由于孕产妇及其家属认识水平的提高，从而改变了个人的行为，使行为从不利健康向有利于健康的方向发展。例如许多家属当了解了心理障碍发生的原因及干预办法时，采取了措施，如有的减少了孕产妇家务劳动负担因而能减少生活压力；有的原来对胎儿性别比较关心，以后则反复向孕妇讲不要介意胎儿性别；有的家庭安慰鼓励孕产妇为了本人及下代的健康不要在乎一些经济上的消费，这样使得家庭更加和睦，孕产妇得到身心的关怀。

2. 关心、鼓励的保健作用　有的医院将临产前孕妇集中起来进行临产前教育。例如教给她们如何呼吸减轻阵痛，如何按摩及用力，产时如何与接产者配合，同时进行一些安慰鼓励，引起产妇对未来宝宝的期望，事实证明分娩顺利者明显增加。自从建立爱婴医院、导乐陪伴分娩、家庭化病房以来剖宫产率有所下降也是一个很好的例子。

研究表明在个人或人群健康促进时有三类因素在起作用：一类是有效措施的特异性效应，一类是安慰剂效应，另一类为霍桑效应。有效措施的特异效应是指针对病原的治疗，像对炎症使用抗生素所产生的疗效。关于安慰剂效应例如有人服用较久安眠药后，只有服药才能入眠，不服用时就不能入眠；如给予一种与所服安眠药形状相同或味道也相似的非安眠药品也能达到催眠目的，即可称为安慰剂效应。霍桑效应是指由于人与人之间的相互影响，虽然并没有客观条件的改变对事情已经有所促进。常见的例子很多，如将要改进生产环境来提高生产的动员和宣传，虽然环境尚未改变，但是由于鼓舞了生产者，因而促进了生产的提高。以上这些效应也可以混合发生作用。

在医学上，新的医学模式即注意到了这些方面的影响。采取干预措施发挥"积极情绪"的潜在作用，有利疾病的治疗及康复。相反，如果遇到医务人员很冷漠无情，缺少责任心和同情心，引起"消极情绪"，其潜在作用对服务对象必将产生许多不利影响。

有心理学家对安慰剂效应或是霍桑效应进行机制研究，例如通过对有关缓解疼痛的观察发现生理上是由于释放内啡呔而调节了痛阈，因而形成了"心理神经免疫学"新的科学领域。

不论从理论上还是实践上都证明了关心、鼓励、安慰等措施对人体健康的积极作用，因此可见其在心理保健中的重要性。

3. 对危险因素进行干预　由于对产生各种心理障碍的危险因素有所了解，因而如同对待生理问题一样可以在孕产期筛查具有各种发生心理障碍危险因素者给予特殊的干预。例如通过研究发现于孕前有情绪异常史、手术产、产后受到关怀帮助少、居住条件不好、对孕产期保健服务不满或患某些妊娠并发症等为产后抑郁常见的危险因素;若再加上发生心理障碍的非孕产期危险因素如幼年丧母、父母早期离异、家中有精神病史等则可以成为产后抑郁或其他心理障碍的高危者。

北京大学妇儿保健中心对产后抑郁进行的干预研究发现干预组产后抑郁发生率为7.1%,对照组为10%。干预措施的保护率为29%。干预组由于采取了干预措施,产后抑郁的分数升高不明显($P>0.05$)而对照组未采取干预措施,产后抑郁分数升高明显($P<0.05$)。这些都表明孕期心理保健、咨询及指导可以减少孕产妇精神障碍的发生率,从而减少了产后的一系列问题。

有针对性的保健知识教育是常用的干预措施,其他如孕前对丈夫和家人的教育,使他们能对孕产妇给予足够的关心和帮助,减轻她们各种压力就可以减少发病的机会。孕产妇受到教育及关心帮助,如果自觉有些异常多能有所控制。例如有一个孕妇向医生反映,近来每当她丈夫晚上回来晚,她就认为他有不忠实之事,但又觉得她丈夫不会做这种事,因而觉出了自己的异常。她的丈夫也能理解她目前状态的原因,而多给予宽慰解释,并尽量减少晚归机会,使问题逐渐解决,没有恶化。有的由于女方自己不认识而尽情发泄,丈夫不理解而互相争吵,最终导致家庭破裂,足见适时干预的效果及重要性。

4. 心理治疗 如果遇到比较明显的心理障碍患者应请心理学家协助治疗,但是一般比较简单不太严重的心理失衡,可以由保健部门经过一些培训后自行解决。例如:使互相帮助者间建立信任关系,以达到情感的交流和疏泄(可以由有共同问题的一组人参加,如都是产后抑郁的患者);了解病人应激压力的原因进行解释和探索减轻其压力的方法及道理,如出生小儿性别未满足家属需要,介绍小儿性别来源使病人对有关问题的本质有所了解;提供解决办法,如介绍孕期心理障碍的原因表现、治疗及预后等;增强医生的社会形象,如外表要平易近人、耐心倾听病人反应、平等相待、富有同情心、对待病人问题态度严肃能为病人保密、有良好医德、有见解、知识渊博、掌握人际交流与咨询技巧等;这样可以增加病人对医生的信任及取得帮助的信心;向病人提供成功的经验,提高患者治疗的期望值,加强自我控制及与别人良好交流的能力;安慰鼓舞,唤起感情作为改变态度和行为的动力及条件。

心理治疗的目的就是为了减轻病人的应激压力,并且各种心理治疗都有其共同的特点。最近有研究认为,母亲孕期应激压力可导致胎儿生后的行为异常。

妇产科医生也应当学会进行一些心理治疗。在疾病诊断中,应当同时判断心理因素与社会因素在疾病中的作用,然后制定包括各方面的治疗方案;常用的技术例如协助性心理治疗或行为治疗较为适用。

协助治疗目的在于动员病人自身良好的心理和社会功能活动能力,去应付自身生活和问题,以防止消沉和进一步地衰退,在可能情况下,应将这种"协助"逐渐移转给患者的家属或朋友承担,以后达到患者自身可以应付的地步为止。这样可以使患者有对付类似问题的能力,启发和鼓励,调整患者周围环境,使患者感情得以抒发以及配合其他一些治疗,如药物治疗或放松训练等均可协同应用,应想法尽量避免患者对医生及其他人的依赖。

行为治疗技术常用的如放松训练,多用来缓解焦虑或紧张。主要是要求病人逐一地绷紧和放松身体不同部分的肌肉;常用的程序是从下肢开始,如从脚腿、盆腔、腹部、胸部、上肢、颈部到头面部肌肉,顺次序地收缩和放松。还可以配合呼吸体操、瑜伽功及各种特制录音带等共同应用。此外,如生活中要在灯光良好的环境下,常找机会唱歌、大笑等均有利防治情绪抑郁。

脱敏疗法,常用来减轻焦虑。如让病人和治疗者一起将患者感到焦虑害怕的事,在使其先放松的基础上重演,而使之逐渐失去对其之恐惧,还可以和其他疗法相结合。

当妇产科医生或保健工作者感到治疗有困难时应请心理学家协助。必要时也可以加用一些药物治疗,综合治疗是最理想的。

每一个产妇都有生理变化但并不是都有心理障碍,因此一些社会因素刺激,如过度劳累者减轻其负担常可防治疾病。在同样社会性刺激下亦有人也不发病,这表明还有个体差异或环境的不同。

普遍又有针对性地开展心理保健,预防身心障碍,保护孕产妇母子健康是非常必要及可行的;这也是提高孕产期保健工作水平及效果的重要一环。澳大利亚有较先进的孕产期保健,孕产妇、围产儿死亡率很低。其卫生年报的孕产期并发症中,产后抑郁症发病率为10%~20%,是最常见的孕产期并发症之一。墨尔本妇产医院年报中每年心理门诊上千余人次,社会性问题门诊500余人次,是新医学模式在孕产期身心保健中的良好样板。

九、孕期营养

孕期营养(nutrition during pregnancy)关系到母子两代人的身体健康,营养不良与营养过剩及失衡在我国同时存在,因此,提供孕期营养指导及合理膳食搭配极为重要。

孕期由于母体的生理改变及胎儿生长发育的需要,补充营养势在必行。例如子宫增大,从原来未怀孕时的5ml容积增加到足月时的5000ml,除生殖器官(包括阴道、输卵管等)改变外,乳腺也迅速增大。全身血容量明显增加,为了提供两个循环的需要,平均孕期血容量可增加1500ml,产后由于能量消耗及出血等和小儿哺乳,故营养需要更高。母乳喂养儿在4~6个月龄内母乳要供给其生长发育的全部营养,并且这几个月内又是小儿一生中发育最快的时期,可见孕产期及哺乳期营养补充的重要性了。

此外,由于孕产期营养不足又与许多疾病发生有关。充足的营养既可以促进母子健康,又可以预防疾病,实际就是涉及了孕产期保健的两个主要方面。

(一)孕产期常见与营养有关的母亲疾病

1. **缺铁性贫血** 我国城市农村妇女孕期都有较高的贫血率,其中80%以上为缺铁性贫血。贫血又与妊娠期高血压疾病的发生有关;贫血可以引起宫缩乏力造成产后出血,而贫血者对产后出血的耐受能力又差,因而增加孕产妇死亡的危险。产后出血及妊娠期高血压疾病是我国农村孕产妇死亡的第一、二位原因,因此改善孕期营养状况,纠正贫血极为重要。并且母体缺铁必然影响胎儿出生时体内铁的贮存(250~300mg),因而也会影响婴儿健康。国际上也常有关于孕期常规补铁的呼声。

2. **钙的缺乏** 由于饮食习惯及生活水平影响,我国人口中钙的摄入普遍偏低,孕产期由于需要增高,缺乏尤为明显。

近年来研究也证明钙除为小儿骨骼、牙齿等的生长需要,亦与孕妇骨矿含量有关。有人发现哺乳期妇女骨矿含量下降,补充钙质除为了小儿健康成长,也将为孕母预防未来骨质疏松打下基础。研究并发现补充钙质可以减少妊娠期高血压疾病的发生。有研究北京市孕晚期及产妇每日几乎全都不足 1 200mg 钙摄入量的要求。

3. 锌、铜缺乏的危害　锌因与人体多种酶和激素的形成有关，因此是一个非常重要的微量元素。锌的缺乏可以降低有关酶或激素活性造成孕母及胎儿疾病。例如有报告指出，锌与子宫收缩有关，低锌容易发生宫缩乏力，产后出血；并有报告，缺锌可以影响孕妇免疫系统，因而与妊娠期高血压疾病也有关系。锌缺乏造成胎儿畸形有许多报道。铜与多种氧化酶的构成有关，为合成胶原和弹性蛋白所必需。因此妊娠期铜缺乏也会影响正常生理过程造成疾病。如有报告缺铜时可降低胎膜厚度、韧性和弹性；纵使无感染发生也会增加胎膜早破危险。锌铜在体内有一定比例关系，因此比例失调也可形成另一方的相对减少而增加异常发生的机会。近年胎膜早破发生率较高，有报告接近 20%。胎膜早破可以引起许多不良妊娠结局，如早产、感染等。故除应注意生殖道感染因素外，也应从营养失调问题方面多做考虑。

4. 硒与妊娠期高血压疾病　我国有许多硒缺乏地区，有研究孕晚期硒值低于标准者达 95% 以上。硒与过氧化物歧化酶合成有关，有抗氧化作用，减少细胞内膜损伤。有人在孕中晚期补硒取得了降低妊娠期高血压疾病发病率的效果。

5. 关于碘缺乏问题　在我国有较多碘缺乏地区，因此实行全民服用碘盐以防碘的不足。但目前补碘方法较乱，而致出现一些不良后果。卫生部有关单位曾提出每个孕妇常规筛查尿碘（尿碘正常值为 200~300μg/d），以便有针对性地补充。我们筛查的孕早、中、晚及产妇尿碘在 100μg/L 以下者为 6%，在 100~200μg/L 者为 13.8%。表明虽服碘盐，但个体差异等原因，尚有少部分孕产妇仍需额外补碘，但究竟为少数。因此，卫生部建议某些多种成分的营养补充制品中不要放碘，以对 80% 以上孕产妇更适用。而需要补充者，可用碘制剂或含碘的多种成分补充制品。补充中继续观察尿碘以免过高（<400μg/d 为宜）。根据 WHO 建议成人每日摄入碘 150μg~800μg/d，碘盐中含碘为 35μg/g，每日摄入 6g 盐约含碘 200μg。

6. 维生素类缺乏　孕妇中维生素缺乏较为普遍，如维生素 E 与流产，维生素 B_{co}、叶酸与先天畸形，维生素 B_6 与妊娠剧吐，维生素 D 与骨软化等都有一定的关系。近年为预防妊娠期高血压疾病对维生素 A、C、E 等与抗氧化作用有关的维生素的补充更为重视。总之，多种维生素适当地补充是必要的。

（二）孕产期常见与营养有关的胎儿疾病

有研究报告，蛋白质不足可以增加流产率；膳食质量低劣也可以增加流产、死产及早产率。孕期营养良好，则婴儿健康状态良好的可达 75%，而营养低下的，婴儿健康状态良好的只有 10% 左右。蛋白质不足还可以影响小儿大脑及智力发育。近年来由于经济状态好转、生活水平提高，孕期增加热量及蛋白质已引起群众注意，情况大为好转。但是矿物质、维生素及微量元素的问题尚未引起人们足够的注意。常见营养不良可导致胎儿疾病。

1. 低出生体重　影响因素很多，其中母亲的营养状况直接影响着胎儿的生长发育。孕期的体重增长不足、孕前体重和身高低、孕期蛋白质营养不良、血浆总蛋白质低及孕期贫血等，均可使低出生体重发生率高。膳食因素中以热能的摄入量与出生体重关系最密切，一些孕期营养补充试验的结果表明，补充热量可增加新生儿的出生体重。此外，一些调查观察到，吸烟和酗酒可增加低出生体重儿的发生率。近年研究还发现，低出生体重儿，生后体重增长过快，可成为以后心血管和糖尿病等的高风险人群。

2. 早产儿及小于胎龄儿　孕期营养不良可引起孕妇在妊娠不足 37 周即分娩，造成早产。同时由于营养不足可使胎儿在母体内生长停滞，宫内发育迟缓，也就是胎儿的大小与妊娠月份不相符合，小于其应有的体重。孕期的营养特别是热量、蛋白质摄入不足，是造成宫内发育迟缓的主要原因。

3. 围产期新生儿死亡率增高　一些调查资料表明，由于孕期营养不良所致的低出生体重儿，其死亡率明显高于出生体重正常的新生儿。

4. 脑发育受影响　胎儿脑细胞数的快速增殖期是从孕30周至出生后1年，随后脑细胞增大、脑重量增加直至2岁左右。因此，妊娠期的营养状况，特别是孕后期蛋白质的摄入量，直接关系到胎儿脑细胞的增殖数量和大脑发育，如果蛋白质摄入不足，将会使胎儿脑细胞的数量增殖不足，并将影响出生后的智力发育。

5. 先天畸形（congenital malformation）孕期某些营养素缺乏或过多，可能导致出生婴儿先天畸形。现有的研究资料表明，孕期叶酸或锌缺乏，可造成胎儿器官形成障碍，引起神经管畸形（NTD），尤以无脑儿和脊柱裂最为多见。我国有较多NTD高发区，尤其北方，因此孕前或孕早期补充叶酸对防胎儿畸形有较好效果。

6. 宫内因素（营养缺陷）对胎儿及其日后健康的影响（胎源性疾病）

（1）子宫内编程（Intrauterine programming）：慢性疾病可能源于宫内，由于：
- 组织和器官在子宫内已经被编程。
- 胎儿会适应子宫内不利的环境以保证自己的生存，不过也会产生不利而又长期的后遗症。
- 适应机制尚未完全清楚，目前大部分研究集中于营养缺陷。

（2）胎儿编程导致的疾病
- 成人代谢性疾病：肥胖、糖尿病、某些综合征。
- 心血管疾病：冠心病、高血压、高血脂、凝血功能异常。
- 精神疾病：精神分裂症、情绪不稳定。
- 肺部疾病。

（三）孕期营养失衡与过剩的危害

近年来由于孕产期宣传教育及生活水平的提高，孕产期热量摄入不足者渐少；而维生素、矿物质、微量元素摄入不足或失衡者则相对多见，因此仍会有许多的危害。可见营养指导需要不断深入，才能提高孕产期保健的水平，达到优生优育的目的。例如：

研究已知，孕妇铁不足可使婴儿贫血，抵抗力低下，发育落后；缺锌可有神经管缺损、脑畸形、唇腭裂等异常；缺锰可引起神经功能异常，小儿易发生癫痫或抽搐；缺铜及碘等均可影响胎儿发育，引起胎儿畸形；维生素A缺乏或过多可能引起胎儿畸形；维生素D缺乏可影响胎儿骨钙化障碍使骨骼发育异常；维生素B缺乏可以引起多种胎儿发育畸形；维生素C、E等不足与流产有关等。

营养过剩常多见于热量摄入过高，孕妇孕期体重增长过快过多，胎儿亦容易肥胖。因此，除孕妇易发生高血压、糖尿病等并发症对胎儿有不利影响外，胎儿过大还会增加难产机会。近年来关于"胎源性疾病"的研究认为，胎儿肥胖也可能是未来成人病的危险因素。北京大学妇儿保健中心近期研究发现，小儿出生体重在2 900g～3 499g间剖宫产及并发症发生率均偏低。

(四)孕期营养指导

1. 根据孕前 BMI 推荐的孕期体重增长范围见表 5-4。

表 5-4 2009 年美国 IOM 最新推荐的根据孕前 BMI 确定的孕期体重总增重范围和增重速率

孕前体重状态	BMI (kg/m², WHO)	孕期总增重范围 (kg)	孕中期、孕晚期增重速率* (平均范围,千克/周)
体重不足	<18.5	12.6~18.0	0.50 (0.45~0.60)
体重正常	18.5~24.9	11.2~15.8	0.40 (0.36~0.45)
超重	25.0~29.9	6.8~11.2	0.27 (0.23~0.32)
肥胖**	≥30.0	5.0~9.0	0.23 (0.18~0.27)

*:按照孕早期增重 0.5~2.0kg 计算
**:包括各种类型的肥胖

摘自:The US Institute of Medicine, the National Academy. REPORT BRIEF: Weight Gain During Pregnancy: Reexamining the Guidelines. 2009-05. http://www.iom.edu/pregnancyweightgain.

孕前 BMI 在正常范围的妇女,自孕中期每周增加的体重以 0.4kg 为宜。体重若增长过多,超过平均增重数的 50% 以上,则发展为高血压的机会增加,而增重过少又易使早产儿发生率增高。

我国 2004 年发表关于成人 BMI 标准参考资料是 18.5~23.9 为正常;24~27.9 为超重;≥28 为肥胖。北京大学妇儿保健中心研究新生儿出生体重在 2 900~3 499g 间剖宫产及并发症发生率均较低,但该组孕妇孕期体重增长按 BMI 分组计中位数为 17kg、16kg、13.75kg;与上表比,表明目前我国孕妇孕期体重增长偏高;研究还表明孕期体重增长与新生儿出生体重间相关性<15%(还有胎盘、遗传等因素)。因此控制孕妇体重增长不能作为控制小儿出生体重的唯一方法。

表 5-5 孕期体重增长分析(以增长 12.5kg 为例)

	体重增长			
	至 10 周 (g)	20 周 (g)	30 周 (g)	40 周 (g)
胎儿、胎盘、羊水子宫	55	720	2530	4750
乳房	170	765	1170	1300
血液	100	600	1300	1250
细胞外液	—	—	—	1200
脂肪	325	1915	3500	4000
总增重	650	4000	8500	12500

按以上计算母体重增长 12.5kg 时,胎儿 40 周时出生体重约在 3 300g~3 400g,应比较合适。

2. 成年妇女、孕产妇每日膳食营养素推荐摄入量(表 5-6)

表 5-6　每日膳食营养素推荐摄入量

中国营养学会（2000 年）

	成年女子（轻劳动）	孕妇		乳母
		（4～6 个月）	（7～9 个月）	
能量（kcal）	2100	2300	2300	2600
（MJ）	8.8	9.6	9.6	—
蛋白质（g）	60	75	80	85
脂肪（占能量百分比）	20%～30%	20%～30%	20%～30%	25%
钙（mg）	800	1000	1200	1200
铁（mg）	20	25	35	25
锌（mg）	15	20	20	25
硒（μg）	50	50	50	65
碘（μg）	150	200	200	200
视黄醇当量（μg RE）	700	900	900	1200
维生素 D（μg）	5	10	10	10
维生素 E（mg）	14	14	14	14
维生素 B_1（mg）	1.3	1.5	1.5	1.8
维生素 B_2（mg）	1.2	1.7	1.7	1.7
烟酸（mg）	13	15	15	18
维生素 B_6（mg）	1.2	1.9	1.9	—
维生素 B_{12}（μg）	2.4	2.6	2.6	—
叶酸当量（μg）	400	600	600	—
维生素 C（mg）	100	130	130	130

3. 常用食物主要成分含量见表 5-7。

表 5-7　部分食物主要成分表（以每 100g 可食部计 1kcal＝4.18kJ）

食物名称	可食部%	能量（kcal）	蛋白质（g）	脂肪（g）	碳水化合物（g）
小麦粉	100	344	11.2	1.5	73.6
稻米	100	346	7.4	0.8	77.9
猪肉（肥瘦）	100	395	13.2	37.0	2.4
牛肉（肥瘦）	99	125	19.9	4.2	2.0
羊肉（肥瘦）	90	203	19.0	14.1	0
鸡肉（平均）	66	167	19.3	9.4	1.3
鲤鱼	54	109	17.6	4.1	0.5

(五) 孕期合理膳食

孕期膳食应随妊娠期的生理变化和胎儿生长发育的状况合理进行调配。

妊娠早期，即孕13周以前，由于胎儿生长发育缓慢，且前8周是人胚早期发育阶段，胎儿体内各个器官系统刚基本形成，而孕妇机体亦处于生理调整过程的初期，故对膳食中的能量及各种营养素的需要量与孕前基本相同，不需额外增加。但许多孕妇出现早孕反应，表现为轻度恶心、呕吐、厌食、厌油以及嗜酸味食物等特殊反应，尤以清晨及饭后明显。因此孕早期膳食应以清淡、易消化为原则。为防止晨吐，早餐可食用干的淀粉类食品如烤面包片、烤馒头片或苏打饼干等。烹调方法应尽量适合孕妇的口味，以增强食欲。在食物的选择方面则应广泛选择乳、蛋、禽、鱼、肉等优质食品以及新鲜蔬菜、水果，以保持营养平衡。在餐饮方面宜少量多餐；3次主餐以外可另加副餐2~3次，使每餐食量不致过多，以免引起呕吐。

妊娠中期开始以后，早孕反应多已停止，胎儿生长发育加快，而孕妇本身体内亦开始贮备脂肪、蛋白质，同时孕妇贫血和缺钙的现象增多，因此对膳食中蛋白质、钙、铁等多种营养素的需要量增加。此时合理的营养和平衡膳食十分重要，一般要求孕妇的膳食应尽可能包括以下各类食品并保证一定数量：

1. 谷类（米、面及各种杂粮）每日400~500g。提供主要的能量来源，并提供蛋白质及B族维生素。

2. 豆类及豆制品 每日50~100g。是植物来源优质蛋白质，并提供丰富的矿物质。

3. 肉、禽、鱼等动物性食品 每日50~150g；鸡蛋每日1~2个，以提供优质蛋白质、矿物质及维生素。有条件时还可经常食用动物肝脏及动物血，以增加吸收率高的血红蛋白铁。

4. 鲜牛奶或羊奶 每日250~500ml，可提供优质蛋白质、钙及维生素，不适牛奶者可食酸奶。

5. 新鲜蔬菜及水果 每日400~500g蔬菜及100~200g水果，是我国膳食中矿物质、维生素和食物纤维的主要来源。蔬菜中绿色及黄绿色菜应占一半以上。

6. 烹调植物油 每日15~20g，盐、糖适量。

妊娠过程中由于消化功能下降，抵抗力减弱，易发生腹泻或便秘。孕期腹泻不仅损失营养素，且因肠蠕动亢进刺激子宫，甚至可能成为流产的起因。因此应尽量食用新鲜和易消化的食物。为防止孕期便秘，可多选用含食物纤维丰富的蔬菜、水果及薯类。妊娠后半期若出现水肿，含盐分多的食物应限制。上述各类食物的用量仅为参考数值，尚需根据不同孕妇的具体情况适当调整。

北京大学妇儿保健中心对门诊孕妇进行膳食调查发现，孕妇膳食中脂肪摄入量偏高者多。可能与我国饮食中红肉摄入多，红肉中又以脂肪含量高的猪肉为主，加之炒菜是我国最常用的烹调方法，因此油脂类应用容易超过推荐量。但是碳水化合物热能比则明显低于正常，因此改变饮食习惯极为必要。

在62例的不同孕期调查，脂肪热能比高于正常者占半数或以上。正常情况下能量来源蛋白质应占10%~15%，脂肪20%~25%，其余为碳水化合物占55%~65%。

(梁川琰)

第二节 新生儿保健

在过去的20年里，中国儿童健康状况已有明显改善。据全国妇幼卫生监测数据显示，5岁以下儿童死亡率有明显下降，已从1991年的61‰下降到2004年的25.5‰，但仅位居世界中间水平，与发达国家甚至与部分发展水平类似或较差的发展中国家存在一定差距。其中新生儿死亡率一直下降缓慢。根据2004年全国妇幼卫生监测数据结果显示，新生儿死亡占5岁以下儿童死亡率的63.9%，其中79%又发生在出生后的7天之内。新生儿窒息和产伤、早产、低出生体重、新生儿硬肿症、严重感染、出生缺陷等是造成新生儿死亡的主要直接原因。因此，为改善我国儿童生存状况，进一步降低5岁以下儿童死亡率，需针对上述主要死因，采取有效措施降低新生儿特别是早期新生儿的死亡率。

新生儿指的是出生至28天的婴儿。在这一时期，新生儿身体各器官的功能发育尚不完善，对外界环境变化的适应性较差，因而易患各种疾病，且发病率高、死亡率高。因此各级卫生保健人员应掌握新生儿的生理特点、喂养与护理方法及常见疾病预防，提供适宜及可行的卫生保健服务，降低新生儿发病率和死亡率，提高新生儿生存质量，为儿童期的生长发育奠定良好基础。

一、新生儿的分类及特点

新生儿指的是从出生到不满28天的婴儿。通过确定新生儿的类型和特点，有助于预测新生儿疾病发生、判断死亡的危险性，进行分类管理和系统保健指导。

（一）新生儿的分类

1. 根据胎龄分类

（1）足月儿（full term infant）：出生时胎龄满37周到不满42周的新生儿。

（2）早产儿（pre-term infant）：出生时胎龄满28周到不满37周的新生儿。

（3）过期产儿（post-term infant）：出生时胎龄满42周及以上的新生儿。

2. 根据出生体重分类

（1）正常体重儿（normal birth weight infant）：出生体重在2 500g～3 999g之间的新生儿。

（2）低出生体重儿（low birth weight infant）：出生1小时内体重低于2 500g的新生儿。其中出生体重低于1 500g者称为极低出生体重儿（very low birth weight infant, VLBW）；低于1 000g者为超低出生体重儿（extremely low birth weight infant, ELBW）。

（3）高出生体重儿（high birth weight infant）或巨大儿（macrosomia）：出生体重在4 000g及以上的新生儿，包括正常巨大儿和患有疾病的大于胎龄儿。正常巨大儿的体重一般在同龄儿平均体重的第50～97百分位之间。

3. 根据出生体重与胎龄的关系分类

（1）适于胎龄儿（appropriate for gestational age, AGA）：出生体重在相同胎龄平均体重的第10～90百分位之间的新生儿。

（2）小于胎龄儿（small for gestational age, SGA）：出生体重在相同胎龄平均体重第10百分位以下的新生儿。胎龄在37周及以上，且体重低于2 500g的新生儿又称足月小样儿。

(3) 大于胎龄儿（large for gestational age，LGA）：出生体重在相同胎龄平均体重第90百分位以上的新生儿。

4. 根据出生前及出生时情况分类

(1) 高危新生儿（high risk infant）：指已经发生或可能发生危重情况的新生儿。①母亲方面：有过早产、流产、难产、手术产、死胎、死产史，既往分娩的新生儿有死亡、畸形、病理性黄疸、呼吸困难等；年龄超过40岁或小于16岁；在妊娠期有妊娠合并症或严重的内科疾病，或接触过有害物质。②新生儿方面：分娩时有异常情况的新生儿，包括各种难产和手术产儿等；1分钟和5分钟Apgar评分低于7分者；出生体重不足2 500g，胎龄不满37周或在42周以上，小于或大于胎龄儿；多胎、有严重畸形和有疾病的新生儿等。

(2) 正常新生儿：无以上高危因素的新生儿。

5. 其他分类 如根据出生后周龄分为早期新生儿（生后1周内）和晚期新生儿（生后第2到第4周）；根据发育成熟的程度分为未成熟儿、成熟不良儿、成熟儿；根据分娩方式分为顺产儿、难产儿；根据同时分娩的胎儿数分为单胎儿、双胎儿、多胎儿等。

(二) 正常新生儿的特点

1. 外表特点 皮肤红润有弹性，胎毛少，皮下脂肪丰满。新生儿头颅前囟平软，斜径约为2.5cm；头颅骨质硬，颅缝可有重叠。耳软骨成形，耳廓能保持直立位。乳头明显，乳晕清楚，可摸到7mm大小的乳腺结节。腹部膨隆而柔软。指（趾）甲达到或超过指端，足底纹交错分布遍及整个足底。男婴阴囊有多条皱褶，睾丸多数已降入阴囊；女婴大阴唇已覆盖小阴唇和阴蒂。

2. 体格生长特点 根据世界卫生组织2006年公布的评价标准显示，正常足月儿的出生体重男婴平均为3.3kg，女婴为3.2 kg；正常足月新生儿出生身长男婴平均为49.9cm，女婴为49.1 cm。头围是反映小儿大脑和颅骨发育的重要指标。根据1995年中国9市城区7岁以下儿童体格发育评价标准，正常足月儿的头围男婴平均为34.3cm，女婴为33.9 cm。

3. 解剖生理特点

(1) 呼吸：新生儿为腹式呼吸，呼吸动作主要靠膈肌升降完成。新生儿呼吸频率较快，呼吸运动较浅表，有时节律不规则。正常新生儿安静状态下呼吸为30~50次/分。出生头2周呼吸频率波动较大。由于新生儿呼吸系统组织结构及功能未发育完善，防御能力较差，易发生感染，造成呼吸困难。

(2) 循环：新生儿心脏容量小，每次搏出血量小，心率较快，且心率波动较大。新生儿的心率一般平均在120~140次/分之间；在生后24小时内为85~145次/分，1~7天为100~175次/分，8~28天为115~190次/分。新生儿动脉管径较大，动脉壁柔软，刚出生时血压较低，2周后约为13.3/6.7kPa（100/50mmHg）。收缩压高低随脐带结扎迟早而不同。新生儿血流集中在躯干、内脏，因此易于触及肝脾；四肢分布较少，所以四肢易发凉。

(3) 血液：新生儿血容量约为80~100ml/kg。末梢血管红细胞及白细胞记数和血红蛋白含量均较高。新生儿血容量、红细胞和血红蛋白含量均与脐带结扎的早晚有关。白细胞记数第1天较高，从第3天开始下降，第6天接近婴儿值。

(4) 泌尿：肾脏组织结构发育不成熟，由于滤过面积小且血流量少，因而滤过能力低，仅为成人的30%~50%；浓缩能力不足，当一天内每公斤体重摄入蛋白质超过3g时，血尿素氮将增加，所以如果用较浓配方奶喂新生儿，可导致血尿素氮浓度增高；排出磷和钠的能力差，人工喂养儿血磷、尿磷较高，易致钙磷平衡失调，产生低血钙。新生儿多在生后12小时内排第1次尿；尿微黄不染尿布；刚出生时尿量不多，每日4～6次，每天尿量为25～65ml/kg，1周后每日20次左右。

（5）消化：新生儿胃为水平位，胃的入口贲门肌肉发育不成熟关闭不严，出口幽门肌肉张力高，乳汁进入胃后易反流而出现生理性溢乳。胃容量较小，10天时约为80ml。不同食物胃的排空时间不同，水为1.5小时，母乳为2～3小时，牛乳为3～4小时。新生儿小肠为其身长的8倍（成人为4.5倍），肠道容量相对较大，蠕动较快，能适应较大量流质食物的吸收。肠壁的较大通透性利于对初乳中免疫球蛋白的吸收，但对牛奶蛋白、大豆蛋白等易产生过敏。新生儿出生后肠道开始有细菌定植，其中包括能改善肠道对营养物质的消化吸收、刺激肠道免疫功能、抑制有害菌群生长的有益菌，如双歧杆菌、乳酸菌等。新生儿胃中蛋白酶、凝乳酶等参与蛋白质的消化；新生儿胃中的脂肪酶及母乳中的解脂酶参与消化脂肪，所以母乳喂养儿比人工喂养儿脂肪吸收率高；新生儿胰淀粉酶含量少，4个月才逐渐增加，故不要提前喂淀粉类食物。

新生儿出生后排出的黑绿色大便为胎便，生后2天左右排净。哺乳后大便渐变为黄色。母乳喂养儿的大便为黄色稀糊状，次数较多，每日3～7次。人工喂养儿为淡黄或灰色浓稠便，每天2～3次，便中可有奶瓣，粪臭味较浓。

（6）体温调节：新生儿的正常体温（腋下皮肤）为36～37℃。新生儿体温调节中枢功能未发育完善，产热能力有限；体表面积相对较大，皮下脂肪层薄，血管较多，容易散热。因此出生时体温不稳定，易受外环境的影响。饥饿和缺氧不利于新生儿保持正常体温。同样，如果缺乏有效保暖措施，可能加剧新生儿低血糖和窒息的病程。

（7）神经：新生儿脑重约350g左右，占体重的10%～12%（成人仅占2%）。神经细胞间的联结通路较少；大脑皮层兴奋抑制过程不完善，常出现泛化的不随意运动；神经活动过程较弱，觉醒时间短，睡眠时间长，平均每天睡18小时左右。新生儿特有的先天反射主要包括：觅食反射、吸吮反射、拥抱反射（Moro）、握持反射、安放反射等。先天反射不出现或到该消失的年龄不消失，均提示脑发育可能有问题。新生儿反射出现及消失时间见下表5-8。

表5-8 新生儿反射出现及消失时间

反射	反射出现月龄	反射消失的月龄
安放反射	出生	6周
迈步反射	出生	3个月
侧弯反射	出生	3个月
掌握持反射	出生	3～4个月
拥抱反射	出生	3～6个月
颈拨正反射	出生	6个月
吸吮反射	出生	4～7个月
觅食反射	出生	4～7个月

在1960年后，Wolf等人发现新生儿一天有6种循环的意识状态。新生儿的每种行为都与其特定的状态有关（详见表5-9）。

新生儿有一定的味觉、触觉、温度觉、嗅觉、痛觉，有声音的定向力，能清楚看到20cm左右距离内的物品，能短暂追视距眼睛20cm左右移动的物体。

表5-9 新生儿的6种意识状态

状态	主要表现
活动觉醒状态	双眼睁开，环视四周，头部和身体活动。饥饿、排便后、冷、身体不适时踢腿、扭曲身体、晃动手臂、呼吸不规则、活动性增大
安静觉醒状态	眼睛睁开，表情明朗，身体动作少，呼吸均匀，易集中注意力
啼哭状态	啼哭是饥饿、渴、排便后、冷或胃肠蠕动、需要安慰等身体不适的反应，啼哭时伴随着使劲踢腿和挥动手臂
昏昏欲睡状态（瞌睡）	在入睡前和刚醒时出现，眼睛睁开与闭合交替频繁或呈半睁半闭状态。睁眼时目光呆滞，不活跃，呼吸略快。在外界刺激下可转为清醒
不规则睡眠状态（浅睡眠）	又称快速眼动睡眠，是由机体内部刺激，如消化系统活动刺激作用引起。眼球在闭眼时活动，呼吸不规则，轻微声音或闪光可引起皱眉和抽动反应。噪声可使孩子转至瞌睡，甚至惊醒
规则睡眠状态（深睡眠）	眼紧闭，呼吸均匀，对中等强度刺激，如温和的说话声，无反应，有时有微笑反应

（8）免疫：新生儿免疫系统没有发育完善，体内IgA、IgM水平较低；吞噬细胞对抗原的识别能力、吞噬和杀菌能力较差。生理屏障作用未完善，如血脑屏障、皮肤黏膜屏障等作用较差，因而易发生感染，且感染常波及全身。所幸新生儿体内含有胎儿期通过胎盘从母体获得的IgG及特异性抗体，使新生儿在出生后一段时间内对麻疹、风疹、白喉等传染病有一定免疫力。此外，母乳喂养儿可以从母乳中获得大量的分泌型IgA，以及乳铁蛋白和溶菌酶，使母乳喂养儿较少患消化道和呼吸道感染性疾病。

（9）代谢：新生儿单位能量消耗大于婴幼儿和成人，其中早产儿和疾病儿对能量的需求更高。出生后第1周需热卡88kcal/（kg·d），2~3周需100~120kcal/（kg·d），成人仅需30~40kcal/（kg·d）。能量物质如糖原、脂肪贮存不足，易出现低血糖。

（10）皮肤：新生儿皮肤角质层薄嫩，易受损伤而发生感染。新生儿期的皮肤会出现一些特有的生理现象：

1）胎脂：出生时全身覆盖有灰白色胎脂（油性、白色、乳酪样的物质），有杀菌和保护皮肤作用。

2）水肿：生后3~5天可见手、足、小腿及眼窝等处的水肿，多在2~3天后消失。

3）新生儿红斑：一些新生儿生后1~2天出现全身性红斑，常见于胸部、面部、背部和四肢。开始时为丘疹，第2天渐严重，成为红斑，多数3~5天消退。发生原因不明，可自行消退。

4）汗疱疹（又称白痱）：多见于炎热季节，前额、前胸等处可见针尖大小的薄壁小疱疹，内容清亮，基底无红晕，易被擦破。主要因为新生儿汗腺功能不完善所致，不需特别处理，数日内水泡破裂或干涸而自行消退。

5）粟粒疹：有些新生儿出生1～2周内鼻尖、下颌等处可见白色粟粒疹，是因皮脂腺未成熟，皮脂凝聚在皮脂腺内阻塞所致，多在2周内消失。

6）青蓝色斑（俗称青记）：在臀部、腰部或背部出现蓝黑色带状斑。是因神经脊的黑色素细胞向表皮移行时未能穿过表皮与真皮的交界，在真皮中潴留所致，通常随年龄增长而消失。

4. 特殊生理现象

（1）生理性黄疸：出生后2～3天出现皮肤黏膜发黄，4～6天达高峰，7～10天开始消退，14天基本消失。正常足月新生儿血清胆红素不超过220.6μml/L（12.9mg/dl），无临床症状，不需处理。若黄疸出现过早，或程度严重，如手掌、脚底发黄等，或持续不退，或消失后再现，考虑为病理现象。

（2）生理性体重下降：新生儿生后1～2天开始出现体重下降，下降幅度为出生体重的6%～9%，最多不超过10%，多数新生儿于7～10天恢复到出生时体重。

（3）假月经：部分女婴在生后5～7天阴道流出少量带血分泌物，3～5天后自行消失。这是由于胎儿期从母体获得的雌激素在出生后突然中断所致。

（4）乳房增大与泌乳：多在生后3～5天出现，男女新生儿都可发生，如蚕豆或核桃大小，并可伴少量泌乳，约2～3周后消退。乳房增大是由于胎儿期从母体获得的催乳素及孕激素的影响所致。

（5）"螳螂嘴"与"马牙"：新生儿口腔内两侧颊部各有一隆起的脂肪垫，俗称"螳螂嘴"，有利于吸吮乳汁。牙槽黏膜上出现的乳白色、米粒大小球状物，俗称"马牙"，有时硬腭中线上也可见类似结节，均为牙板上皮细胞形成的角化物，几周后可自行脱落。

二、新生儿喂养

全球每年1090万5岁以下死亡儿童中，60%直接或间接地由营养不良造成。这些死亡的儿童中2/3以上与出生后第1年喂养方法不当有关。2002年世界卫生组织（WHO）和联合国儿童基金会（UNICEF）制定了《婴幼儿喂养全球策略》，提出保护、促进和支持6个月内婴儿纯母乳喂养，并在正确添加辅助食品的同时继续母乳喂养至2岁或2岁以上。以此来引起世界各国重视喂养行为对婴幼儿营养状况、生长、发育、健康及生存的影响。从世界和中国的情况看，一些家长并未按照WHO推荐的方式喂养婴儿。尽管许多母亲能够较好地开始母乳喂养，却经常在产后几周内开始给婴儿喂母乳以外的食物甚至停止母乳喂养。

（一）母乳喂养

母乳喂养（breast feeding）包括纯母乳喂养、母乳喂养为主和部分母乳喂养3种情况。纯母乳喂养指只给婴儿喂母乳，而不给其他任何的液体和固体食物，甚至不给水。可以服用维生素或矿物质补充剂和药物滴剂或糖浆。母乳喂养为主指除喂母乳外，也给婴儿水和以水为基础的饮料、果汁。部分母乳喂养（又称混合喂养）指既喂母乳也给如牛奶、羊奶、奶制品、米糊、代乳粉等食物。

1. 母乳喂养的优点

（1）对婴儿的好处：含有6个月以内婴儿所需要的所有营养物质和水分。母乳中70%

为小分子的乳清蛋白,并含有丰富的不饱和脂肪酸,所以容易消化及有效利用。含有牛磺酸等生长调节因子,对婴儿细胞(包括脑、眼及血管)增殖和发育有重要作用。含有维生素A、C、D及比例适当的钙磷(2:1),易于婴儿对钙的吸收及适于婴儿肾功能发育;含有其他乳类不可替代的免疫活性物质包括分泌型IgA、IgM、IgG、补体C_3、溶菌酶、吞噬细胞等,可保护婴儿很少患腹泻、呼吸道感染、耳部感染以及脑膜炎和尿路感染。母乳喂养时母子间的注视、母子皮肤的直接接触、母亲语言的良好刺激等可促进婴儿的感知觉发育,同时使母子感到亲近,有助于增进亲子感情及建立"亲子关系";母乳喂养的婴儿更有安全感。与人工喂养相比,低出生体重儿如果生后数周内进行母乳喂养,他们儿童期的智力测验成绩会更好。

(2) 对母亲和家庭的好处:刺激子宫收缩,减少产后出血,减少母亲患贫血的危险;促进子宫复旧,利于身体恢复;增加母亲能量消耗,更快促进母亲体形恢复;6个月内纯母乳喂养可以推迟母亲月经复潮,有助于母亲产后避孕;还可减少卵巢癌和乳腺癌的发病率;母乳经济、方便、卫生、温度适中,减少了家务负担及家庭经济开销。

(3) 对社会的好处:母子健康不仅减轻家庭负担,而且降低社会负担,利于社会发展和进步。

2. 牛奶喂养的不足 普通牛乳中蛋白质的含量过高,比母乳高1倍多,且以不易消化的酪蛋白为主;饱和脂肪酸含量多;乳糖含量低,不足母乳的一半;蛋白质、脂肪和糖三大营养物质所提供能量的比例不符合婴儿生理需要,不利于婴儿生长发育;各种矿物质总量过高,可能加重婴儿的肾脏负担;牛奶中的β乳蛋白更容易引起婴儿发生过敏反应和牛奶不耐受,导致腹泻、腹痛、皮疹或其他症状。因浓度及哺喂量不合适如太稀或过稠,更容易使婴儿营养失衡,发生营养不良或肥胖;可能因冲奶粉的水、奶或奶瓶、奶嘴被污染,婴儿吃后导致胃肠道感染;因没有母乳所含的免疫物质,更易发生消化道和呼吸道感染。母子身体接触较少,不利于亲子关系的早期建立及新生儿心理发育。

虽然质量合格的配方奶可以提供孩子生长所必需的营养成分,但它缺乏免疫物质和只在母乳中才有的其他成分;牛奶制成配方奶后,蛋白质的数量改变,但是质量未变,所以经改良的配方奶仍达不到母乳标准。况且,配方奶喂养花销较大,一个婴儿第1年平均需要40kg左右的奶粉。

3. 母乳喂养方法

(1) 早接触:生后第1个小时内将新生儿抱在母亲怀里,与母亲进行肌肤接触,并让其吸吮乳房。出生后应尽量让新生儿与母亲在一起,便于母乳喂养及亲子交流。

(2) 早吸吮:世界卫生组织提倡生后尽早开始让新生儿吸吮母亲乳房,不要晚于生后1小时。因为分娩后1周内的初乳中含有浓度较高的免疫物质,早吸吮可以使新生儿得到足够的免疫物质;产后2周是建立母乳喂养的关键期,此时乳晕的传入神经很敏感,易于建立诱导催乳素分泌的条件反射。

(3) 按需喂养:任何时候只要孩子饿了就应及时喂奶,夜间也应该喂奶,以使母亲乳汁分泌量逐渐适合自己孩子的需要。想吃就喂而不是定时喂养才能满足新生儿生长发育需要。即使开始2、3天没有乳汁外流,也应每天吸吮8~12次,纯母乳喂养每昼夜至少喂8次,不需要喂其他食物甚至水。

(4) 采取正确的哺乳和含接姿势:将婴儿身体抱直,使婴儿的头和身体呈一条直线,婴儿身体靠在母亲身上并朝向母亲，鼻尖对着乳头。用乳头轻触婴儿的嘴唇，诱发觅食反射，当婴儿嘴张大、舌向下时，迅速将乳头和大部分乳晕含入婴儿口内。正确的喂奶姿势（图5-4），可以刺激神经反射形成、促进催乳素释放，从而增加乳汁分泌。

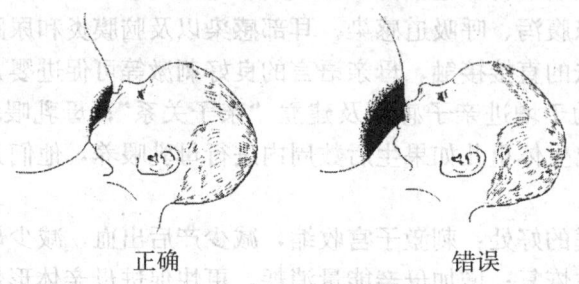

正确　　　　　　　错误

图 5-4 含接姿势

4. 促进乳汁分泌的方法

（1）帮助乳母树立信心并注意休息、放松和营养：相信自己奶量足够，喂奶和休息与孩子同步，膳食多样、适量和平衡。

（2）多接触：鼓励分娩母亲要与孩子多进行肌肤接触。每次喂奶的同时应与孩子进行肌肤间的接触。

（3）勤吸吮：生后头2周，应频繁喂奶，可每隔1~2小时喂一次，频繁地吸吮即刺激了泌乳反射也促进了喷乳反射，使婴儿更容易、更多地得到乳汁；勤吸吮还能防止乳腺导管阻塞。婴儿需要多，吸吮次数多，乳房产奶就会相应增加。

（4）出现乳头痛、乳房红肿、乳房胀痛及时处理。

5. 判断母乳充足的方法　监测新生儿体重增长情况是判断新生儿是否吃饱的客观指标。如果孩子出生7~10天后体重恢复到出生时，满月时比出生时体重增加600g以上，表示新生儿摄入的奶量已能满足生长发育需要。母乳喂养的新生儿吃饱的表现为：每天吃8~12次奶，吃奶时慢而深的吸吮，吸吮时双颊鼓起。每次吃奶后（约5~10分钟后）会轻松地吸吮一段时间以自我安慰，然后松开乳头，安静睡眠1~3个小时，醒后还能玩耍一会儿，生后第3天开始每24小时有6次以上小便及3~4次以上大便。

（二）部分母乳喂养（混合喂养）与人工喂养

1. 部分母乳喂养

（1）确定是否为母乳不足：有调查显示真正母乳不足的发生率约为5%以下。有些婴儿吃不到足够的母乳并非是母乳不足，而是没有吃到足够的母乳。其主要原因包括：①母亲心理因素。信心不足，担心孩子吃不饱；心情紧张、焦虑、疲劳；②母乳喂养方法不当。生后没有尽早喂母乳，或开奶前用奶瓶和橡皮奶头喂孩子；喂其他液体或食物；喂奶次数少，新生儿期每天吸吮少于8次，夜间不喂；抱孩子或新生儿含接乳房的姿势不正确等。③母婴健康因素。母亲产后用过抑制乳汁分泌的药物如利尿药和避孕药等，母亲吸烟或饮酒；孩子生病或有口腔畸形吸吮次数减少，使乳汁分泌相应减少。④暂时性供需不足。处于2周、6周和3个月左右这三个阶段的婴儿体重增长相对较快，对乳汁需要量增多，但乳汁分泌在几天后才能相应增加，造成暂时的供不应求。此时应找到原因对母亲进行针对性指导。

(2) 母乳不足的表现：出生5天后乳房挤不出乳汁；出现乳头疼痛和乳头充血，喂奶后乳头不变软；乳房虽有乳汁排出但听不到婴儿的吞咽声；出生3天后每24小时尿少于6次，大便仍为黑色、绿色或棕色；生后10天左右体重未恢复到出生时的水平，出生2周后母乳仍不足，婴儿每周体重增长达不到125g或满月时体重增长不足600g。

(3) 部分母乳喂养方法：如果母亲喂养方法正确但母乳确实很少，可适当补充其他乳品，应优先选择配方奶，也可用普通奶粉、鲜牛奶或羊奶等。

建议每次应先喂母乳后补充其他乳品，当新生儿饥饿时会用力吸吮乳房，不仅能得到一定的母乳，而且利于刺激母乳分泌。非配方奶中蛋白质和某些矿物质含量太高，婴儿未发育成熟的肾脏难以将其排泄出体外，因此，需要经过加水、糖、微量元素等处理，调整其各种成分达到适宜的比例后，再喂新生儿。混合喂养期间，应保证每天吸吮乳房8次以上，每次尽量吸空乳房，最好用杯子喂或选用流量小、接近母亲乳头的人工奶头，使婴儿吸吮时的感觉更接近母乳。随着母亲乳汁分泌增加，要及时减少配方奶的喂养量，并可重新采用纯母乳喂养。

也可用配方奶或其他乳品替代1次或数次母乳，但这将导致母乳分泌进一步减少。适合母亲临时外出时采用。

2. 人工喂养（非母乳喂养） 如果因母亲或新生儿生病或其他原因确实不能母乳喂养，可用其他乳品替代。人工喂养时应注意以下情况：

(1) 无论从营养素构成、对母子健康的影响以及母子情感交流等方面比较，任何母乳代用品都不如母乳。除非迫不得已，应尽量母乳喂养。

(2) 如果只能人工喂养，在家庭经济状况允许的情况下，最好选择配方奶喂养，因为配方奶强化了除免疫物质外的多种类似母乳的营养物质。

(3) 用非配方奶喂养时，注意一些重要营养素的补充，如钙（Ca）、磷（P）、铁（Fe）、锌（Zn）及维生素A、D等，预防营养缺乏性疾病的发生。

(4) 教给家长正确的调制乳品的方法，避免过稀、过浓。奶粉的配制按照说明书进行，但是摄入量应按每个孩子的需求，新生儿期平均每次喂60ml，一天喂8次。不仅要保证新生儿摄入足够的奶量，同时也应防止因过度喂养造成肥胖。摄入奶量及浓度适宜的表现为：吃奶后安静3~4个小时，大便每日1~3次，淡黄色、糊状，体重增长正常。

(5) 注意乳品的保存，用煮沸过的清洁水调制，保证容器定期清洁和消毒。

(6) 哺喂时最好像母乳喂养一样抱着婴儿，亲切地看着孩子的眼睛，温柔地对孩子说话。人工喂养的母亲应多搂抱和抚摸孩子，增加母子肌肤接触的机会，以增进母婴感情，促进新生儿心理健康发展。

(7) 人工喂养也能保证孩子健康成长。母亲不必为不能母乳喂养孩子而感到自责，因为母亲的不安将直接影响孩子的情绪。

三、新生儿护理与常见病的预防

新生儿身体各器官功能发育尚不完善，对外界环境变化的适应性较差，因而易患各种疾病，且发病率高、死亡率高。因此，做好新生儿期的护理及常见病预防对降低新生儿发病率和死亡率，提高生存质量至关重要。

(一) 一般护理

1. 刚出生后的护理　所有处理均应在保暖情况下进行。新生儿出生后应立即擦干皮肤，迅速清除口、咽、鼻部黏液以保持呼吸道通畅，并用预温好的包被包裹以免散热。一般在娩出1～3分钟内结扎脐带。随即用抗生素眼药涂抹双眼，预防新生儿眼部感染。由于胎脂有保护皮肤作用，故不必急于擦掉，最早在出生6小时后再做处理（可用消毒植物油轻轻擦去）。可用纱布蘸温开水将头皮、耳后、面、颈部及其他皱褶处血渍轻轻拭去。

2. 保温

(1) 出生时的保暖：刚出生后断脐带前应立刻用柔软的纱布或干毛巾擦干新生儿头及身上的羊水，放在开放式暖箱或普通暖箱中。如无暖箱也可用包被或预热的暖包将新生儿全身包好，穿好袜子，但不要包得过紧或捆绑孩子。也可将新生儿放在母亲怀里，与母亲进行肌肤接触，又称为"袋鼠式"保暖（图5-5）。是方便、经济和有效的保温方法之一。"袋鼠式"保温方法不仅可保温及增进母子感情，而且方便母亲进行母乳喂养，有利于新生儿的生长和发育。

新生儿头部表面积占体表面积的1/5，经头部散热较多，故应注意包好头部或戴上帽子。产房的温度应保持在26℃左右。

(2) 室温：在室内湿度为50%、无风且新生儿穿衣盖被的情况下，新生儿居室的室温应保持在25℃左右。

(3) 早开奶以提供足够的热量：新生儿出生后1小时内将其放在母亲怀抱中直接接触母亲肌肤，并让其吸吮乳房，尽早开始母乳喂养。

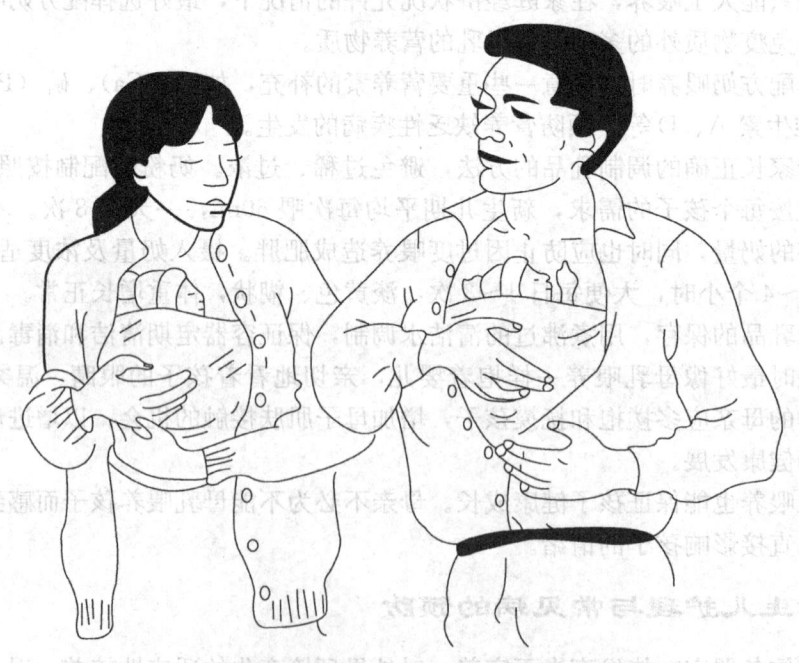

图5-5　袋鼠式保暖的姿势——紧贴胸部抱婴儿
来自：《Kangaroo mother care》《袋鼠式保健》

(4) 减少全身暴露：检查新生儿时动作要迅速，尽量缩短皮肤裸露时间。不要出生后立即洗澡，最早应在出生 6 小时以后，最好在出生后第 2 天。早产和低出生体重儿应在体重增加后再洗澡（大约需要几周）。如果环境温度较低，为保持新生儿清洁，可用油（婴儿专用油或清洁的食用油均可）擦洗，但要注意室温最好在 25℃ 左右，裸露时间不超过 10 分钟。给新生儿称体重时也应包裹好。

(5) 避免保暖过度：如果天气炎热，也不可保暖过度，以免引起脱水、发热等不良后果。

3. **五官的护理** 每天可用棉球蘸清洁的温水清洁新生儿双眼。当溢出的乳汁、泪水等流入外耳道时应及时清除。新生儿的鼻孔细小，灰尘和分泌物容易形成污物阻塞鼻孔而影响呼吸。可先将温水或者生理盐水滴入鼻腔使干痂湿润后，再轻按鼻根部将分泌物挤压出鼻腔，或用捻成细绳状的药棉把鼻痂带出。不要用棉签清洁鼻腔和外耳道以防损伤鼻黏膜和外耳道皮肤引起感染。不要擦"马牙"，以防口腔黏膜损伤甚至感染。

4. **脐部的护理** 脐带残端 1 周左右脱落，脱落前应保持脐带残端干燥和清洁。除断脐带 24 小时内盖上消毒纱布外，以后不必覆盖其他物品。脐带刚脱落 1~2 天，脐窝处会有少量黄色胶冻状分泌物，无臭味，可用 75% 酒精涂抹，并保持干燥。如果脐窝部皮肤出现粉红色肉芽及有少量分泌物，脐周皮肤红肿，或有脓性分泌物，应及时治疗。包尿布时可将尿布在脐带下方折叠，以免弄湿脐带。

5. **皮肤的护理**

(1) 每日用温开水清洗头面部、颈部、腋下及其他皱褶处，洗后用软毛巾吸干身上水分，不宜用力擦，并将少量松花粉或婴儿专用爽身粉涂抹在皱褶处。

(2) 新生儿臀部皮肤常易出现发红、皮疹或糜烂等。保持臀部皮肤清洁和干爽是主要的预防方法。每次便后应及时换尿布并用温水从前向后洗净拭干，再涂少量植物油或护臀膏以防红臀。尿布要勤洗勤换，每次洗净后最好在日光下晾晒，起到消毒作用。

(3) 有条件时每周最好洗 1~2 次澡，浴水温度为 37℃ 左右。洗澡时保证室内温暖，不通风；脐带脱落前，最好分上下身洗，以防弄湿脐带；宜选用碱性小的婴儿肥皂或浴液；洗毕涂抹婴儿专用爽身粉或护肤霜。新生儿指甲应及时剪去，以防划伤自身皮肤或发生甲沟炎。

(4) 衣着、鞋袜和尿布的选择：新生儿的衣物最好为纯棉织品；新衣物最好洗后再用；用过的旧衣物经洗净、消毒后，只要柔软、舒适也可使用。衣物要容易穿、脱，上衣不要有扣子和较长的带子，裤腰不要用过紧的松紧带以防影响胸廓的发育。如为连衣裤，应选择较宽松并为前开口，便于随时更换尿布。

袜子也应宽松柔软，特别是袜口不应过紧以免影响足踝部血运。如果给新生儿穿鞋，应选择布质松软的，足踝部可用带子固定，但不要扎得过紧。

尿布应选用柔软、清洁、吸水性强的棉织品，白色或不掉色的旧棉布经洗烫消毒后也可做尿布。如果经济条件允许也可选用纸尿裤，橡皮布或塑料单不透气，不宜做尿布使用。

（二）做好消毒隔离与计划免疫

1. **保持良好的环境卫生** 新生儿居室应每天通风换气 10 分钟以上，保证室内空气新鲜。通风时可将新生儿暂时抱到另一个无对流风的地方。新生儿的衣被要勤洗勤换，最好在户外晾晒。

2. 注意与新生儿接触者的卫生 接触新生儿时应注意消毒隔离,如护理新生儿前要用肥皂和清水洗手;患有呼吸道感染、腹泻、皮肤感染或其他传染病者最好不要接触新生儿;尽量减少亲属的探望。

3. 人工喂养儿的奶瓶、奶嘴等用具应定期消毒(煮沸消毒:水没过用具,煮沸后 10 分钟以上)。

4. 按计划免疫程序要求及时进行预防接种 新生儿出生体重大于 2500g,出生时没有其他异常,应在生后 24 小时内接种第 1 针乙肝疫苗预防乙型肝炎,出生 48 小时内接种卡介苗预防结核病,满月时接种第 2 针乙肝疫苗。低出生体重儿或有其他异常儿需待体重增至 2500g 以上或身体状况好转后再行接种。

(三) 常见营养缺乏性疾病的预防

1. 小儿佝偻病的预防 钙是构成骨骼和牙齿的重要成分,具有维持神经和肌肉兴奋性、参与血液凝固过程及激活多种酶的功能。维生素 D 能帮助维持血钙水平,促进钙、磷吸收。因此,维生素 D 和钙缺乏是发生佝偻病的主要原因。如果为纯母乳喂养儿前 6 个月内添加维生素 D 200 IU/d,不必添加钙剂。配方奶喂养儿应根据新生儿的实际奶粉入量计算每日维生素 D 和钙的添加量,当达到每日 400IU 维生素 D 和 300mg 元素钙时不必额外添加维生素 D 和钙剂。用鲜牛奶或其他代乳品喂养的孩子从出生后第 3 周(15 天)开始给予口服维生素 D 400IU/d,钙剂 100~200mg/d。夏秋季日光充足,孩子每日有 2 小时以上的户外活动可暂停补充维生素 D;而冬春季外出较少、日晒不足时,应坚持服用维生素 D。生长过快的新生儿,或有早期佝偻病症状、体征和表现的新生儿要在医生指导下服用治疗剂量的维生素 D 和钙剂。

2. 维生素 A 缺乏症的预防 维生素 A 缺乏症是儿童常见营养缺乏性疾病之一。1999~2000 年对我国 14 个省市 0~6 岁儿童的调查结果显示,维生素 A 缺乏症的患病率为 0.15%,亚临床维生素 A 缺乏症的患病率为 11.7%,农村明显高于城市。维生素 A 缺乏的儿童可表现为皮肤干燥、干眼症、角膜软化、夜盲症等,即使亚临床维生素 A 缺乏不会出现上述症状,也会降低儿童的抗感染能力。纯母乳喂养儿如果母亲营养良好,其母乳中的维生素 A 能满足 6 个月内婴儿需要。混合喂养和人工喂养儿应在医生指导下补充维生素 A,一般 6 个月内口服 1300 IU/d。因维生素 A 常与维生素 D 以 3:1 的比例制成混合制剂,故按照维生素 D 的剂量补充即可满足新生儿对维生素 A 的需要。

3. 晚发型维生素 K 缺乏症的预防 晚发型维生素 K 缺乏是指出生 8 天以后因缺乏维生素 K 发生的出血。维生素 K 是脂溶性维生素,它参与人体凝血过程。如果婴儿维生素 K 严重缺乏,会出现脐带残端渗血不止、皮肤瘀斑等症状,严重者发生颅内出血。人体自身不能制造维生素 K,需由含维生素 K 的食物在肠道合成。新生儿肠道内没有帮助合成维生素 K 的细菌,母乳中维生素 K 含量偏低。从世界范围调查显示,亚洲晚发型维生素 K 缺乏症发病率高于欧洲,从目前资料看我国为高发地区。据对我国 3 970 例晚发型维生素 K 缺乏性出血的病例分析显示,晚发型维生素 K 缺乏出血症的高发年龄为生后 4~8 周,其中纯母乳喂养儿占 89%,发生颅内出血比例为 92%,病死率为 22%。可见晚发型维生素 K 缺乏出血症可引起较高的颅内出血及婴儿病死率。纯母乳喂养的婴儿更容易出现维生素 K 缺乏。建议可通过以下膳食调理和使用维生素 K 制剂等方法预防新生儿维生素 K 缺乏:①孕期多吃富含维生素 K 的食物,如绿叶蔬菜、菜花、植物油等,对于曾在孕期服用影响维生素 K 代谢药物的孕母,在产前应补充适量的维生素 K;②乳母多吃富含维生素 K 的食物;③产妇分娩之日起每天口服维生素 K_1 5～10mg,共 3 周;④正常新生儿出生 6 小时内肌肉注射维生素 K_1 (1mg) 1 次,或自第 1 天及每隔 10 天口服维生素 K_1 每次 2.5mg,共 10 次;⑤患有先天性肝胆疾病、慢性腹泻的新生儿应在医生指导下补充维生素 K。

四、新生儿先天性异常的早期发现

(一) 新生儿筛查

新生儿期的一些先天代谢异常和内分泌疾病,由于没有典型的临床表现易被误诊或漏诊,当出现症状时往往已对儿童的健康造成不可逆的损害。其中一些疾病如果早期发现及早期干预,可以减少或避免各种残疾的发生。

新生儿筛查是指通过血液检查对某些危害严重的先天性代谢病及内分泌疾病进行群体筛查,使它们在临床症状尚未表现之前或表现轻微时,生化指标及激素水平等变化已明显时得到早期诊断。目前已在数十个国家开展,其中在欧美和日本等发达国家的覆盖率已达 95% 以上。主要筛查的疾病包括:苯丙酮尿症(简称 PKU)、先天性肾上腺皮质增生症、先天性甲状腺功能减低症(简称甲低)、半乳糖血症、组氨酸血症、红细胞葡萄糖-6-磷酸脱氢酶缺陷症、枫糖血症等。目前在我国仅限于大中城市开展,大部分地区主要筛查先天性甲状腺功能减低症和苯丙酮尿症。筛查的方法是于生后 72 小时后,7 天之内,并充分哺乳后采新生儿足跟血,分别测查血中促甲状腺激素(TSH)和苯丙氨酸浓度(phenylalanine,Phe)。当 TSH>10～20μIu/ml,或苯丙氨酸浓度>120μmol/L(2mg/dl)时,应进行复查。

(二) 听力筛查

听力障碍是常见的出生缺陷。国外的研究显示,正常新生儿中,双侧听力障碍的发生率约在 0.1%～0.3%,其中,重度至极重度听力障碍的发生率约为 0.1%。国内尚无完整的流行病学资料,但现有研究结果与此相似。听力障碍的儿童由于缺乏语言刺激环境,轻者导致语言和言语障碍、社会适应能力低下等心理行为问题,重者导致聋哑。如果能在新生儿期或婴儿早期及时发现听力障碍的儿童,及时康复,将会使先天性听力障碍儿童聋而不哑。研究证明,新生儿听力筛查是早期发现听力障碍的有效方法,特别是对具有感觉-神经耳聋危险因素的新生儿更为重要。因此,在新生儿期应常规进行听力筛查。目前我国主要采用耳声发射方法,在新生儿出生 3～5 天内进行。未通过初步筛查时,应于 3 个月内再进行复查。若进一步检测时仍不能通过,应转到专科医疗保健机构做脑干诱发电位等其他检测,以确定听力异常的性质和发病的部位。如果确诊为听力障碍,将从 6 个月开始进行及时有效的干预治疗,包括语声放大、药物、手术、助听器、人工耳蜗植入及早期听力、言语-语言等能力的训练,使这些婴儿回归到健康儿童的行列。

此外,对已通过新生儿听力筛查,但有高危因素的新生儿,包括:家族中有儿童期听力损伤的遗传史;母亲妊娠期耳毒性药物用药史;宫内感染史,如:巨细胞病毒、风疹、梅毒、疱疹或弓形虫病等。新生儿有外耳道和耳廓畸形;早产或出生体重小于 1500g 的新生儿;1 分钟 Apgar 评分为 0～4 分,5 分钟 0～6 分;机械通气持续 5 天以上;新生儿患重症高胆红素血症、应用过耳毒性药物、患过细菌性脑膜炎等,应每半年做 1 次听力监测、医学观察及交往技能监测,以便早期发现听力损伤早期干预。

(三) 眼部检查

新生儿眼部疾病以先天性异常及视功能发育障碍多见，但眼部的一些感染如不及时发现和治疗，也将造成孩子永久的视力障碍。因此，应早期发现并及时治疗眼部疾病，以争取视功能得到正常发育。儿童保健人员在对新生儿进行检查时，应将眼部的检查作为常规内容之一。重点检查眼睑有无红肿、眼部有无脓性分泌物、一侧或双侧瞳孔区是否呈白色、黄白色反光、眼球有无突出或内陷、出生1周后对强光刺激有无反应等。发现异常应及时转至眼科确诊和治疗。

五、新生儿神经行为

分子生物学研究提供了脑发育方式及环境对神经系统发育影响的证据，即：婴儿出生时其大脑是不成熟的，以便最大限度地去适应周围的环境。神经细胞多在出生前形成，而细胞之间的连接大部分在出生后形成，大脑的功能主要取决于神经细胞之间连接的复杂程度。婴儿通过看、听、闻、触、摸和运动等去感知和探索周围的世界。这种丰富、适宜的环境刺激促进神经细胞之间连接的形成，并对神经连接的数量及其连接的方式有影响，因而从根本上改变大脑的微观结构和性能。如果儿童早期没有得到或缺乏充分的刺激，神经细胞之间的连接形成不利或无法形成甚至现存的连接将消失。因此早期环境对脑发育的影响是决定性的并持续存在的。

（一）新生儿行为评估

新生儿行为能力是新生儿先天遗传类型和宫内环境影响的综合表现。Brazelton的新生儿行为评估量表（Neonatal Behavioral Assessment Scale, NBAS）通过一系列行为神经测查可以看出新生儿状态的调节和状态变化的稳定性。这种状态变化条理化能力代表了新生儿在出生后对环境变化的适应能力。在美国，NBAS已被应用作为测定产科用药、围产期高危因素，如小于胎龄儿、呼吸窘迫等对新生儿行为影响的主要方法，可及早发现新生儿由于脑损伤引起的神经行为异常。我国著名新生儿科专家鲍秀兰教授吸取美国Brazelton新生儿行为估价评分和法国Amiel-Tison新生儿神经测定方法的优点，结合自己的经验建立了我国新生儿20项行为神经测定方法（Neonatal Behavioral Neurological Assessment, NBNA），并从1991年开始在全国推广。该测查方法分为五个部分：即行为能力（6项）、被动肌张力（4项）、主动肌张力（4项）、原始反射（3项）和一般评价（3项）。该评分方法简便，可重复测查，对新生儿无害。通过对新生儿行为的测查，可以了解新生儿视听感知能力和神经系统情况；早期发现轻微脑损伤；预测以后的发育和功能；评估损伤和药物对行为的影响。

（二）促进新生儿神经行为发展的主要原则

经常对婴儿讲话、与其玩耍、悉心地照顾婴儿、及时了解和满足婴儿的需要等活动将激活相应部位大脑细胞的连接，有助于婴儿将来学习和解决问题能力的发展，也有利于婴儿情感、社会交往的健康发展。

早期被照顾不周、缺乏适宜刺激或经历紧张和压力的婴儿除有学习和语言困难外，也更可能在行为、依恋和情感方面出现问题。婴儿早期不良经历的影响可以累积，而且多为不可逆的。如果缺乏适宜刺激，婴儿与生俱来的运动、社会、心理能力将退化。

新生儿已有了一定的视、听、触觉和简单模仿等行为能力，应充分利用这些能力与新生儿进行交流，提供适宜的家庭环境，使新生儿神经行为潜力得到充分发展：

1. 用语言与新生儿交流　用柔和的声音、不同的语调与新生儿说话。他们会以自己独特的方式让你知道他们的需要。细心体会孩子哭的原因,对孩子的哭声做出适当反应。

2. 用表情与新生儿交流　通过微笑或皱眉等和新生儿交往,可以细心体会、了解孩子的意愿。如果父母在孩子处在新生儿期就能敏感理解他们的需要,就可以促进新生儿交往能力的发展。

3. 用眼神与新生儿交流　当孩子睁开双眼时,母亲(或父亲)微笑地注视孩子、逗引孩子,孩子也会注视母亲(或父亲),此时就与孩子进行眼神的交流了。

4. 通过皮肤触摸与新生儿交流　在这个阶段给予新生儿足够的皮肤觉刺激和皮肤觉上的满足,会增加孩子和父母之间感情,促进孩子良好情绪的发展。

(三) 抚触对新生儿神经行为发展的作用

触觉是皮肤受到机械刺激时产生的感受。新生儿全身的皮肤都有灵敏的触觉点,可对不同温度、湿度、物体的质地和疼痛有触觉感受能力,它是新生儿感知外界事物、探索世界的重要途径,在和父母建立亲密的依恋关系过程中占有重要的地位。抱、轻拍和抚摸可以使烦躁的新生儿放松而安静,并通过触摸方式感知触摸者传达的信息。抚触还可增强新生儿免疫力和应激能力,促进其食物的消化和吸收,减少其哭闹,促进新生儿的社会交往和情感发展。接受抚触的新生儿体格生长发育好,觉醒、睡眠节律好,反应也更灵敏。研究发现,新生儿期接受抚触的孩子在8~12个月后,其体格增长、运动及精神发育均比未接受抚触者有明显优势。

六、新生儿保健管理的主要内容和流程

(一) 出生时和住院期间保健

新生儿出生时的保健主要由分娩医院的医生完成,内容包括以下几个方面:

1. 清理呼吸道。
2. 评估新生儿　如果新生儿不哭、没呼吸或喘气,提示有窒息,应立即进行复苏。
3. 保暖。
4. 脐带处理　新生儿娩出后1~3分钟内结扎脐带,剪刀及结扎绳必须消毒,脐带断端用碘酒、酒精涂擦后,用无菌纱布遮盖24小时。
5. 测量体重和身长并全面查体。
6. 开始母乳喂养　生后1小时内将新生儿裸体或至少胸腹部裸露放在母亲胸前,进行肌肤接触至少30分钟,并开始吸吮乳房,按需哺乳。
7. 眼的护理　出生后以抗生素眼药涂抹双眼1次。
8. 听力筛查　出生后进行。
9. 新生儿疾病筛查　出生后48~72小时采集末梢血。
10. 生后6小时内肌肉注射维生素K_1 1mg。生后24小时内接种乙肝疫苗第1针,出生第2天接种卡介苗,并记录在卡介苗接种证及免疫预防接种证上。
11. 新生儿行为评估　出生后48小时后进行。
12. 出院时全面查体及保健指导。
13. 转到社区卫生服务中心儿童保健科。

表 5-10 1 岁内儿童计划免疫接种程序

出生时	1月	2月	3月	4月	5月	6月	8月
卡介苗							
乙肝	乙肝					乙肝	
		糖丸	糖丸	糖丸			
			百白破	百白破	百白破		
							麻疹

(二) 出院后的保健

新生儿出院后的保健主要通过社区医生或乡村妇幼保健医生入户访视完成。

1. 新生儿访视频率 正常足月新生儿至少访视 3 次（全国各地有所不同），分别在出院后 3 天（初访）、14 天（复访）和 28 天（满月访）进行。如果发现问题可增加访视次数。对早产、低出生体重、出生窒息等高危新生儿，需酌情增加访视次数。

2. 新生儿访视的主要内容

(1) 初访：①通过询问了解新生儿出生前、出生时及出生后情况，包括胎次、产次、分娩方式、有无窒息等异常、出生体重以及卡介苗和乙肝疫苗第 1 针的接种情况；了解新生儿出院后睡眠、吃奶及大小便情况。②通过全面体检测量新生儿的体温，检查新生儿精神、前囟、五官、皮肤、脐部、臀部、听心肺，了解健康状况。③通过观察了解新生儿居室环境卫生、通风情况、新生儿衣着，评价母乳喂养方法。④通过讲解和演示告诉家长新生儿喂养、护理、新生儿危险症状识别等方面的知识和技能，指导家长进行母乳喂养、保暖、皮肤清洁、五官护理、脐部护理的方法。⑤通过评估发现喂养姿势、含接乳头方法、喂养频率以及护理方面的问题及时纠正和指导；发现皮肤脓疱、脐部发红或眼睛有脓性分泌物等异常情况及时处理；出现发热（体温高于 37.5℃）、低体温（体温低于 35.5℃）、囟门突起、惊厥、呼吸增快超过 60 次/分或减慢低于 30 次/分、严重胸凹陷、严重黄疸（手底、足底发黄）、耳部脓性分泌物等危险症状，一侧或双侧瞳孔区呈白色、黄白色反光、眼球突出或内陷、唇腭裂、髋关节脱位等先天异常，协助家长转至专科医院诊断和治疗。

(2) 复访：询问并检查上次访视时所发现问题的改善情况；测量新生儿的体重，评价生理性体重下降恢复情况，检查脐带脱落及黄疸消退情况；了解新生儿喂养、护理中存在的问题。发现母乳不足、乳头痛、新生儿大便次数多、臀红等问题或异常，及时进行针对性指导与处理。发现新生儿对强光刺激无反应及时转至眼科诊断和治疗。

(3) 满月访：询问并检查上次访视时所发现问题的改善情况；测量新生儿的体重，评价满月时体重增长情况；听力筛查如未通过，告诉家长 3 个月后复查，或有高危因素的新生儿，告诉家长 6 个月后复查；全面体检，内容同初访。发现如睡眠不安、哭闹等问题，分析原因并给予指导；发现满月体重增加不足 600g 的婴儿除指导家长改善喂养方法，还要转入专案管理。完成满月访视的婴儿将被转入儿童保健系统管理继续得到儿童保健服务。儿童保健系统管理指的是：在 1 岁内 4 次（分别为 3 月、6 月、9 月、12 月龄）、1~2 岁 2 次、2~3 岁 2 次，3 岁以上每年 1 次，对儿童进行体格发育、心理发育和营养评价，同时对家长进行常见病预防、母乳喂养、辅食添加和心理发育促进等方面的针对性指导。

3. 访视情况记录

每次访视后应将访视及指导和处理情况记录在母子（或儿童）保健手册上。手册上的资料将为负责儿童系统管理的保健人员提供信息，保证了儿童保健的连续性。同时也便于保健人员对儿童健康资料进行收集与分析。

附：世界卫生组织推荐的新生儿访视内容（表5-11）

表5-11 新生儿访视记录卡

内容 \ 访视时间	第__天	第__天	第__天	备注
1. 询问				
孩子的哭声	正常 / 与平时不同 / 弱 / 不哭			
母乳喂养	是 / 否			
如果没有母乳，喂什么食物				
比平时吃得少	否 / 是			
吸吮情况	吸吮有效 / 吸吮力弱 / 完全不吸			
母乳以外食物停止喝水	停止 / 还在喝水			
连续3次喂奶后呕吐	否 / 是			
水样便	无 / 有			
意识状态	警醒（眼睛睁开四处看）/ 昏睡（醒着时没反应）/ 无意识（6小时不醒一次）			
四肢和颈部是否比平时软	否 / 是			
发热	无 / 有			
手和脚摸起来凉	否 / 是			
任何部位出血	无 / 有 如有，出血部位（鼻、口、肛门、尿、皮肤等）			
呼吸增快	无 / 有			
严重胸凹陷	无 / 有			
皮肤异常	无 / 有 如有，哪种（流脓、脓疱、皮疹）			
2. 检查				
皮肤	正常 / 发黄 / 苍白 / 出血 / 红疹 / 脓疱			
呼吸	数1分钟呼吸次数，如超过60次，再数1分钟：次/分			

（续）

续表

内容 \ 访视时间	第__天	第__天	第__天	备注
呻吟声	无 / 有			
严重胸凹陷	无 / 有			
体温值（腋下）				
眼睛	正常 / 水肿 / 脓性分泌物			
眼结膜颜色	发白 / 发红 / 发黄			
脐部	无 / 脓性分泌物 / 出血			
腹部	正常 / 胀气			
意识状态	警醒 / 睡着能叫醒 / 昏睡 / 叫不醒			
四肢与颈部发软	无 / 有			
哭声	安静 / 哭声有力 / 哭声弱 / 前6小时内没哭过			
体重值				
是否做过治疗	否 / 是 如果做过，谁做的，什么治疗			
其他				
3. 观察				
孩子穿了衣服	是 / 否			
盖的被子合适	是 / 否			
孩子洗过澡	是 / 否			
孩子靠近母亲	是 / 否			
其他				

参考文献

1. 金汉珍，黄德珉，官希吉等．实用新生儿学．3版．北京：人民卫生出版社，1997.3-4．
2. 胡亚美，江载芳等．诸福棠实用儿科学．7版．北京：人民卫生出版社，2002.410-416．
3. 曹泽毅．中华妇产科学．2版．北京：人民卫生出版社，2004.1128-1130．
4. 沈晓明．我国新生儿听力筛查现状．中华医学杂志，2003，83（4）：266-267．
5. 戚以胜，黄丽辉．我国新生儿听力筛查的发展方向．中华医学杂志，2003，83（4）：268-269．
6. World Health Organization Kangaroo mother care Department of Reproductive HEALTH AND research. France：WHO，2003.19-21．
7. 林庆．神经系统检查方法．见：胡亚美，江载芳主编．诸福棠实用儿科学．第7版．北京：人民卫生出版社，2002.1846．
8. 中华人民共和国卫生部，联合国儿童基金会，世界卫生组织，联合国人口基金．中国孕产妇与儿童生存策略研究．北京，2006.45-50．
9. 中国儿童中心．微量营养系与儿童健康学术研讨会论文汇编．北京，2004.16．
10. 卫生部国家基本公共卫生服务规范．北京，2011：28
11. 卫生部新生儿疾病筛查技术规范2010．
12. 中国营养学会妇幼分会．中国孕期、哺乳期妇女和0～6岁儿童膳食指南．北京：人民卫生出版社，2010.56．

（郝波）

第三节 孕产期保健管理

一、孕产期系统保健管理

指对孕产妇从孕前或至少从孕早期开始到产褥期结束的一系列保健管理。

1. 孕早期　不论城市农村均要求从孕早期开始保健，至少产前检查1次。建立保健卡询问病史，进行全身体检和盆腔检查及必要的化验检查，筛查危险因素等。

2. 孕中期　在城市每月检查1次，在农村至少3个月内要检查1次。

3. 孕晚期　在城市，前两个月每两周检查1次，后1个月每周检查1次。在农村，至少每月检查1次，如遇异常应增加产检次数或转诊。

4. 产褥期　应当进行3次家访视（产后1、2、4周各1次）。产后6周携小儿到分娩单位或医院进行产后检查。如果产妇身体恢复情况良好，将其保健卡送管辖地区保健机构结案，小儿转当地儿童保健单位进行系统保健。

二、危险管理在孕产期保健中的应用

危险管理（risk approach）也称高危管理，指用科学的管理来代替经验的管理，根据科学的分析来选择优先待解决的问题。在保健工作中，危险管理可以根据不同危险程度给予不同的保健，把最好的保健给予最危险者，而使人人得到需要的保健。因此，危险管理适用于各种保健。由于危险管理节省资源，使有限的资源发挥最大的作用，特别适用于发展中国家。目前，危险管理在我国已经较广泛地推广使用于孕产期保健中。因为孕产期保健以孕产妇和围产儿两个脆弱人群为保健对象，因此危险管理更适用于孕产期保健。现就孕产期保健危险管理为例介绍如下。

我国自20世纪80年代开始试用危险管理于孕产期保健中，并已证明它是经济有效的。在应用中首先分析要解决问题的危险因素，然后进行干预。在孕产期保健中首先筛查孕产妇所具有的危险因素，针对危险因素给予干预或转入有条件干预的医疗保健单位进行保健和治疗、分娩。我国的保健组织系统提供了各级转诊的基础。根据各级机构的人力条件收治或转诊各种危险程度的患者，可使人人得到适合的医疗保健，人人安康。

（一）危险管理的特点

1. 定量化　例如在筛查危险因素评定高、中、低危时，需要应用丰富的科学技术知识及大量的实践经验，对不同危险或不同程度的危险给予不同的评分或评估，这意味着患者需要不同的医疗保健技术及条件的水平。在我国城市中虽然住院分娩率已较高，也并不是所有医院都能适应所有患者的需要，因此需有转诊、会诊等活动配合。在农村只能有约50%的产妇能够住院分娩，包括在乡卫生院分娩，因此需要危险管理来促使孕产妇得到相对恰当的处理和安排。事实上，近年来，实施较好的地区或单位已得到使孕产妇、围产儿死亡率下降的成绩。

2. 具有新医学模式兼顾医疗与预防的特点　在危险管理中危险因素的范围既包括病理性的，又包括非病理性的。既包括医学生物学方面的因素，又包括了社会心理学方面的因素。因此是比较全面的保健管理（图5-6）。

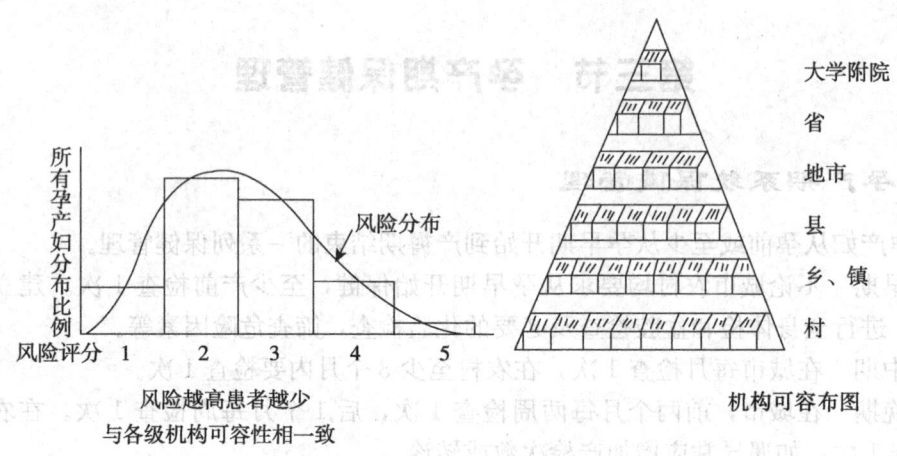

图 5-6 风险与机构能力、技术、设施相适应的分布图

例如孕妇患有高血压病，高血压是病理性问题需要治疗，干预危险因素就是治疗高血压。但有的孕妇是过去有过不良孕产史，如生过一个不明原因的死胎，下次妊娠再发风险会较高，虽然孕妇此次妊娠期间胎儿检查一切正常，也应作为有危险对待，认真监护，对此次妊娠的干预实际属于预防范畴。又例如据 1989～1995 年卫生部妇幼卫生项目对 300 个贫困县资料统计，约 50％孕产妇死亡前没有到达医院，死于家中或途中，这些死亡原因更主要的是社会性因素造成。例如，贫困、无知、交通不便等等。因此，需要干预的危险因素必须包括社会心理性因素，否则由此造成的死亡就无法避免。危险管理即要求全面的符合新医学模式的管理，既注意生物、社会、心理因素（如对产后抑郁造成自杀问题的防治），又注意治疗与预防，因此是比较先进的保健管理。

近年来虽在我国已积极推广，但尚不够深入及全面，加之经济因素的影响，使有些人或单位不能认真按照此原则来实施。例如本身不具备条件，为了增加收入而硬行处理增加了病死率。今后应当不断加强各有关方面的管理制度及理论技术水平，以保障更多孕产妇和围产儿的安全。

（二）目前国内外常用于筛查的危险因素及其评分和处理原则（表 5-12、表 5-13）

表 5-12 目前国外推荐的供筛查参考的孕产期危险因素（包括一些社会因素）

	因素	无危险	有危险
1. 历史性	年龄	18～35 岁	<18，>35 岁
	身高	>1.5m	<1.5m
	体重	>45kg，<70kg	<45kg，>70kg
	产次	2～4	1，>5
	婚姻	已婚	未婚
	社会经济	富裕	贫困
	文化教育	小学毕业及以上	文盲，四年以下教育（半文盲）
	烟酒嗜好	无	有
	宗教	无	传统迷信
	身体	好	营养不良，慢性病
	孕产史	正常	有流产、死产、低体重儿、畸胎史、新生儿死亡史等
	生育间隔	>2 年	<2 年
	分娩方式	顺产	有并发症
2. 孕期情况	子宫	符合月份	大于或小于月份
	感染	无	有
	贫血	血红蛋白>9g	<9g
	阴道出血	无	有
	妊高征	无	有
	胎儿病征	无	有（如胎动、胎心等异常）
	保健服务	可及	不可及
3. 产时产后情况	孕周	37～42 周	<37、>42 周
	胎膜	未破	早破
	妊高征	无	有
	一般情况	好	急、慢性病
	产前出血	无	有
	产程	<12 小时	>18 小时，宫缩无力
	新生儿	好	窒息，先天畸形
		>2500g	<2500g
	产后出血	<500ml	>500ml
	感染	无	有

以上表已包括社会性危险因素，但干预措施未纳入

表 5-13　国内常用于筛查的危险因素及其评分和处理原则

危险因素	危及对象		危险性质		评分*（表示危险程度）			处理及转院需要条件
	母	儿	母	儿	（低危）5	（中危）10	（高危）15	
一、历史性 （多为潜在性） （孕早期评）								
1. 年龄小于18岁或35岁以上	√	√	难产	胎儿发育异常难产损伤	小于18岁大于等于35岁	小于16岁大于等于45岁	45岁以上	手术（剖宫）产（包括输血）条件、产前诊断条件
2. 身高<1.5m	√	√	难产	难产损伤	1.5～1.45	1.44～1.40	低于1.40m	同上
3. 骨盆异常（狭小或异常）	√	√	难产	难产损伤	轻度	中度	重度	同上
4. 内科合并症（如心、肺、肝肾、高血压、糖尿病、急性感染、重度营养不良性贫血等）	√	√	合并症恶化	合并症影响	轻度合并症	中度合并症	重度合并症	县级或以上综合医院
5. 妇科合并症（子宫畸形、子宫肌瘤）	√	√	早产、难产、出血	早产、难产损伤	阴道横纵隔	小肌瘤或子宫畸形	大肌瘤	手术（剖宫）产（包括输血）条件
6. 异常孕产史 （1）孕早期流产史（人工+自然）	√		胎盘问题、产后出血		人流1次	人流2次	人流2次以上	中高危同上
（2）流产、死胎、死产、新生儿死亡、畸形、低出生体重儿母儿血型不合史	√	√	分娩干预可能增加	再发生同类问题机会增多		1次异常史	1次以上	县级或以上
（3）手术产史	√	√	再次手术产	手术产影响	简单阴道手术产（如胎吸、复杂阴道手术产，如出口产术、产钳、臀牵引等）	腹部手术产史，复杂阴道手术产史，如破膜内倒转等		低危乡或以上，中、高危县级或以上

危险因素	危及对象		危险性质		评分*（表示危险程度）			处理及转院需要条件
	母	儿	母	儿	（低危）5	（中危）10	（高危）15	
（4）妊娠并发症史（如妊娠期高血压、产后出血）	✓	✓	再发生并发症	并发症影响	轻度	中度	重度	根据并发症程度决定（见后）
二、孕期 (孕中、晚期评)								
1. 妊娠期高血压	✓	✓	重度增加死亡率	同左		轻度子痫前期	重度子痫前期及子痫	中危、乡、高危县级或以上
2. 孕晚期胎位不正（主要臀位）	✓	✓	难产	难产损伤	经产	初产		低危乡或以上，中危县级或以上
3. 子宫过大（宫高>35cm）	✓	✓	产后出血、难产	多胎，胎儿过大，畸形，羊水过多		双胎无其他并发症	2胎以上的多胎，羊水量5000ml以上	均转县级或以上
4. 子宫过小（连续3周测量均在第10百分位数以下者）	✓	✓		胎儿发育不良或死胎		同上	已有较长病程	同上
5. 阴道出血	✓	✓	大出血，手术产	流、早产，出血及手术影响	小于月经量出血	等于月经量出血	大于月经量出血	低危乡或以上，中、高危县级或以上
6. 急性感染、高烧	✓	✓	感染中毒，早产	同左	轻度低于39℃	中度39℃到40℃之间	重度40℃以上	县级或以上综合医院
7. 胎膜早破	✓	✓	感染	感染，脐带脱垂、早产		无合并症	合并脐带脱垂或感染	县或以上
8. 胎动、胎心异常	✓	✓	手术产可能	死胎、死产、窒息	胎心大于160次/分胎动频繁	胎心120~100次/分，胎动减少	胎心低于100次/分，胎动消失	中、重度转县级或以上
9. 贫血	✓	✓	缺氧以及失血威胁	缺氧	轻度90~100g/L	中度70~90g/L	重度<70g/L	根据程度及纠正效果决定分娩地，低危村、中危乡、高危县级或以上

危险因素	危及对象		危险性质		评分*（表示危险程度）			处理及转院需要条件
	母	儿	母	儿	（低危）5	（中危）10	（高危）15	
10. 生殖道感染	√	√	上行感染	母婴传播的近远期效应	治愈	已治	未治	转有条件诊治单位

三、产时、产后
（产后评）

危险因素	母	儿	母	儿	（低危）5	（中危）10	（高危）15	处理及转院需要条件
1. 孕周小于37周	√	√		早产儿	35~37周	32~35周	小于32周	低危乡或以上，中、高危县级或以上
大于42周	√	√	产后出血、手术产率高	胎盘功能下降，缺氧、过熟儿综合征	41~42周	大于42周	43周以上	同上
2. 第一产程初产妇大于12小时	√	√	滞产、产后出血	滞产影响	无合并症，宫口近开全	伴宫缩无力产程进展慢	伴宫缩无力产程无进展	低危可暂观察，中危以上及时上转县级或以上
3. 产后出血、产后即时≥200ml，2小时≥300ml，24小时≥500ml	√	√	失血威胁生命		400~600ml	600~1000ml	1000ml以上	经紧急处理后转县级或以上
4. 产后感染	√	√	感染中毒		轻度（39℃以下）	中度（39℃~40℃）	重度（40℃以上）	输液、广谱抗生素、无效转县级或以上

注：*5分：代表轻度危险；10分：代表中度危险；15分：代表高度危险，划分高、中、低危时每次以总分为准，如患者具有3项低危总分15应按高危对待

（三）社会性危险因素

常见的如经济困难、受教育少、交通不便、家庭人口多等常可造成孕期保健不足，缺少医疗条件及必要的营养、休息等而增加孕产妇病死率。在新医学模式下，以人为本，对这些因素也应发现及给予干预。如对知识不足者加强保健教育，对经济困难者给予多方协助（包括扶贫系统），对交通不便者，所在社区对其进行援助，家庭人口多使孕产妇不能得到特殊照顾，应向家人进行宣教等；使保健服务从单纯生物医学范畴扩展到心理社会范畴。国外还常把宗教、种族等列入社会性危险因素中。我国也有类似问题需要加强关注。但必须加强管理性措施并落在实处，例如补助产前保健的经费用于购买其他物品则失去作用。

三、降低孕产妇及围产儿死亡率及干预途径的研究

(一) 降低孕产妇及围产儿死亡率(简称"降两率")的重要性

孕产妇及围产儿死亡率的高低,可以反映一个国家的医疗卫生工作水平和社会经济文化水平。高死亡率表明生存问题尚未解决,因此不再是一个学科的局部问题。加之,孕产妇都是青中年妇女,其死亡对家庭和社会的影响都是巨大的。

围产儿死亡率直接影响着一个国家的期望寿命,期望寿命的高低象征着一个国家的发达程度。高孕产妇及围产儿死亡率与我国这样一个经济上正在迅速发展的国家极不相称,因此降两率是我国急需解决的重要问题。自从20世纪末期及近几年孕产妇死亡率的徘徊,已引起多方的注意。

(二) 国内外孕产妇和围产儿死亡率现状

全世界从20世纪80年代就有报告孕产妇死亡每年约为60万。1997年在非洲摩洛哥召开的世界孕产妇死亡大会上提出,孕产妇死亡约有50%的漏报率,发达国家也有不同程度漏报,因此认为全世界每年实有100万例孕产妇死亡。

有统计表明,全世界活产儿中14%出生于发达国家,但只有1‰孕产妇死亡发生在发达国家。我国孕产妇死亡在发展中国家相对较少,但与发达国家相比尚有十几年至几十年的差距。例如美国1955年孕产妇死亡率已降至47/10万,而我国到21世纪前几年尚徘徊在此水平。近年来发达国家已降到5/10万左右,以我国近10年孕产妇死亡率下降速度每年平均3/10万~4/10万计,尚需10~20年的时间才能达到发达国家目前的水平,并且死亡率越低,下降速度可能越慢,因此,需要加倍努力才能缩短与发达国家的差距(图5-7)。

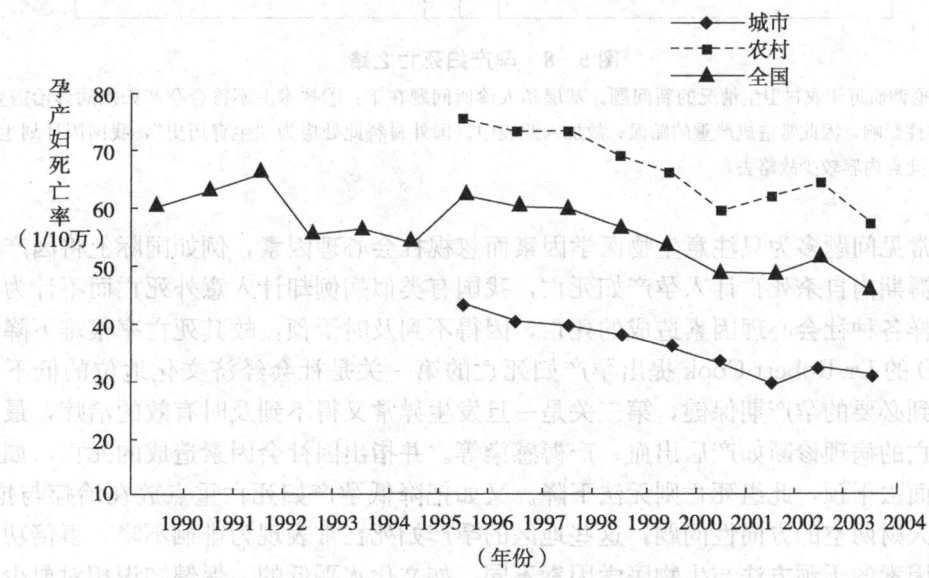

图5-7 中国孕产妇死亡率趋势
来源:全国妇幼卫生年报(1990-2004)

关于围产儿死亡,目前在围产儿保健比较先进的北欧国家如瑞典于1983年围产儿死亡

率即达 7‰ 左右，其中以出生体重 500g 左右的小儿及先天畸形儿为主。1997 年日本围产儿死亡率为 5‰。我国大城市如北京近年围产儿死亡率约为 12‰，相当于日本 1985 年的水平，但是日本为自妊娠 22 周后计为围产期，而我国为自妊娠 28 周计为围产期，由于统计范围缩小故实际差距更大。并且我国城乡差距极大，广大农村孕产妇住院分娩率低，对妊娠 28 周的死胎死产记录不全，因此目前尚无全国围产儿死亡率完整的统计数字。各地多以住院数字为准，较全国实际数字要低很多。

（三）"降两率"干预中应注意的几个问题

首先，要针对造成死亡的多种因素进行干预，世界卫生组织曾经指出，影响孕产妇死亡的因素有多种，如医疗抢救条件、保健服务质量、既往健康状况、社会经济地位等，但平时所看到的只是死亡的临床病理诊断；如不针对造成死亡的多种因素进行干预，则死亡率下降到一定程度就会停滞或停止下降（图 5-8）。

死亡的病理诊断		
发生疾病得不到	走向死亡之路	及时有效的治疗
未得到良好的		孕产期保健服务
*有异常首先到		基层私人诊所
低下的社会经济		文化教育背景

图 5-8 孕产妇死亡之路

*是根据调研近年农村卫生情况的新问题。基层私人诊所问题在于：①技术上不符合孕产妇疾病诊治需要；②趋利性影响，因此常造成严重的贻误。故加入此表中。国外材料此处应为"生育历史"，我国因计划生育政策，此点内容较少故略去

我国常见问题多为只注意生物医学因素而忽视社会心理因素，例如国际上将因产后抑郁造成的产褥期内自杀死亡计入孕产妇死亡，我国有类似病例却计入意外死亡而不计为孕产妇死亡，这样各种社会心理因素造成的死亡，因得不到及时干预，故其死亡率很难下降。

WHO 的 Dr Robert Cook 提出孕产妇死亡的第一关是社会经济文化地位的低下，第二关是得不到必要的孕产期保健，第三关是一旦发生异常又得不到及时有效的治疗，最后得出的只是死亡的病理诊断如产后出血、产褥感染等。并指出因社会因素造成的死亡，如未从社会因素方面去干预，此组死亡则无法下降。又如把降低孕产妇死亡重点放在治疗与抢救上，将是造成人财两空的方向性问题，这些地区的孕产妇死亡常表现为徘徊不降，事倍功半。社会性危险因素的干预方法与生物医学因素不同，如文化水平低的，保健知识相对要少，加强保健知识教育是首要的，经济困难、交通不便等均应采取相应干预以消除危险。

第二，要不断采取新的干预措施。事实证明，一项干预措施只能起到一定作用，在降低孕产妇死亡率和围产儿死亡率的工作过程中，如果采取了某项有效措施，则死亡率会有一个显著的下降，如不继续针对新的情况采取新的措施，则孕产妇死亡率和围产儿死亡率降到一

定程度可能出现平台现象。

根据捷克专家对该国围产儿死亡率的观察研究发现，一般情况下随时代发展，围产儿死亡率会有一定的自然下降趋势。当采取一项有效措施后，可见一个明显的下降，以后又逐渐呈现自然下降的水平；当再采取一项有效措施后，又会出现新的不同程度的下降及再一次的回到自然下降的状态。因此在降低孕产妇死亡率和围产儿死亡率工作过程中应根据形势发展不断采取新的措施，率的徘徊提示可能需要一个新的改进。例如，随着围产医学、危险管理、胎儿监护仪等的出现，围产儿死亡率会有一时的明显的下降。

第三，恰当选择需要优先干预的危险因素，凡涉及面广、危害大，随时间进展有恶化发展趋势的问题，多容易引起领导和群众的关注而被列入优先干预。但注意该问题预防的可能性如何，是否能采取有效地干预措施，才能决定此种干预可否列入优先。

在降两率中常用优先的选择方法需视情况而定。例如我国孕产妇死因中的产后出血，因其占死因构成的50%左右，又有较好预防的方法，因此，可被选为优先干预的问题。随产后出血造成的死亡减少，可使总死亡率下降。

此外，有些因素并不如此明显，则需进一步分析。例如，某地围产儿死亡中早产、先天畸形是死因顺位的前一二位，而早产儿在该地的围生期死亡率为80‰，非早产儿为8‰，则早产儿死亡率是非早产儿的10倍，也即早产死亡的相对危险度（relative risk，RR）为10。若先天畸形的RR为20，则从个体看先天畸形儿死亡的危险高于早产儿。但又如早产儿发病率该地为5%，先天畸形发病率为1.5%，对群体的影响孰者为大，则可计算人群特异危险百分比〔PAR（%）〕来比较。

PAR（%）计算公式 = $b(r-1)/b(r-1)+1 \times 100$

b为发病率或死亡率，r为相对危险度

按上例：早产的PAR（%）= $5\%(10-1)/5\%(10-1)+1 \times 100 = 31\%$

而先天畸形的PAR（%）= $1.5\%(20-1)/1.5\%(20-1)+1 \times 100 = 22\%$

以上表示，如果消除早产儿危险因素可以使围产儿死亡率减少31%，消除先天畸形可减少22%，然后看各危险因素的可预防性如何来决定选择孰者应当被优先。但如数个因素都有有效可行的干预办法，可以同时干预多个因素；如只能逐步干预则可依此分析决定各期工作重点。一般来说，PAR（%）越高者越有可能预防者应当首选。这种简便分析仍有较好的参考价值。

此外也可以用落后地区某危险因素死亡率与先进地区或国家比较，差异大者可预防性大，因为已有有效防治办法；差距小者表明先进地区或国家尚缺少有效防治办法，则可预防性小。例如小儿肺炎腹泻在发达国家发病率很低，病死率几乎为0；而在我国肺炎腹泻仍为儿童主要死因。因此，近年联合国对我国的赞助项目仍以防治肺炎腹泻作为降低儿童死亡率的重点。

第四，危险的产后期向薄弱的产后保健挑战，多年来，大家都把预防孕产妇死亡的重点只放在孕期及产时，而忽视了产后保健的重要性。

根据1985~1995年间有关文献分析，发展中国家与美国尽管在孕产妇保健体制及水平上有很大的差异，但孕产妇死亡在产后时间分布上却非常相似，表明有其一定的规律性。并且死亡原因发展中国家的直接产科原因（如产后出血、产褥感染、妊娠高血压综合征）占总死亡的77.2%，非直接产科原因（如严重贫血、心脏病）占21.2%；而美国直接产科死因占80.7%，非直接死因占19.3%，直接产科死因中产后出血、产褥感染与妊娠高血压疾病共占63.9%，两组也极相似。

死亡时间在产后24小时之内的约占1/2，7天之内的约占3/4，14天之内为9/10，表明分娩后两周内仍为危险期；而许多产妇产后24小时出院，虽计为住院分娩但并未得到应有的安全，故而忽视产后保健是极为危险又极为普遍的。虽然许多文章中都讲高危者出院后产后保健应由接产单位负责，但很难做到，一般均由初级保健管理，这是孕产期保健中有待改进的环节。

四、今后工作重点

（一）**国家的重视** 孕产妇死亡从历史上看均与国家的政治形势和重视程度有着密切的关系，并不完全与国民经济收入呈相关性。如低收入国家由于国家重视也可以有较低死亡率，反之高收入国家也可以有较高的死亡率。

（二）**科技要领先** 与其他工作一样必须有科学技术知识的指导。研究结果常可以作为国家制定政策的参考。各级医疗保健人员对本专业的知识水平直接影响着工作的效果。因此不断地培训更新知识是永不可少的干预措施。

（三）**牢牢掌握面向群体，预防为主的方针** 降两率是一项重大的预防保健工程，要以"面向群体防于未病"为主要方向，而不应以"面向个体治已病"为主导，例如产后出血是农村孕产妇主要死因，降低产后出血发病率是主要方向，而不应以治出血、抢救休克为主要干预途径，错误的方向必然带来失败的工作后果。

（四）**提高"恰当"（指住符合病情需要的医院）的住院分娩率**

所以强调"恰当"，因为我国多数产妇为初产，因此常具有较多未知危险。而我国各级接产单位技术水平差距太大，尤其基层单位，常不能适应产妇的诊治需要，如不能根据病情需要安排保健分娩地点，纵使也是住院分娩，同样危险。例如过去曾有调查表明，某些孕产妇住乡镇医院分娩是危险因素。

"恰当"地提高住院分娩率才是有效的干预措施，如有产后出血危险的产妇必须住有预防出血及输血条件的单位分娩，有难产危险者必须住有手术产条件和技术的单位，有内科合并症者应住综合医院等，发病后再转多来不及。

（五）**资料分析必须与医疗保健情况相结合** 就数字论数字的分析时常不能反映真实情况，例如某地采取了一些干预措施后，有一项因缺少某营养因素造成的疾病有明显下降，而分析认为是干预措施有效。实际因当地经济水平提高、群众营养改善，而研究者当时并未认识此为营养问题，所采取的不是针对营养的干预措施，评价与实际不符。

（六）**加强健康教育**

落实各项保健措施，一方面需要管理方加强管理，另一方面服务对象主动接受服务及认真实施干预措施同样重要；健康教育可以起到推动的作用。并且健康教育要深入到各个方面如流动人口，尽管目前国家要求对流动人口孕期保健应与长住人口相同，但服务对象主动接受保健更是关键，同时可以减少非计划妊娠及降低孕产妇病死率。

（七）**认真做好孕产妇、围产儿死亡评审工作**

目前我国死亡评审常用的方法是通过分析将死亡分为不可避免死亡、创造条件可能避免死亡及可避免死亡3类，来寻求改进工作方向。

按照国际上对当今世界上孕产妇死亡的分析统计结果认为，99％以上的死亡是发生在发展中国家，并且其中88％～98％是可以避免的。但在我国目前孕产妇死亡评审报告中，常可见到70％或以上的死亡是不可避免的。表明，按以上三类分析也是相对的。因为当来某地某单位时，该例死亡已无法避免，但是，在来到单位前可能有贻误，否则是可能避免的。因此，保健工作者应该进一步了解死亡之前孕产妇所经历的一系列保健和医疗过程，从中发现各种问题为改进保健、医疗及管理工作参考。评审工作不作为追究责任手段，如果涉及责任事故或法律纠纷等的审议不在此范畴。但是评审工作者应具有较强的预防保健知识和识别各种因素（生物、心理、社会）的能力，否则评审工作浮浅于表面工作。

总之，降两率是涉及国家政治、经济、文化地位的大事，死亡率高表明人民生存问题还没有很好地解决，因此应当引起领导高度重视，建立强大具有专业知识及实力的指挥层，设计健全的工作方案及严格的管理制度，遇问题可以做到科技先行，进行研究及不断改进以取得可持续发展的实效，使我国不但仍能在发展中国家领先，还应当尽快地缩小与发达国家的差距，为国家的崛起发挥应有的作用。

关于孕产期信息管理及常用指标见本书有关章节。

（渠川琰）

参考文献

1. 王临虹．生殖健康．北京：中国协和医科大学出版社，2005．
2. 曹泽毅．中华妇产科学．2版，北京：人民卫生出版社，2004．
3. 严仁英．妇女卫生保健学．（修订版）．北京：学苑出版社，1996．
4. 渠川琰．降低孕产妇及围产儿死亡率干预途径的研究．中国实用妇科与产科杂志，2001，17（5）：273．
5. The world society of labour delivery, world congress on maternal mortality Marakech Morocco, 1997, 8.
6. Li XF, Fortney JA, Kote Lechuck M. The postpartum period the key to maternal mortality. int J of gynecol‐obstet, 1996, 54：1.7.
7. 第二届国际妇幼保健学术会议论文集，北京，2006，36～41．

第六章 节育期保健

第一节 概 述

一、定义和目的

育龄妇女是指处于生育年龄的妇女。我国对育龄妇女的定义范围为15~49岁。女性节育期是指从月经初潮到绝经期前的非生育期，即除妊娠、分娩、产褥以外的整个育龄期。我国法律规定"公民有生育权利，也有依法实行计划生育的义务"。女性一生中从初次性生活到停止生育期间有25~30年甚至更长的时间需要调节和控制生育。安全有效、简便易行的避孕措施，不仅能预防非意愿妊娠，更有利于促进和维护妇女的生殖健康，减少因妊娠、分娩和流产而导致的疾病甚至死亡。

生育调节是节育期妇女生殖健康的重要内容。我国由于人口基数大，目前大约有3.5亿育龄妇女陆续进入生育高峰，因此国家提倡少生、优生的生育模式，生育时间相对集中。节育期保健是向广大育龄人群提供以避孕节育为核心内容的生殖健康和相关医疗保健服务，以帮助育龄人群顺利度过整个节育期。

二、服务内容

我国已婚育龄妇女的综合避孕率已达80%以上，但避孕服务的质量以及对未婚性活跃人群和部分流动人口的管理，尚属于节育期保健的薄弱环节，她们是意外妊娠和性传播疾病的高危人群。在各种避孕节育措施中，以女性为主的避孕措施占到2/3以上，其中绝大多数采取的是长效避孕措施。妇女不可避免地承担着避孕节育的压力，以及发生意外妊娠后接受人工流产对身心健康造成的不利影响。

非意愿妊娠（unwanted pregnancy）又称意外妊娠或计划外妊娠，指不论是否采取了避孕措施，妇女在不想妊娠时发生的妊娠，包括因避孕失败和未避孕而导致的意外妊娠。目前在我国未婚怀孕的现象越来越常见，人工流产率和重复流产率都逐年上升，而且呈年轻化、低龄化的趋势。随着医疗机构无痛人流技术的广泛开展、紧急避孕药物的开发研究和应用，在育龄人群中，有误将避孕失败的补救措施人工流产和口服紧急避孕药替代常规避孕措施的倾向。因此降低人工流产率和重复流产率是节育期保健面临的难题之一，也是公共卫生领域的一个重要问题。

计划生育技术服务是指医疗、保健机构通过采用手术、药物、工具、信息及其他技术手段，向育龄人群提供生育调节相关的技术服务。节育期保健的服务内容主要包括以下几方面：①向育龄人群提供以知情选择为基础，安全避孕、节育和生育为核心内容的医学咨询、卫生指导和健康教育的优质服务；②提供妇女保健、生育调节有关的医疗保健技术服务，进行高危节育技术及手术并发症的防治和抢救；③开展和推广计划生育技术临床科研及适宜技术；④开展防治妇女病、生殖道肿瘤、乳腺癌系列保健服务；⑤防治生殖道感染及性传播疾病，开展不孕不育症的诊断与治疗等生殖保健服务；⑥提供避孕药具、性健康及相关问题的咨询指导与流产后服务。

本章重点介绍与避孕、节育和流产有关的节育期保健内容，有关节育期保健中妇女常见病防治的内容请参见本书第八章。

第二节 避孕、节育与知情选择

一、避孕和节育

避孕（contraception）和节育（birth control）是属于同一范畴又略有区别的两个概念。节育即节制生育，包括阻断妊娠各个环节的避孕绝育，也包括终止胚胎和胎儿发育的人工流产。要强调人工流产是避孕失败的一种补救措施，但绝不能替代避孕。避孕是节育总概念中的一部分，即避免受孕的预防措施，包括采取避孕药具和手术方法达到暂时或永久阻止受孕的目的。

二、优质服务

优质服务的理论框架是由美国社会学家 Judith Bruce 提出的。优质服务的六要素是以服务对象为中心，尊重生殖权利，尊重个人选择，为育龄群众提供一个可得可及、完善和满意的全程服务，达到促进妇女生殖健康的目的。计划生育投入—优质服务—结果的构成关系如图 6-1 所示：

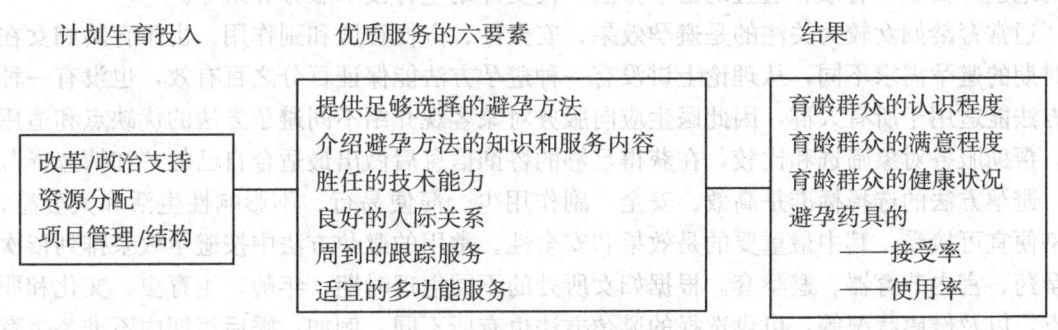

图 6-1 优质服务关系图

三、避孕咨询

避孕咨询（contraceptive counseling）是指咨询者运用现代科学知识和人际交流技能，针对节育期有关避孕节育的问题，在保护人权、尊重隐私的基础上，提供健康避孕、安全避孕的理念，让每个咨询对象都能够自由、知情地选择适合自己的避孕方法。避孕咨询是提高避孕效果、避免非意愿妊娠、保护育龄群众生殖健康的重要途径，是妇女保健和计划生育工作者应掌握的专业技能。

据调查，目前大多数育龄妇女获取避孕知识的主要途径是媒体、网络、书刊和朋友间交流，她们迫切需要了解避孕节育的相关知识和人工流产的危害。随着医学模式的转变，医疗机构逐步要为患者提供更为人性化的服务，医生与患者间面对面地咨询将成为人们获得健康知识的最佳途径。

避孕咨询可在婚前保健、妇科门诊、计划生育门诊、人流室外等地点进行，要求有相对隔音、保密的独立空间，室内环境安静、整洁、温馨，并配备有挂图、模型、避孕药具和宣传折页、小册子等，有条件的可通过多媒体播放光盘资料。

为确保咨询达到预期的效果，应掌握以下6条基本原则：①运用人际交流技巧，与服务对象建立良好的关系；②确定服务对象的需求；③尊重对方的价值观；④鼓励服务对象的参与；⑤帮助服务对象自己做出"知情"选择；⑥保护对方的隐私。

在咨询的方法和技能方面，包括语言交流技能，表情、眼神、手势、动作等非语言交流技能，倾听的技能、提问的技能、反馈的技能和帮助服务对象自己做出决定的技能。咨询的过程一般遵循问候——询问——提供——选择——讲解——随访共6个步骤，每次咨询的时间在20分钟以上。咨询者应在充分了解服务对象的处境和需求后，为其提供多种适宜的避孕方法，并帮助其自己做出决定，再针对选择的不同避孕方法进行深入讲解，随访观察避孕效果。

四、避孕方法知情选择

"知情"是指医生与服务对象之间，通过交流达到共情，使她们获得解决问题的信心和信息；"选择"是指服务对象获得信息之后，自己做出决定。"知情选择"是从以人为本的角度出发，在保证妇女享有自愿选择生育子女的生殖权利和了解掌握避孕节育知识的基础上，知情地选择安全、有效、适宜的避孕方法，接受计划生育技术服务和指导。

通常育龄妇女较为关注的是避孕效果、安全性、方便程度和副作用。由于育龄妇女在不同时期的避孕需求不同，从理论上讲没有一种避孕方法能保证百分之百有效，也没有一种避孕方法能适用于所有人群，因此医生应向服务对象客观介绍不同避孕方法的优缺点和适用范围，帮助服务对象筛选和比较，在获得足够的咨询信息后做出最适合自己的"知情选择"。

避孕方法的选择标准是高效、安全、副作用少、简便易行、不影响性生活和夫妻感情、价格便宜可接受，其中最重要的是效果和安全性。常用的避孕方法中按避孕效果排列依次为避孕药、宫内节育器、避孕套。根据妇女所处的不同生理时期、年龄、生育史、文化和职业特点，以及健康状况等，可供选择的避孕方法也有所不同。例如：婚后短期内不准备生育者可选用屏障避孕法；婚后较长时间不准备生育且无禁忌证者可选用口服短效避孕药；婚后因病不宜生育或决定不生育者，应根据具体情况采用长效避孕措施；产后哺乳期可使用孕激素避孕针；生育后有很长的节育期者应选择宫内节育器等长效可靠的避孕方法；已生育两胎以上者可选择绝育术；知识层次较高者可选用自然避孕；两地分居的夫妇，可选探亲避孕药或屏障避孕；有心、肝、肾等内科合并症者，应选择屏障避孕，或根据病情选用宫内节育器或绝育术；对月经量多、经期延长者不宜放置宫内节育器，但含有孕激素的宫内节育器"曼月乐"可减少月经出血量、减少痛经。由于在放置初期可能有不规则出血，所以有要求使用者应在详细咨询医生后权衡利弊再做决定。

五、流产后服务 (post-abortion care, PAC)

据世界卫生组织估计，全世界每年约有 7 500 万非意愿妊娠，导致了大量的人工流产。我国 2002 年报告有 133.7 万例人工流产，而实际数字还远高于此。目前我国的人工流产率和重复流产率均居高不下。有调查研究显示，已婚妇女 3 次以上重复流产率为 8.1%～18.6%，而在部分城市未婚流动人口中，24 岁以下的女青年 3 次以上重复流产率高达 32%。在人工流产的育龄妇女中，避孕失败占 2/3，未避孕的占 1/3，其中半数以上已有人工流产史，不少人在短期内反复人工流产，且未婚非意愿妊娠的比例占到 30%～40%。由于育龄妇女特别是未婚青年不能及时得到正确的避孕知识，避孕需求得不到满足，常常会陷入"无保护性行为——非意愿妊娠——人工手术或药物流产——不及时采取有效避孕措施——再次非意愿妊娠——重复人工手术或药物流产"的恶性循环。

国际社会从 20 世纪 90 年代初开始关注流产后的计划生育服务问题。2002 年流产后服务国际联盟对流产后服务的内容作了扩大与更新，提出流产后服务是减少不完全流产和不安全流产及其并发症，降低流产并发症导致的妇女死亡率和患病率，提高妇女性健康和生殖健康以及生活质量的一种服务。新的流产后服务模式包括 5 个核心成分：即流产后社区服务、流产后咨询服务、流产后并发症治疗服务、流产后计划生育服务、生殖健康及其他保健综合服务。其中后 4 项服务均是以医院（诊所）作为主要服务机构的。

我国虽然从 20 世纪 70 年代末就开始实行计划生育政策，但一直没有特别强调计划生育服务与流产后服务的结合。医疗机构每天面对众多由于避孕需求得不到满足而被迫接受人工流产手术的服务对象，应充分利用医院的环境、医生的身份、医学知识的优势和育龄妇女对医院的信任，在受术者最需要关注的时刻，为其提供流产后避孕节育咨询与指导。在医院开展规范化的流产后服务是人性化的体现，是提高避孕方法的知情选择和正确使用率，预防和减少非意愿妊娠的发生，降低人工流产和重复流产率的最佳时机之一，有助于提高育龄妇女的避孕率，促进和保护妇女生殖健康。

第三节 常用避孕方法

目前供选择的避孕方法非常多，但没有一种方法可以百分之百的有效并适用于所有人群，所以服务提供者应向服务对象提供与避孕方法有关的如下信息，包括相对避孕效果、正确的使用方法、简单的作用原理、常见副反应、对健康的危害与益处、需要就诊的征象和症状、停用后生育能力的恢复以及对性传播疾病的防护情况等，以帮助使用者根据自己所处的不同生理时期和不同身体、心理、社会和经济状况做出自己的知情选择。据国外文献的调查结果显示，如果不使用任何避孕方法，在第 1 年内有正常性生活的妇女发生非意愿妊娠的百分率为 85%，而如果能正确和坚持使用某一避孕方法，这一百分率可降至 1% 以下。下面从妇女保健学的角度，重点介绍常用避孕方法的适应证、禁忌证、使用方法和保健指导的主要内容。

一、屏障避孕

屏障避孕是通过物理方法，阻止精子到达宫颈口和（或）化学药剂在阴道内灭活精子而达到避免妊娠的作用。常用的屏障避孕法有男用避孕套、女用避孕套、阴道隔膜、宫颈帽、外用杀精药等。屏障避孕简便易行，正确使用效果好，避孕套还可有效预防性传播疾病。

（一）男用避孕套（male condom）

男用避孕套又称为安全套、阴茎套，是最常使用的一种避孕方法，由男性在性交前套在阴茎上，收集射精时排出的精液，以物理屏障的方法阻隔精卵相遇，达到避孕目的。男用避孕套多由优质的薄乳胶制成，随着材料和制造工艺的不断改进，在质地、外观和功能方面都有了很大进展，出现了超薄、异型，以及具有润滑、杀精等作用的新型避孕套。不仅使用安全简单、价廉易得、对身体无害，坚持正确使用，避孕有效率可达90%以上，而且能够预防性传播疾病和（或）艾滋病，降低宫颈肿瘤的发病率。

【适应证】自愿要求避孕无乳胶过敏等禁忌证者。

【禁忌证】

1. 对乳胶制品和（或）杀精药等过敏者。
2. 应用时阴茎不能保持在勃起状态者。
3. 男方不配合者。

【使用方法】

1. 选择在有效期内合适型号的新避孕套。
2. 坚持在阴茎勃起后，性交开始前戴套，不要在射精前才使用。
3. 使用前从边缘打开包装，不要将套展开检查，避免被指甲等锐物划破。
4. 使用时捏瘪避孕套前端的小囊挤出空气，将套紧贴在勃起的阴茎头部，将卷边向阴茎根部缓慢滚动展开。
5. 使用过程中应保持套在阴茎根部，若有滑脱应及时重新戴好，若在性交后发现避孕套有破裂或滑脱在阴道内，应立即采取补救措施，如放置外用杀精药、在72小时内服用紧急避孕药或在5天内放置宫内节育器。
6. 射精后，应在阴茎未软缩前，按住套的上口边缘，与阴茎一起从阴道退出，避免精液流入阴道。
7. 使用后检查避孕套有无破损，将用过的避孕套打结，用纸包好后丢弃于垃圾袋内，避孕套为一次性用品，不可重复使用。

【保健指导】

1. 应强调在性交开始前就开始使用，因为在射精前也可能有少量精液流出，全程持续正确使用是决定避孕效果的关键。
2. 避孕套使用失败的主要原因是破损、渗漏和滑脱，除了要一次性使用优质的避孕套外，人为操作不当是主要原因，因此应在使用前特别是对潜在发生性行为可能的青少年和未婚人群进行使用指导，有条件的最好进行模拟练习。
3. 有研究显示，避孕套与油脂类润滑剂接触1分钟后，套的强度可下降90%，3分钟后出现小泡，15分钟后伸张强度显著丧失。因此，避孕套不能接触油脂类的普通润滑剂如凡士林、按摩油等。
4. 有些避孕套含有杀精药可提高避孕效果，还有些避孕套本身有润滑成分，但不可与含有油脂基质的避孕栓合用。
5. 极少数人对乳胶过敏，发生后可用温水清洗，局部涂抹氟氢松软膏、服用抗过敏药可缓解，但以后应改用其他避孕方法。

6. 避孕套为一次性使用，需注意有效期和避免存放在高温、潮湿和阳光直射的环境下，以免避孕失效。

7. 射精后一旦发现避孕套有滑脱或破损、渗漏，提示避孕失败，应立即采取补救措施，不可忽视或存侥幸心理，以免发生非意愿妊娠。

（二）女用避孕套（female condom）

女用避孕套是由女方掌握的屏障避孕工具，由比乳胶更强韧的聚氨酯制成，形状如松软的护套，与男用避孕套长度相同但较粗厚，两端有弹性环，闭合端的内环自阴道放置于宫颈处，起固定作用，开口端的外环留在阴道外，性交时可覆盖阴唇和阴茎根部，能有效预防性传播疾病和（或）艾滋病，射精后精液留存于套内，由于外形与阴道形态吻合，不易滑脱和破裂。女用避孕套也为一次性使用，因可预先放入，可在男方不愿使用避孕套时替代使用，但由于使用方法稍复杂，还可能引起女方不适及增加泌尿系感染的机会，且价格较男用避孕套贵，目前在我国尚未被妇女普遍接受。

【适应证】自愿要求避孕无禁忌证者。

【禁忌证】

1. 患急性生殖道感染、重度宫颈糜烂及反复发作的泌尿系感染者。
2. 患阴道畸形、阴道过紧或过松、子宫脱垂和（或）膀胱直肠膨出者。
3. 对乳胶类制品和（或）杀精药等过敏者。

【使用方法】

1. 洗手后从包装中取出避孕套，用食指和中指挤压封闭端内环，外环开口向下。
2. 将内环沿阴道后壁置入阴道后穹隆前方，外环贴在外阴处，盖住阴唇。
3. 性交前在外露的套内加用润滑剂或杀精药。
4. 性生活后，握住外环旋转一周，使套口封闭，轻轻拉出后打结，用纸包好并丢弃于垃圾袋内。

【保健指导】

1. 对自愿选择的使用者应进行指导示教，在掌握正确的放置和取出方法后才可使用。
2. 每次性交均需全程使用，女方可预先放入，放置应正确到位。
3. 可以使用油脂为基质的润滑剂。
4. 性交时感到外环移动是正常现象。
5. 如感到外环进入阴道内，或阴茎从女用避孕套下方进入阴道，应停止性生活，这两种情况均需取出避孕套，重新放置，必要时加用润滑剂或杀精药。
6. 射精后如发现避孕失败，应采取紧急避孕补救措施。

（三）阴道隔膜（diaphragm）

阴道隔膜俗称子宫帽，是一种女用屏障避孕工具，为乳胶制成的碟状橡胶帽，周边有一圈弹簧。根据弹簧外径的直径大小，可分为不同的型号。性交前预先放置在阴道内，阻止精液进入宫颈口而达到避孕目的。如能正确放置并坚持使用，是一种安全有效、简单易行、无副作用的避孕方法，其特点与女用避孕套相似，但因能重复使用、价格便宜，更容易被妇女接受。

【适应证】自愿使用无禁忌证者。

【禁忌证】同女用避孕套。
【使用方法】
1. 首先应做妇科检查以配置合适型号的阴道隔膜，阴道隔膜应完全覆盖宫颈，边缘充满穹隆，隔膜的前缘不露出阴道口，放置后无不适感觉，活动时不会脱出。
2. 排尿后采用半蹲、半卧或站立姿势放置，一手分开阴唇，另一手将阴道隔膜弹簧捏扁，沿阴道后壁推至阴道深部，前缘嵌于耻骨弓后凹处。
3. 性交后 8~12 小时，以手指伸入阴道内，勾住阴道隔膜边缘向下轻轻拉出。
4. 阴道隔膜使用后需仔细清洗、擦干、撒粉，并收藏于盒内，保存于阴凉干燥处，一般使用期为两年左右。

【保健指导】
1. 使用前应通过妇科检查，认真配置合适的型号，过小不能完全覆盖宫颈，影响避孕效果。过大有不适感，还可引发泌尿系感染。
2. 指导使用者反复练习放置和取出，直到操作熟练，每次放置后，需探查隔膜是否完全覆盖宫颈。
3. 女方在性生活前放置，性交后 8~12 小时取出，放置在体内的时间不宜超过 24 小时。
4. 不能使用油脂为基质的润滑剂。
5. 放置不当可引发泌尿系感染，应及时停用治疗。
6. 如在产后，阴道松紧度有改变等情况下使用，应重新配置合适的型号。

（四）外用杀精药

外用杀精药的主要成分是表面活性杀精剂，目前应用较多的为壬苯醇醚与惰性基质（如泡沫剂、霜剂、胶冻等）制成，能在阴道内快速、高效地杀灭精子而达到避孕目的。外用杀精药在性交前放入阴道可很快溶解，散布在宫颈周围，形成不易穿透的油层或泡沫层，通过改变精子脂膜的渗透压，使精子膜膨胀破裂，致精子破碎、死亡或失去活力；另外由于杀精剂增加了宫颈分泌物的黏稠度，也可阻止精子进入宫颈。外用杀精药还有破坏病毒胞膜和细胞膜的作用，可使病毒和细菌的病原体失活，从而对某些性传播疾病具有防护作用。外用杀精药使用方便简单，对阴道上皮无损伤，不含激素，不影响阴道的自净作用，也无全身的副作用。坚持正确使用避孕效果较好，如能配合其他屏障避孕方法，可增强避孕效果。

【适应证】适用于各年龄段的妇女，尤其适用于患有慢性疾病，不能使用甾体避孕药或宫内节育器的妇女。

【禁忌证】
1. 患有阴道炎、宫颈重度糜烂、阴道松弛、子宫脱垂和（或）阴道壁膨出者。
2. 对杀精药或赋形剂成分如泡沫、凝胶等过敏者。

【使用方法】
外用杀精药的类型有很多种，如片剂、栓剂、药膜、胶冻、避孕海绵等。不同的杀精药使用方法也略有不同，一般在性交前放置即可。
1. 避孕片 为发泡性外用药，于性交前 5 分钟放入阴道深部，很快形成泡沫并扩散。
2. 避孕栓 为靠体温溶化的脂溶性栓剂，剥除外包装，用手指将药栓慢慢推送至阴道深部，10 分钟后性交。

3. 避孕药膜　为无色半透明的薄膜，于性交前 5 分钟取一张揉成团或折成 1/4 大小，用食指和中指夹住放入阴道深部，手指旋转退出。

4. 避孕药膏或胶冻　呈半透明的糊状药膏，宜与阴道隔膜合用，单独使用需使用专用注入器。

5. 避孕海绵　为圆形的小球状，向宫颈的一面呈凹涡状，另一端带环状便于取出，放入前在海绵凹面加水 3～4ml 浸湿，激活杀精剂，性交前放入阴道深部，凹面对准宫颈口，24 小时有效，不受性交次数的限制，性交 6 小时后取出，一次性使用，用后包好丢弃。

【保健指导】

1. 除避孕海绵外，外用杀精药在放置后超过 30 分钟或可能有药液流出时，应再放入 1 枚。
2. 放置后应取仰卧位，性交后 6 小时再清洗阴部。
3. 避孕药膜为水溶性，易受潮，应避免手指潮湿时放置，会影响药量和避孕效果。
4. 避孕栓剂内含油脂基质，不能与男用避孕套和阴道隔膜同时使用。
5. 更年期、哺乳期妇女因阴道分泌物较少，可致药剂不能完全溶解而影响避孕效果。
6. 少数人可发生过敏反应，应及时局部冲洗，避免再次使用。
7. 使用杀精药而避孕失败致非意愿妊娠者，建议及早终止妊娠。

二、女用避孕药

女用口服避孕药（oral contraceptive，OC）为人工合成的甾体类雌孕激素制剂，具有可靠的避孕效果，如果正确使用避孕效果可达 99% 以上。口服避孕药由于其安全高效、方便易得、价廉可逆的特点，在国外的使用率很高，但在我国的普及程度还较低。目前普遍使用的避孕药有数十种，可以分为 6 大类：短效、长效、速效、紧急避孕药、长效避孕针和缓释系统避孕药。WHO 对避孕药的 5 项要求为：安全、有效、使用方便、维持规则的出血和迅速可逆。

以往使用的雌孕激素避孕药，由于激素用量稍大，存在发生血栓性疾病和心血管疾病的隐患。现在推荐使用的新型避孕药，已降低了激素用量至最低有效剂量，使得副作用的发生率也明显降低。特别是新开发的孕激素避孕药，不仅对妇女的血压、体重等没有影响，不增加妇女患心脑血管疾病和乳腺癌的危险，还可利用孕激素的保护作用，减少卵巢囊肿的形成，降低卵巢癌和子宫内膜癌的发生率。

【适应证】适用于要求避孕的健康育龄妇女，无甾体类避孕药禁忌证者。

【禁忌证】

1. 绝对禁忌证

（1）血栓性静脉炎或血栓栓塞性疾病，深部静脉炎史或静脉血栓栓塞史。

（2）脑血管或心血管疾病。

（3）高血压，血压≥18.7/13.3kPa（140/100mmHg）。

（4）确诊或可疑乳腺癌。

（5）确诊或可疑雌激素依赖性肿瘤。

（6）良、恶性肝脏肿瘤。

（7）糖尿病伴肾或视网膜病变及其他心血管病。

(8) 肝硬化、肝功能损伤、病毒性肝炎活动期。

(9) 妊娠。

(10) 产后 6 周以内母乳喂养。

(11) 原因不明的阴道异常出血。

(12) 吸烟每日≥20 支，特别是年龄≥35 岁的妇女。

(13) 严重偏头痛，有局灶性神经症状。

(14) 肾脏疾病，肾功能损伤。

2. 相对禁忌证

(1) 高血压，血压（17.3～18.7）/（12.0～13.3）kPa [（130～140）/（90～100）mmHg]。

(2) 糖尿病但无并发血管性疾病。

(3) 高脂血症。

(4) 良性乳腺疾病。

(5) 胆道疾病。

(6) 胆汁淤积症史及妊娠期胆汁淤积症史。

(7) 宫颈上皮肉瘤变。

(8) 年龄≥40 岁。

(9) 吸烟但年龄＜35 岁。

(10) 严重偏头痛，但无局灶性神经症状。

(11) 服用利福平、巴比妥类抗癫痫药，长期服用抗生素或影响肝酶代谢的药物。

(12) 各种疾病急性阶段。

(13) 哮喘。

(14) 抑郁症。

（一）复方短效口服避孕药

【使用方法】有单相、双相、三相片，雌孕激素的含量不同，服用方法也不同。例如：商品名妈富隆为复方去氧孕烯避孕片，属单相片，首次服用方法为自月经周期第 1 天每天 1 片，连服 21 天，停药 7 天后接服下一周期。商品名敏定偶为复方孕二烯酮避孕片，属双相片，服用方法为自月经周期第 1 天每天 1 白色片，共 21 天，第 22 天开始每天 1 红色片，共 7 天，再接服下一周期。

【保健指导】

1. 避孕效果取决于每天能规律服药，最好固定在每晚睡前服用。不连续服药可引发突破性出血，漏服药片是避孕失败的主要原因之一，发现漏服后应根据药品说明书或请医生帮助采取相应的其他避孕措施。

2. 较常见的副作用有类早孕反应，服药初期突破性出血、月经量减少或闭经等，如果服用一段时间后，副作用仍持续不消失，应停用并查明原因，改用其他避孕方法。避孕药的副作用存在个体差异，停药后多能恢复，一般不会对健康造成永久影响。

3. 影响避孕药效果的药物较多，如患有其他疾病需同时服用抗生素、磺胺药、抗结核药、抗真菌药、解热镇痛药、镇痛催眠药、抗癫痫药等，需及时咨询医生是否停药改用其他避孕措施。

4. 吸烟妇女，特别是35岁以上的吸烟者，应劝告戒烟后，再服用口服避孕药。

5. 服药期间应定期随访体检，特别是有相对禁忌证的妇女，检查项目包括血压、妇科及乳腺检查、宫颈细胞涂片、肝功、血脂、B超等。

6. 如准备妊娠，最好在停药半年后，有些药品说明书注明停药后即可妊娠，建议咨询临床医生。

7. 服药期间出现以下症状应停药检查：①视力障碍、复视、视神经盘水肿、视网膜血管病变；②下肢肿胀疼痛，血栓性静脉炎；③右上腹痛、黄疸、肝功能异常；④原因不明的头痛、偏头痛或脑血管疾病；⑤高血压、心肌缺血；⑥连续闭经3个月以上或怀疑妊娠。

（二）复方长效口服避孕药

【使用方法】复方左旋18甲长效片，成分为炔雌醚3mg，左旋炔孕酮6mg。首次在月经周期第5日服1片，间隔20天后即月经周期第25天再服1片；第2周期起，按第1周期第2次服药日期，每月服1片。

【保健指导】副作用如类早孕反应较短效避孕药重，有些妇女在服药后6~14天发生撤退性出血，还可能有月经量减少或闭经。由于雌激素含量较大，现较少应用。

（三）速效口服避孕药

【使用方法】速效口服避孕药又称为探亲避孕药，适用于短期或探亲避孕，如探亲避孕药1号、53号探亲片等，多为单方大剂量孕激素，服用时间不受月经周期的限制，可在性生活当天开始服用，连续服完14天。

【保健指导】

1. 速效避孕药的剂量比短效药大数倍，只能在探亲或短期应用，不能经常服用，超过14天可接服短效避孕药。

2. 每次探亲或短期服药应连续服完14片，不可停药或减量，否则可能导致避孕失败或子宫出血。

3. 53号探亲片为肠溶片，应吞服不能嚼碎，且由于具有雌激素活性，不适用于哺乳期妇女。

（四）长效避孕针

包括复方雌-孕激素和单纯孕激素两种。适用于需要长期高效避孕并愿意采取注射方式者；不能耐受或不能坚持服用口服避孕药，及放置宫内节育器易脱落者；不宜妊娠的慢性病者，且避孕针对疾病无不良影响者；患有贫血同时需要避孕者。另外单纯的孕激素避孕针又称狄波-普维拉（DMPA），成分为醋酸甲羟孕酮150mg，作用于下丘脑-垂体-卵巢轴，能抑制排卵。由于不含雌激素，特别适用于产后避孕，还适用于有轻度子宫内膜异位或轻度高血压者，以及年龄在35岁以上的吸烟者，具有高效、安全、简便的优点。

【使用方法】不同的复方避孕针首次周期肌注时间略有不同，以后均为每周期注射一次；DMPA首次于月经周期第5日内肌注1支，以后每3个月注射1支，一年只需注射4次；哺乳者在产后6周后，非哺乳者在产后3周后，人工流产者在1周后即可注射第1针，以后每3个月注射1支。

【保健指导】

1. 首次注射后观察15分钟以上，防过敏反应。

2. 药液应充分摇匀并吸净，若针药中有固纤物，可置热水中溶解后使用。

3. 复方避孕针一般于注射后 12～16 天来月经，若经期延长 7 天以上，可服短效避孕药，连服至该周期注射避孕针时止，若月经过多药物治疗无效可考虑诊断性刮宫。

4. 严格按照第 1 针注射后的间隔时间，否则可造成避孕失败。

5. DMPA 的不良反应可有月经紊乱和不规则出血，月经紊乱可表现为长期少量出血或出血增多或闭经，不规则出血常在开始用药半年内发生，随用药时间延长可有月经稀少或闭经，应注意随访检查。

6. DMPA 对乳汁分泌和质量无不良影响，是哺乳期避孕的好方法。

7. 如发生严重头痛或偏头痛、复视、视力异常等，应停药，立即就诊检查。

（五）**紧急避孕药**（emergency contraceptive pill）

紧急避孕是指在无保护措施的性交后或避孕失败后的一定时间内，为避免发生非意愿妊娠而采取服药或放置宫内节育器的临时补救措施。紧急避孕药是口服激素制剂，在无保护性交后 72 小时内服用，可避免 75%～85% 的非意愿妊娠。使用越早，有效性越高。在排卵前服用，可干扰卵泡发育和成熟，在排卵后服用，可影响受精或干扰受精卵着床。现紧急避孕药已作为非处方药供应。

【使用方法】

1. 米非司酮（商品名司米安、后定诺、弗乃尔等） 性交后 72 小时内口服 1 片（10mg 或 25mg）。

2. 左旋炔孕酮（商品名毓婷、安婷、诺爽、保仕停等） 性交后 72 小时内口服 1 片（0.75mg），12 小时后重复 1 次。

3. 雌孕激素复合剂（Yuzpe 法） 性交后 72 小时内口服乙炔雌二醇 0.1mg 和炔诺孕酮 1mg（或左炔诺孕酮 0.5mg），12 小时后重复 1 次。国内无此种药品生产和供应，可用复方左炔诺孕酮短效口服避孕药替代，每片含乙炔雌二醇 0.03mg，左炔诺孕酮 0.15mg。性交后 72 小时内口服 4 片，12 小时后再服 4 片。

4. 宫内节育器需在无保护性交后 5 天内放置。

【保健指导】

1. 紧急避孕是针对无保护性交或避孕失败后的一种补救措施，可用于对遭受性暴力妇女的保护，强调只能偶尔一次使用，不能作为常规避孕方法长期或反复使用，也不能应用于已确诊妊娠者。

2. 服用紧急避孕药后可发生恶心、呕吐、头痛、头晕、乏力、乳房胀痛等反应，一般症状较轻，不需处理，如症状重，需对症处理，如果药全部吐出，应补服 1 片。

3. 服药后可发生月经延迟或提前，延迟 1 周应做妊娠试验，明确是否为紧急避孕失败。

4. 紧急避孕失败者应除外异位妊娠，并建议考虑终止妊娠。

（六）**缓释系统避孕药**

缓释系统是将甾体激素与某些具有缓释性能的高分子化合物，共同制成不同剂型，放入体内后，药物微量、缓慢、恒定释放，达到长期避孕的新型避孕方法，如皮下埋植剂、阴道药环、释放孕激素的宫内节育器等。

【使用方法】

1. 皮下埋植剂适用于 40 岁以下需要长期避孕而不适宜采用口服避孕药、宫内节育器或绝育术等方法避孕的健康妇女。是在上臂内侧皮下埋植含左炔诺孕酮避孕药的胶囊（棒）。

药物以缓慢、恒定的速度，每日释放左炔诺孕酮 30～40μg，埋植后 24 小时即有避孕作用，一次埋植可避孕 5 年。由于激素微量释放，对全身代谢影响小，其高效、长效的避孕效果接近绝育术，并具有简单、可逆的优点。埋植时间为月经来潮后 1～7 天内，在人流术后可立即埋植。

2. 阴道药环适用于健康育龄妇女，无子宫脱垂和（或）阴道前后壁膨出者，及慢性咳嗽和经常便秘者。于月经周期第 5 天放置在阴道穹窿处或套在宫颈上，药环以渗透性和稳定性好的硅橡胶作为激素的载体，缓慢、恒定地释放激素经阴道黏膜吸收，全身副作用小，安全、方便，可以自己放置、取出和更换。每个环可持续使用 1 年，由于体积小，在阴道内放置不影响性生活。

【保健指导】

1. 皮下埋植剂的放置和取出有严格的适应证、禁忌证、手术步骤和注意事项，应到正规医院按常规操作。

2. 阴道药环的放置应在医务人员的指导下，反复练习后使用，以免因放置不当而影响避孕效果；放置后不要随意取出，月经期也不需取出；如果脱出阴道，应洗净后再放入，脱落率约为 2%。

3. 阴道药环的不良反应主要为突破性出血，随放置时间延长，可好转或消失，必要时可口服短效避孕药调整。

三、宫内节育器

宫内节育器（intrauterine device，简称 IUD）是我国育龄妇女应用最多的长效避孕方法，具有高效、长效、安全、可逆的优点。IUD 的避孕作用是一种对子宫、输卵管的局部综合效应，子宫内异物致局部无菌性炎症反应而抗受精，铜离子既可抑制精子活动，又能影响孕卵着床和正常发育，从而最大限度地发挥避孕效果。

【放置适应证】育龄妇女自愿要求放置而无禁忌证者，也可用于紧急避孕。

【放置禁忌证】

1. 绝对禁忌证

（1）妊娠或可疑妊娠者。

（2）生殖道感染/性传播疾病，未经治疗或未治愈者。

（3）3 个月内有月经频发、月经过多（左炔诺孕酮 IUD 除外）或不规则阴道出血者。

（4）宫颈内口过松、重度撕裂（铜固定式 IUD 除外）及重度狭窄者。

（5）子宫脱垂 Ⅱ 度以上者。

（6）生殖器畸形，如子宫纵隔、双角子宫、双子宫等。

（7）子宫腔深度＜5.5cm 或＞9cm 者（人工流产时、剖宫产后、正常产后和有剖宫产史者放置及铜固定式 IUD 例外）。

（8）人工流产后子宫收缩不良、出血多，有妊娠组织物残留或感染可能者。

（9）产时或剖宫产时胎盘娩出后放置，有潜在感染或出血可能者。

（10）有各种较严重的全身急、慢性疾病者。

（11）有铜过敏史者，不能放置载铜节育器者。

2. 相对禁忌证

(1) 产后 42 天后，如恶露未干净或会阴伤口未愈者，应暂缓放置。
(2) 葡萄胎史未满 2 年者。
(3) 有严重痛经者（左炔诺孕酮 IUD 和含消炎痛 IUD 除外）。
(4) 生殖器官肿瘤。
(5) 中度贫血，Hb<90g/L 者（左炔诺孕酮 IUD 和含吲哚美辛 IUD 除外）。
(6) 有异位妊娠史者。

【放置时间】
1. 最好在月经干净后 3~7 天内。
2. 月经延期或哺乳期闭经者，应除外妊娠后放置。
3. 人工流产负压吸宫和钳刮术后、中期引产流产后 24 小时内清宫术后即可放置。
4. 自然流产正常月经后、药物流产两次正常月经后放置。
5. 产后 42 天恶露干净、会阴伤口已愈合，子宫恢复正常者。
6. 剖宫产半年后放置。
7. 剖宫产或阴道正常分娩胎盘娩出后即时放置。
8. 用于紧急避孕，在无保护性性交后 5 天内放置。

【IUD 的种类】
1. 宫铜形 IUD
2. TCu220C 或 TCu380AIUD
3. 母体乐 IUD
4. 活性环形 IUD
5. 活性 γ 形 IUD
6. VCu200IUD
7. 左炔诺孕酮 IUD（曼月乐 IUD）
8. 铜固定式 IUD（吉妮 IUD）
9. 爱母 Mcu 功能型 IUD

【常见不良反应及处理】
1. 出血　放置 IUD 后，大多数妇女的月经量有不同程度的增加，多发生于放置后 3 个月内，月经量增多是停用 IUD 的最常见原因，可以导致或加重贫血。可对症选用药物治疗，可换用曼月乐或活性环形 IUD，对减少经血量有很好的效果。
2. 疼痛　因异物刺激引起子宫收缩和为子宫内膜局部异物反应，表现为下腹痛、腰酸痛、痛经、性交痛等，应注意检查，如发生盆腔炎应抗炎治疗，并排除 IUD 移位、嵌顿、子宫穿孔或宫外孕的可能。
3. 白带增多　由于 IUD 刺激子宫内膜的组织反应而使阴道分泌物增加，多能自然恢复，若有异常分泌物，应做化验检查。

【保健指导】
1. 放置和取出应严格掌握适应证和禁忌证，并按手术常规由专业人员操作。
2. IUD 是盆腔炎的危险因素之一，应在术前告知可能的后果，便于知情选择。
3. 术后告知可能发生的不良反应及处理方法，随访要求、术后休息及卫生指导，解除心理负担。

4. 随访时间在术后1、3、6、12个月，以后每年1次，应注意IUD在宫腔内的位置，放置后的副作用及并发症等，及时发现异常情况并处理。

5. 指导妇女若发现以下情况，应随时就诊：①月经延迟有妊娠可能（包括异位妊娠）；②持续少量出血、严重出血或月经异常；③术后急性腹痛、发烧或盆腔感染症状；④尾丝变长、变短或脱落。

6. IUD到期需要更换、围绝经期月经紊乱、闭经半年以上者，或有其他IUD取出适应证而无禁忌证者，应及时按手术常规取出。

四、绝育术

绝育术是指采用人工手术的方法，不破坏受术者的生殖腺而使其不能生育的医学技术措施。女性的输卵管结扎术是以手术方法结扎、切断、电凝、环套、钳夹或采用药物等方法阻断输卵管使精卵不能相遇而达到避孕目的的永久性避孕措施。手术简便、安全，可经由腹式小切口或腹腔镜进行绝育术。对于年龄小于40岁，月经周期正常，卵巢功能良好的绝育术后妇女，在必要时可行输卵管复通术。

另外，男性的绝育术是用手术或非手术的方式，切断、阻塞输精管，或用电凝、化学方法闭塞输精管，造成输精管道阻断的一种持久性节育措施。目前最常用的是输精管结扎术。下面仅介绍女性绝育术。

【适应证】已婚妇女自愿要求绝育，或因患某些严重疾病不宜生育而无禁忌证者。

【禁忌证】

1. 有感染情况或发热。
2. 身体虚弱和患病的急性阶段。
3. 严重神经症者。
4. 麻醉药过敏者。
5. 腹腔镜手术的禁忌证还包括：严重心肺功能障碍不能耐受气腹者；弥漫性腹膜炎、肠梗阻、腹膜炎后广泛粘连者；各部位疝气，腹内巨大包块，有血液病和出血倾向者；以及过度肥胖者等。

【手术时间】

1. 以月经干净后3～7天为宜。
2. 哺乳期闭经除外妊娠后。
3. 自然流产正常月经后、药物流产两次正常月经后。
4. 分娩后、中期引产术后、人流术后可行输卵管结扎术，若子宫恢复至≤孕8周可行腹腔镜手术。
5. 剖宫产或其他无感染可能的开腹手术同时，可行输卵管结扎术。
6. 妊娠或带宫内节育器者，必须先终止妊娠或取出节育器，然后进行输卵管结扎术。

【术后保健指导】

1. 术后尽早下地活动。
2. 保持手术伤口清洁，预防感染，开腹伤口术后5天拆线，腹腔镜若用肠线缝合不用拆线。
3. 术后有腹痛、发热随诊。

4. 术后禁性生活、盆浴1个月。

5. 术后3个月内随访1次，以后结合妇科普查随访。

6. 休假期内不宜进行体力劳动或剧烈运动。

五、自然避孕法

自然避孕法，又称为周期性禁欲、安全期避孕法、易受孕期知晓法等，即不用药物和工具，而是利用妇女自然的生理现象识别排卵期，进行生育调节的方法。正常妇女每月排卵，排出的卵子可存活24小时，精子进入女性生殖道后，存活时间为1~3天，最长不超过5天，据此推算排卵前3天至排卵后2天为易受孕期，如能避开易孕期性交，就可以防止精卵相遇而达到避孕目的；而如果选择在易孕期性交则可能使计划受孕成功。自然避孕法是国际上较流行的方法，具有简单、经济、有效、安全、无副作用的特点，但由于排卵可受多种因素的影响，推测的排卵期不一定准确，一般人也不易掌握，因此实际的避孕效果并不理想，据统计在通常情况下使用，妇女第1年的非意愿妊娠发生率为20%~25%，如能坚持正确使用，这一百分率可降至9%以下。

【适应证】

1. 月经周期基本规律者。

2. 工作生活稳定，无特殊情况的妇女。

3. 有一定文化，具有自我观测排卵及自控能力者。

【禁忌证】

1. 月经不规律或处于特殊阶段如产后、流产后、哺乳期、初潮后不久或围绝经期的妇女。

2. 疾病期、环境变化、情绪异常或服药等因素，都可能影响到月经周期和避孕效果。

【使用方法】

1. 日历法（calendar or rhythm method） 即月经周期推算法，根据日历表和月经周期，用计算方法推算出易受孕期和不易受孕期。首先用月经日历卡连续记录6~12个月的月经周期，确定平均月经天数和最长、最短的周期天数，继而可推算出下次月经来潮日。月经规律的妇女排卵期通常在下次月经来潮前14天左右，据此推算：假定排卵日=下次月经来潮日－14天，在其前5天和后4天共10天为易孕期，应禁欲或采取有效的避孕措施，其余为安全期，则最短周期天数－21天，向前推为前安全期，最长周期天数－10天，向后推为后安全期。

2. 基础体温测量法（basal body temperature method，BBT） 基础体温是指人体处于完全休息状态的体温。根据育龄妇女有排卵的月经周期中基础体温呈双相性的特点，即排卵前基础体温较低，排卵后受孕激素的影响，基础体温上升0.3~0.6℃，并一直维持到下次月经来潮前。在体温处于高水平的最初3天内为易孕期，之后至下次月经来潮前为不易受孕期。基础体温的升高提示排卵已经发生，但不能预测排卵，所以只有选择在体温升高3天后的后安全期内有性生活，才能达到避孕目的，其余时期均需采取其他避孕措施。

3. 宫颈黏液法（cervical mucus or billings method） 根据宫颈黏液分泌的周期性变化，在月经干净后几乎无黏液分泌，之后随着卵泡发育，宫颈黏液开始分泌，但量少而黏稠；在临近排卵期前，宫颈黏液分泌量增多，如生蛋清状稀薄、透明，拉丝度可达10cm以上；至排卵发生后，黏液由湿滑迅速变为黏稠或干燥。妇女可根据宫颈黏液的变化规律，结合基础体温测量法，避开排卵期性交，从而达到避孕的目的。

【保健指导】

1. 测量基础体温必须从月经来潮第1天起，至下次月经来潮前1天为1个周期，连续记录，一般连续测量3个周期后，可识别自己的排卵日，在体温连续上升3天后到下次月经来潮前为后安全期，若在易受孕期内有性生活而未避孕，应采取紧急避孕措施以防发生非意愿妊娠。

2. 环境、疾病、情绪、药物、生活规律等多种因素的改变都可以影响到月经周期，因此自然避孕法只适用于工作生活稳定、月经周期规律，无临时特殊情况的妇女。

3. 在排卵日或排卵前一天为宫颈黏液分泌的"高峰日"，最易受孕，因此选择在排卵前的黏液"湿润期"至"高峰日"后3天内发生性生活，有利于计划受孕成功，同时需要避孕者在此期内应禁欲或采取有效的避孕措施。

4. 日历法、基础体温测量法和宫颈黏液法各具特点，如能结合应用，有助于提高自然避孕法的避孕效果。

六、母乳喂养避孕

产后母乳喂养避孕，又称为哺乳闭经避孕法，是一种自然的生育调节避孕法。由于婴儿吸吮对乳头的刺激，可促进泌乳素和内啡肽的释放，抑制促性腺激素的分泌而抑制排卵，从而起到避孕的作用。哺乳期闭经取决于婴儿吸吮的次数和持续时间。确定产后有效的哺乳期闭经需同时严格具备以下3个条件，其避孕效果可达到98%。

1. 产后6个月内完全母乳喂养，同时持续闭经。

2. 喂养方式要求昼夜哺乳，每日≥6次，每次保证10~25分钟，吸吮乳头的含接姿势应正确。

3. 产后4~6个月期间如果添加辅食，要先哺母乳后喂辅食，不能使用配方奶和代乳品喂养。

以上三项有任何一项不符，就需采取其他有效的避孕措施。由于产后恢复排卵先于首次月经，所以在月经恢复前就有排卵并受孕的可能。产后6个月即使仍然闭经，排卵的可能性也增加，应采取正确有效的避孕措施。

产后非母乳喂养的妇女，一般在产后6~15周即恢复排卵和月经。因此从产后子宫恢复后首次性生活开始，就应采取避孕措施，以防发生非意愿妊娠。

七、体外排精

体外排精法，又称为性交中断法，是指在性交过程中，男性在射精前将阴茎完全从女性阴道内撤出，在体外射精，防止精子进入阴道，避免精卵结合，从而达到有效避孕的目的。由于不需要任何避孕药具，经济方便，有些人愿意使用，但因不易控制和掌握，特别是在射精前可能已有少量精子进入阴道内而致受孕，所以避孕失败率很高，长期使用还可能影响到性功能，不应作为一种常规可靠的避孕方法。只有在不能采取其他有效避孕措施的情况下，临时应急使用。

第四节 意外妊娠补救措施

非意愿妊娠，又称意外妊娠，包括因避孕失败和避孕需求未满足而导致的妊娠。在我国大多数妇女在非意愿妊娠后都只能选择终止妊娠。我国的终止妊娠技术虽已比较安全，同时有《常用计划生育技术常规》等法律法规，对实施计划生育手术的机构和人员进行规范化管理，但仍有发生并发症的风险，并可能影响到下次妊娠。即使现在流产手术技术和麻醉技术都在不断提高，人工流产给妇女身体上造成的痛苦已明显减轻，但终止妊娠技术，除应用于因疾病或胎儿因素而不宜继续妊娠者外，对妇女的身心健康都没有任何益处。所以应强调终止妊娠技术包括人工流产、药物流产和中期引产等，都只能作为避孕失败的补救措施。

一、人工流产

人工流产（induced abortion）包括针对妊娠在 10 周以内的负压吸宫术和妊娠在 10～14 周以内的钳刮术。

【适应证】
1. 在相应孕周内自愿要求终止妊娠而无禁忌证者。
2. 因某种疾病（包括遗传性疾病）不宜继续妊娠者。
3. 钳刮术还适用于采用其他流产方法失败者。

【禁忌证】
1. 各种疾病的急性阶段。
2. 患生殖道感染/性传播疾病，未经治疗或治疗未愈者。
3. 全身健康状况不良不能耐受手术者。
4. 术前两次体温在 37.5℃以上者应暂缓手术。

【高危因素】
1. 年龄≤20 岁。
2. 年龄≥50 岁。
3. 绝经 1 年以上。
4. 半年内有终止妊娠或 1 年内有 2 次以上人工流产史或总计 3 次以上人工流产史。
5. 剖宫产术后半年内。
6. 足月分娩后 3 个月内。
7. 哺乳期。
8. 长期服用甾体避孕药史。
9. 生殖器畸形。
10. 生殖系统肿物。
11. 子宫位置高度倾屈。
12. 宫颈暴露困难。
13. 脊柱、下肢、骨盆病变致膀胱截石位困难者。
14. 既往妊娠有胎盘粘连出血史。
15. 既往子宫穿孔、宫颈阴道段裂伤伴阴道穹窿裂伤。

16. 带器妊娠。
17. 宫角妊娠、宫颈妊娠、子宫峡部妊娠、胚胎着床于剖宫产瘢痕处。
18. IUD 嵌顿、断裂、变形、异位。
19. 稽留流产、可疑异位妊娠、可疑滋养细胞疾病。

【术前准备】

1. 术前咨询，解除思想顾虑，说明手术可能出现的异常情况及对健康的影响，签署知情同意书。
2. 详细询问病史和避孕史，特别注意有无高危因素。
3. 检查心、肺、血压、体温，做必要的辅助化验检查，如血常规、出凝血时间、肝功能、感染疾病筛查等。
4. 妇科检查及尿妊娠试验，必要时做 B 超检查，确定为宫内妊娠，取阴道分泌物检查清洁度、滴虫、念珠菌等，如有生殖道感染应治愈后再行手术。
5. 术前排空膀胱。

【术后注意事项及保健指导】

1. 术后在观察室休息 0.5～1 小时，注意阴道出血及一般情况。
2. 酌情给予子宫收缩药及抗生素。
3. 告知受术者两周内或阴道出血未净前禁止盆浴，但应每日清洗外阴。
4. 术后 1 个月内禁止性生活。
5. 有条件的提供流产后服务，指导避孕方法。
6. 术后 1 个月应随访 1 次，如有阴道出血量多、发热、腹痛等异常情况，随时就诊。

二、药物流产

药物流产应在具备抢救条件，如急诊刮宫、给氧、输液、输血（如无输血条件的单位必须有就近转院条件）的区、县及以上医疗单位或计划生育服务机构进行。实施药物流产的医务人员，也必须依法获得专项执业许可证书。

目前采用的药物流产方法为米非司酮配伍前列腺素，用于终止早期妊娠，完全流产率约为 90%。

【适应证】

1. 确诊为正常宫内妊娠、停经天数不超过 49 天，本人自愿要求药物终止妊娠的 18～49 岁健康妇女。
2. 手术流产的高危对象，例如生殖道畸形、严重骨盆畸形、子宫极度倾屈、瘢痕子宫、产后哺乳期妊娠、多次人工流产等。
3. 对手术流产有顾虑或恐惧心理者。

【禁忌证】

1. 米非司酮禁忌证 肾上腺疾病、糖尿病等内分泌疾病、肝肾功能异常、妊娠期皮肤瘙痒史、血液疾病和血管栓塞病史、与甾体激素有关的肿瘤患者。
2. 前列腺素禁忌证 心血管系统疾病、高血压、低血压、青光眼、胃肠功能紊乱、哮喘、癫痫等疾病患者。
3. 过敏体质者。

4. 带器妊娠者。

5. 异位妊娠或可疑异位妊娠者。

6. 贫血（血红蛋白低于95g/L）者。

7. 妊娠剧吐者。

8. 长期服用下列药物者 利福平、异烟肼、抗癫痫药、抗抑郁药、西咪替丁、前列腺素合成抑制药（阿司匹林、消炎痛）、巴比妥类药物。

9. 吸烟超过10支/天或酗酒。

10. 居住地远离药流机构不能及时随访者。

【使用方法】

1. 流产前咨询，用药对象应签署知情同意书。

2. 询问病史，体格检查和妇科检查，必要的实验室检查、阴道分泌物检查和B超检查，确定为宫内妊娠、孕周相符，方可进行药流。

3. 米非司酮分为顿服法和分次服法两种，每次服药前后各禁食1小时。顿服法为第1天用200mg，第3天上午加用前列腺素；分次法为第1天早晨服50mg（2片），8~12小时后晚上再服25mg（1片），第2天早晚各服25mg（1片），第3天早上空腹服25mg（1片），1小时后到医院加用前列腺素。

4. 前列腺素 于第3天上午空腹口服米索前列醇600μg，或阴道后穹窿置卡前列甲酯栓（卡孕栓PG05）1mg，留院观察6小时。

5. 用药后观察 密切注意阴道出血和胚囊排出情况，服药后有无严重不良反应、胚囊排出后有无活动性出血等，观察1小时无多量出血方可离院。

【用药后注意事项及保健指导】

1. 用药后6小时内胚囊未排出且无活动性出血者可离院，1周随访，若胚囊仍未排出，应做B超检查，确诊为继续妊娠或胎停育者，应做负压吸宫术。

2. 用药后2周随访，了解胎囊排出后的出血情况，必要时做清宫处理。

3. 用药后6周随访，评定流产效果和了解月经恢复情况。

4. 药流后注意每日清洗外阴，预防感染，1个月内禁止性生活，待月经恢复后有性生活时，应指导采取有效的避孕措施。

5. 药物流产的评定标准分为：完全流产、不全流产和流产失败。

三、中期引产

中期引产包括依沙吖啶（ethacridine，通用名利凡诺 rivanol，又称雷佛奴尔）羊膜腔内注射和水囊引产两种方法，适用于妊娠14~27周要求终止妊娠者。利凡诺为一种强力杀菌剂，能引起子宫肌肉的收缩。将0.5%~1%的利凡诺10ml（50~100mg）注入羊膜腔内，或将无菌水囊置入宫腔内注入生理盐水，通过子宫收缩，促使胎儿和胎盘的排出。引产效果可达90%~99%。

【适应证】

1. 妊娠14~27周内要求终止妊娠而无禁忌证者。

2. 因某种疾病（包括遗传性疾病）不宜继续妊娠者。

3. 产前诊断发现胎儿畸形者。

【禁忌证】
1. 全身健康状况不良，不能耐受引产手术者。
2. 严重高血压、心脏病或其他疾病的急性阶段。
3. 有生殖道感染或穿刺部位皮肤有感染者。
4. 前置胎盘或妊娠期间反复阴道出血不能除外胎盘位置异常者。
5. 子宫体上有手术瘢痕、宫颈有陈旧性裂伤、慢性宫颈炎电灼术后、子宫发育不良者慎用。
6. 术前24小时两次测量体温在37.5℃以上者。
7. 对利凡诺过敏者。

【使用方法】
1. 必须住院引产。
2. 术前咨询，询问病史，签署知情同意书。
3. 体格检查、妇科检查、必要的化验检查和B超检查等。
4. 手术无菌操作严格按常规进行，向羊膜腔内注药或将水囊置于宫腔内，促进宫缩，娩出胎儿和胎盘。

【术后注意事项及保健指导】
1. 术后注意观察体温，给予抗生素预防感染。
2. 给予子宫收缩药、回乳药。
3. 术后休息1个月。
4. 注意外阴清洁卫生，预防感染。
5. 引产后1个月内禁止性生活和盆浴。
6. 如有阴道出血量多、腹痛、发热等随诊，1个月后随访。
7. 有条件的在住院期间提供流产后服务，进行避孕指导。

第五节　计划生育技术服务管理

一、计划生育技术服务

计划生育技术服务是指计划生育技术指导、咨询，以及与计划生育有关的临床医疗服务。计划生育技术是贯彻实施"控制人口数量、提高人口素质"基本国策的技术保证。育龄妇女在长达30年左右的节育期内，要根据不同时期的需求特点，接受适合自己的计划生育技术服务。避孕节育的手术虽不复杂，但需求量大，覆盖面广，其服务质量关系到育龄妇女自身的健康和整个家庭的幸福。节育期保健服务涉及伦理、生理、心理、社会等各个方面，其知情选择的人性化服务特点是现代医学的新趋势。

二、计划生育技术管理

我国法律规定：公民享有避孕方法的知情选择权和获得适宜的计划生育技术服务的权利。计划生育技术服务网由计划生育技术服务机构和从事计划生育技术服务的医疗、保健机构组成。从事计划生育服务的机构必须符合机构设置标准，从事计划生育技术服务的机构及其人员应遵守《中华人民共和国母婴保健法》、《中华人民共和国母婴保健法实施办法》、《计划生育人口与计划生育法》和《计划生育服务管理条例》、卫生部《常用计划生育技术常规》等有关国家政策法规。计划生育服务网应根据育龄人群的不同情况，为其提供多种安全、有效、适宜的避孕节育措施，以及咨询和相应的医疗保健服务，供其知情选择并及时采纳。

参考文献

1. 曹泽毅．中华妇产科学．2版．北京：人民卫生出版社，2004：2651-2796．
2. 黄醒华，王临虹．实用妇女保健学．北京：中国协和医科大学出版社，2006：279-336．
3. 乐杰．妇产科学．6版．北京：人民卫生出版社，2004：387-401．
4. 中华医学会编著．临床技术操作规范．计划生育学分册．北京：人民军医出版社，2006：57-77．
5. 世界卫生组织生殖健康与研究部编．国家计划生育委员会科学技术研究所译．避孕方法选用的医学标准（第2版）．北京：中国人口出版社，2002：5-8．
6. 世界卫生组织生殖健康与研究部/家庭与社区健康部编．国家人口计生委科学技术研究所译．避孕方法使用的选择性实用建议（第2版）．北京：中国人口出版社，2006：6-7．

（赵更力　周敏）

第七章 更年期保健

第一节 概 述

一、定义

更年期（climacteric）一词源于希腊语"Klimakterikos"，含义为一个梯子的台阶，预示着登上生命的另一个时期。更年期是指卵巢功能开始衰退至完全停止以及从生育状态走向非生育状态的一段时期。难以精确地定义或量化更年期的起止时间，每个妇女经历绝经的过程、时间和症状等方面是不同的。一般将更年期定义为40~60岁。

鉴于更年期一词表达绝经过程的特征不够确切，自20世纪80年代WHO倡导应用"围绝经期"、"绝经过渡期"等术语来表达绝经过程，并于1994年提出在科学研究中避免笼统地使用更年期一词的建议，可用"绝经"、"绝经前期"、"围绝经期"、"绝经后期"、"绝经过渡期"等词。但是"更年期"一词形象生动、简练、易于理解，方便医患交流，沿用已百余年，目前实践中仍在广泛使用。

（一）绝经

绝经（menopause）指女性月经的最后停止。可分自然绝经和人工绝经。

1. 自然绝经（natural menopause） 指由于卵巢内卵泡活动的丧失引起月经永久停止，无明显病理原因。连续12个月无月经后才可确定为绝经。由于没有明确的生物学指标可预测最终月经（final menstrual period，FMP），只能做回顾性的认定。目前，在发展中国家尚缺乏正常人群自然绝经年龄分布的数据，所以临床实践中常以40岁或以后自然绝经归为生理性，40岁以前绝经归为过早绝经或卵巢早衰，视为病理性。

2. 人工绝经（induced menopause） 指手术切除双卵巢或医疗性终止双卵巢功能，如化疗或放疗。

（二）绝经前期

绝经前期（premenopause）指最后月经前的整个生育阶段。

（三）绝经过渡期

绝经过渡期（menopausal transition）指从生育期走向绝经的一段过渡时期，从临床表现、内分泌改变出现趋于绝经的迹象开始至绝经前的一段时期。从定义来看此期始点模糊，终点明确。在临床实践中，常将月经现象出现明显改变定位始点。

（四）绝经后期

绝经后期（postmenopause）是指最终月经（包括自然绝经和人工绝经）以后的生命阶段。从定义，终点为生命的终结，不易区分绝经的影响及老龄问题。

（五）围绝经期

围绝经期（perimenopause）是指从接近绝经时出现与绝经有关的内分泌和临床表现时

起至绝经后1年内的期间。此期包括绝经过渡期及绝经后1年，与绝经后期有约1年的重叠。

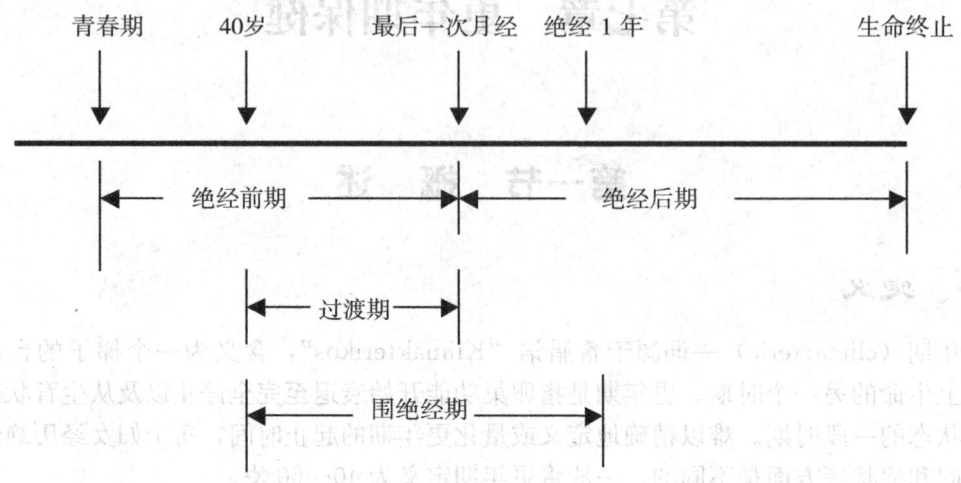

二、目的和意义

更年期是每一位妇女都必须经历的这一生理过渡时期。大多数妇女通过神经和内分泌系统的自身调节及适宜的保健，都能很好地适应由卵巢功能衰退带来的一系列生理和心理变化而引起的不适，保持良好的健康状况，顺利地度过更年期并推迟老年期的到来。但也有大约10%～20%的妇女此时更年期症状明显，不仅影响了正常的工作和生活而且还会给家庭和社会带来一定负担，如果在此期间得不到良好的保健和治疗，会增加患绝经后骨质疏松、心血管疾病、糖尿病等老年常见病的风险。

随着科技进步和社会发展，我国城市已进入老年社会，做好更年期保健服务不仅可以缓解更年期症状，减少老年常见病的发生，而且可以减轻家庭和社会经济负担和促进社会和谐发展。

第二节 生理变化

一、绝经年龄

由于卵巢功能的衰退速度存在一定的个体差异，所以绝经年龄也不尽相同。1988年全国围绝经期妇女健康调查协作组对12个省/直辖市6 176名40～60岁妇女进行了调查，自然绝经平均年龄为49岁，其中95.8%的妇女在40～55岁之间绝经，40岁前绝经者占3.1%，55岁以后绝经者占1.1%。美国自然绝经年龄20世纪80年代较60年代平均增长1.5岁，为50～52岁。荷兰的资料显示，平均年龄为50.2岁，仅1%的妇女40岁以前绝经。澳大利亚妇女平均绝经年龄为51岁；土耳其的报道为47.8岁。从流行病学的资料来看，绝经年龄可能与遗传、种族、民族、地理、经济状态等多种因素有关。有调查资料显示初潮年龄早、首次妊娠年龄小、妊娠次数多、营养状态好、肥胖、长期口服避孕药者绝经年龄较晚，而吸烟、未婚、负性生活事件、居住在高海拔地区的妇女绝经年龄较早，但也有许多研究的结论与此相反，观点颇不一致。需要进一步研究和长期观察。

二、生殖器官的变化

子宫和阴道由于失去卵巢性激素的支持，会随年龄的增长而发生退行性变化，表现为内、外生殖器官包括盆底组织出现退变或萎缩性变化。

(一) 外阴和阴道

1. 外阴　从围绝经期开始外阴组织逐渐退化，阴毛稀疏，皮肤弹性纤维退化，腺体分泌减少，大小阴唇皮下脂肪逐渐减少，黏膜变薄。绝经后小阴唇、阴蒂进一步缩小。进入老年期后，外阴干燥萎缩，阴毛灰白稀少，阴道口缩窄。

2. 阴道　随着绝经时间的延长，阴道黏膜上皮逐渐变薄、萎缩，表层细胞减少，底层细胞或中层细胞比例增加。阴道上皮进一步萎缩使毛细血管床更加减少，上皮会变得苍白，表面毛细血管呈现弥漫或斑点状，毛细血管破裂可产生散在出血点，阴道分泌物可呈血性。

阴道黏膜皱襞减少、弹性消失，阴道变窄变短、穹窿渐消失。阴道萎缩和尿道缩短使尿道外口松弛，易发生尿道炎和尿道肉阜。

萎缩的阴道造成阴道干燥、分泌物少，性交困难和性交痛，另外由于雌激素缺乏，引起阴道酸度减低，pH值升高，阴道易受感染，发生阴道炎，这也是更年期妇女性欲下降、性生活减少的原因之一。

(二) 子宫

1. 宫颈　逐渐萎缩变硬，表面苍白。颈管狭窄，鳞状上皮移行处上移至颈管内，甚至达宫颈内口。宫颈黏液分泌减少。

2. 宫体　随着雌激素的减少子宫体逐渐缩小，与子宫颈的比例由育龄期的 4∶1 减至 2∶1。子宫肌层逐渐发生纤维变性退化，血管闭塞，重量减轻。原有的子宫肌瘤，也会随之缩小、萎缩。子宫内膜变薄，功能层与基底层界限不清。这种内膜常被称为老年性内膜，是老年人子宫内膜中最常见的一种表现。

(三) 卵巢

绝经前妇女正常卵巢大小为 4cm×3cm×1cm，重量约为 6~12g，随着绝经时间的延长卵巢逐渐萎缩变小，质地变硬，到绝经 5~6 年后卵巢约为 1.5cm×0.75cm×0.5cm，颜色由粉红色变为白色，表面凸凹不平。卵巢的重量自 30 岁开始下降，至 60 岁时降至 3~5g。

绝经过渡期卵巢内常有发育程度不同的卵泡，但因无排卵不能形成黄体。绝经后卵巢皮质内可见剩余的闭锁卵泡与少数老化的原始卵泡。绝经 4~5 年后才看不到残留的卵泡。卵巢间质细胞增生，在大量的间质细胞中有发育较好的线粒体，这些细胞是类固醇激素合成的地方，可继续分泌雄激素。此时卵巢皮质可见到因生发上皮凹陷形成的囊状结构，绝经后卵巢皮质萎缩明显，而髓质相对较厚，由纤维及白膜填充，老化的卵巢表面上皮为单层扁平细胞，白体是结缔组织与少许无活性的梭形细胞，但是间质中酶的活性依然存在，甚至有所增强，故仍具有一定的功能，而且可持续多年。卵巢门与髓质部的血管硬化，随之发生玻璃样变性，血供减少。

三、内分泌的改变

(一) 下丘脑-垂体-卵巢轴内分泌激素的改变

1. 绝经过渡期　绝经过渡期月经的改变是基于下丘脑-垂体-卵巢轴系和卵巢功能的变

化,关于下丘脑方面的研究尚无明确的结论,但总的研究表明此时下丘脑-垂体活性增强,呈现以下生殖内分泌激素分泌特点:

(1) FSH 水平升高,抑制素水平降低:抑制素的主要生理作用是反馈性抑制垂体 FSH 的分泌。随着年龄老化,卵巢的生理变化为卵泡(抑制素的来源)数量显著降低,抑制素水平下降,导致 FSH 升高。抑制素下降过程是波动式的,FSH 水平亦不稳定,直至卵泡贮备耗尽后,FSH 才稳定在升高的状态。

(2) 排卵障碍、孕激素不足:此时卵泡的发育不稳定,有多种卵泡发育状态,卵泡的 FSH 受体水平降低,提示在卵泡耗尽之前其成熟和功能都有紊乱。随着绝经的临近,无排卵周期的比率增高,孕酮水平下降并持续发展至完全缺乏。

(3) 雌激素水平波动式下降:围绝经期妇女直到绝经前不到 1 年,雌激素水平才开始波动性下降。此阶段雌激素水平是不稳定的。这是因为卵巢中残留的部分卵泡对升高的 FSH 刺激的反应。

(4) LH 无明显变化:由于过渡期,月经周期不规则,虽此时具有正常 E_2 水平,但不能刺激下丘脑垂体反馈形成 LH 峰。

(5) 激素测定呈多样性:临床虽定月经紊乱为绝经过渡期开始,但激素的改变早在绝经前 8 年即开始。月经紊乱表现为周期长短不一,有时排卵有时不排卵。此时测定血 FSH 和 E_2 水平会出现以下各种形式:FSH 升高,E_2 下降;FSH、E_2 均升高;FSH 正常,E_2 升高;FSH 正常,E_2 下降。

总而言之,绝经过渡期激素改变的总趋势是雌激素水平逐渐下降,卵泡分泌抑制素减少而 FSH 逐渐上升。在过渡期中激素的改变随卵巢周期的改变而改变,激素测定的结果需根据临床表现加以分析。

2. 绝经后期 绝经后卵巢内卵泡耗竭殆尽,卵巢功能不可逆地停止,不能再分泌卵巢激素,不再对垂体促性腺激素发生反应,生育能力终结。

(1) 促性腺激素:绝经后随着雌激素和抑制素水平的进一步降低,垂体的 FSH 和 LH 在失去负反馈后均显著升高,尤其 FSH 的升高发生的更早、更明显。绝经 2~3 年时,血中 FSH 较正常育龄妇女卵泡期增加 10~20 倍,LH 增加约 3 倍,维持这种水平达 5~10 年之久。FSH 水平高于 LH 是因为血液中 LH 清除率较快,或缺乏像抑制素那样特异性负反馈抑制 LH 分泌的肽类物质。以后,随着绝经时间的延长,FSH 和 LH 水平反而有所下降,20~30 年后,促性腺激素水平仍高于育龄时的水平。

(2) 性甾体激素:卵巢合成三种甾体激素即雌激素、雄激素与孕激素。绝经后以雌激素缺乏为主。临床症状主要来自缺乏雌激素和雄激素。卵泡发育合成 E_2、雄烯二酮,卵巢间质合成睾酮,肾上腺分泌睾酮、去氢表雄酮、硫酸去氢表雄酮和雄烯二酮。

雌激素:正常月经时,体内雌二醇主要来自发育的卵泡与黄体,平均波动于 60~600μg/24h,呈周期性改变。绝经后 E_2 水平降至 12μg/24h。循环中的雌激素以雌酮为主,主要来自肾上腺雄烯二酮在腺外的芳香化,平均产率约为 55μg/24h,外周平均转化率是有排卵妇女的 2 倍,保持昼夜节律。芳香化部位在脂肪、肌肉、肝脏、脑组织、骨髓、成纤维细胞和毛囊等处,脂肪和肌肉细胞占总转化率的 30%~40%。转化与体型有关,肥胖者转化率高。雌酮部分还来自硫酸雌酮的转化。

孕激素:在正常月经周期中,孕激素主要来自排卵后的黄体。绝经后卵巢没有卵泡发育不发生排卵，孕激素水平呈低值，仅为绝经前卵泡期孕激素水平的30%。老年妇女存在的少量孕激素似由肾上腺所分泌。

雄激素：雄烯二酮（A）绝经后循环中雄烯二酮分泌量大约是1.5mg/24h，仅为绝经前的50%。虽然雄烯二酮是绝经后卵巢分泌的主要激素，但它大部分来自肾上腺，仅一小部分（占全部雄烯二酮的20%）由卵巢分泌。清除率与绝经前相同，仍保持昼夜节律。

睾酮（T）：睾酮为妇女体内作用最强的雄激素。卵巢与肾上腺来源各约占25%，另外50%由周围组织中的雄烯二酮转化而来。绝经后睾酮总产生量下降约25%。大多数妇女绝经后卵巢睾酮分泌量与绝经前大致相同，原因是升高的促性腺激素促使卵巢间质组织分泌睾酮。绝经后睾酮生成总量减少，是由于外周雄烯二酮转化率降低所致，但仍明显高于双侧卵巢切除后的妇女，仍保持昼夜节律。部分绝经后妇女卵巢间质增生，睾酮分泌增加，可有多毛表现。

去氢表雄酮（DHEA）和硫酸去氢表雄酮（DHEA-S）：主要来自肾上腺，卵巢分泌仅占15%。随着衰老过程，去氢表雄酮和硫酸去氢表雄酮分别下降60%和80%。

(3) 抑制素：抑制素是卵巢分泌的分子量为31～32KDa的异二聚体糖蛋白激素，参与调节卵泡的发育，在自然月经周期不同阶段发挥着各自生理作用。

(二) 其他内分泌激素的改变

绝经后，肾上腺雄激素的分泌明显下降，尚不清楚这些激素的减少是否与绝经或衰老有关。糖皮质激素与盐皮质激素的分泌与绝经关系不明显。老年人甲状腺素的代谢和廓清率明显下降，为补充维持正常的甲状腺素血浆浓度，甲状腺素分泌也下降。随着年龄增加，T_4向T_3的转化降低，而TSH水平增加。老年人TSH对TRH的反应是正常的。绝经后甲状旁腺激素随年龄增长而增加，老年人的降钙素及维生素D水平减低，易患骨质疏松症。绝经影响胰腺β细胞功能，绝经后妇女糖耐量异常，存在高胰岛素血症胰岛素抵抗，因此老年妇女2型糖尿病的发病率增加。

四、主要器官系统的功能改变

(一) 月经

妇女进入更年期后，卵巢功能逐渐衰退，性腺轴协调功能失衡，靶器官反应异常，出现月经周期紊乱，主要表现为：

1. 月经稀发　月经周期延长，40天至数月不等。经期长短不一，1～20天。经血量或多或少，出血可集中数日也可表现淋漓数10日。

2. 月经频发　月经周期过短，10～20天。经期数天或10余天。经血量不等，出血常集中数日且量较多，可伴有失血性贫血。

3. 月经不规则　月经周期无规律，稀发或频发，经血量时多时少，也可表现为不规则阴道出血。

4. 月经量过多　月经周期规律，但经血量较以往周期明显增多，可造成失血性贫血。

5. 月经量过少　仍有月经周期，但经血量较以往明显减少，有时无需使用卫生巾。

(二) 体温

1. 基础体温变化　妇女体温除保持人类体温的基本状态外，还有周期性体温变化。主要因为卵巢周期性产生并排出卵子及排卵后形成的黄体合成分泌孕激素和雌激素。孕激素能使基础体温上升0.3~0.5℃,表现出正常排卵周期特有的双相型基础体温图形。大约在绝经前10年,卵巢功能已经开始衰退,排卵周期逐渐减少,双向型基础体温减少或呈现持续单向型基础体温。

2. 体温调节中枢稳定性改变　妇女在更年期常常出现面部、上肢皮肤突然发热、发红、皮温增高伴出汗,谓之潮热。这种现象属于机体皮肤蒸发散热表现。虽然潮热发生的机理并不很清楚,但已知更年期女性雌激素缺乏时下丘脑和垂体分泌促性腺激素加速,体温调节中枢的稳定性改变,引起下丘脑体温调节点发生急剧间歇性变化,其周围血管紧张度失衡,前列腺素、组胺、去甲肾上腺素等一些血管活性物质分泌增加,导致血管舒缩功能障碍,主动散热增加,出现潮热潮红、出汗等症状。

(三) 体型和体重

妇女进入更年期后体型和体重的变化比较明显,常见腰围、腹围和体重增加,这种改变除与雌激素分泌减少有关外,还与年龄增长、体力下降、活动量减少、热量需要和基础代谢率降低以及体内贮存的蛋白质和脂肪相对增多有关。另外饮食不节制,食量摄入过多,尤其是高脂肪类食物也是肥胖的原因之一。

绝经后妇女全身脂肪发生重新分布,趋于向心性肥胖。雌激素的缺乏可能与腹部区域内脂肪量的增加有关。相对于绝经后妇女,绝经前妇女腹部脂肪组织的脂肪分解作用与股骨部皮下脂肪组织的脂蛋白水解作用较高。绝经期间雌激素的缺乏可能影响这些机制而导致腹部脂肪的增加,这与心血管疾病的危险性增加相关。

(四) 骨重建与骨丢失

骨重建(Bone remodeling)是骨骼系统的最主要的代谢活动。它是已形成的骨被消除,而新形成的骨又在同一部位生成的过程。骨吸收持续进行而新骨不断沉积。从儿童开始整个一生都存在骨重建。骨重建可以发生于不同的解剖部位,但是都遵循一个循环的过程。

首先前体细胞分化称为破骨细胞,在骨表面侵蚀成一个小腔,而后破骨细胞消失了,出现一个静止的中间期。在这一期间,不规则的骨表面小腔逐渐变得平滑,并且被覆盖上一层水泥样物质,这种物质与正常骨组织的组成相似,但其矿物质含量高于正常骨而胶原成分低于正常骨组织。成骨细胞逐渐增多并以新骨填充空腔。骨重建循环可以分为以下几个阶段:静止期、激活期、吸收期、逆转期及生成期。

成人90%的骨表面在骨重建过程中是处于静止期的。在静止期骨表面覆盖着一层细胞,这些细胞由成骨细胞转化而成并有激素的受体,但是它们丧失了合成胶原的能力,其功能是保护骨表面不被破骨细胞吸收。激活期是一小部分骨表面从静止期向吸收期转化。在成年人的骨骼系统,每10秒钟就有某处骨表面被激活。影响骨激活率的因素包括年龄、性别、种族、代谢状态以及特定的骨和骨的部位。激活的机制尚不十分明确,位于静止区域的一层细胞有可能去除了骨表面的非矿物质的间质组织,则矿化的骨表面暴露出来,起到化学趋向作用,吸引破骨细胞的前体细胞在骨表面聚集,这些细胞相互融合而成为破骨细胞。破骨细胞可能是借助于骨内的血管结构,而通过血液循环到达骨重建部位;或者在骨髓与骨重建单位之间存在小的沟通管道,而通过这一途径,破骨细胞的前体细胞由血循环到达骨表面。破骨细胞在骨表面聚集后则开始了吸收作用,在小梁骨表面造成Howship陷凹,或在皮质骨表面形成锥状凹陷。当破骨细胞侵蚀的凹陷达到50~100μm时,局部的骨吸收作用就停止下来。在吸收期与骨形成期之间,骨吸收表面不规则的凹陷被其表面的单层细胞处理平滑,并且矿化的骨水泥样物质在其表面沉积,这一时期被称为逆转期。在这一时期,成骨细胞也开始聚集。在骨形成期,成骨细胞首先在矿化的骨水泥表面生成一层非矿化的骨基质,而后这些胶原物质相互交联。大约在1周之后,新形成的基质开始矿化。新形成的骨的骨量基本上与被吸收骨的骨量相同。

松质骨的骨重建的一个周期在儿童是23个月,成年人为45个月,而在皮质骨则需要更长的时间。在骨吸收与重建中,成骨细胞与破骨细胞紧密配合,而成为一种偶联过程。骨吸收与骨形成的偶联过程很难被解除,目前抗骨吸收的药物多为抑制破骨细胞的骨吸收作用,而不在于解除偶联。在服用抗骨吸收药物以后,骨量的增加要在已经开始的骨重建周期完成之后才能开始。因此要判断治疗是否增加了骨量,需要几年的时间,也就是在一个完整的重建周期完成之后,还要再观察新的稳定状态,一般要两个周期或更长时间。

女性在19岁时骨矿含量已达87.8%,男性达87.5%左右。男性20~25岁,女性20至32岁时骨骼还将继续发育,所以在这一段时间供给足够的钙是非常重要的。在30~35岁是人一生中骨量最多的年龄,此时的骨量称峰值骨量。女性从35岁至绝经这一段时间,骨矿开始缓慢丢失,每年大约丢失0.3%~0.6%不等。进入围绝经期后,由于雌激素减少引起骨形成减少和骨吸收增加,使骨量丢失增加。绝经后的女性在第1个5年中每年丢失1.5%~5%的骨量,绝经后10年每年骨丢失的较多。所以60岁以上妇女约有1/4到半数患骨质疏松。70岁以上的妇女骨量丢失变得缓慢,每年仅丢失0.75%~1%。但松质骨的丢失仍大于皮质骨。女性一生将丢失骨总量的50%左右。男性的丢失为30%。故女性骨质疏松明显多于男性。

(五)关节功能

关节的基本结构包括关节囊、关节面和关节腔。关节囊外层为纤维层,内层为滑膜层,滑膜分泌滑液,起润滑作用。关节面由关节软骨构成,关节软骨分为滑动带、过渡带、放射带等层次。关节软骨下有一薄层硬化骨,称为"软骨下骨板"。正常软骨一直处于不断地新陈代谢过程中,同时合成并降解软骨基质,维持动态平衡,保持软骨基质的均一性。软骨的主要组成成分为软骨细胞和软骨基质。软骨细胞只占1%,而基质占99%。基质中以胶原纤维为主,占50%,从软骨下骨板向软骨表面延伸成网状排列,另有30%为粘多糖,以透明质酸为主。当关节活动或负重时,软骨便受到挤压,可以将网状结构中的水分挤出,当不负重或休息时它又像海绵一样从关节滑膜分泌的滑液中吸足水分,并从而得到营养成分。

随着年龄增长,人体逐渐老化,关节软骨中胶原纤维逐渐退化,逐渐出现断裂及变短,使关节软骨失去了弹性,此外,由于机械应力分布失衡或过度负荷引起软骨磨损,或软骨细胞代谢异常,使软骨基质降解大于合成,软骨失去正常的均一性,其物理、化学性状发生改变,导致关节软骨水肿、弹性降低、软骨碎裂、缺损和溃疡,使软骨表面变得粗糙,像毛刷一样。粗糙的软骨面相互摩擦,使软骨损伤更进一步加重,这时关节软骨的完整性就遭到破坏。

中年以后,另一影响关节功能的重要因素是骨骼肌力量的减退。正常关节稳定性与骨骼肌力量的正常功能密切相关,骨骼肌力量下降使关节稳定性降低,导致关节在运动过程中关节软骨及软骨下骨应力增加,最终导致软骨磨损、关节退变。雌激素可扩张肌肉血管,增加血供,从而为肌肉提供更多的营养物质,还可改善神经细胞功能,从而对肌力有改善作用。围绝经期或绝经后妇女由于雌激素的缺乏,以及老龄化等其他因素的共同作用,引起骨骼肌力量的下降,进而会增加骨关节炎发病的危险性。研究显示,绝经后1~3年内股四头肌力量可下降约10%。骨关节炎患者由于关节疼痛和活动受限，导致膝关节屈肌和伸肌不同程度的失用性萎缩，可进一步加重膝骨关节炎患者肌力的减退。此外，膝骨关节炎患者由于关节疼痛通过神经系统，使得肌肉组织产生保护性抑制反应，也是肌力减退的原因之一。而肌力减退又会加重骨关节炎病变，形成恶性循环。

（六）自主神经系统

自主神经系统曾称自主神经系统。它包括中枢自主神经系统和周围自主神经系统，中枢神经系统包括大脑皮质、下丘脑、脑干的核及脊髓各个阶段的侧角，周围自主神经系统包括交感神经、副交感神经节前纤维、节后纤维及内脏神经节。其功能主要是支配内脏器官（消化道、呼吸道、心血管、膀胱等）和内分泌腺、汗腺，调节内脏功能和腺体分泌。自主神经系统的任何部位受到损害和刺激均可导致自主神经功能紊乱。自主神经功能障碍可出现全身各系统的症状，这些症状可为独立性疾病，亦可为某种疾病的伴随症状。

更年期的妇女在走向衰老的过程中，在情绪、智力、熟练运动和特殊的感觉等方面发生变化。相当多的人出现轻度的自主性神经功能不全的症状，如便秘、夜尿、失眠、性功能下降、体位性低血压、体温下降等，影响着生活质量。

随着年龄的增长，循环系统的老化比较明显，血压、心率和心律变化较大。心肌细胞肥大而数目不增加，脂褐素的沉积影响蛋白质的合成和糖原代谢，心肌间质发生结缔组织增生、脂肪浸润和淀粉样改变等，这些老化进而影响心脏的电生理功能，心肌的兴奋性、自律性、传导性均降低，心脏的收缩和舒张功能降低，泵血功能下降。心瓣膜退行性变和钙化，窦房结P细胞减少，纤维增多，房室结、房室束和束支都有不同程度的纤维化，导致心脏传导障碍。因此更年期的妇女心率上升，心律不齐的发生率增加。

动脉内膜增厚，中层胶原纤维增加，造成大动脉扩张而屈曲，小动脉管腔变小，动脉粥样硬化。大动脉和外周动脉弹性贮备作用减弱，引起收缩压升高，各器官局部血流阻力增加，血流重新分布。静脉壁张力降低、弹性减退和血管扩大，静脉压降低。因而表现为收缩压升高和脉压增大。同时，调节血压的能力降低。主动脉弓和颈动脉容易发生动脉粥样硬化，压力感受器的敏感性减低，对突然体位变化的迅速精确的调节作用降低，有时可引起体位性低血压。

（七）泌尿系统

泌尿系统与生殖系统在组织发生学和组织解剖位置均关系密切。妇女进入更年期后性激素缺乏，不仅生殖道会发生萎缩，其同源组织泌尿器官特别是下泌尿道也会发生萎缩性改变。

1. **肾脏和输尿管的改变**　目前尚没有确切的资料显示更年期妇女雌激素缺乏对肾脏和输尿管的影响，但绝经后妇女由于增龄因素组织器官老化，肾血管也出现硬化，肾小球滤过及肾小管回吸收功能下降，输尿管蠕动减弱，通常会引起尿频、夜尿增多等泌尿系统症状。

2. **膀胱的改变**　雌激素对维持膀胱平滑肌功能和膀胱黏膜上皮细胞的完整性起重要作用。更年期妇女特别在绝经2~3年之后，膀胱平滑肌和黏膜上皮细胞发生不同程度萎缩及功能减退，膀胱表现出萎缩性炎症改变，黏膜充血、平滑肌细胞及上皮变薄，张力下降。临床表现排尿不适、尿频、憋不住尿或排尿不尽及压力性尿失禁。

3. **尿道的改变**　绝经后妇女尿道改变非常明显，雌激素缺乏可致尿道上皮萎缩变薄，血管暴露，尿检常见红细胞。尿道口黏膜脱出形成尿道肉阜，出现尿道刺激症状。由于尿道上皮变薄局部抵抗力低下，极易发生尿路感染。

(八) 皮肤与毛发

1. 常见的皮肤异常　皮肤是身体最大的器官，是第二性征的表现，也是雌激素的重要靶器官之一。近来研究证实雄激素、雌激素和孕激素在皮肤及其附属物的新陈代谢中发挥重要作用。这种作用引起了皮肤的改变，如在绝经前可出现面部溢脂、头皮溢脂、脱发、面颊和上唇多毛等。进入更年期后，妇女皮肤变薄、弹性逐渐消失，出现皱纹，特别是暴露处如面、颈、手等部位，口周围与两眼外角处。手背皮肤变薄，使皮下静脉清楚可见。事实上当皮肤发生改变时，已表明激素水平也发生改变，这些变化似乎与皮肤衰老的关系更为密切。另外，皮肤的水分也比年轻人减少，如青年人体液为人体总重量的60%，而到老年时只有40%，皮肤原有的2~3亿小汗腺到更年期后也逐渐萎缩，分泌减少，皮脂腺的分泌功能也减弱，这一切都使皮肤失去滋润变得干燥。

2. 常见的毛发异常

(1) 秃发：主要是指头发脱落。更年期后脱发，多从前头部开始，向头顶部蔓延，而头部两侧及后枕部多不致脱落。这与青年早秃相反，也有的头发先由灰变白，然后再脱落的。但是，更年期后脱发有相当的个体差异，可能和遗传有关。一般认为，这是内分泌腺的改变，使毛囊萎缩，毛发逐渐脱落。也有人认为，这是由于快迈入老年期，毛发滤泡衰亡引起的。

(2) 白发：是因为进入更年期后，机体逐渐衰老，机能也逐渐衰退，色素的形成也不例外，在毛发中原有被黑色素颗粒充填的地方，逐渐被一些带有空气的气泡代替，头发从两鬓开始逐渐变白。如果身体的一切机能（包括精神方面）都保持高度的生理平衡状态，色素的形成也保持正常，头发变白可能出现得比较晚。曾有观察，细而软的头发易于脱落；硬而粗的头发易变白。虽然脱发与白发都是一种更年期后的生理现象，但是若注意全身的健康，保持心情的舒畅及充足的睡眠，可以延迟发生。

第三节　心理变化

随着雌激素水平的下降，中枢神经系统5-羟色胺酸浓度也呈现出下降，导致5-羟色胺的水平降低，5-羟色胺与抑郁心境的产生有很大关系。雌激素的变化还会影响多巴胺、乙酰胆碱等神经介质的改变。另外，卵巢功能的减退，会使下丘脑和垂体的功能亢进，其结果可能与自主神经功能紊乱有关。

更年期妇女常出现的心理症状主要包括：能力和精力的减退、注意力不集中、易激动、情绪波动较大、紧张、抑郁、焦虑、自我封闭、固执、有内心受挫感及自责自罪感等，同时常伴有失眠、头痛、头晕、乏力等躯体不适。这些症状是多变的，没有特异性，可见于任何年龄和性别的人。也可见于精神异常者，特别是焦虑型或抑郁型患者。但更年期出现的心理症状往往比精神病患者轻，有波动性，不是持续存在，多由躯体不适或负性生活事件（如离婚、丧偶、亲人病故、被解雇、退休等）引发，而精神病患者起病缓慢，病程较长，症状较重，并意识不到自己有病。

北京大学妇儿保健中心1995年曾调查了415名45~55岁的更年期妇女，发现抑郁症状的发生率为46.1%，其中轻度为69.9%；中度及以上为30.1%。此发生率明显高于我国健康人群22.5%的发生率。同时发现工人组的发生率明显高于干部组和专业技术人员组，经多因素统计分析发现有性欲下降、对丈夫、对经济收入和生活不满意者其抑郁症状的发生率明显高于性欲无变化及满意者。

负性生活事件和个性特征对更年期妇女的心理特别是情绪也有很大影响。更年期妇女在各方面已趋于成熟稳定，不仅子女已长大成人，或完成学业或成家立业，而且自己所从事的事业也已熟练乃至到了取得成就的阶段。但与此同时又将面临子女因成家独立生活而离开自己；父母年迈多病需要照顾，或要承受失去亲人的痛苦；职业妇女还要面临晋升、晋职、退休等新的问题，这一切加上更年期所发生的生理改变，特别是绝经，会使更年期妇女的心理发生不同程度的变化。有些妇女可能会因为月经停止，生育能力的消失，感到自己衰老，或因为性兴趣的减少，性交不适感的增加，出现性生活困扰及痛苦。这些都会使更年期妇女产生不适应或失落感。甚者有忧郁、绝望无助感等。

有些学者认为，在更年期心理变化较大的，大多是那些在生儿育女过程中曾付出很大精力的妇女，如今儿女长大并组成了自己的小家庭，离开了自己，这种变化会使他们产生一种"空巢"感觉。

Benedek在一项研究中发现既往患有神经官能症，但又没有完全失去适应能力的妇女，进入更年期后往往会有较好的结局，即更年期症状较轻或没有，多能顺利渡过。而那些神经官能症较重，已失去或部分失去适应能力的人，则症状较严重，常常会影响正常的工作和生活。

Hallstrom等的一项研究发现某些人格特征与妇女的更年期症状的发生有关。这些人格特征包括了较严重的神经过敏症、自责自罪感和神经质的人。具有这种人格特征的人往往更年期症状的发病率较高。

北京大学妇儿保健中心的一项调查发现，个人性格特征与潮热出汗无关，但具有情绪不稳定型的人，其头晕、乏力、心慌、注意力不集中等其他症状的发生率明显高于情绪稳定型的人。更年期妇女的精神和心理问题，尤其是有严重抑郁症状的患者，在现实生活中可能会有不同程度的"轻生"（自杀）念头，所以要特别引起关注。

第四节 常见健康问题与保健

一、更年期综合征

更年期综合征（climacteric syndrome）是指以内分泌改变引起的自主神经系统功能紊乱为主，伴有神经心理症状的一组症候群。其突出症状为潮红、潮热、出汗、易激动、乏力、腰腿痛等。症状程度与绝经年限密切相关，以围绝经期症状最明显，但存在着明显的个体差异。

（一）流行病学特点

虽然每一位妇女都要经历更年期，但并不是所有人都出现症状，有些人在不知不觉中渡过了更年期，有些人症状很轻，不需特殊治疗即可缓解，但约有15%～20%的人症状严重并影响了正常的工作和生活，需要药物治疗。

我国围绝经期妇女健康情况调查协作组曾于1988年调查了6 174名41～60岁妇女，报告血管舒缩症状的发生率为50.9%，其中潮红的发生率28.6%；神经心理症状的发生率为

75.1%；关节痛和腰背痛的发生率是48%；皮肤感觉异常的发生率为13.2%。加拿大调查了40～59岁妇女2 500名，潮红的发生率是24.6%；瑞典调查了1 413名40～60岁妇女其潮红的发生率是31.3%。潮红的发生率在各国之间差异不明显。

（二）原因和影响因素

目前国内外大多数学者认为卵巢功能减退引起的内分泌紊乱是导致更年期综合征的主要原因。虽然雌激素缺乏是否直接与更年期综合征的发生有关还存在着争议，但有两点可以支持这一观点。一是未绝经妇女因疾病而切除卵巢后，会因为卵巢功能突然消失，雌激素水平急剧下降，出现比较明显的更年期症状；二是对更年期症状较重者服用一定量的雌激素药物后，症状基本可缓解。另外随着内分泌功能紊乱的出现，一些神经介质和神经肽类物质（如多巴胺、5-羟色胺、内啡肽等）浓度也会发生改变，从而会影响到下丘脑对内分泌系统的调节作用。

更年期综合征的发生除了卵巢功能衰退原因外，还与社会、心理因素影响有关。大量国内外调查研究发现，在更年期不同年龄组中，虽然雌激素水平均有下降，但确有一些人没有症状；城市更年期妇女和农村更年期妇女的雌激素水平变化没有统计学差异，但她们更年期症状的发生率却存在着明显的差异，城市妇女明显高于农村妇女。害怕绝经喜欢长期来月经的妇女更年期症状的发生率和严重程度均高于渴望绝经的妇女。

（三）主要症状

1994年WHO将更年期综合征的症状总结概括为以下4个方面：月经改变、血管舒缩症状、泌尿生殖器萎缩症状和其他症状。

1. 月经改变

（1）月经稀发：表现为月经周期延长，40天至数月不等。经期缩短或延长。经血量减少，也可表现点滴少量出血。月经稀发者有时也表现在短期停经之后大量阴道出血。

（2）月经频发或紊乱：此类型为月经周期缩短，约10～20天，或表现周期紊乱不规则。经期延长或持续出血。出血量多少不等，以出血多者常见，严重者继发贫血。这类患者B超常显示子宫内膜增厚，性激素测定示孕酮缺乏，诊断刮宫病理见不同程度子宫内膜增生。

（3）闭经：月经停止≥6个月以上，可发生于月经紊乱后，也可见于月经周期规律者。闭经同时常出现不同程度更年期综合征症状。

2. 血管舒缩功能障碍　血管舒缩功能障碍的最常见症状是潮热、出汗、血压忽高忽低波动、心悸、心跳加快加强等。患者常自觉由胸部向面部、颈部发作性轰热感，并伴有皮肤潮红，逐渐漫及全身皮肤。热涌之后汗出甚至大汗，汗后可出现畏寒。潮热发作时间、程度与频率因人而异，轻者仅为晨间出现，重者频繁发作昼夜均见并随环境温度增高、情绪激动等因素影响而加重。

有些更年期妇女还会出现心脏不适症状，如胸闷、心前区不适、心悸、阵发性心跳加快加强、有时出现心律不齐甚至濒死感。有的患者血压波动大，心电图无异常或有轻度供血不足的改变。夜间症状发作者多见，但心脏客观检查指标无明显异常。有些患者可出现轻度脂类及糖代谢障碍。

3. 泌尿/生殖萎缩症状　绝经时间愈长，症状越明显。常见症状有：阴道分泌物增多、色黄或脓血性、外阴瘙痒、灼热感、性交痛、尿频、尿急、尿痛、尿失禁。

4. 其他症状　大多数更年期妇女在绝经前后会出现程度不等的紧张、焦虑、失眠、情感脆弱、爱哭、情绪低落、对工作生活失去兴趣,诉记忆力下降、注意力不能集中、乏力、头晕,甚至食欲降低或亢进、腰酸背痛、关节疼痛僵硬、咽部异物、耳鸣、眼睛干涩、皮肤干燥刺痛及蚁走感等症状。这些症状并非更年期综合征所特有,也可见其他疾病,因此对出现上述症状的更年期妇女应首先排除其他器质性病变,再考虑是否为更年期综合征。

(四)预防措施和处理原则

1. 预防措施

(1) 正确认识和理解更年期妇女所特有的生理和心理的变化特点,坦然面对这一自然的生理过程,增强自我保健的意识。

(2) 保持良好的生活方式和饮食习惯可以改善血管舒缩症状,规律的体育运动不仅可以减轻或控制体重还可以改善不良情绪。避免摄入过多的咖啡因和酒精,并要戒烟。放松技术、冥想、缓慢呼吸对改善更年期症状均有一定作用。

2. 月经改变的处理

(1) 月经频发或紊乱的处理:治疗以调整周期、减少出血为原则。可采用雌孕激素序贯疗法。常用雌激素有倍美力(结合雌激素)、戊酸雌二醇(补佳乐、协坤)、17β雌二醇(诺坤复)等。周期后半期加用孕激素,常用药物有醋甲孕酮(安宫黄体酮)、炔诺酮(妇康片)、黄体酮针剂等。同时,应酌情给予对症处理,如止血、抗贫血治疗。

(2) 周期延长处理:经期不长且出血不多者可暂不做特殊处理;经期延长,点滴出血淋漓不净,B超显示子宫内膜薄(≤0.5cm),或伴有更年期症状者,可补充雌激素以修复内膜减少出血;周期延长子宫内膜增厚,应及时使用孕激素撤血调整周期,避免内膜过厚脱落时月经量过多。

(3) 闭经处理:可做性激素测定判断闭经原因;也可采用孕激素撤退性出血试验,如阳性,提示孕激素缺乏,雌激素尚存。有更年期症状可给予性激素治疗。

3. 非激素疗法

(1) 中草药:如坤泰、更年安、坤宝丸、六味地黄丸类。

(2) 植物类雌激素:如大豆异黄酮、月见草、黑升麻类草药对缓解潮热、睡眠障碍也有一定疗效。

(3) 5-羟色胺抑制剂:可改善情绪和缓解潮热、潮红等症状。

4. 激素补充治疗 缓解更年期症状有效的方法是性激素补充疗法(hormone therapy, HT)。使用时要按照《绝经过渡期和绝经后激素治疗临床应用指南》(2006年)应用。主要内容如下:

(1) 禁忌证

● 已知或怀疑妊娠。

● 原因不明的阴道出血或子宫内膜增生。

● 已知或怀疑患有乳腺癌。

● 已知或怀疑患有与性激素相关的恶性肿瘤。

● 患有活动性静脉或动脉血栓栓塞性疾病。

● 严重的肝肾功能障碍。

● 血卟啉症、耳硬化症、系统性红斑狼疮。

● 脑膜瘤(禁用孕激素)。

(2) 慎用情况
● 子宫肌瘤。
● 子宫内膜异位症。
● 未控制的严重高血压和糖尿病。
● 血栓栓塞史及血栓形成倾向者。
● 胆囊疾病、偏头痛、癫痫、哮喘、高催乳血症。
● 乳腺癌家族史。
● 乳腺良性疾病。

(3) 应用 HT 的流程
● 应用前评估：通过询问病史、妇科检查和必要的实验室检查来评估是否存在应用 HT 的适应证、禁忌证以及慎用情况。
● 告知患者 HT 的利与弊，使其知情后做出选择。
● 个体化用药方案：要根据每个妇女的不同情况，制定个体化用药方案。
● 应用 HT 过程中要监测症状是否缓解，有无不良反应，是否需要调整治疗方案。

(4) HT 用药方案
1) 应用模式
● 单用雌激素：适用于已切除子宫者。
● 单用孕激素：用于绝经过渡期，可调整因卵巢功能衰退而出现的月经问题。
● 雌、孕激素联合应用：适用于有子宫的妇女。

2) 应用方案：已绝经的患者选用雌、孕激素连续联合方法：常用倍美力 0.3～0.625mg 加安宫黄体酮 2mg，1 次/天或 1 次/2 天口服；17β 雌二醇或戊酸雌二醇 1～2mg 加安宫黄体酮 2mg，1 次/天或 1 次/2 天服用。也可选用利维爱 2.5mg，1 次/天或 1 次/2 天口服。

二、功能失调性子宫出血

更年期功血大多数均为无排卵型功能失调性子宫出血（dysfunctional uterine bleeding DUB），是生殖内分泌功能失调所致的疾病，并非由生殖系统器质性疾病或全身疾病所引起。进入更年期后，卵巢开始不排卵或偶有排卵，或有排卵但黄体形成不佳，此时雌激素分泌减少或不稳定，孕激素分泌减少。增殖期子宫内膜不能转变为分泌期，仅能部分转变为分泌期，此时子宫内膜呈不规则脱落，表现为子宫不规则出血，完全没有规律，周期短者数天，长者可达数月；月经经期长短不一，短则 1～2 天，长者 10 余天。经前或经后有少量阴道淋漓出血，可持续 3～20 天；有时闭经数月后突然大出血；月经量多少不一，多者可有血块涌出，伴有贫血、面色苍白、疲乏无力、头晕眼花，甚至休克；少量出血可淋漓不尽呈点滴状，这样的月经改变可持续数年，直至月经停止。在更年期功血的患者中以月经量多者常见。

功能性子宫出血的诊断非常重要，可通过认真的妇科检查、B 超检查、宫颈脱落细胞学检查，必要时还可做诊断性刮宫或宫腔镜来帮助确诊。作出功能性子宫出血的诊断时一定要排除生殖器官的器质性病变，如子宫内膜癌、子宫肌瘤、子宫内膜增生或子宫内膜息肉以及除外宫内节育器的影响。

更年期功能性子宫出血的治疗原则是抑制子宫内膜增生过长，诱导绝经，防治癌症的发生。诊断性刮宫可以迅速止血，了解内膜情况，排除内膜恶性改变，特别对出血时间较长者。刮宫后出血仍不止，可加用抗生素和小剂量雌激素，帮助内膜修复。另外还可用药物性刮宫，即孕激素内膜脱落法。适用于少量出血者，B超检查显示子宫内膜无增厚现象。给予足量的孕激素可使增生的内膜转变为分泌期，停药2～3天后内膜规则脱落，一般会有7～10天的撤退性出血期。

三、生殖系统肿瘤（见第八章第三节 妇科肿瘤防治）

四、泌尿/生殖系统萎缩性疾病

（一）老年性阴道炎

正常阴道内有多种细菌存在，但由于阴道与这些菌群之间形成生态平衡并不致病。在维持阴道生态平衡中，乳杆菌、雌激素及阴道pH起重要作用。生理情况下，雌激素使阴道上皮增生变厚并富含糖原，阴道上皮细胞分解糖原为单糖，阴道乳杆菌将单糖转化为乳酸，维持阴道正常的酸性环境（pH≤4.5，多在3.8～4.4），抑制其他病原体生长，称为阴道自净作用。正常阴道菌群中，以产生过氧化氢（H_2O_2）的乳杆菌为优势菌，乳杆菌除维持阴道的酸性环境外，其产生的H_2O_2及其他抗微生物因子可抑制或杀灭其他细菌。阴道生态平衡一旦被打破或外源病原体侵入，即可导致炎症发生。若体内雌激素下降或阴道pH升高，如频繁性交（性交后阴道pH可上升至7.2并维持6～8小时）、阴道灌洗等均可使阴道pH升高，不利于乳杆菌生长。此外长期应用抗生素抑制乳杆菌生长，或机体免疫力低下，均可使其他致病菌成为优势菌，引起炎症。

可见雌激素水平在维持阴道平衡状态中起着重要作用。这也是更年期妇女特别是绝经后妇女易发生老年性阴道炎（senile vaginitis）的重要原因。

2000年北京大学妇儿保健中心在全国15个省市50个社区中调查了2 333例绝经后妇女（平均年龄55.63±6.76岁）的生殖健康状况。其中老年性阴道炎的患病率为12.8%、滴虫性阴道炎为1.8%、外阴阴道念珠菌病2.2%、沙眼衣原体感染2.3%。可见老年性阴道炎是绝经后妇女较为常见的疾病之一。

主要临床表现：阴道分泌物增多、稀薄、淡黄色或血性、外阴瘙痒、灼热感、性交困难和性交痛等，体检可见阴道黏膜的皱襞减少、弹性消失、阴道变窄变短、穹窿渐消失、阴道黏膜上皮变薄，毛细血管呈现弥漫性或斑状，表面毛细血管破裂可产生散在出血点，pH值升高≥4.5。

实验室检查镜检可见阴道上皮表层细胞减少，圆形的底层细胞或舟形的中层细胞比例增加、清洁度Ⅲ或发现滴虫、假丝酵母菌、线索细胞等。

治疗原则：增强阴道抵抗力和抑制细菌生长。如果伴有潮红、潮热、出汗、睡眠障碍等更年期症状可采用激素替代疗法。如仅有阴道症状，建议局部使用含有雌激素的栓剂或霜剂。同时可用1%的乳酸或0.5%醋酸液冲洗阴道和外阴，以增加阴道酸度，抑制细菌生长繁殖。冲洗后可用甲硝唑200mg放入阴道深部。

（二）泌尿系感染和压力性尿失禁

更年期妇女特别在绝经2～3年之后，膀胱平滑肌和黏膜上皮细胞以及尿道上皮发生不同程度萎缩及功能减退，膀胱和尿道表现出萎缩性炎症改变，黏膜充血、平滑肌细胞及上皮变薄张力下降，尿道口黏膜脱出形成尿道肉阜，出现尿道刺激症状。表现出下泌尿系感染症状如排尿不适、尿频、尿急、憋不住尿、排尿不尽及压力性尿失禁。

压力性尿失禁（stress urinary incontinence）是指腹压突然增加时导致的尿液不自主流出。特点是正常状态下无遗尿，而在咳嗽、大笑、打喷嚏、跑跳时，尿液自动流出。压力性尿失禁绝大部分是由于盆底组织松弛引起。随着绝经年龄的增长，尿失禁的发生率在上升，65岁以上妇女，尿失禁的发生率大约为15%～50%（由于定义不同）。女性尿失禁发生率明显高于男性。至今为止，中国目前无确切发病数字。

对于反复发作的泌尿系感染（urinary infection）患者，在服用抗生素的同时可加用雌激素。

尿失禁的治疗方法分为非手术和手术方法。非手术方法主要用于轻、中度以及手术前后的辅助治疗，方法包括盆底肌肉锻炼、盆底电刺激、膀胱训练、雌激素药物治疗等，可改善30%～60%患者的症状。手术疗法包括阴道前后壁修补术、耻骨后膀胱尿道悬吊术。手术法适合于重度和非手术疗效不好者。

（三）子宫脱垂（uterine prolapse）

由于产伤、增龄组织老化及绝经后雌激素缺乏等多种因素影响，盆底肌肉和筋膜张力减弱甚至丧失。筋膜、韧带及结缔组织的弹性和坚韧度均减弱，盆底组织松弛，对子宫的支撑力下降而发生子宫脱垂。子宫脱垂特别是老年患者常同时伴有不同程度膀胱及直肠膨出。

临床表现及处理随子宫脱垂的程度、症状有所不同。轻度脱垂指宫颈低于坐骨棘平面以下，不超出阴道口，临床症状不明显时，可不做处理，定期随诊。也可服些补中益气中药如补中益气丸、归脾丸、六味地黄丸等。应避免提重物及其他增加腹压的活动，每天坚持做提肛肌锻炼。中、重度脱垂是指宫颈或宫体或全部子宫体脱出阴道口外。中、重度脱垂多同时发生膀胱、直肠膨出。由于子宫脱出后摩擦，上皮受损引起宫颈和阴道壁溃疡。子宫脱垂呈中、重度者建议采用手术治疗，术式根据患者年龄、身体状况、脱垂程度选择姑息式或根治性手术。手术必须待宫颈及阴道溃疡愈合后实施。

五、绝经后骨质疏松症

（一）定义与分类

1. 定义　骨质疏松症（Osteoporosis）是一种低骨量和骨组织细微结构退变为特征并导致骨脆性增加、骨强度降低、易于骨折的全身性代谢性疾病。其特征是骨矿物质和骨基质等比例减少。

2. 分类

（1）原发性骨质疏松症：主要由于年龄增加，器官生理功能退行性改变和性激素分泌减少引起的骨质疏松。又可分为Ⅰ型：绝经后骨质疏松症（postmenopausal osteoporosis PMO），一般发生在妇女绝经后的5～10年内。Ⅱ型：老年性骨质疏松症（senile osteoporosis）。一般指70岁以后发生的骨质疏松。

（2）继发性骨质疏松症：由于某疾病或药物等诱因引发的全身骨质疏松症。如内分泌疾病、结缔组织病、消化道和肾脏疾病、长期使用糖皮质类固醇激素类药物等。

绝经后骨质疏松症最常发生于绝经后的妇女，为高转换型的快速骨丢失。骨丢失的类型以小梁骨为主，造成骨小梁变细和断裂。主要部位是在脊椎（以压缩性骨折为主）和桡骨远端（如 Colles 骨折）。

（二）绝经后骨质疏松症流行病学特点

北京的一项调查发现，汉族妇女绝经后骨质疏松症的发病率为 40%，50 岁以上妇女脊椎骨折的患病率为 15%，并随着年龄的增长而增加，80 岁以上达到了 36.6%。上海调查了 10 457 例 60 岁以上的城乡居民，结果发现骨折的发生率为 9.6%，其中男性为 5.5%，女性为 12.7%。同样美国白人妇女一生中患髋部骨折的危险性为 17%，男性仅 6%。骨质疏松症是多病因和受多种因素影响的疾病。种族、地理环境、饮食习惯、生活方式等因素与骨质疏松症有关。

骨质疏松症的高危人群包括：有骨质疏松家族史、身材瘦小、体力活动少、钙摄入不足，大量吸烟、酗酒和饮浓咖啡、40 岁以前绝经、原发性性功能低下等。

（三）绝经后骨质疏松症的原因和发病机制

绝经后骨质疏松症的发病机理主要是由于绝经后雌激素分泌不足。雌激素具有促进降钙素分泌和抑制破骨细胞刺激成骨细胞的作用，雌激素分泌不足一方面使破骨细胞过于活跃，骨转换增加，即骨形成与骨吸收均增加，骨吸收大于骨形成，骨生成跟不上骨吸收的速度，影响骨胶原的成熟和转换和骨矿化；另一方面雌激素分泌不足抑制甲状旁腺素（PTH）的分泌，PTH 分泌减少，使肾脏 25-羟-1α 羟化酶的活化发生障碍，造成 1, 25 $(OH)_2D_3$ 合成减少，肠钙吸收减少，造成负钙平衡，骨矿含量减少，导致骨质疏松。骨生成不足是 I 型骨质疏松发病的重要机理，早期绝经后的妇女大约有 35% 为快速骨丢失，65% 为慢速骨丢失。Margan 指出女性中每 10 年可丧失原来骨量的 10%，而男性为 5%~7%。60 岁以后的妇女每增加 5 岁，骨折发生率可增加 1 倍。当全身骨量丢失超过骨总量 20% 时，由于轻微碰撞、摔倒和外力作用时发生骨质疏松性骨折的可能性增大，例如股骨颈骨折、前臂骨远端 Colles 骨折。

（四）诊断标准

1. 临床表现

（1）腰背疼痛：由于压缩性脊椎骨折或腰背肌痉挛引起的腰背痛。疼痛表现为久坐、久动等长时间固定姿势时加剧。胸腰椎出现新鲜压缩性骨折时，腰背疼剧烈。用降钙素治疗时症状缓解明显。

（2）身高缩短、驼背：身高与年轻时相比可缩短 5~10cm 或更多。由于压缩性骨折可造成脊柱前倾，背屈加剧，形成驼背，随年龄增加，驼背会加重。

（3）脊椎压缩性骨折和桡骨远端骨折：脊椎椎体骨折多在无暴力或轻微力量下发生，如翻身、提重物时。

2. X 线检查 X 线检查不仅在发生暴力后进行鉴别诊断确定是否发生骨折和骨折发生的部位非常重要，特别是对非暴力引起的脊椎压缩性骨折的患者如有明显的身高缩短或驼背的患者也很有意义。

如果胸腰椎 X 线侧位照片，发现椎体前后位的高度相差 20% 以上，应考虑为压缩性骨折。

3. 骨密度检查

（1）双能 X 线吸收法（DXA）：可测量脊柱、髋部及腕部的骨密度。其辐射量为胸片的

1/10。是目前诊断骨质疏松的主要测量方法。

(2) 单能 X 线吸收法（SXA）和外周骨双能 X 线吸收法（pDXA）。这类技术只需测量前臂骨、指骨及跟骨的骨密度。

(3) 定量 CT（QCT）：主要用于测量脊柱骨小梁的密度，测量的是真正体积的 BMD，也是诊断骨质疏松的主要方法之一。

(4) 定量超声：超声波可提供骨强度测量参数，可以用来评价跟骨、胫骨、髌骨或其他外周围骨。它无辐射，便携，其预测骨折危险同其他测量骨密度的方法相同。

由于不同的测量技术有不同的精确度和准确性，采用不同仪器测量的结果无可比性。

1994 年世界卫生组织制定的成人女性骨质疏松的诊断标准为：

正常：BMD 值不低于正常年轻成人骨密度在 1 个标准差（T 值≥－1）。

骨量丢失：BMD 值低于正常年轻成人的骨密度 1～2.5 个标准差之间（T 值在－1～－2.5 之间）。

骨质疏松症：BMD 值低于或等于正常年轻人 2.5 个标准差（T 值≤－2.5）。合并骨折者为严重骨质疏松症。

4. 骨代谢生化检查　常用的生化标志物，如血钙（Ca）、血磷（Pi）、血镁（Mg）、24 小时尿钙测定、清晨空腹尿钙/肌酐（Ca/Cr）比值等。

反映骨形成的标志物如：血清骨碱性磷酸酶（B-ALP）、血清骨钙素（BGP 或 OC）、血或尿 I 型前胶原羧基端前肽（PICP）等。

反映骨吸收的标志物如：血清抗酒石酸盐酸性磷酸酶（TRAP）、尿吡啶啉（PYD）或脱氧吡啶啉（DPD）和尿羟脯氨酸（HOP）等。

在进行骨质疏松症诊断的同时，需要对继发性骨质疏松患者进行鉴别诊断，并进行实验室相关生化指标的检测如肾功、肝功、内分泌功能、性激素及钙调节激素等。

绝经后骨质疏松症患者（PMOP）与其他原发性骨质疏松症患者一样，骨代谢生化指标基本在正常范围内，但骨形成与骨吸收的生化指标有增高的倾向，血清 Ca、P、ALP 一般均在正常范围。

钙调节激素：血清甲状腺激素和 1,25(OH)$_2$D$_3$ 都有降低的倾向，明显低于绝经前的妇女。

性激素：血清 E$_2$ 明显低于绝经前的妇女，FSH 和 LH 明显高于绝经前的妇女，但与绝经后妇女无明显差异。

(五) 鉴别诊断

许多疾病都会引起腰背痛、骨质疏松和骨折，往往与绝经后骨质疏松症难以区分，需要进行鉴别诊断。主要包括内分泌及代谢性疾病、多发性骨髓瘤及其他恶性肿瘤骨转移、类风湿性关节炎、成骨不全、强直性脊柱炎、系统性红斑狼疮、畸形性骨炎等疾病。另外长期卧床或瘫痪、肢体用石膏固定、器官移植以及长期或短期内使用大剂量的糖皮质激素、抗癫痫药、肝素及甲状腺素等均可能引起骨密度降低，导致骨质疏松。

(六) 治疗和预防

已患骨质疏松症的患者，治疗并不能使变细断裂甚至消失的骨小梁完全恢复其原有的结构。但治疗可以防止骨量的快速丢失，能保持现有的骨量，减少或抑制骨吸收，如雌激素类、降钙素类、双膦酸盐类，有些药物如氟化物、甲状旁腺激素（PTH）可以使肌肉力量增强，刺激成骨过程，增加骨量，同时可以缓解疼痛和活动受限，更重要的是防止骨折的发生，具体的防治措施如下：

1. 提高峰值骨量　从青春期开始注意增加食品中钙的摄入，要加强运动和户外活动，经常接受适当的日照，养成良好的生活习惯，不吸烟不酗酒。

2. 补钙　补充足够的钙剂可以抑制骨丢失的发生。绝经后的妇女肠钙吸收减少，尿钙排除增加，故需要补充钙剂，目前我国城市居民每天膳食中钙的摄入量不足500mg，至少应额外补充500~800mg。

3. 小剂量雌激素疗法　有骨质疏松高危因素的妇女，如无雌激素补充禁忌证，可从围绝经期开始进行小剂量雌激素补充。

4. 抑制骨吸收制剂　用于不适于或不愿意应用雌激素的绝经后的骨质疏松高危者。目前常用的药物包括：双膦酸盐类、降钙素类、盐酸雷洛昔芬等。

5. 增加骨量的药物　单氟磷酸酰胺与钙剂配制成特乐定咀嚼片、甲状旁腺激素（hPTH 134）

6. 维生素D类　钙三醇（罗钙全）、阿法D_3、维生素D_3。

7. 适当运动　可增强平衡机能及肌肉张力，也可刺激骨骼的成骨过程。

8. 防止跌跤　老年人平衡能力差，容易跌倒，因此防止地面泼水滑倒，地板不要太滑，最好不用地毯，楼道照明应好，如有可能可用髋部护垫，减少骨折。

9. 女性骨质疏松症防治方案

(1) 绝经前

1) 月经正常：生理剂量的钙（800mg/d），维生素D（400 U/d），合理膳食，运动。

2) 无月经：生理剂量的钙（800mg/d），维生素D（400 U/d），合理膳食，运动。

(2) 绝经后

1) BMD低于1~2.0SD之间（-2≤T值<-1），无骨折者：钙剂（1000mg/d）、维生素D（400U/d）、合理膳食、适量运动，从绝经早期开始应用激素替代疗法、补肾中药，腰背痛时可使用降钙素（每日或隔日50IU，皮下；或100 IU，鼻喷）。

2) BMD低于2.0SD（T值<-2），无或有骨折者：钙剂（1000mg/d）、维生素D（400 U/d），合理膳食、适量运动，从绝经早期开始应用激素替代疗法，另外可根据情况选择以下方法：

(3) 缓解骨痛首选降钙素（每日或隔日50~100U，皮下；或100~200 U鼻喷）。

(4) 老年患者和卧床者使用活性维生素D（0.25~0.5μg/d），不卧床者可用阿仑膦酸盐（10mg/d），或依替膦酸钠（400 mg/d，服2周，停药11周）。

伴有骨关节炎的患者可选用降钙素或双膦酸盐或联合用药。

六、代谢综合征

（一）定义

流行病学研究发现许多人往往同时存在高血压、中心性肥胖、血脂紊乱及高血糖，这些人是发生心脑血管疾病的高危人群。绝经后妇女代谢综合征的发生率逐渐增高。1988年Reaven对此提出了"X综合征"的概念。此外还有学者提出"胰岛素抵抗综合征"、"代谢综合征（metabolic syndrome MS）"等多种名称。目前国际和我国使用的代谢综合征的诊断标准有以下3种：

1. 1999年世界卫生组织正式提出代谢综合征的定义为：

(1) 糖耐量或空腹血糖异常（IGT或IFG）或糖尿病。

(2) 胰岛素抵抗（由高胰岛素葡萄糖钳夹技术测定的葡萄糖利用率低于下位1/4位点）。还包括以下2个及2个以上表现。

(3) 高血压（≥140/90mmHg）。

(4) 高甘油三酯（≥1.7 mmol/L；150mg/dl）和（或）低HDL胆固醇男性＜0.9mmol/L，35mg/dl；女性＜1.0mmol/L，39 mg/dl。

(5) 中心性肥胖［腰/臀比，男性＞0.90；女性＞0.85和（或）BMI＞30］。

(6) 微量白蛋白尿（尿白蛋白排泄率≥20μg/min或白蛋白/肌酐比值≥30mg/g）。

2. 2002年美国国家胆固醇教育计划成人治疗组第三次指南（NCEP-ATP Ⅲ）提出的诊断标准为符合以下3个或3个以上条件者：

(1) 中心型肥胖：腰围男性＞102cm，女性＞88cm；

(2) TG≥150mg/dl（1.69 mmol/L）；

(3) 低HDL-C：男性＜40 mg/dl（1.04 mmol/L），女性＜50 mg/dl（1.29 mmol/L）；

(4) 空腹血糖：≥110 mg/dl（6.1 mmol/L）；

(5) 血压：≥130/85mmHg。

3. 中华医学会糖尿病分会建议的诊断标准为符合以下3个以上条件者

(1) 超重或肥胖：BMI≥25；

(2) 血脂紊乱：TG≥150mg/dl（1.7 mmol/L）；低HDL-C：男性＜35 mg/dl（0.9 mmol/L），女性＜39mg/dl（1.0 mmol/L）；

(3) 高血糖：空腹血糖≥110mg/dl（6.1 mmol/L）；或50gGCT≥140mg/dl（7.8 mmol/L）；或已诊断为DM。

(4) 高血压：≥140/90mmHg或已经确诊治疗者。

由于目前尚缺乏明确统一的诊断标准，有关代谢综合征发病率的报道较少。

代谢综合征的主要临床表现为肥胖特别是中心性肥胖、糖耐量减退/Ⅱ糖尿病、脂代谢异常和高血压。

（二）肥胖

肥胖是指身体中的脂肪堆积过多，肥胖的程度与体脂所占体重的比例有关。目前常用于判断体重超重和肥胖的简单方法是世界卫生组织（WHO）推荐的体质指数（BMI）法，即BMI＝体重（千克）/［身高（米)^2］。WHO对肥胖和超重的划分是根据正常人的BMI值分布，及BMI值与心血管疾病发病率和死亡率的关系来考虑的：BMI小于18.5为体重过低，提示存在营养不足；BMI＝18.5～24.9为体重正常；25～29.9为超重。对于不同的人种，同样的BMI可能代表的肥胖程度不一致。亚洲国家包括中国人的BMI水平在整体上低于欧洲国家，据多项研究表明，亚洲人在较低的BMI水平时已经存在心血管疾病发病率高的风险。但目前还没有符合中国人特点的BMI判断标准。

体脂的分布对健康有很大影响，根据脂肪分布的部位，多余的脂肪主要堆积于腹部和脏器周围者为中心性肥胖，脂肪比较均匀地分布于全身者为全身性肥胖。最简单的判断方法是腰臀比法，即用腰围除以臀围。肥胖男性的腰臀比＞0.92、女性＞0.85时，说明有中心性肥胖。妇女绝经后的肥胖主要是中心性肥胖。

对肥胖总的治疗原则是适当的饮食控制、适量的体力劳动和体育锻炼，辅以一定的食欲控制药或雌激素补充治疗。必须强调预防重于治疗。对于有肥胖家族病史的妇女更应从围绝经期开始注意预防。

(三) 糖耐量减退/糖尿病

1. 概念 正常人的血糖浓度空腹波动在 3.9～6.1mmol/L（70～110mg/dl）之间。餐后 2 小时血糖略高，但应该小于 7.8mmol/L（<140mg/dl）。当血糖明显升高到某种程度（如空腹血糖超过 7.0mmol/L 或餐后 2 小时血糖超过 11.1 mmol/L），即达到糖尿病的诊断标准，就称之为糖尿病。如空腹血糖在 6.2～7.0mmol/L 之间，餐后 2 小时血糖在 7.8～11.1mmol/L 之间时，为一种过渡状态，称之为糖耐量减低（IGT），是糖尿病的危险信号。

2. 临床特点 糖尿病的典型症状是糖尿病患者比较有特点的表现，包括口渴、多饮、多尿、多食和消瘦（体重下降），常常称之为"三多一少"。而 2 型糖尿病患者的"三多一少"症状则不一定非常明显，常常是以不典型症状开始。经常感到疲乏、劳累、视力下降、视物不清、皮肤瘙痒、手足经常感到麻木或者刺痛、伤口愈合非常缓慢、经常或者反复发生感染，比如泌尿系感染、疖肿及阴道念珠菌感染等。

1997 年美国糖尿病协会对 WHO 的糖尿病诊断标准进行了修改，现已被大多数国家认同，我国已经开始采用这一新的标准：有糖尿病症状，并且一天当中任意时候血浆葡萄糖浓度≥200mg/dl（11.1mmol/l），或者空腹至少 8 小时后，血浆葡萄糖浓度≥126mg/dl（7.0mmol/l），或者 OGTT2 小时的血浆葡萄糖浓度≥200mg/dl（11.1mmol/l）。

糖尿病对人体健康有极大的危害，而且这种危害往往是在不知不觉中发生。一旦发生了糖尿病的急性并发症，有时可以危及患者生命。糖尿病的急性并发症有：①酮症酸中毒（1 型糖尿病）；②非酮症高渗性昏迷（2 型糖尿病）；③低血糖反应。糖尿病的慢性并发症包括糖尿病肾病、糖尿病眼病、糖尿病神经病变、糖尿病足病变、糖尿病心脑大血管病变。

3. 处理原则 糖尿病的治疗包括饮食控制、药物治疗、运动治疗和糖尿病教育。

糖尿病饮食控制是治疗的基础。对于接受胰岛素治疗的糖尿病患者更是要求强调饮食、运动及胰岛素治疗三者的和谐与平衡。饮食治疗的意义在于：保持健康的体重，维持营养平衡，控制血糖。原则是：在规定的热量范围内，达到营养平衡的饮食。为保证营养平衡，糖尿病人应在规定热量范围内做到主食粗细搭配，副食荤素搭配，不挑食，不偏食。

口服药物种类包括磺脲类降糖药物、双胍类降糖药物、α-葡萄糖苷酶抑制剂、新促胰岛素分泌剂和胰岛素治疗。

运动治疗的目的是与饮食、胰岛素配合，三者平衡，控制血糖。

应定期到医院进行身体检查。

(四) 血脂异常

高脂血症对身体的损害是隐匿、逐渐、进行性和全身性的。它的直接损害是加速全身动脉粥样硬化。大量研究资料表明，高脂血症是脑卒中、冠心病、心肌梗死、心脏猝死独立而重要的危险因素。此外，高脂血症也是促进高血压、糖耐量异常、糖尿病的一个重要危险因素。高脂血症还可导致脂肪肝、肝硬化、胆石症、胰腺炎、眼底出血、失明、周围血管疾病、跛行、高尿酸血症等疾病。

高脂蛋白血症是指血液中的一种或几种脂蛋白的升高。只要脂蛋白过量（高脂蛋白血症），就会引起血脂水平升高（高脂血症）。高脂蛋白血症分为Ⅰ、Ⅱ、Ⅲ、Ⅳ和Ⅴ型，五型中的任何一型脂蛋白代谢异常都会导致某种特定脂蛋白升高。最为常见的是Ⅱ和Ⅳ型。

Ⅱ型高脂蛋白血症也称家族性高胆固醇血症，是显性遗传性疾病。其主要临床表现为：①黄色瘤，可发生于眼睑部，表现为眼周围的一种黄色斑，称为眼睑黄色瘤。也可发生于肌腱，例如在手肘、跟腱处呈丘状隆起，称为肌腱黄色瘤。此外，还可见皮下结节状黄色瘤，好发于皮肤易受压迫处，如膝、肘关节的伸侧和臀部。有时也见于手指和手掌的折皱处。②早发动脉粥样硬化，约60%以上的病例在40岁以前即有心绞痛等动脉粥样硬化表现。③脂性角膜弓。

Ⅱ型高脂蛋白血症又可分为Ⅱa型和Ⅱb型，其临床表现基本相似，但其生化特点则有所不同。Ⅱa型放置后血浆外观完全澄清，胆固醇含量增高，甘油三酯含量正常，胆固醇/甘油三酯比值>1.5；Ⅱb型放置后血浆外观多数澄清，但也有少数轻度混浊，胆固醇和甘油三酯同时增高，胆固醇/甘油三酯比值不定。

Ⅳ型高脂蛋白血症临床上非常多见，常于20岁以后发病，可为家族性，呈显性遗传。其特点是内源性甘油三酯异常增高，可能是由于肝脏合成增加，抑或由于周围组织清除减弱。临床表现主要为：肌腱黄色瘤、皮下结节状黄色瘤、皮疹样黄色瘤及眼睑黄色斑瘤；视网膜脂血症；进展迅速的动脉粥样硬化；可伴胰腺炎、血尿酸增高；多数具有异常的糖耐量。生化特点为：放置血浆外观澄清或混浊，但无乳糜微粒顶层；甘油三酯明显增高，而胆固醇多数正常或轻度增高，胆固醇/甘油三酯比值不定。

高脂血症的处理：

1. 限制高脂肪食品　严格选择胆固醇含量低的食品，如蔬菜、豆制品、瘦肉、海蜇等，尤其是多吃含纤维素多的蔬菜，可以减少肠内胆固醇的吸收。

2. 限制甜食　糖可在肝脏中转化为内源性甘油三酯，使血浆中甘油三酯的浓度增高，所以应限制甜食的摄入。

3. 减轻体重　对体重超过正常标准的人，应在医生指导下逐步减轻体重，最好以每月减重1~2kg为宜。

4. 加强体力活动和体育锻炼　体力活动不仅能增加热能的消耗，而且可以增强机体代谢，提高体内某些酶，尤其是脂蛋白脂肪酶的活性，有利于甘油三酯的运输和分解，从而降低血中的脂质。

5. 戒酒　酗酒或长期饮酒，可以刺激肝脏合成更多的内源性甘油三酯，使血液中低密度脂蛋白的浓度增高引起高脂血症。因此，中年人还是以不饮酒为好。

6. 避免过度紧张：情绪紧张、过度兴奋，可以引起血中胆固醇及甘油三酯含量增高。

7. 已有高脂血症者，尤其绝经后女性或者合并高血压、糖尿病、冠心病等危险人群，均应定期化验血脂。当高脂血症确诊后，首先应进行饮食调整、生活方式改善以及影响因素的控制。在此基础上，再进行药物治疗。目前常用的降血脂药物有如下几类：苯氧芳酸类、三羟甲基戊二酰-辅酶A还原酶抑制剂、烟酸类、多不饱和脂肪酸类、泛硫乙胺、藻酸双酯钠（PPS）、其他降血脂药物如银杏类。

用药注意：防治结合，非药物与药物应用相结合。依据高血脂种类不同而选择用药。用药后至少每3~6个月复查血脂、肝肾功能等，随时调整用药剂量，监测副作用。持续服药，以使血脂水平控制在正常范围内。

(五) 高血压

1. 概述 高血压病是内科常见病多发病之一。病因不明的高血压者称原发性高血压或继发性高血压。世界卫生组织建议的血压判别标准：①正常血压，收缩压≤18.64kPa（140mmHg），舒张压≤12.1kPa（90mmHg）；②成年人高血压，收缩压≥21.3kPa（160mmHg），舒张压≥12.65kPa（95mmHg）；③临界高血压，指血压介于上述二者之间。

2. 病因 高血压病因不明，与发病有关的因素有：①发病率有随年龄增长而增高的趋势，40岁以上者发病率高；②摄入食盐多者；③肥胖；④遗传：大约半数高血压患者有家族史；⑤环境与职业：有噪声的工作环境，过度紧张的脑力劳动均易发生高血压，城市中的高压发病率高于农村。

3. 症状 按起病缓急和病程进展，可分为缓进型和急进型，以缓进型多见。

缓进型高血压：

(1) 早期表现：早期多无症状，偶尔体检时发现血压增高，或在精神紧张，情绪激动或劳累后感头晕、头痛、眼花、耳鸣、失眠、乏力、注意力不集中等症状。

(2) 脑部表现：头痛、头晕常见。多由于情绪激动，过度疲劳，气候变化或停用降压药而诱发。血压急骤升高。剧烈头痛、视力障碍、恶心、呕吐、抽搐、昏迷、一过性偏瘫、失语等。

(3) 心脏表现：早期，心功能代偿，症状不明显；后期，心功能失代偿，发生心力衰竭。

(4) 肾脏表现：长期高血压致肾小动脉硬化。肾功能减退时，可引起夜尿、多尿、尿中含蛋白质、管型及红细胞。尿浓缩功能低下，酚红排泄及尿素廓清障碍。出现氮质血症及尿毒症。

(5) 眼底改变。

急进型高血压：也称恶性高血压，占高血压病的1%，可由缓进型突然转变而来。恶性高血压可发生在任何年龄，但以30~40岁为最多见。血压明显升高，舒张压多在17.3kPa（130mmHg）以上，有乏力、口渴、多尿等症状。视力迅速减退，眼底有视网膜出血及渗出，常有双侧视神经乳头水肿。迅速出现蛋白尿、血尿及肾功能不全。也可发生心力衰竭、高血压脑病和高血压危象，病程进展迅速多死于尿毒症。

4. 检查

(1) 确定有无高血压：测量血压升高应连续数日多次测血压，有两次以上血压升高，方可谓高血压。

(2) 鉴别高血压的原因：凡遇到高血压患者，应详细询问病史，全面系统检查，以排除症状性高血压。

5. 治疗原则

(1) 一般治疗：高血压发病与中枢神经功能紊乱有关，应注意劳逸结合。

(2) 药物治疗原则

1) 个体化：根据不同病人的病理生理特点，病程进展和并发症，而采用不同的药物不同的剂量。

2) 联合用药：根据高血压严重程度分级治疗。

(3) 降压药物治疗：包括血管紧张素转换酶抑制剂、钙离子通道阻断剂、血管扩张剂、作用于交感神经系统的降压药、利尿降压药。

6. 高血压预防及控制

(1) 加强对高危人群的健康教育与宣传，建立良好的生活方式，合理饮食，积极锻炼等。

(2) 改善和提高各级医疗机构的诊断和治疗水平，按照防治规范提供预防保健服务。

(3) 加强对高血压病人的管理，做好随访和监控工作，减少严重并发症的发生。

七、绝经期抑郁症 (menopausal depression)

抑郁症状是人们常见的情绪障碍问题。每个人在一生中经常会在某一时期或阶段感到情绪低落。情绪低落是对短暂应激因子、失望或丧失等产生的一种不幸福的感觉。人们在识别原因后可调动自身的应激能力，使这种悲观情绪在短时间内减弱和消失。但是，当发生抑郁症时这种悲伤和忧郁的情绪状态可持续较长时间，并且程度也较重，不仅影响个人也影响家庭幸福生活，而且增加家庭和社会的负担。目前世界卫生组织将伤残调整生命年 (Disability-Adjusted Life Year, DALY) 的减少作为疾病负担的指标。所谓 DALY 的减少，是指生命年的丧失或有能力的生命年的减少。中国目前由于抑郁症造成的疾病负担已达第 2 位，与发达国家相同。抑郁症的危害在于抑郁患者的社会功能下降，不仅增加了家庭和工作单位的负担，而且对社会和谐与发展也有很大影响。如果抑郁合并躯体疾病，其死亡率也增加。例如脑卒中合并抑郁症患者的死亡率增加 3.4 倍，心脏病合并抑郁症死亡率将增加 5 倍，抑郁症合并躯体疾病不仅增加了医疗费用，还延长躯体疾病的治疗时间。抑郁症的严重后果是自杀。

(一) 抑郁症的发病率

随着人类社会的进步，生活节奏的加快，工作强度的增加以及社会竞争的日益激烈使人们的精神压力越来越大，抑郁障碍的发病率亦在逐年增加。WHO 的估计全球时点抑郁症的患病率大约在 5%～10%；我国综合医院门诊中抑郁症的患病率约 3%～4%；抑郁症人群终生患病率为 17%；中国人口中大约有 20% 的人具有抑郁症状，其中 7% 患有抑郁症；女性的患病率是男性的 2 倍；终生患病率男性为 10%，女性为 26%；抑郁症在女性所有疾病中占首位，好发于青春期、经前期、产后和围绝经期。

北京协和医院和国家计生委科研所 1993 年报道在北京城区采取统一问卷入户调查的方式调查了 40～65 岁女性更年期症状 5 650 例，应用改良 Kupperman 评分方法进行症状评分，其中有乏力症状的占 32.9%，有失眠症状的占 32.4%，有明确抑郁症状的占 20.7%。北京大学妇儿保健中心 1996 年报道在北京城区 419 例 45～55 岁的更年期妇女进行问卷调查和自评抑郁量表的调查，抑郁症状发生率为 46.1%，其中轻度为 69.9%，中度以上为 30.1%。另外发现有躯体疾病的患者抑郁症状的发生率明显高于无躯体疾病的患者。近年来随着人们生活水平的提高，更年期及其相关疾病越来越引起广泛的关注，更年期患者抑郁障碍也越来越受到人们的重视。

(二) 抑郁症的诊断标准

抑郁症是悲伤和忧郁的情绪状态持续存在至少两周，并对所有或大多数日常活动丧失兴趣，是最常见的一种情绪障碍。在美国《心理障碍诊断与统计手册 (DSM-IV)》中，其诊断标准还必须同时包括以下症状中的 5 种，方可诊断为抑郁症：

- 食欲增多或减少。
- 体重增加或减轻。
- 容易激动、焦虑不安或疲倦乏力。
- 恐慌发作和严重焦虑。
- 难以入睡、睡眠过多或不足。
- 感觉无助、没有价值或不恰当的内疚和羞愧。
- 思维困难、注意力集中困难或做决定困难。
- 反复出现死亡或自杀想法

（三）抑郁症的识别

1. 观察 可从患者的步态、表情、反应等以判断有无抑郁症的可能。抑郁患者由于情绪低落，兴趣减退，可能出现走路慢、愁眉苦脸、痛苦面容、眼神呆滞，或面无表情、疏于打扮；语调平淡、反应迟钝、唉声叹气、眼泪汪汪、痛哭流涕、坐立不安、长时间保持一个姿势不变等。

2. 倾听 要仔细倾听患者的主诉，如主诉较多，或主诉杂乱无章，或按常理无法解释时，要警惕抑郁障碍的可能。聆听时要尽量让患者放松，并让患者感觉到医生在认真倾听，注意不要打断患者的诉说，以免失去对医生的信任。

3. 询问 这是非常关键的一步，既要问出患者的情绪障碍，又不能引起患者的反感。因此，询问时要由浅入深、由表及里地不断追问。一般先从日常生活开始问，比如，你睡眠怎么样？有没有早醒？你吃饭怎么样？你觉得累吗？等等。如果以上几个方面都正常，可停止询问，但如果以上回答高度可疑，还要继续追问有关情绪和兴趣方面的问题。如你以前喜欢做的事情现在是否还愿意做？近来情绪怎样？有什么不顺心的事吗？你有没有觉得活着多么没意思？如果患者谈到活着多么没意思的想法，就要进一步问患者是否有过自杀的念头以及是否有如何自杀的想法甚至是否有过自杀行为等。

4. 做出诊断 根据症状和持续的时间诊断有无抑郁障碍。一旦抑郁障碍的诊断成立，应仔细评估患者自杀的危险性。据统计，60%~70%的抑郁患者有自杀的想法，10%~15%的抑郁患者发生自杀行为，自杀成功大约占自杀行为的25%。

抑郁障碍的评估工具分为两大类，一类是抑郁自评量表，如：Zung抑郁自评量表、贝克抑郁自评量表（BDI21）、抑郁自评量表（SDS）和焦虑抑郁自评量表（HAD）等；另一类是抑郁他评量表，常用的是汉姆登抑郁量表（HAMD）。值得注意的是，抑郁不能靠量表来诊断，量表只是用来衡量病情的严重程度，如果患者除了妇科疾病外合并有抑郁的症状，就应该诊断抑郁障碍，一旦诊断抑郁障碍，应积极予以治疗

（四）绝经期抑郁障碍的特点与治疗

由于绝经期妇女的年龄决定其正值事业和家庭中的中坚力量，压力较大，又处于雌激素水平波动的人生转折时期，因此成为抑郁障碍的高发人群。绝经期抑郁的特点是伴随有更年期综合征的症状，并常常合并焦虑，且应用激素治疗后精神神经症状缓解不明显。

对于绝经期抑郁的治疗目前尚无统一的方法。文献报告更年期难治性抑郁症女性单用高剂量雌二醇治疗后有所改善，但仍然是中度抑郁。有关抗抑郁药治疗绝经期抑郁症的效果研究较少。

在临床实践中要仔细分析患者的症状是属于更年期的症状还是抑郁障碍的症状，再根据

症状的严重程度采取相应的治疗措施。如果患者处于绝经过渡期,抑郁症状明显无绝经期症状者则单纯抗抑郁治疗;患者处于围绝经期或绝经期,有明显绝经期症状和轻度抑郁症状则行激素治疗,如经激素治疗后抑郁症状仍不缓解则加用抗抑郁治疗;患者处于围绝经期或绝经后期,既有明显绝经期症状又有明显抑郁症状或已诊断抑郁症则应在激素治疗的同时加用抗抑郁治疗。

作为妇幼保健工作者的主要任务不是治疗抑郁症而是要及时发现更年期患者中有抑郁障碍的患者。如果发现患者抑郁症状较重并有自杀倾向、躯体疾病已经好转但抑郁恶化者、抑郁患者有自杀和精神病家族史者、复发性抑郁且症状较重者、抑郁伴有妄想和幻觉者以及标准抗抑郁治疗效果较差者均需及时转诊到精神科专科医院进一步诊治,以免延误病情。

八、更年期性问题

随着社会发展和科学进步,许多新兴学科不断涌现,如以研究人类性生物学、性心理学及性临床学为主的性医学。人们开始认识到人类性行为绝不仅仅是生理本能的反应,而是包括思想、情感、意识形态影响在内的社会心理因素和生物因素相互作用的结果,是行为、情欲、态度和品质的综合表现。由于人的一生要经历具有不同生物学特征的儿童期-青春期-生育期-更年期-老年期,而与此同时的思想意识和道德品质也会有很大变化。所以人的性行为在不同的发育阶段,也就具有不同的特性。特别是更年期妇女正处在一个生物学变化较大、生活事件较多的时期,她们的性问题更应引起医务工作者的注意。做好性行为的医疗保健工作,不仅有利于解除人们性疾患和忧虑情绪,有益于人们的身心健康,而且有利于提高生活质量,使人们精力充沛地去工作和生活。

(一) 更年期妇女性行为特点

由于性行为与生物、社会、心理等因素密切相关,所以人类性行为存在着极大的个体差异。不仅男女有别,就是同为女性,性行为也会有很大不同。有些妇女可能一生都没有经历过性高潮,有些则可能从没有过性欲,有许多女性认为性行为不过是为了满足丈夫的需要或为生儿育女。

性行为受体内性激素影响很大并与其他系统一样,性能力亦有一个正常衰退的过程。随着年龄的增长,性行为会出现一系列的变化。此结果是北医大妇儿保健中心1991年对806名41～60岁更年期妇女调查发现,随着年龄增长性兴趣减低、性交次数减少、性交不适感增加、性生活不满意的比例明显增加。国外研究也有许多类似的报告。如1989年泰国学者曾对100名自然绝经的妇女(没有服用过任何雌激素)年龄在40～67岁之间进行了有关性行为的调查,发现89%的人性欲减低,78%的人性高潮减退,35%的人性交困难。可见更年期妇女的性兴趣和性交次数随着绝经时间的延长而减少,性的反应性也趋于减弱。但对一个健康妇女来说,衰老并不意味着性欲的必然减退和获得性高潮能力的丧失。有人曾报告身体健康、感情融洽的夫妇,他们的性兴趣和性能力能持续到70岁、80岁甚至90岁。

(二) 更年期妇女性行为改变的原因

1. 雌激素缺乏所引起的变化　在众多影响更年期妇女性行为改变的因素中,雌激素水平减退是最突出的,也是最重要的原因之一。雌激素水平的减低,使得阴道黏膜渐渐萎缩变薄,同时伴有阴道和宫颈分泌能力减退使润滑作用减弱。这种改变会引起性交疼痛和性交后出血,使更年期妇女产生恐惧心理,这种恐惧心理会进一步影响性高潮的出现。雌激素缺乏还可导致阴道弹性降低，外阴包括大小阴唇萎缩，膀胱膨出，这些改变也可带来性交困难。雌激素缺乏还会使阴道 pH 增高、膀胱和尿道黏膜萎缩变薄，使外阴阴道炎和膀胱尿道炎发生率增高，这些炎症也会对性行为产生不良影响。

国外一些学者在对按年龄配对的妇女研究后发现，无论激素水平如何，保持性生活的妇女出现阴道萎缩等症状的比没有性生活的妇女要少；她们的阴道 pH 值也比没有性生活妇女的低；对雌激素水平<35pg/ml 的妇女与雌激素水平>35mg/pl 的妇女比较后，才发现低水平的雌激素与性活动减少有关。但也有一些绝经后妇女，尽管雌激素水平下降，但性要求和性活动没有改变。

目前的研究结果普遍认为，性动力如性唤起、性要求、性幻想及性满足感强可能与雄激素水平高有关，但雄激素与性交次数的多少无关。

2. 妇科手术对性行为的影响　在评价性行为时常常忽略了妇科手术对它的影响。子宫切除是当今仅次于剖宫产手术的最常见的妇产科手术，手术原因大多是因为子宫肌瘤，其对象大多数是子宫肌瘤发病率较高的更年期妇女。已有研究发现子宫切除术后，一些女性因为阴道穹隆变窄短、阴道干燥、阴道瘢痕、生殖器官感觉降低而影响性生活。另有报道提出，一些没有切除附件的妇女，由于在切除子宫的过程中，钳夹或结扎损伤了供应卵巢的血管，造成了卵巢功能衰退，因而她们的性行为也受到影响。对于绝经后妇女如果进行子宫加卵巢切除手术，对性生活也会有影响，因为绝经后的卵巢基质依然在分泌雄激素。

3. 健康状况对性行为的影响　更年期妇女的性功能障碍不仅和雌激素水平有关，还和机体的慢性疾病关系密切，如癌症、心血管疾病、关节炎以及绝经前就存在性生活不和谐、丧偶或配偶性功能障碍等。心血管疾病随着年龄的增长发病率明显上升，因性高潮时会有心率增快的现象，有些人因担心诱发心脏病发作和脑卒中而影响性生活。因目前恶性肿瘤是仅次于心血管疾病导致我国人群死亡的主要原因。对癌症的恐惧心理也常常影响着正常的性生活。有些慢性疾病需要长期服用药物，而有些药物也会影响性行为。

4. 心理因素对性行为的影响　关于更年期妇女的性原动力问题，心理因素所起的作用几乎与生物因素的影响同等重要，这一点越来越引起研究者的关注。英国的 Channoh L.D 曾在 1989 年对 274 名更年期妇女的性行为进行研究，发现严重的焦虑与性交次数的减少有重要的关系，抑郁和性欲的降低也有关。Beggs 等在一项研究中，测量了在忧虑和愉快两种状态下性冲动时的阴道血流情况，发现虽然两者的血流量均有增加，但在愉快心情下血流增加更为明显。有些妇女往往随绝经的出现而产生悲观失望的情绪，认为自己已经失去了生育能力，失去作为一个女人所特有的能力；这种忧郁的心理会影响到性生活质量。还有些绝经后妇女因为自己的外阴和阴道萎缩或配偶的性功能障碍引起忧郁或加重已有的忧虑情绪，这些都会加重性功能不全，而形成一种恶性循环。也有学者研究发现，一些妇女进入更年期后，性兴趣反而提高，这可能是因为解除了害怕性交导致怀孕的紧张心理或可能是因为抚养子女的大多数问题已不存在，使她们将过去用于抚养孩子的精力转移到新的生活中。总之，一种轻松愉快的心情是有利于性行为的。

5. 社会文化及观念态度对性行为的影响　社会文化、宗教信仰、观念态度对性行为也有影响。在东西方国家，都有一些妇女她们的性表达常常要受男性的性要求和性功能的支配。特别是那些认为女性是男性的附属品的妇女。有些妇女把性这一夫妻关系中的重要组成部分放在十分次要的位置，并随年龄的增长视性为毫无必要的纵欲。绝经以后随着生殖能力的丧失，更加重了她们的性冷淡。实际上这种态度有时是为了掩饰对自身性功能不全的忧虑或是为了迁就配偶的性功能障碍。研究已证实，性知识的缺乏对正常性功能也有不良影响。常见有些夫妇不知道有关性的正常生理解剖和性功能是什么，因而他们没有心理准备去处理随年龄增长而发生的性功能不全。不知道该如何去改善性生活。他们厌恶了解有关性行为的知识，也不知道该到哪里去寻求帮助，所以当她们的性生活稍有变化时，就以为该停止性行为。

（三）更年期妇女性功能衰退的预防和保健

对更年期妇女进行有关性知识的健康教育是预防性功能衰退的一项有意义和重要的工作。要使她们认识到更年期的性行为并不随着月经的停止而停止，而是和机体的其他器官系统一样是逐渐衰退的过程。美国的一项研究报告，70岁以上的妇女仍有半数以上继续对性生活感兴趣。所以更年期妇女不必为此担心，要对自己的性能力树立信心，要知道性行动是一种人的自然本能，是和心理、社会和环境等多种因素有关系的。满意的性行为是靠夫妻双方共同努力完成的。绝经后妇女继续保持性要求，维持适当的性生活，可以延缓阴道和生殖器官的萎缩，有助于延缓机体老化。

医务工作者，对已出现性功能障碍的更年期妇女，要根据她们的病史、既往性生活史和体格检查，特别是盆腔检查，来判断导致性功能障碍的原因，提出适宜的建议。但要注意性问题是需要夫妻双方共同努力和参与来解决的，任何一方的努力都不可能达到和谐满意的性生活。建议还要强调夫妻双方在性生活过程中交流的重要性，因为有些丈夫害怕性交会给阴道已萎缩或润滑作用减低的妻子带来痛苦而抑制自己的性欲，但又未告诉妻子，而妻子会以为他无性欲或发生了性功能障碍。由于此时生理上的变化，性行为会和年轻时有所不同，如性欲和性兴奋较慢，因此彼此间的交流和理解对和谐的性生活更为重要。另外在决定为妇女实施生殖器官手术前，不仅要考虑对疾病本身的治疗效果，还应根据情况尽可能多地保留生殖器官，特别是卵巢，因为这样做对今后的性生活影响会少些。同时还应该对夫妇讲明单纯切除子宫并不影响今后的性生活，以减轻夫妻因失去子宫而带来的精神负担。

对于由于雌激素缺乏引起阴道干燥、萎缩和润滑作用较低而导致性交疼痛和性交困难者，可以局部应用含有雌激素润滑剂，但一定要在医生的指导下使用。

第五节　主要保健措施和内容

一、危险因素的识别与筛查

更年期妇女所表现出的一系列症状和体征，都会影响妇女的身心健康和生活质量。引起这些症状的原因除了与卵巢功能衰退有关外，还与社会、心理和生活方式等因素有关，因此认识和识别这些危险因素对更年期妇女保健工作具有重要的现实意义。

（一）躯体因素

1. 卵巢因发生肿瘤而行切除手术或经放射线治疗者，卵巢组织遭到破坏从而影响其功能；

2. 盆腔手术包括子宫或卵巢切除术可损伤营养卵巢的血管而影响其功能；

3. 盆腔感染特别是卵巢感染可破坏卵巢组织，影响性激素合成和分泌；

4. 某些自身免疫性疾病如类风湿性关节炎、桥本甲状腺炎、系统性红斑狼疮肾小球肾炎等可导致自身免疫功能亢进发生抗原抗体反应从而破坏卵巢组织和功能；

5. 严重营养不良、慢性消耗性疾病、长期服用影响内分泌功能的药物等也可使卵巢功能减退；

6. 患有代谢综合征、心脏病、骨关节病、睡眠障碍的妇女进入更年期后，更年期综合征的症状常常较重。

（二）社会心理因素

1. 具有敏感、自卑、多疑、急躁、情绪不稳定的个性特征者；
2. 近期生活中发生了情感危机或婚变、丧偶或亲人病故、失业或下岗、经济危机等负性生活事件；
3. 曾经对子女付出了较大的心血或者全部生活以子女为中心，而近期子女因工作、学业或结婚离开了家庭，生活方式发生了较大的变化，即成为"空巢家庭"，一时难以应对；
4. 性生活不和谐者、性欲下降、性交痛等性问题；
5. 那些对工作、领导同事、经济收入、丈夫、子女、居住环境等不满意者。

（三）不良生活方式

1. 吸烟、酗酒、药物依赖；
2. 工作生活紧张，压力大；
3. 无规律饮食、每日蔬菜水果摄入过少等；
4. 每周少于3次体育锻炼，每次少于30分钟；
5. 丧偶或独居者。

二、综合保健措施

（一）健康教育与咨询

妇产科医生和保健工作者对因患更年期症状来就诊的妇女及社区妇女，应积极主动对她们进行有关更年期保健知识的健康教育，使她们认识到更年期症状的出现是人体生理变化的一种自然过渡，机体为适应这种变化而出现一些暂时的症状，经过一段机体自行调整和适应时期后，这些症状大多会自然消失。所以不要以为这是一种严重的疾病而惊恐万分，而要以冷静的态度，轻松愉快的心情，迎接更年期所面临的各种生理、心理变化及一些生活事件（包括：子女就业或升学或婚后离开家庭、亲人病故、退休）。同时关心和理解更年期妇女的健康问题，不仅仅是医务工作者的事，家属及社会也要安慰和理解她们，使她们能顺利渡过这一非常时期。但要注意无论是肿瘤，还是糖尿病、心血管疾病、骨质疏松都会随着年龄的增长而增加，因此要从更年期开始建立起良好的生活方式，因为这些疾病都是多病因的疾病，除遗传因素影响外，环境和生活方式对疾病的发生起了重要的作用。

（二）体育锻炼指导

妇女进入更年期以后不仅生殖系统开始出现退化，而且循环、呼吸、骨骼运动等系统也出现衰老，但已有研究证实，适量的体育锻炼可以延缓和控制这种变化。因为经常体育锻炼可以提高心脏收缩能力，减少心跳次数，升高红、白细胞数量，提高机体免疫力。运动可增加肺活量提高吸氧量和气体交换，可使神经系统的兴奋性和灵活性得到改善，增加对外界刺激的敏感性，使各器官系统的活动更加协调。运动可增加机体代谢和胃肠蠕动，改善血液循环。持之以恒的体育锻炼可使骨骼肌肉更强壮，对腰背疼痛有明显的缓解作用并能有效地减少骨量丢失。进入更年期后大多数妇女的体重都开始增加，肥胖是影响健康的一个重要因素，但是体育锻炼可有效地控制体重并达到减肥的目的。已有大量研究证实，锻炼不仅可以提高人的自信心、使精力更加充沛，而且可以缓解紧张和焦虑的情绪，使机体得以放松。由此可见，体育锻炼非常适合更年期妇女以缓解症状和预防老年常见病的发生。

锻炼前最好能进行体格检查，以便选择运动项目和确定运动量。另外在开始运动时要有一个准备期即适应期，特别是对肥胖者。大多数人开始运动时会感到呼吸困难、心悸心慌、乏力等不适症状，可采取低强度的运动，如快步走、慢跑、健身体操、骑自行车等以调节呼吸机能和心血管机能，以及必要的肌肉适应能力。这段准备期一般要两周时间。准备期适应后逐步过渡到一定强度的肌肉锻炼和时间较长的有氧耐力为主的运动锻炼。

宜选择符合生理特点和运动能力的有氧运动项目如快走、慢跑、自行车、游泳、球类、健身韵律操或舞蹈、太极拳、瑜伽等项目。首先要根据自己的爱好和原有的运动基础来选择运动项目，其次，要考虑自己的体质情况。由于更年期妇女骨质疏松所致骨折多发生在腰椎、四肢长骨近端和远端等处，而运动时肌肉对骨骼产生的牵张力对骨强度的影响很大，因此，还应选择具有针对骨折易发部位的专项肌力锻炼。此外，也可根据自己居住环境来选择项目。住在郊区或运动场周围可以越野或健身跑；室内条件较宽敞可以室内原地跑，有氧健美操、太极拳等活动；若住高层建筑可以爬楼梯作为运动项目。

更年期妇女的运动量和强度要有一定的限度，既不能盲目地大量运动，也不能运动量过小而起不到锻炼身体的效果。从运动的安全性和有效性角度考虑，运动强度宜选择中等强度为好。坚持锻炼每周至少 3 次以上，最好每天运动。每次运动时间不少于 20～30 分钟，一般不超过 1 小时，包括运动前准备活动及运动后的恢复。运动强度可参考用心率来控制，确定最大安全运动心率＝220－年龄。一般情况下，要求运动时心率达到最大安全运动心率的 60%～70%。为安全起见，开始阶段，最好达到最大心率的 50%，如情况良好，可逐渐增加，以身体能耐受无不良反应为锻炼目的。除心率外还可以用疲劳程度定运动量：一般在运动后总有轻度疲劳感觉尤其平素不参加运动的肥胖者，在运动疗法初期更为明显，若这种疲劳在运动后休息 10～20 分钟就渐渐恢复正常，不再有疲劳感，这样的运动量就合适；反之，若运动后疲劳乏力不因休息而减少，甚至睡眠后仍感不适，应予减少运动量或改变运动项目。能获得最佳运动效果并能确保安全的运动时心率。运动能力低的患有骨质疏松症的绝经后妇女，建议以在医生看护下完成运动耐力实验的结果为依据，以确保安全。

总之，运动有益于健康，尤其是代谢综合征患者将会从运动中得到益处。

（三）营养膳食指导

合理的膳食结构是预防绝经后疾病的有效措施之一。进入更年期后，基础代谢率下降，体力活动减少，能量需要也低于年轻人。因此更年期妇女每日热能摄入量以 1800～2100 kcal（7.5～8.8MJ）为宜，并应适当增加体力活动，以保证体质指数维持在正常范围。膳食中的热能来自碳水化合物、脂肪和蛋白质三大产热营养物质。摄入 1g 碳水化合物或 1g 蛋白质可产生 4 kcal 热能，而摄入 1g 脂肪可产生 9 kcal 热能。合理的膳食结构是在每日摄入的热能总量中，三大产热营养物质供给热能的合适比例应为碳水化合物供热占总热能的 60%～70%，脂肪供热占 20%～25%，蛋白质供热占 10%～15%。

中国营养学会 1997 年提出的膳食指南为食物多样性，以谷类为主；多吃蔬菜水果和薯类；每天要吃奶类、豆类及其豆制品；经常吃适量的鱼、禽、蛋、瘦肉，不吃肥肉和荤油；食量和体力活动要平衡，少吃盐并限量饮酒。

更年期妇女应保证每天油脂类25g、动物蛋白质（鱼、禽、肉类）50~100g、奶或奶制品250ml、豆制品50g、水果100~300g、蔬菜400~500g、谷类300~400g的摄入，有条件者要坚持吃含钙成分较高的奶制品和海产品，以预防骨质疏松的发生，50岁以后的妇女每天钙的摄入量1 000mg。

目前国内外已有研究发现，亚洲人较欧美国家妇女有较低的心血管疾病、乳腺癌和更年期症状的发生率。在亚洲人的膳食中有较高的豆类食品，其中的黄豆含有较高浓度的植物雌激素，由于植物雌激素在结构上与雌激素相似，生物活性却远远低于雌激素，可在一定程度上改善更年期的症状、降低血脂浓度和增加骨密度。因此更年期妇女，特别是绝经后妇女，应注意在每日膳食中添加豆类食物。

要保障合理膳食，首先要做到三餐分配合理，早餐、中餐和晚餐摄入量分别占总热量的30％、40％和30％。食物种类尽量丰富，并注意粗细粮和荤素搭配。提倡养成低盐、低糖、低脂、高维生素和纤维素的饮食习惯。

（四）定期体格检查

由于妇女进入更年期后许多疾病的发生率呈上升趋势，因此定期体检对早发现、早诊断和早治疗疾病十分重要。更年期妇女至少每年做1次全面体格检查，检查项目应包括：五官科（特别视力、眼底、听力、口腔）、血压、肝、脾、肾、胆囊的B超检查、妇科检查（包括宫颈脱落细胞学检查）和乳腺癌的筛查。另外要注意血液生化检查如肝肾功能、血脂、血糖检测等。

自我监测包括定期测体重和腰围，每月至少自我检查乳房1次，注意更年期症状发生或好转的变化情况，如加重要及时就医。

（五）严格掌握子宫和卵巢切除术的指征

子宫肌瘤是女性生殖器官最常见的一种良性肿瘤，由于它是性激素依赖性肿瘤，育龄妇女的发生率为20‰~25‰，更年期妇女高达51‰~60‰，但在绝经后随着体内雌激素的降低，肌瘤将自然萎缩变小，甚至消失。其恶性变的几率仅为3‰~4‰，并且生长缓慢，无症状的肌瘤多不影响月经、生育和健康。因此，子宫肌瘤的治疗并非都需要做子宫切除，但现实中有许多并不需要做的而实施了子宫切除术，虽然目前手术技术已经有了很大的提高和改善，而且到了绝经年龄子宫也将完成妊娠生育的使命，但它毕竟是一种手术，对身体和心理都会造成不同程度的创伤，更年期妇女如果发现患有子宫肌瘤，至少要半年或1年进行1次体检，以观察肌瘤的变化情况。一旦发现肌瘤迅速长大或伴有阴道不规则出血要考虑肌瘤恶变的可能。

卵巢功能的自然衰退我们无法阻止，但对人工绝经者，则可以防止。目前对绝经前妇女切除子宫时是否切除卵巢已引起了很大的关注。切除卵巢的优点：一是避免卵巢发生恶性肿瘤或良性肿瘤；二是避免乳腺癌、消化道癌及子宫内膜癌转移到卵巢。但是卵巢对年轻妇女来说关系着生育和内分泌两方面的影响，而对更年期妇女来说，虽无生育要求，但对整个内分泌系统仍有十分重要的作用。切除双侧卵巢所致的人工绝经，除发生更年期症状较明显外，还可促成或加重心血管疾患及骨质疏松症。目前对于50岁以下未绝经者因病需行子宫切除术时，应尽量保留卵巢；只在子宫或卵巢患恶性肿瘤时，才需做全子宫及双侧卵巢切除术,此时不必考虑年龄。

(六) 注意更年期避孕

更年期避孕主要指围绝经期的避孕。妇女的围绝经期是卵巢功能逐渐衰退乃至完全消失的一个过渡时期。初期表现为卵巢对促性腺激素反应减弱,血FSH、LH逐渐升高,雌激素水平下降。后期表现为卵巢反应性消退,出现无排卵性月经,最后卵泡停止发育。女性自30岁开始自然生育能力逐渐下降,35~40岁期间下降速度加快至绝经前。在这个过渡期间,如不避孕仍然有发生妊娠的可能。

1. 围绝经期妇女避孕方法的选择

(1) 宫内节育器:使用宫内节育器的妇女,如无明显的不良反应,可继续使用,但要注意绝经后应取出。围绝经期有功能性子宫出血、月经过多,或有围绝经期症状需用激素治疗,同时需要避孕者,可选用含有孕激素的节育器如曼月乐等。

(2) 屏障法:将避孕药膜与阴道隔膜或避孕套合并使用,可增强避孕效果。

(3) 口服避孕药:近年来随着避孕药的低剂量的改进,副反应的减少,特别是大量研究提示了口服避孕药的避孕以外的多种良好的非避孕效应,如口服避孕药能明显缓解围绝经期妇女血管舒缩症状,预防骨量丢失,降低卵巢囊肿、月经失调、痛经、异位妊娠、盆腔感染性疾病、良性乳腺疾病、子宫内膜癌、卵巢癌、结、肠直肠癌等疾病的发生率,对不吸烟、健康妇女服用口服避孕药,对心血管有一定的保护效应,不增加心血管疾病发生危险性。WHO建议,40岁以上的妇女,如果不存在其他临床上的不利情况,口服避孕药可使用至绝经。

(4) 绝育:是我国农村妇女的主要避孕方法之一,但更年期妇女如无其他手术指征,则一般不主张采用此类避孕方法。

2. 更年期妇女避孕需要注意的问题

(1) 体外射精避孕失败率高,不宜采用。

(2) 围绝经期妇女排卵不规则,也不宜选用安全期避孕法。

(3) 围绝经期妇女的激素治疗,不能完全抑制促性腺激素的分泌,即不能完全抑制排卵,需同时应用其他避孕措施。

(4) 一般围绝经期妇女使用口服避孕药时间最好不超过5年,如果需要激素替代治疗,可直接过渡到激素替代治疗方案。

(赵更力)

第八章 妇科常见病防治

我国妇女平均期望寿命从1949年的35岁，提高到了2005年的74岁，而妇科常见疾病的疾病谱也发生了变化。这些变化与不断发展的妇科常见疾病（common gynecologic diseases）的预防和治疗工作是密不可分。妇科常见疾病的预防主要有两种形式，一是组织性的普查（organized screening），一是机会性筛查（opportunistic screening）。

妇科病普查是有组织的、用现有资源对最大数量的妇女进行妇科常见疾病的检查。作为国家和地区保障妇女健康水平的卫生策略和规划，建立和实施妇科病普查制度需要特别注意：①明确目标人群（the target population）；②检查/筛查的时间间隔；③覆盖面（coverage goals）；④建立鼓励妇女接受普查计划的机制；⑤掌握适用的、必要的检查方法；⑥确保所有受检者得到检查结果；⑦建立普查/筛查结果异常的妇女接受进一步诊断和治疗的转诊机制；⑧提供合理的治疗建议；⑨建立监测（monitoring）、评价（evaluation）普查工作质量指标体系。

机会性筛查：是指当一个妇女由于其他原因到医疗保健机构就诊，如妇科门诊、皮肤性病科门诊、产前检查、计划生育手术等，医务人员可以在咨询中推荐进行妇科疾病检查/筛查（重点为宫颈细胞学检查），或妇女本人自己提出检查/筛查要求。机会性筛查侧重于面对进行妇科检查、产前检查与保健、实施计划生育、孕前保健等低危年轻的女性。

通常认为，有组织的普查/筛查比机会性筛查花费少效率高，能更有效利用现有资源和确保最大多数的妇女受益。如果缺乏质量控制（poor quality - control）、对危险人群（population at risk）的覆盖率低、对低危人群进行过度筛查（over - screening）、过度治疗（over - treatment）、失访率（proportion for loss to follow - up）过高，则有组织的普查和机会性筛查都有可能失败。

第一节 妇科常见病普查普治

妇科病普查普治在保护我国妇女生殖健康，降低妇女疾病负担方面起着重要的作用。新中国成立后国家曾先后对性病（venereal disease）、滴虫性阴道炎（trichomonal vaginitis）、子宫脱垂（uterine prolapse）及尿瘘（urinary fistula）、月经病（emmeniopathy）及子宫颈癌（cervical cancer）进行普查普治。这些集中的、大规模地对严重危害妇女身心健康的常见妇科疾病普查普治，充分发挥了各级卫生行政部门与其他相关部门之间的密切协作，针对明确的目标人群，集中一定人力、物力开展查治，收效显著；在查病治病同时，落实防治措施，因此产生深远影响，有效地降低了相关疾病的发病率。

定期开展妇科病普查普治，不仅可以及时发现和治疗妇科常见病、多发病，而且可以对广大妇女进行卫生保健知识的宣传和指导，提高防治疾病的效果，使广大妇女能够保持健康的身体。在妇科病普查普治的同时，还可以进行计划生育宣教，宣传计划生育与预防妇女疾病之间的重要关系，从而进一步推动计划生育的开展。

20 世纪 70 年代起，我国已将妇科常见病普查普治列为妇女保健的常规工作内容，1995年又被纳入《中国妇女发展纲要》，并延续至《中国妇女发展纲要（2001～2010 年）》。通过对妇科常见病、多发病的普查普治，深入了解不同地区妇女发病情况，掌握发病规律，探讨发病因素，制定进一步的防治措施，以达到减少妇科常见病发病率的目的。

一、普查的宣传和组织工作

普查的宣传组织工作是保证普查工作顺利进行的重要组成部分，必须在有关部门的密切配合下开展普查工作。

（一）宣传工作

在普查前组织各种形式的动员宣传活动，宣传妇科疾病普查工作的重要意义。使普查单位的领导认识到其重要性，从而主动支持并协助组织好普查工作；使普查对象提高保健意识、消除顾虑、自觉参加普查普治，提高接受检查的比率（受检率应达 90%）；同时要对医务人员进行宣传动员工作，使医务人员提高认识、明确任务，以认真的态度高质量地完成此项工作。

（二）组织工作

普查普治工作一定要在有关部门的领导下及统一的计划下有组织地进行。

1. 组织机构

（1）一级机构：为获得卫生行政部门认可的可以从事妇科健康体检的各级医疗保健机构。负责掌握所属地区的妇女人数、年龄构成及普查对象人数；制定所属地区妇科常见病防治计划，组织普查队进行普查普治、随访；做好资料的登记、汇总及报表工作；向普查人群开展有针对性的健康教育；进行妇科常见病防治技术的研究及结果分析，提出防治建议。

（2）二级机构：为各区县妇幼保健所（院、站）。负责制定、布置相应的防治计划及防治任务；协助下属单位或独立进行普查普治工作；进行妇科常见病的流行病学调查研究。

（3）三级机构：为各省市妇女保健所（院）。根据全省、市妇女发病情况，制定、布置年度防治规划及具体措施；协助下属单位或独立进行普查普治及随访工作，接受下级疑难病症的转诊和会诊；定期轮训各级普查人员，并定期检查或考核普查人员的知识、技能水平；定期举办妇科常见病讲座或学习班，组织学术交流活动；汇总、分析、总结、上报全省、市资料，并在流行病调查研究的基础上，组织科研协作，制定防治计划和组织措施实施。

2. 普查队伍的培训　普查前必须进行必要的业务培训，认真掌握好普查方法，统一操作规程，掌握好妇科常见病的诊断治疗的基本知识和技术。培训应包括 3 个方面：① 普查普治业务技术的培训；② 普查普治的组织宣传工作、各种表格的登记、资料统计工作和随访工作；③ 阴道脱落细胞学检查和生殖道感染检验技术。

3. 普查对象的确定　按社区将普查对象组织起来，应按统一规定，确定应查妇女的范围，已婚妇女均属应查对象。未婚大龄或有性活动女青年也应定期参加体检，但不计入普查率和疾病检出率。在同一地区，同一阶段，对普查对象应有统一规定，以便正确统计受检率和发病率。一般要求所有已婚妇女（按照管理范围为 65 岁以下已婚妇女）每 2～3 年普查 1 次。对因工作、探亲或其他原因外出或患有严重疾病而临时不能接受检查者，应记录在案，及时给予补查。

4. 普查场所的选择　普查场所的选择，对普查工作的顺利进行有着很重要的意义。

普查地点应选在各级医疗保健机构内，为方便普查对象也可设在普查单位的卫生所或其他有条件的房间，需具备充分的水电供应和简易的煮沸消毒设备。

5. 普查物资的准备

(1) 表格类：妇科病普查表格、登记本、统计表格、检验单、病理单。

(2) 器械：阴道窥器、手套、宫颈刮片、玻片、标本盒、活检钳、活检标本瓶、显微镜、消毒纸垫、消毒容器。

(3) 敷料：棉花球、带线棉球、长棉签。

(4) 药品：新洁尔灭、福尔马林、乙醚、95％酒精、生理盐水、消炎药品、止血药。

(5) 检验制剂：阴道细胞学检验，现多用巴氏（papanicolaou）染色法和液基细胞学检测技术。需备有95％酒精、生理盐水、苏木精、稀盐酸、碳酸锂溶液、EA_{36}染料、液基细胞学检测样本保存液等。

二、普查的内容和方法

(一) 健康教育

应用多种健康教育方式向普查对象进行有关妇科常见病防治知识的教育，增强保健和防病意识，提高自我保健的知识和技能。

(二) 病史询问

应包括月经史（初潮年龄、周期、月经量）、孕产史、既往史（尤其注意妇科肿瘤和其他肿瘤史）、家族肿瘤史。

(三) 妇科检查

检查前先排尿。取膀胱截石位，按妇科常规顺序检查外阴、阴道、宫颈、子宫和双附件。

1. 外阴　注意观察外阴有无畸形，阴毛分布及量，皮肤颜色和变化，阴蒂和大小阴唇发育及有无萎缩变化，有无炎症、溃疡、疱疹、硬化性萎缩、白斑、赘生物、肿瘤等，前庭大腺是否肿大，并让受检者用力向下屏气，观察有无子宫脱垂。

2. 阴道及穹窿　用窥器检查（不用润滑剂，必要时可用生理盐水润滑，以免影响阴道分泌物结果）观察阴道壁有无充血、溃疡、疣状物、白带性状、颜色及气味，取分泌物做pH测定及病原体检查。通常用精密pH试纸测定pH。用小竹板或棉签取阴道分泌物少许，将分泌物分别放在盛有生理盐水和10％KOH的两张玻片上，在显微镜下进行病原体检查。

3. 宫颈　注意宫颈大小、有无糜烂、息肉、裂伤等。若有糜烂，仔细观察其性状及程度。

每一位筛查妇女都必须进行宫颈细胞学检查，根据细胞学检查的方法有其不同的采集宫颈细胞的方法。

宫颈刮片：用木质刮片，在宫颈管外口鳞柱上皮交界处（此处又称移行带，为宫颈癌的好发部位），以宫颈外口为圆心，轻轻刮取一周，不要过分用力，以免损伤，引起出血，而影响检查结果。如宫颈上白带过多，应先用无菌干棉球轻轻擦去，再刮取标本（图8-1和图8-2）。刮取标本薄层涂抹在玻片上，放入固定液，进行巴氏染色后阅片。

第八章 妇科常见病防治

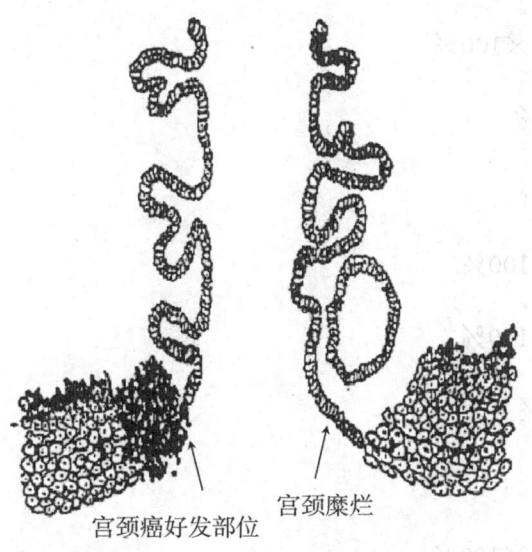
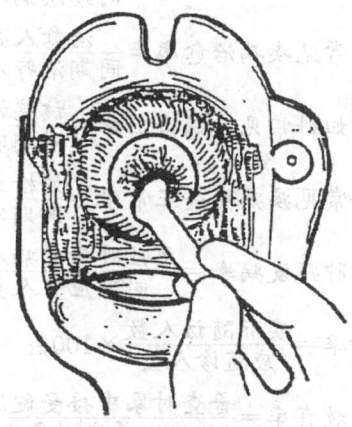

图 8-1　宫颈刮片取材部位　　　　　　　图 8-2　宫颈刮片取材方法

（图中标注：宫颈癌好发部位、宫颈糜烂）

如采用液基细胞学检查（liquid-based cytology test，LCT），取材时，应用毛刷采样器，将采样器的中央部分插入宫颈口内，将刷毛全部展开接触宫颈，抵住宫口顺时针转 5 圈，以便采集到各部位的细胞，将采集器前端放入装有甲醇保存液的小瓶中漂洗，上下推入至瓶底将刷毛全部展开共 10 次，以便 100% 的细胞散落于保存液中。

4. 子宫、双附件　行双合诊，检查子宫位置、大小、形状、质地、活动度及有无肿物，检查双附件有无增厚、压痛及肿物。必要时可行三合诊检查。未婚者行直肠-腹诊检查。

（四）乳房检查

乳腺癌占妇女癌症中的第 2 位，若可通过普查早期发现乳腺癌，可提高其生存率。应将乳房检查列为妇科常见病普查的常规检查内容。

乳房检查应由有经验的医生定期进行，主要内容包括视诊：观察两侧乳房大小，乳头有无内缩或抬高，皮肤颜色、皮肤有无凹陷及橘皮样变；扪诊：检查者用手指掌面平坦地顺时针按摸乳房，切不可抓捏。检查有无肿块，若扪及肿块，应查清其大小，质地、活动度及压痛。然后放射状从外向内挤乳房，看乳头有否血性分泌物溢出；最后检查腋窝及锁骨上淋巴结有无肿大。可疑者可行钼靶 X 线检查、B 超检查或针穿吸取组织细胞作涂片检查。同时还应教会妇女自我检查知识，自我检查时间在月经后 1 周为宜，因月经前有些乳房有明显的乳腺增生结节，易与肿瘤混淆。每月进行 1 次自我检查，有助于乳腺癌的早期发现。

（五）B 型超声检查

有条件的地区可以定期或对妇科检查发现异常者进行 B 型超声检查。

（六）资料统计

资料统计对妇科病普查普治工作十分重要。它能反映疾病在人群中存在的状况和特点，能反映妇女健康情况的动态变化和防治工作的成效与问题。必须对每个人、每个单位和每个地区的资料进行自比和互比，才能发现问题，提出防治措施。对于普查资料，每年须统计上报，一般包括以下各项发生率。

$$\text{妇科常见疾病普查率} = \frac{\text{实查人数}}{\text{同期同地区应查人数}} \times 100\%$$

$$\text{妇科常见疾病治疗率} = \frac{\text{治疗人数}}{\text{同期患病人数}} \times 100\%$$

$$\text{妇科常见疾病治愈率} = \frac{\text{治愈人数}}{\text{同期治疗人数}} \times 100\%$$

$$\text{各种妇科常见疾病检出率} = \frac{\text{该病检出人数}}{\text{同期实查人数}} \times 100\%$$

$$\text{妇科常见疾病检查正常率} = \frac{\text{妇检正常人数}}{\text{同期实查人数}} \times 100\%$$

$$\text{恶性肿瘤发病率} = \frac{\text{恶性肿瘤发病人数}}{\text{同期应查人数}} \times 100\%$$

$$\text{随访率} = \frac{\text{实际随访人数}}{\text{应随诊人数}} \times 100\%$$

$$\text{健康教育率} = \frac{\text{普查对象中接受健康教育人数}}{\text{普查对象人数}} \times 100\%$$

三、普治的内容及方法

普查的目的就是为了及早发现疾病，及时治疗，以提高广大妇女的健康水平。所以普查必须结合普治。在普查中发现的疾病，要安排、组织好普治和随访工作。

(一) 普治的方式

普治的方式一般有以下 2 种：

1. 普查普治同时进行　对于简单的常见疾病，如炎症、宫颈小息肉等，可在检查的同时给予治疗。这样可以及时治疗，简化手续，减少病人往返时间，省力省时，但是要做好登记和随访工作。

2. 普查后治疗　普查工作结束后，安排病员去当地或附近医疗单位治疗。对于疾病多发地区或偏远地区可组织普治队或医疗队去当地治疗。如果在普查中发现疑难或严重疾病，应落实好病人的治疗与转诊工作。

(二) 普治的内容与方法

1. 阴道感染　滴虫性阴道炎 (trichomonal vaginitis)、外阴阴道假丝酵母菌病（也称外阴阴道念珠菌病 (vulvovaginal candidiasis, VVC) 和细菌性阴道病 (bacterial vaginosis, BV) 是妇科中最常见的疾病。治疗可用口服药或阴道塞药，可在普查同时发给药片，并指导病人阴道用药。一般用药 7~10 天，每次月经后用药，连用 3 个月。若连续 3 个月月经后复查阴性，可视为痊愈。普查中一定要严格做好消毒隔离工作，以防止交叉感染。

2. 宫颈息肉 (cervical polyp)　发现宫颈息肉，应行宫颈息肉摘除术。若为小息肉，可在普查当时摘除，用阴道窥器暴露子宫颈，擦净白带和黏液，局部用新洁尔灭消毒后，用长柄鼠齿钳夹住息肉蒂部，顺一个方向旋转，至息肉摘除。伤口上止血粉，并用带线棉球压迫止血。交代病人一定在次日拽尾绳取出棉球，切不可遗忘，以免引起感染。将摘除的息肉送病理检查。若息肉的蒂较宽，可用手术刀或剪刀从息肉根部切除，创面用 40% 硝酸银止血，然后用带线棉球压迫，方法同上。必要时需要缝扎或电灼止血。

3. 尖锐湿疣 (condyloma acuminata)　为常见的生殖道感染之一。外阴、阴道或宫颈可见簇状或桑葚状疣样物。应预约治疗，治疗需要一定疗程。治疗主要应用冷冻、激光、电灼等物理疗法，50%～90%三氯醋酸、5%鬼白素药液、10%～20%足叶草酯酊等药液局部涂药治疗。治疗易复发，应注意治疗后随访，并定期进行宫颈防癌涂片检查。

4. 宫颈炎（cervicitis） 主要表现为阴道分泌物增多，呈脓性，可见宫颈充血、水肿；辅助检查见宫颈管或阴道分泌物中白细胞增加，宫颈管分泌物革兰染色，中性粒细胞＞30个/高倍视野或阴道分泌物湿片白细胞＞10个/高倍视野；可建议进行淋病奈瑟菌及沙眼衣原体检测和细菌性阴道病的检测。建议患者保持外阴及阴道清洁，勿阴道灌洗和性交；在未获得病原体检测结果可以试验性治疗：阿奇霉素1g单次顿服或多西环素100mg，每日2次，连服7日。也可依据病原体检测结果给予治疗。

5. 子宫颈癌（cervical cancer） 常用的方法有手术、放疗及化疗等综合应用。

6. 子宫肌瘤（myoma of uterus） 子宫肌瘤是女性生殖器最常见的良性肿瘤，是由子宫平滑肌和结缔组织增生而形成。如果肌瘤不大，子宫不超过3个月妊娠大小、无症状，或虽有经量增多但不影响患者健康或近绝经者，一般可不治疗或采用药物治疗，3～6个月随访1次。如果子宫增大超过3个月妊娠大小，或症状明显以致造成贫血，或在随访过程中肌瘤短期内明显长大，疑有恶变者，需要手术治疗。

7. 卵巢肿瘤（ovarian tumor） 若卵巢增大直径＜5cm，囊性，多考虑为生理性囊肿，应定期2～3个月复查1次，观察其大小，质地及与月经的关系（生理性囊肿月经后可缩小）。若卵巢实性肿物或囊性直径≥5cm及在随访中发现卵巢肿物增大，均应及时手术治疗。

8. 盆腔炎（pelvic inflammatory disease，PID） 盆腔炎虽非直接威胁妇女生命的疾病，但也为妇女最常见疾病之一，尤其慢性盆腔炎久治不愈，易反复发作，给病人带来很大的痛苦，影响广大妇女的身心健康，所以，亦应重视对盆腔炎的防治。在普查中发现的盆腔炎多为慢性盆腔炎，疗程一般需要时间较长。轻度可用中药口服制剂，炎症明显的可用肌肉或穴位注射抗炎药物，同时配以胎盘组织浆、α-糜蛋白酶等以利粘连及炎症吸收。再有可采用物理疗法，常用的有短波、超短波和离子透入等疗法。对于炎症肿物较大，或有反复急性发作治疗无效者，可考虑手术治疗，以达到彻底治愈的目的。

9. 子宫脱垂（uterine prolapse）及尿瘘（urinary fistula） 一般均需要手术修补治疗，而修补的时间选择、手术途径因人而定。年老体弱不能耐受手术者，可以采用尿收集器保守治疗。对因肿瘤、结核等引起的尿瘘应先针对病因治疗。

10. 乳房肿块（breast tumor） 发现乳房肿块需与生理性肿块和良性肿块相鉴别。一般应转外科或乳腺科作进一步检查，或进行活检以明确诊断。

四、普查普治的随访

普查普治后的随访（follow-up）工作很重要，随访工作是定期地与病人通过各种方式取得联系。对于可疑恶性肿瘤及癌变治疗后随访，可以观察疗效是否巩固，并可早期发现复发，争取及早得到治疗。通过研究各种疾病及恶性肿瘤的发展过程和疗效，不断积累资料，可以提高妇科常见病的防治水平。

（一）随访的方式

随访工作是一项长期的工作，需要高度的责任感和科学性。必须有专门人员负责，保证质量。首先要做好登记和建立卡片工作，详细记录工作单位及通讯地址。随访方式一般有以下几种：

1. 门诊随访 病人按预约日期来医院门诊检查，检查结果详细记录在病历上，并且需要填写随访卡。

2. 信访 对于居住距离远、未按时到门诊检查者及治愈时间较长需要了解目前健康状况者，可采用信访形式。让病人按要求回答问题或填写表格，以及寄回当地医院检查结果。

3. 电话访或登门访 信访未见复信者应电话访问或登门到病人家里去了解情况。

（二）随访内容

1. 宫颈细胞学检查 宫颈细胞学检查结果宜采用 TBS 描述性诊断方法；必要时行阴道镜下或涂碘液后活检，以明确诊断。处理应根据宫颈脱落细胞检查及活检结果而定（图8-3）。

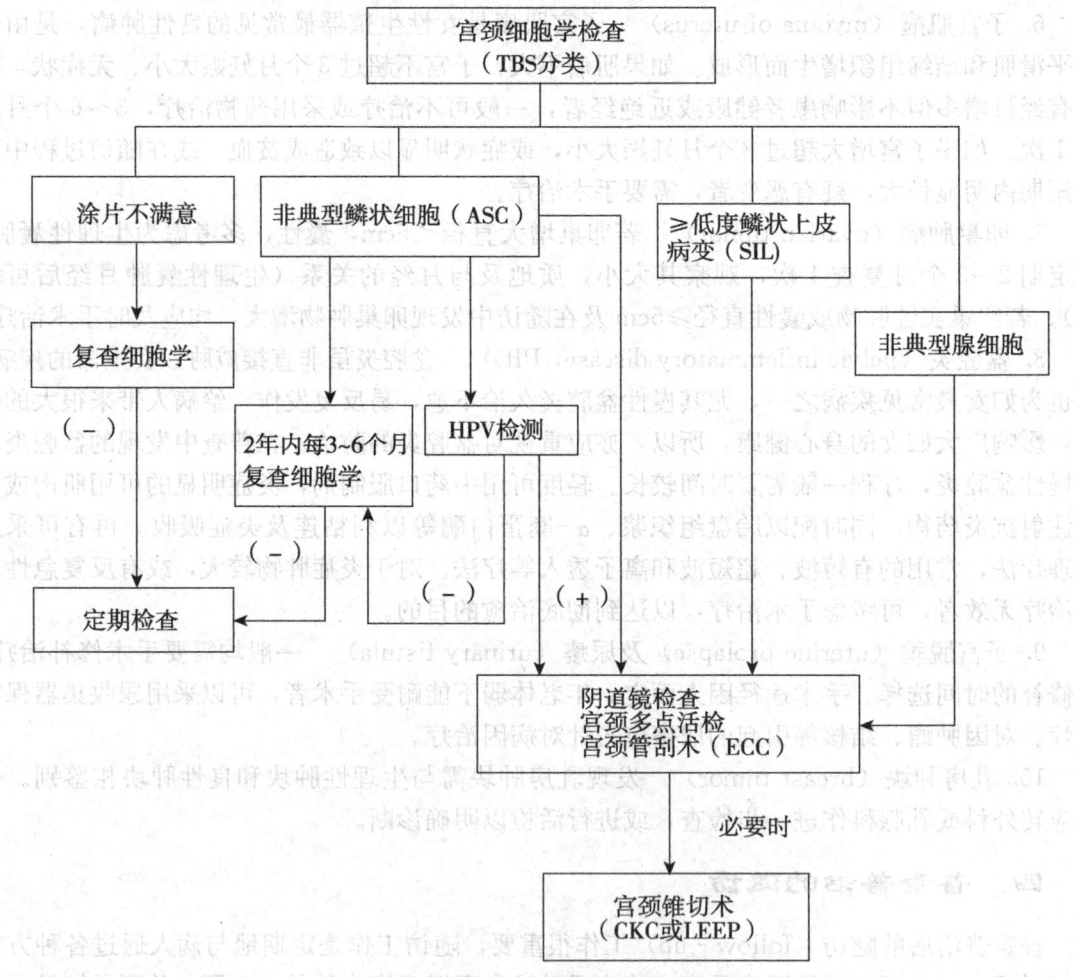

图 8-3 宫颈病变诊断流程
(LEEP：宫颈环状电切术　CKC：宫颈冷刀锥切)

在有条件的地区，可以结合宫颈液基细胞学检查与 HPV DNA 检测来开展宫颈癌筛查。中国癌症基金会子宫颈癌防治协作组经专家论证研究提出了最佳筛查方案流程图（图8-4）。

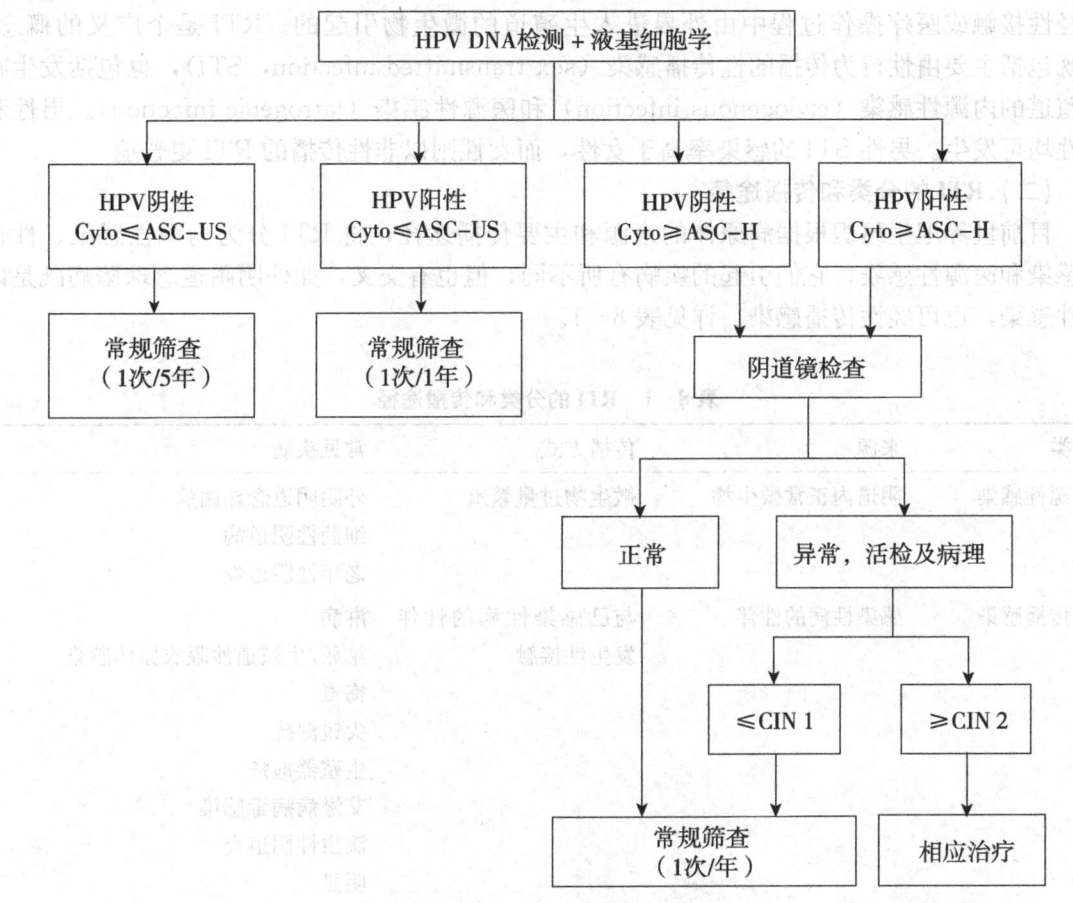

图 8-4 宫颈癌最佳筛查方案流程图

2. 生殖器恶性肿瘤 癌症患者治疗后，需定期进行随访，一般情况下治疗后第 1 年内应分别于 3 个月、6 个月及 1 年时复查，以后每年检查一次。若随访中发现复发应及时治疗。

3. 子宫脱垂Ⅱ、Ⅲ度及尿瘘 子宫脱垂Ⅱ、Ⅲ度及尿瘘需手术治疗。术后有复发可能，应定期随访，半年 1 次。

4. 乳房肿块 发现乳房肿块，应与生理性肿块相鉴别，需要定期随访。应在 3 个月内于月经后 1 周随访，仍不能明确诊断时，应每 2～3 月随访 1 次，观察肿块变化。必要时辅以钼靶 X 线照相、红外线诊断仪或组织活检，以明确诊断；并且应教会患者做自我检查。

第二节 生殖道感染防治

一、概述

（一）生殖道感染的定义

生殖道感染（reproductive tract infection，RTI）是原本正常存在于生殖道的微生物，或经性接触或医疗操作过程中由外界进入生殖道的微生物引起的。RTI是个广义的概念，它既包括主要由性行为传播的性传播感染（sex transmitted infection，STI），也包括发生在生殖道的内源性感染（endogenous infection）和医源性感染（iatrogenic infection）。男性和女性均可发生。男性STI的感染率高于女性，而女性则以非性传播的RTI更普遍。

（二）RTI的分类和传播途径

目前世界卫生组织根据病原体的来源和主要传播途径，将RTI分为内源性感染、性传播感染和医源性感染，它们引起的疾病有所不同，但也有交叉，如外阴阴道念珠菌病既是内源性感染，也可经性传播感染。详见表8-1。

表8-1 RTI的分类和传播途径

分类	来源	传播方式	常见疾病
内源性感染	阴道内正常微生物	微生物过量繁殖	外阴阴道念珠菌病 细菌性阴道病 老年性阴道炎
性传播感染	感染性病的性伴	与已感染性病的性伴发生性接触	淋病 泌尿/生殖道沙眼衣原体感染 梅毒 尖锐湿疣 生殖器疱疹 艾滋病病毒感染 滴虫性阴道炎 阴虱 疥疮
医源性感染	阴道内正常菌群和病原微生物及体外污染物	没有按照操作常规进行阴道检查 放/取宫内节育器 人工流产手术 诊刮术 接生、助产等	阴道感染 宫颈炎症 盆腔炎 产后或流产后感染

（三）常见RTI病征

RTI的临床表现多种多样，可以将这些症状和体征进行分类归纳，每一类相关的症状和体征即为病征。如以阴道分泌物增多、颜色或气味异常、性质异常（脓性或带血）、外阴瘙痒等为主要表现者称为阴道分泌物异常病征；以生殖器部位溃疡、水疱、糜烂为主要表现者称为生殖器溃疡病征；每种病征可由多种病原微生物引起。常见的RTI病征参见表8-2。从这些病征特点中可以看出，无论是由性传播感染还是非性传播感染均可以引起相似的病征。

表 8-2 常见 RTI 病征

病征	RTI	致病微生物
阴道分泌物异常（阴道宫颈炎）	淋病	淋病奈瑟菌
	沙眼衣原体感染	沙眼衣原体
	细菌性阴道病	多种微生物
	滴虫性阴道炎	阴道毛滴虫
	外阴阴道念珠菌病	假丝酵母菌
女性下腹痛	盆腔炎	多种微生物，包括需氧菌（如淋病奈瑟菌）、厌氧菌、沙眼衣原体等
生殖器溃疡	生殖器疱疹	单纯疱疹病毒 2 型和 1 型
	梅毒	梅毒螺旋体
男性尿道分泌物（男性尿道炎）	淋病	淋病奈瑟菌
	沙眼衣原体感染	沙眼衣原体

（四）流行病学特点和影响因素

1999 年 WHO 估计，全球 15～49 岁性活跃成人中，每年约有 3.4 亿新发的梅毒、淋病、衣原体和滴虫感染病例，其中生殖道衣原体感染 9 198 万、淋病奈瑟菌感染 6 235 万、梅毒感染 2 359 万、滴虫感染 1.73 亿。这些数据未包括病毒性性病、阴道念珠菌病、细菌性阴道病等，也没有包括无症状感染者和未报告者以及由于生殖道感染引起的流产、死胎、死产、低出生体重胎儿、盆腔炎、不育症、围产期感染和肿瘤等疾病。估计全球每年新发性病病例及其引起的相关并发症，约占全世界人口的 7%～10%。可见性病危害的严重性。

新中国成立后开展了一系列控制和消灭性传播疾病的工作，在很长一段时间内基本消灭了性传播疾病。随着社会经济发展和改革开放，性传播疾病的发生率不断上升，从 1985 年的 0.56/10 万上升到 2003 年的 56.66/10 万（来源于全国性病哨点监测数据）。1991～2000 年我国常见性病年均增长幅度为淋病 10.69%，梅毒 51.63%，尖锐湿疣 19.48%，非淋菌性尿道炎（主要是沙眼衣原体、支原体感染）43.84%，生殖器疱疹 55.17%。增长幅度范围在 2.59%～36.88%。梅毒发生率从 2003 年的 4.50/10 万逐年上升到 2004 年的 7.12/10 万和 2006 年的 13.35/10 万。而且先天梅毒报告病例数由 2000 年的 468 例上升到 2006 年的 5999 例。女性患者不断增加，男女比例从 1991 年的 1.60∶1 上升到 2003 年的 1.43∶1。目前 RTI/STI 已从高危人群向一般人群波及，尤其是在经济欠发达的农村地区。农村妇女 RTI/STI 的患病率明显高于城市，近年来局部地区的调查报告生殖道感染发病率大多在 40%～65% 之间，其中最常见的是"滴虫性阴道炎、细菌性阴道病、外阴阴道念珠菌病和沙眼衣原体感染"。流动人口中女性 RTI/STI 的患病率明显高于城市常住人口。

导致 RTI/STI 患病率难以控制的原因与性观念的改变、首次性行为年龄提前、性伴侣数量增加、安全性行为和性健康保健知识缺乏以及卫生专业技术人员缺乏相关的技能有很大关系。

（五）RTI 的危害和防治的意义

RTI 对女性生殖健康的影响较大，常见的不良结局有盆腔炎、女性不孕、异位妊娠以及流产、死胎、早产、胎膜早破和新生儿感染等，严重者甚至有致命的后果，如宫颈癌和艾滋病。目前宫颈癌仍是女性生殖器肿瘤死亡的主要原因，人乳头瘤病毒（human papilloma virus，HPV）感染是导致宫颈癌发生的主要原因。另外，STI可增加感染艾滋病病毒（human immunodeficiency virus，HIV）的风险，使艾滋病的发生率增加。有些患有RTI的妇女会伴有紧张、焦虑或抑郁等情绪不良症状，特别是反复或慢性感染者，这些不良情绪会影响她们的生活质量。有些生殖道感染，特别是性传播感染会通过生活中的密切接触传给幼女引起淋病奈瑟菌性外阴阴道炎。如果孕妇感染了梅毒、单纯疱疹、淋病会通过胎盘或产道传给胎儿和新生儿引起先天性梅毒、新生儿淋病奈瑟菌性眼结膜炎和肺炎等疾病，直接影响人口出生质量。大多数生殖道感染是发生在性活跃的青年人中，而青年是社会经济发展的主力军，如果不能很好地控制和降低生殖道感染/性传播疾病不仅诊疗所需的花费会增加社会、家庭经济负担还会影响社会经济发展。因此，做好生殖道感染的防治工作即可提高妇女的生殖健康水平，还可以提高人口出生质量和素质、促进家庭生活幸福和社会和谐发展。

二、生殖道感染的预防

由于大多数生殖道感染是可预防和可治疗的疾病，所以建立安全性行为和养成良好的个人卫生习惯、开展早诊断、早治疗并按照技术常规进行医疗操作是降低生殖道感染发生率的重要措施。

（一）性传播感染的预防

由于性传播感染主要是通过性行为，所以最好的预防方法是避免性接触，即"禁欲"，但在现实生活中很难实现，因此建立安全性行为是预防性传播感染的有效方法，包括：推迟首次性行为的时间、减少性伴侣数量、坚持正确使用安全套、识别性传播感染的症状，及早就医和避免"干交"。

1. 推迟首次性行为的时间　中国自20世纪70年代末改革开放以来，随着社会经济发展、科技进步和对外交流的不断扩大，青少年的性观念和性行为也发生了很大变化，婚前性行为的发生率逐年增加。2002年北京大学妇儿保健中心对2 002例未婚女青年的调查发现首次性行为的平均年龄为20.3岁，这与1988年上海市对婚前体检女青年首次性行为平均年龄22.4岁相比提前了2.1岁。其中有98%的人认为如果双方相爱，就可以有婚前性行为。13.8%的人认为即使不相爱，只要双方愿意就可以发生性行为。虽然目前我国首次性行为的年龄提前但初婚年龄却呈现推后的趋势。全国人口普查资料显示女性从1991年22.23岁推迟到1999年23.67岁。首次性行为的提前和结婚年龄的推后，意味着有增加性伴侣数的可能。如果能将首次性行为的时间推迟，必然可减少性传播感染和非意愿妊娠的发生率，尤其是对青少年。因为青少年正处在身体发育阶段，生殖系统对感染较为敏感，特别是宫颈，一旦发生阴道或宫颈感染就有可能导致盆腔炎、不孕症和宫外孕的严重后果。

2. 减少性伴侣数量　性观念的转变不仅是首次性行为年龄的提前，而且性伴侣数也在增加。北京大学妇儿保健中心2002年调查未婚非意愿妊娠女青年（年龄在24岁以下）生殖健康状况时发现曾有2个及以上性伴侣的占23%，而同时有2个及以上性伴侣占1.1%。生殖道感染的患病率为57.1%，性传播感染的患病率达38.5%。减少性伴数量也就意味着减少了与性感染者接触的风险。虽然维持一夫一妻制生活的人会减少感染的风险，但如果任一方有其他性伴侣，同样会增加感染的机会。对长期分居的夫妻特别是年轻夫妇更需要安全性行为的知识和技能。

3. 坚持正确使用安全套　安全套不仅能够避孕，也是目前预防性传播感染最有效的方法。泰国100%安全套推广项目的成功经验目前正在世界范围内推广。这个项目开始于1989年，当时安全套的使用率仅有10%左右，每年性病患者大约37.5万，随着安全套使用率的不断增加，性传播感染者则明显减少，到2001年安全套使用率达到95%时，性传播感染人数不到2万人。

我国安全套使用率较低，国家人口与计划生育委员会的统计数据显示，已婚育龄人群中避孕套的使用率从2000年的4.2%上升到2003年的5.3%。但目前在城市未婚人群中使用率呈现逐年上升的趋势，但正确使用率较低。北京大学妇儿保健中心2005年调查非意愿妊娠的原因时发现，在采取避孕措施失败的妇女中，有57.8%的人使用的是安全套。关于使用方法大多数人是通过自我阅读说明书了解的，很少有医务工作者介绍和讲解。可见正确使用安全套的方法应作为计划生育知情选择的重要内容之一。

4. 识别性传播感染的症状，及早就医　不仅医生要识别性传播感染的症状，而且每一位医务工作者都应利用一切机会向服务对象宣传如何识别生殖道感染，要告知如果出现阴道/尿道分泌物异常（增多、臭味、脓性）、外阴瘙痒、尿频、尿急、尿痛、女性下腹痛、生殖器溃疡（水泡、糜烂）、疣状物等情况要尽早到正规医院就诊，并与性伴侣同时治疗。由于女性生殖器官特殊的解剖特点，大约有50%妇女感染性传播疾病后无症状，所以一旦男性出现感染症状，即使女性无症状也要同时治疗，否则会影响治疗效果或复发。

5. 避免"干交"　由于男性和女性的性反应期不同，男性比女性更早地进入性兴奋期和高潮期，因此在性交时男女双方要相互体贴配合，待女性进入兴奋期，阴道渗出大量液体后，再开始性交，避免在女性阴道非常干燥的状况下性交，以免因男性动作粗暴导致女性生殖道损伤和感染。

（二）医源性感染的预防

1. 避免医源性感染的最好方法是每一位医务工作者都要严格按照操作常规进行医疗检查，特别是在进行经过阴道和宫颈的操作时。具体措施如下：

（1）严格按照消毒和无菌技术规范进行医疗操作，并对所有使用过或过期的器械进行消毒。

（2）按照规定对诊疗环境（包括检查床、检查器械、会阴垫、手套等）和按要求对医疗垃圾进行处理。

（3）进行宫颈手术操作前，必须对每一个人常规进行生殖道感染评估，特别是阴道分泌物常规检测，如果发现患有生殖道感染应先治疗，再择期手术。

（4）凡是接受过阴道或宫颈手术操作的妇女，均要告知如果术后出现发烧、下腹疼痛、阴道分泌物异常等可疑有感染的症状，都要立刻就医。

2. 预防经宫颈手术感染的措施　经宫颈的手术操作包括人工流产术、诊断性刮宫、放置/取出宫内节育器。在进行这些手术时一定要做到：

（1）常规消毒外阴、阴道及宫颈；

（2）术前洗手、戴无菌手套；

（3）检查手术包是否过期；

（4）采用"不接触"技术，即避免子宫探针或其他器械（吸管）碰触到阴道壁或窥器。

（5）手术后戴手套处理污染的废物和使用过的器械。

3. 预防性治疗 由于一些女性宫颈感染常常是无症状的,所以在对每一位妇女进行经宫颈手术操作前,都要排除或治疗一切可能的阴道感染和宫颈感染。如果医生无法排除感染时,可考虑使用治愈剂量的抗生素(假设治疗)对淋病和衣原体感染进行有效的治疗。

(三) 内源性感染的预防

外阴阴道念珠菌病和细菌性阴道病是常见的内源性感染,内源性感染主要是由于阴道正常微生物菌群失调引起,虽然容易治愈但也容易复发,给妇女生殖健康带来很大影响。

1. 阴道正常微生物菌群特点 正常阴道内有少量病原体寄居从而形成阴道正常微生物菌群。主要有:①革兰阳性需氧菌及兼性厌氧菌:乳杆菌、棒状杆菌、非溶血性链球菌、肠球菌及表皮葡萄球菌。②革兰阴性需氧菌及兼性厌氧菌:加德纳菌(此菌革兰染色变异,有时呈革兰阳性)、大肠埃希菌及摩根菌。③专性厌氧菌:消化球菌、消化链球菌、类杆菌、动弯杆菌、梭杆菌及普雷沃菌。④支原体及假丝酵母菌,其中以乳酸杆菌为主。

2. 阴道生态系统及影响阴道生态平衡的因素 虽然正常阴道内有多种细菌存在,但由于阴道与这些菌群之间形成生态平衡并不致病。在维持阴道生态平衡中,乳杆菌、雌激素及阴道酸碱度(pH)起重要作用。生理情况下,雌激素使阴道上皮增生变厚并富含糖原,阴道上皮细胞分解糖原为单糖,阴道乳杆菌将单糖转化为乳酸,维持阴道正常的酸性环境(pH≤4.5,多在3.8~4.4),抑制其他病原体生长,称为阴道自净作用。正常阴道菌群中,以产生过氧化氢(H_2O_2)的乳酸杆菌为优势菌,乳酸杆菌除维持阴道的酸性环境外,其产生的 H_2O_2 及其他抗微生物因子可抑制或杀灭其他细菌。阴道生态平衡一旦被打破或外源病原体侵入,即可导致炎症发生。若体内雌激素下降或阴道 pH 升高,如频繁性交(性交后阴道 pH 可上升至 7.2 并维持 6~8 小时)、阴道灌洗等均可使阴道 pH 升高,不利于乳杆菌生长。此外长期应用抗生素抑制乳杆菌生长,或机体免疫力低下,均可使其他致病菌成为优势菌,引起炎症。

3. 识别易感人群 具有以下特征的妇女常为易感人群:
(1) 孕妇和使用口服避孕药者。
(2) 长期服用抗生素和类固醇激素类药物。
(3) 糖尿病患者。
(4) 经常阴道冲洗或盥洗者。

4. 预防方法
(1) 避免使用清洁剂、消毒剂、中药等冲洗阴道,阴道冲洗应由医务人员根据病情酌情使用。
(2) 每天使用清水清洗外阴。特别要注意在性生活前后男女双方都要清洗外生殖器官。
(3) 必须在医生指导下使用抗生素,尽量避免长期服用。
(4) 在月经期、产褥期、生殖道手术恢复期以及生殖器官感染时均要注意避免性生活。

三、常见的生殖道感染特点与处理原则

(一) 外阴阴道感染

1. 非特异性外阴炎(non-specific vulvitis) 是指发生在外阴皮肤与黏膜的炎症。以小阴唇的感染最为常见。常见的病原体有葡萄球菌、乙型溶血性链球菌、大肠杆菌、变形杆菌、白色念珠菌、滴虫等。多由阴道炎时的分泌物,或不洁的月经垫,或尿瘘、肛瘘患者的

尿液、粪便及糖尿病患者含糖尿液的刺激和外阴皮肤不洁引起。

主要临床表现为外阴皮肤瘙痒、疼痛或烧灼感；局部可见充血、肿胀，常可见到抓痕，有时可见溃疡。如果病程较长，可见皮肤增厚甚至皲裂。

处理原则以局部治疗为主可用 1∶5000 高锰酸钾或 4％ 硼酸溶液坐浴和局部使用抗生素软膏。

2. 前庭大腺炎（bartholinitis） 是发生在前庭大腺的炎症。大多在性交、流产、分娩等情况下外阴部受到病原体污染而导致的炎症。病原体以需氧菌（如金黄色葡萄球菌、大肠杆菌等）、厌氧菌等为主，现多见为淋菌感染。

临床表现为患侧外阴局部红、肿、热、痛，腺管开口处充血，脓肿形成时局部有波动感，并可见脓液自腺管口流出。脓液流出不畅、炎症持续不退时可反复急性发作。可伴有发热。

处理原则以局部治疗为主，可局部 1∶5 000 高锰酸钾坐浴，有脓肿时切开引流，同时作前庭大腺造口术。并应用针对性抗生素。

3. 滴虫性阴道炎（trichomonal vaginitis）是由阴道毛滴虫引起的阴道炎症。滴虫的生存力较强，能在 3～5℃下生存 21 天，在普通肥皂水中生存 45～120 分钟。不仅寄生于阴道，还常侵入尿道或膀胱以及男性的包皮褶皱、尿道或前列腺中。它能消耗或吞噬阴道细胞内的糖原，阻碍乳酸的生成，使阴道环境呈碱性。主要有两种传播方式，一是通过性行为传播；二是间接传播如通过公共浴池、浴盆、浴巾、游泳池、厕所、衣物和医疗器械等。

临床表现：白带增多呈泡沫状、外阴瘙痒、灼热、疼痛和性交痛，在混合其他细菌感染时，分泌物呈脓性，可有臭味。如合并有尿道感染，可有尿频、尿痛等症状。其体征包括阴道或宫颈黏膜散在的出血点、后穹隆有多量的稀薄或脓性泡沫状分泌物。

诊断要点：根据病史、症状和体征，即可做出临床诊断，显微镜下分泌物检查，见到滴虫即可确诊。

处理原则：

（1）口服药物：可选用甲硝唑 2g，单次顿服或甲硝唑 400mg 口服，2 次/日，共 7 天。

（2）局部用药：局部治疗：甲硝唑 200mg，阴道放药，每晚 1 次，共 7 日，但疗效较口服差。

（3）性伴侣的治疗：性伴侣应同时治疗。治疗期间禁止性交或性交时使用安全套。

（4）随访：治疗后需随访至症状消失，对症状持续存在者治疗 7 天后复诊。增加药物剂量和疗程。

4. 外阴阴道念珠菌病（vulvovaginal candidiasis，VVC） 又称外阴阴道假丝酵母菌病，是妇女较常见的疾病，约 75％ 的妇女一生中至少患过 1 次 VVC。这种疾病的病原体 80％～90％ 是由白假丝酵母菌引起的。白假丝酵母菌是一种条件致病菌，10％～20％ 的非孕妇女和 30％ 的孕妇阴道内存在此菌，但因菌量较少大多数人无任何不适症状，只有在全身或阴道局部抵抗力降低或长期应用抗生素或应用免疫抑制剂时，白假丝酵母菌大量繁殖可引起阴道感染的症状。VVC 的传播途径主要为内源性感染，白假丝酵母菌主要存在于口腔、肠道和阴道，这三个部位的白假丝酵母菌可相互传染。少数患者可通过性交直接传播和接触感染的物品间接传播。

临床表现：外阴及阴道瘙痒、灼痛，白带增多呈白色黏稠豆渣样，可伴有尿频、尿痛及性交痛。妇科检查时可见小阴唇内侧和阴道黏膜覆盖白色膜状物，用棉球擦除后可见红肿黏膜面或糜烂面及表浅溃疡。

根据症状、体征和在阴道分泌物中找到芽孢和假菌丝，即可确诊。阴道分泌物的检查可用压悬滴法（方法同上）和涂片革兰染色法，前者的阳性率可达60%，后者达80%。

处理原则：首先要消除诱因。无症状者一般不需治疗。无需夫妻或性伴同时治疗。局部用药可选用硝酸咪康唑、克霉唑和制霉菌素泡腾片等。口服用药首选氟康唑或伊曲康唑。

5. 细菌性阴道病（bacterial vaginosis, BV）为阴道内正常菌群失调所致的一种混合感染，但临床及病理特征无炎症改变。它是以阴道加德纳菌、厌氧革兰阴性菌增多和乳酸杆菌明显减少、阴道酸碱度改变为主要变化特点的疾病。常常发生在体内性激素水平的改变如月经期前后、妊娠期、服用避孕药、广谱抗生素、免疫抑制剂应用者。细菌性阴道病可导致生殖系统其他部位感染及并发症如盆腔炎及子宫全切后感染等。妊娠合并细菌性阴道病时，羊膜绒毛膜炎、胎膜早破、早产、产后子宫内膜炎及剖宫产后感染等发生率增高。

约有10%～50%的患者没有症状，而有症状者多主诉为白带增多，呈灰白色，有腥臭味，可有外阴瘙痒或烧灼感。阴道黏膜外观正常，无红肿和充血。

诊断标准：以下4项中有3项阳性即可诊断：①阴道分泌物增多或有腥臭味；②阴道分泌物的pH值>4.5；③氨试验呈阳性；④线索细胞阳性（为必备条件）。

处理原则：口服甲硝唑400mg，2次/日，口服，共7日或甲硝唑2g，单次口服；局部可用甲硝唑泡腾片200mg，每晚1次，连用7~14日。无须常规对患者的性伴进行治疗。无需常规对无症状的细菌性阴道病患者进行治疗，但对拟进行手术的无症状细菌性阴道病患者应进行治疗。

6. 老年性阴道炎（senile vaginitis） 常见于绝经前后的妇女，因卵巢功能衰退，雌激素水平降低，阴道黏膜萎缩变薄，上皮细胞内糖原含量减少，阴道内pH值升高，局部抵抗力下降，病原体易入侵繁殖导致炎症。

临床表现：主要症状为白带增多，常呈水样，也可有脓性和血性。常伴有外阴瘙痒和烧灼感及尿频、尿痛等泌尿系感染的症状。体检可见阴道黏膜褶皱消失、黏膜充血，有小出血点。严重者可发展为溃疡，造成阴道狭窄或闭锁导致阴道积脓。

根据年龄和临床表现诊断比较容易，但要注意与外阴阴道念珠菌病和滴虫性阴道炎等阴道感染及外阴阴道癌鉴别。

处理原则：局部治疗，可用酸性溶液清洗外阴和阴道后，将甲硝唑200mg或诺氟沙星栓0.2g放置于阴道中，以增加阴道的酸度和抑制细菌的繁殖。也可选用含有雌激素的软膏外用。严重患者可采用雌激素补充疗法。

（二）宫颈炎

1. 宫颈炎（cervitis）是妇女常见的下生殖道炎症。正常情况下，宫颈具有多种防御功能，包括黏膜免疫、体液免疫及细胞免疫，宫颈是阻止下生殖道病原菌进入上生殖道的重要防线，但宫颈易受性交、分娩及宫腔操作的损伤，且宫颈管单层柱状上皮抗感染能力较差，易发生感染。若宫颈感染得不到及时彻底治疗，非常容易引起上生殖道炎症，即子宫内膜炎、输卵管炎和盆腔炎。

2. 原因和感染途径 导致宫颈感染的主要病原体包括：①引起性传播感染的淋病奈瑟菌和沙眼衣原体；②与细菌性阴道病、生殖支原体感染有关的加德纳菌、厌氧革兰阴性菌、葡萄球菌、链球菌、大肠杆菌、滴虫、念珠菌等。但部分患者的病原体不清楚。

不安全的性行为和未按医疗技术规范进行的妇科检查、经宫颈的手术操作、阴道助产等是常见的感染途径。沙眼衣原体及淋病奈瑟菌均感染宫颈管柱状上皮，沿黏膜面扩散引起浅层感染，病变以宫颈管明显。除宫颈管柱状上皮外，淋病奈瑟菌还常侵袭尿道移行上皮、尿道旁腺及前庭大腺。

3. 临床表现　大部分患者无症状。有症状者主要表现为阴道分泌物增多，呈黏液脓性，阴道分泌物的刺激可引起外阴瘙痒及灼热感。此外，可出现经间期出血、性交后出血等症状。若合并尿道感染，可出现尿急、尿频、尿痛。妇科检查见宫颈充血、水肿、黏膜外翻，有黏液脓性分泌物附着甚至从宫颈管流出，宫颈管黏膜质脆，容易诱发出血。若为淋病奈瑟菌感染，因尿道旁腺、前庭大腺受累，可见尿道口、阴道口黏膜充血、水肿以及多量脓性分泌物。

4. 诊断　出现两个具有诊断性的体征：①在宫颈管或宫颈管棉拭子标本上，肉眼见到脓性或黏液脓性分泌物或②用棉拭子擦拭宫颈管时，容易诱发宫颈管内出血。同时显微镜检查宫颈管脓性分泌物，涂片革兰染色，中性粒细胞>30/高倍视野或阴道分泌物湿片检查白细胞>10/高倍视野，后者需排除引起白细胞增高的阴道炎症，即可做出宫颈炎的初步诊断。宫颈炎诊断后，可进一步做衣原体及淋病奈瑟菌的检测。

5. 治疗　主要为抗生素药物治疗。对于具有性传播疾病高危因素的患者，尤其是年轻女性，未获得病原体检测结果即可给予治疗，方案为阿奇霉素1g单次顿服；或多西环素100mg，每日2次，连服7日。对于获得病原体者，针对病原体选择抗生素。

(1) 对于单纯急性淋病奈瑟菌性宫颈炎主张大剂量、单次给药，常用的药物有第三代头孢菌素，如头孢曲松钠250mg，单次肌注，或头孢克肟400mg，单次口服；氨基糖苷类的大观霉素4g，单次肌注。

(2) 沙眼衣原体感染所致宫颈炎：主要治疗药物有四环素类，如多西环素100mg，每日2次，连服7日；红霉素类如阿奇霉素1g单次顿服，或红霉素500mg，每日4次，连服7日。由于淋病奈瑟菌感染常伴有衣原体感染，因此，若为淋菌性宫颈炎，治疗时除选用抗淋病奈瑟菌的药物外，同时应用抗衣原体感染药物。

(3) 对于合并细菌性阴道病者，同时治疗细菌性阴道病，否则将导致宫颈炎的持续存在。

(三) 盆腔炎

1. 盆腔炎 (pelvic inflammatory disease, PID) 是指发生在妇女内生殖器及其周围的结缔组织和盆腔腹膜部位的炎症，是妇科的常见病。多发生于产后、剖宫产后、流产后和妇科手术后及月经期卫生不良，病原体进入创面而患病，也可因腹腔邻近器官的炎症直接蔓延而来，如阑尾炎、腹膜炎等。炎症可局限于一个部位，也可几个部位同时患病。几乎所有的盆腔炎都由上行感染所致，病原体从阴道经宫颈上行到子宫及附件引起炎症。最重要的病原为沙眼衣原体和（或）淋病奈瑟菌。引起盆腔炎的其他病原体还有需氧或兼性厌氧菌（如链球菌、大肠埃希菌及流感嗜血杆菌）、厌氧菌（如类杆菌、消化链球菌及消化菌）等。

2. 临床表现　下腹疼痛伴发热、寒战、恶心、呕吐等，如有脓肿形成，可有下腹包块及局部压迫刺激症状，如尿频、尿痛、排尿困难、里急后重、排便困难等。患者呈急病面容、体温高、脉搏快、下腹压痛明显，有腹膜炎时下腹有压痛和反跳痛。查体子宫压痛或复旧不良，双侧附件可有增厚或形成包块，有脓肿时可触及波动感。患者白细胞总数升高，特别是中性白细胞。

3. 诊断标准（参考美国CDC2006年方案）

（1）必备条件包括子宫压痛、附件压痛、宫颈举痛；

（2）附加条件包括口表测体温>38.3℃、异常宫颈或阴道分泌物、宫颈有淋菌和（或）沙眼衣原体感染、血沉增快、C反应蛋白增高等，这些可增加盆腔炎诊断的特异性。

对某些特殊病例可通过子宫内膜病理、影像学、腹腔镜等方法确诊。

4. 预防与保健

（1）做好月经期、孕期和产褥期的卫生保健的健康教育。

（2）建立安全性行为，减少性传播感染疾病的发生。

（3）严格掌握妇产科手术适应证，按照手术常规操作并做好术后护理，预防感染的发生。

（4）积极彻底治疗宫颈炎、急性盆腔炎，防止反复发作。如性伴侣也有感染症状应同时治疗。

5. 处理原则

（1）支持疗法：卧床休息，取半卧位。注意营养及液体摄入，提高机体免疫力。纠正水电解质及酸碱平衡。高热时物理降温，缓慢滴注5%葡萄糖生理盐水。避免不必要的盆腔检查及阴道灌洗。

（2）抗生素治疗：最好根据病原及药敏试验选用抗生素。然而治疗往往需在得到细菌培养结果出来之前开始，因此多采用抗生素联合用药，较常用的如：青霉素或红霉素与氨基糖苷类药物及甲硝唑联合。

（3）腹腔镜检查及治疗：如病情较复杂，发热不退，疑有脓肿形成；或经药物治疗72小时，不但无效且加重；或病情反复多次发作者，可采用腹腔镜检查同时治疗。腹腔镜探查术，不仅可确定病变的部位、范围、严重程度，还可取盆腔内渗出物或脓液做病原培养及药敏试验，以便术后选择抗生素。

（4）手术治疗：有盆腔脓肿形成时，可以经腹部或阴道后穹窿，选择最佳部位切开引流。

当药物治疗后炎症局限致输卵管积脓或输卵管卵巢脓肿时，可于体温正常2周时行开腹手术，切除病灶。如发热不退，也应开腹探查。治疗过程中有脓肿破裂或盆腔腹膜炎时，应急诊手术。

（5）随诊：在治疗开始24至48小时对病人进行疗效评价。在患者病情无改善或加重时，首先应重新考虑诊断，而不是增加或更换抗生素，应将患者收住院，进行B超或腹腔镜检查等诊治。如果患者有宫内节育器避孕，在抗生素治疗开始后应摘除。需要对患者性伴进行检查，至少应按无并发症淋病及沙眼衣原体感染对这些性伴进行治疗。

（四）性传播感染

妇女性传播感染除了淋病和沙眼衣原体引起的宫颈感染外，常见的还有梅毒、尖锐湿疣、生殖器疱疹。

1. 梅毒

（1）定义：梅毒（syphilis）是由苍白螺旋体（又称梅毒螺旋体）引起的一种全身慢性

传染病，主要通过性行为传染。本病几乎可侵犯全身各器官，造成多器官的损害。包括硬下疳、皮肤黏膜损害、淋巴结肿大及心脏、神经、骨、眼、耳受累及树胶肿损害等。

（2）传染途径：主要是通过直接性接触传染，其次是胎传。患梅毒的孕妇在妊娠4个月后，梅毒螺旋体可通过胎盘传给胎儿产生胎传梅毒。少数病人也可以由其他方式传染，如接吻、授乳、手术、输血等。也有的系非性接触的间接传染，如接触有传染性病人的日常用品，如口杯、餐具、毛巾、衣服、剃须刀等，这些物品沾染有活的梅毒螺旋体可以造成间接传染，但机会极少。

（3）分期和临床表现特点

1）一期梅毒：①硬下疳：潜伏期一般为2～4周。初起为一小红斑，2～3天内扩大及隆起成丘疹，后为硬结（硬结期）。多见于外生殖器，也可见于肛门、宫颈、口唇、舌、咽、乳房、手指等部位。②硬化性淋巴结炎：硬下疳出现1～2周后，发生腹股沟淋巴结肿大，常为单侧，不痛，较硬，无继发感染者，表面无红、肿、热、痛等炎症，不化脓。

2）二期梅毒：一般发生在感染后7～10周或硬下疳出现后6～8周，梅毒螺旋体经淋巴系统播散，引起全身无痛性淋巴结肿大，继而进入血液循环，形成梅毒螺旋体菌血症，播散全身。引起皮肤黏膜损害，即二期梅毒疹。皮疹具多形性，包括斑疹、斑丘疹、丘疹、鳞屑性皮疹等，常泛发对称，掌跖易见暗红色或淡褐色环状脱屑性斑疹或斑丘疹。外生殖器及肛周皮疹多为湿丘疹或扁平湿疣等，不痛，可有轻痒。头部可出现虫蚀状脱发。

3）三期梅毒：也称晚期梅毒，其发生原因为早期未经治疗或治疗不彻底，及机体对体内残余螺旋体的变态反应有关。包括：①晚期良性梅毒，包括皮肤黏膜、骨骼、眼、鼻、喉等病损；②心血管梅毒；③神经梅毒。

4）潜伏梅毒：患者无临床症状或临床症状已消失，物理检查、胸部X线均缺乏梅毒的临床表现，脑脊液检查正常，仅梅毒血清反应阳性者，称潜伏梅毒。

5）先天梅毒（胎传梅毒）：生母为梅毒或潜伏梅毒患者。

①早期先天梅毒（2岁以内）：相似获得性二期梅毒，但皮损常有水疱、红斑、丘疹、糜烂、皲裂等，可有梅毒鼻炎及喉炎，梅毒性骨软骨炎、骨炎及骨膜炎等，淋巴结及肝脾可肿大，可有贫血、血小板减少、消瘦、营养不良和发育迟缓等。

② 晚期先天梅毒（2岁以上）：相似获得性三期梅毒，以实质性角膜炎、赫秦生齿、鞍鼻、神经性耳聋等为较常见的特征，可出现皮肤、黏膜树胶肿及骨膜炎等。

③ 先天潜伏梅毒：除感染源于母体外，余同获得性潜伏梅毒。年龄小于2岁者为早期先天潜伏梅毒，大于2岁为晚期先天潜伏梅毒。

（4）诊断：根据性病接触史、临床表现硬下疳；丘疹斑及脓疱等皮疹和辅助检查如梅毒血清筛查试验（如RPR试验、USR试验或VDRL试验）和确诊试验。

（5）处理原则

1）治疗越早效果越好；

2）治疗必须规则、足量、足疗程；

3）治疗后要经过足够时间定期追踪观察；

4）传染源及其性伴必须同时接受检查和治疗；

5）治疗方案以苄星青霉素和普鲁卡因青霉素G为主，青霉素过敏者，采用盐酸四环素或红霉素。

2. 尖锐湿疣（condyloma acuminata） 的发病率在我国居性传播疾病第 2 位，性接触为主要传播途径。由人乳头瘤病毒感染所致。好发部位为外阴部、大小阴唇、阴阜、肛门周围。约 30% 同时见于阴道和宫颈，12%～34% 合并其他性传播疾病。潜伏期 1～3 个月。HPV 可通过细微损伤的皮肤黏膜而接种到该部位，经一定潜伏期后出现症状，病期 3 个月时传染性最强。少数人可通过日常生活用品如内裤、浴盆、浴巾及公共场所澡堂等非性传播途径而感染。

妊娠期尖锐湿疣生长快，数量多，部分病例产后可自行消退。胎儿感染 HPV 可引起婴幼儿喉乳头瘤，因乳头瘤易复发，故又称复发性呼吸道乳头瘤。一般认为 HPV 毒性较低，感染 HPV 的孕妇所生的婴幼儿得呼吸道乳头瘤的危险度也是很低的，约在 1/400～1/1000。

临床表现：典型症状呈菜花样、鸡冠状。女性多发生在外阴、阴道壁、宫颈等，男性常在包皮龟头部，同性恋多在肛周处。肛周部尖锐湿疣也应检查直肠黏膜，有时亦长在尿道口内。由于治疗不及时或不当，可使尖锐湿疣形成演变，伴有深部溃疡。

诊断：根据症状和体征以及辅助检查如醋酸试验、阴道镜检查、病理检查、病毒检测等。

处理原则：药物治疗、物理治疗及手术治疗。

3. 生殖器疱疹（genital herpes）是由单纯疱疹病毒（herpes simplex virus，HSV）感染引起的性传播疾病。单纯疱疹病毒 1 型主要引起口、咽、鼻、眼及皮肤感染，即引起单纯疱疹。而单纯疱疹病毒 2 型主要引起生殖器疱疹，估计约 85% 的原发型生殖器疱疹和 98% 的复发患者与单纯疱疹病毒 2 型有关。

本病初次发病时症状较重，易复发，女性感染后可发生流产、死胎和新生儿死亡。孕早期感染 HSV 可经胎盘感染胎儿，引起流产、死胎和胎儿畸形等。有生殖器疱疹的妇女，宫颈癌的发病率较高。40% 的存活新生儿出现围产期病率、智力低下或严重神经系统后遗症。新生儿 HSV 感染的表现为疱疹性结膜炎、角膜炎、黄疸、发绀、呼吸窘迫及循环衰竭。中枢神经系统感染引起嗜睡、癫痫和昏迷等。也可表现为无症状感染。

原发性生殖器疱疹临床表现：潜伏期 2～20 天，平均 6 天。男性好发于龟头、冠状沟，另可见于阴茎、阴囊、尿道口、肛周；女性多在阴唇，还可发于宫颈、阴道、外阴、大腿、肛周。原发损害为簇集性丘疹、丘疱疹、水疱，4～6 天后疱破裂形成溃疡、结痂，疼痛明显。有些患者在发病前可伴发热、倦怠、全身不适。病情较重者，常伴腹股沟淋巴结肿大、压痛。发于直肠者可有便秘、直肠分泌物增多，里急后重等。

复发性生殖器疱疹临床表现：常发于原发疹消退后 1～4 个月内，且多在原发疹部位，反复发作，起疹前局部有烧灼感、针刺感或感觉异常，但症状体征较原发疹为轻，且病程较短，约 7～10 天。

诊断：根据症状、体征和性接触史。

处理原则：治疗包括支持治疗和抗病毒治疗。细致的局部治疗能减轻患者的痛苦及局部并发症。为了防止局部继发性细菌感染，应保持局部清洁，尽可能保持局部干燥。大腿、臀部及生殖器部位病损每天用生理盐水轻轻洗 2～3 次，特别注意勿让疱顶脱落，长时间浸泡或坐浴可引起皮肤浸渍或霉菌感染，则需要应用适当的抗生素。局部止疼可用局部表面麻醉药（如 2% 丁卡因）。抗病毒药物治疗如阿昔洛韦或伐昔洛韦。

四、预防艾滋病母婴传播

艾滋病（AIDS）是获得性免疫缺陷综合征（acquired immune deficiency syndrome, AIDS）的简称，由人免疫缺陷病毒（human immunodeficiency virus, HIV）所引起的致命性慢性传染病。本病主要通过性接触和体液传播，病毒主要侵犯和破坏辅助性 T 淋巴细胞（CD_4^+ T 淋巴细胞），使机体细胞免疫功能受损，最后并发各种严重的机会性感染和肿瘤。

（一）艾滋病的主要传播途径

1. 性接触传播 是本病主要传播途径。艾滋病感染者的精液或阴道分泌物中有大量的病毒，在性活动（包括阴道性交、肛交和口交）时，由于性交部位的摩擦，很容易造成生殖器黏膜的细微破损，病毒由此进入未感染者的血液中。

2. 血液传播，是最直接的传播途径。输入被病毒污染的血液，使用了被感染者血液污染而又未经严格消毒的注射器、针灸针、拔牙工具，均有可能感染 HIV。

3. 母婴传播（mother to child transmission, MTCT）是指艾滋病病毒感染的妇女在怀孕、分娩和产后哺乳等过程中将艾滋病病毒传染给胎儿或婴儿，导致胎儿或婴儿感染艾滋病病毒的传播方式。

（二）预防艾滋病的主要措施

1. 洁身自爱，遵守性道德是预防艾滋病的根本方法。
2. 进行安全的性行为，每次发生性行为时都正确使用避孕套。
3. 及时、规范地治疗性病可大大降低感染 HIV 的可能。
4. 避免不必要的输血和注射，进行穿破皮肤的行为时保证用具经过严格的消毒。
5. 戒断毒品，不共用注射器注射毒品。
6. 预防母婴传播 预防艾滋病母婴传播作为预防艾滋病重点工作之一，在妇幼保健系统和提供孕产期保健服务的医疗机构中开展。

（三）预防艾滋病母婴传播

艾滋病母婴传播主要发生在 3 个环节：孕期（主要是孕晚期）艾滋病病毒可经胎盘感染胎儿；分娩过程中，胎儿通过母亲产道时，接触母亲的血液和阴道分泌物感染；产后艾滋病病毒通过母乳喂养传播。有研究发现，妊娠、分娩至产后 2 年的各个阶段，艾滋病病毒的母婴传播率并不相同，孕 0~14 周为 1%，孕 14~36 周为 4%，孕 36 周至分娩为 12%，分娩时的传播率为 8%~12%，而分娩后婴儿 0~6 月龄传播率为 7%，7~24 月龄为 3%。总的艾滋病母婴传播率同母乳喂养的时间长短有直接的关系，非母乳喂养的传播率为 20%~25%，母乳喂养 6 个月增加至 25%~30%，母乳喂养 18~24 个月为 30%~35%。有研究指出艾滋病母婴传播率同母乳喂养的状况和时间密切相关，可见国家地区间传播率的差别主要是由于喂养习惯，与发达国家相比发展中国家母乳喂养更为普遍，哺乳时间更长，因此对婴儿感染艾滋病的威胁也越大。

WHO 估计，全世界每天大约有 1500 名 15 岁以下儿童新发感染 HIV，艾滋病母婴传播是儿童感染艾滋病病毒的最主要途径，婴儿和儿童艾滋病病毒感染约有 90% 是通过母婴传播而获得的。因此，预防艾滋病母婴传播（prevention of mother to child transmission of HIV, PMTCT）是减少儿童发生艾滋病的重要措施。联合国预防 HIV 母婴传播的全球综合策略，涵盖预防艾滋病母婴传播 4 个不同层面的防治工作，相对独立又彼此衔接的。包括：

①青年和育龄妇女 HIV 感染的初级预防；②预防 HIV 感染的育龄妇女非意愿妊娠；③预防孕产期 HIV 母婴传播；④为感染艾滋病病毒的妇女和家庭提供综合关怀和支持（PMTCT+）。

来自各国的实践证明，综合的、有效的产前、产时、产后干预，可将 HIV 母婴传播减低至 2% 以下。要达到如此低的一个率，可以通过一些基本措施，如预防准父母 HIV 感染，孕妇早期血清学检查，预防非意愿妊娠，适当地应用抗逆转录病毒，分娩时实施安全助产和必要的择期剖宫产，感染母亲所生婴儿避免母乳喂养，有针对性新生儿保健与随访等干预措施，从而减少艾滋病母婴传播。

我国预防艾滋病母婴传播的主要干预措施包括：

1. 健康教育　广泛开展预防艾滋病母婴传播的健康教育，在产前门诊、孕妇学校、病房、产房、婚前保健门诊以及村卫生室、学校等各种场所，运用多种形式扩大健康教育的覆盖人群，建立预防艾滋病母婴传播的健康教育网络。

2. 检测与咨询　承担孕产期保健及助产服务的医疗保健机构，为婚前保健人群及孕产妇，提供多种形式的艾滋病病毒抗体检测前和检测后咨询，传递预防艾滋病、艾滋病对母婴危害及预防艾滋病母婴传播干预的信息；进行危险行为评估；建议并动员婚前保健人群及孕产妇进行 HIV 抗体检测。

3. 孕产期预防，提供产时保健，提倡住院分娩　对艾滋病感染孕妇及家庭提供健康教育和咨询，提高其对预防艾滋病母婴传播的认识，为其知情选择妊娠结局提供正确的信息。对于要求终止妊娠的艾滋病病毒感染孕妇，应尽早实施人工流产手术，减少并发症的发生，并给予有效地避孕指导。为要求继续妊娠的艾滋病病毒感染孕妇提供常规孕期保健、监测和随访，提供特殊心理支持和综合关怀服务。孕产期给予抗逆转录病毒药物干预。倡导住院分娩，阴道分娩时避免损伤性操作。

4. 抗逆转录病毒药物治疗（antiretroviral therapy，ART）　目前，WHO 推荐对没有治疗指征的孕产妇应用抗病毒药物，采用自孕 28 周开始服用齐多夫定（azidothymidine，AZT）＋产时服用单剂量奈韦拉平（nevirapine，NVP）及产后婴儿服用 AZT＋NVP 方案，预防艾滋病母婴传播；对有治疗指征的孕产妇选用在妊娠中期开始 AZT＋拉米夫定（lamivudine，3TC）＋产时 NVP 方案。

5. 产后预防　为艾滋病病毒感染产妇提供产后的常规保健和随访，开展咨询、心理支持和综合关怀服务。由于母乳喂养可增加艾滋病母婴传播机会，因此，应为感染 HIV 的产妇提供充分地咨询，帮助艾滋病病毒感染母亲权衡母乳喂养和人工喂养的利弊，对婴儿出生后的喂养方式做出正确的选择。提倡实施人工喂养，尽量避免母乳喂养，绝对不要混合喂养。指导正确的喂养技术，注意哺乳期乳房的保护。加强对艾滋病病毒感染母亲及其婴儿的关爱，常规儿童保健，监测生长发育，适时对婴儿进行艾滋病病毒抗体检测。

第三节　妇女常见恶性肿瘤的防治

妇科肿瘤是妇科常见的疾病，其中恶性肿瘤严重危害妇女的生命和健康。国际癌症研究中心（the International Agency for Research on Cancer，IARC）2006 年发表的世界妇科癌症（包括宫颈癌、宫体癌、卵巢癌、阴道和外阴癌、绒癌等，不包括乳腺癌）中指出：2002年，妇科肿瘤占全球510万癌症新发病例的19%，290万例死于妇科癌症，其5年患病病例1300万例。

肿瘤的预防可以通过三级途径，一级预防（primary prevention）为病因学预防，是最根本的和最理想的防癌途径，妇科肿瘤的发病因素及发病机制尚未完全明晰，我国主要通过普查获得的资料进行妇科肿瘤的流行病学研究；肿瘤的二级预防（secondary prevention）为发病学预防，妇科肿瘤的发生是多阶段的，而且需经过一个较长期的，少则几年，多则十几年的癌变过程，如能在癌变过程中的某一阶段即癌前阶段设法阻断其发展，即使在病因未搞清或病因存在时，也可以预防肿瘤，从而降低其发病率；肿瘤的三级预防（tertiary prevention），是在肿瘤发生以后做到肿瘤的早期发现、早期诊断和早期治疗（三早）。

机会性筛查是除了妇科常见病普查之外，最重要的妇科常见恶性肿瘤的预防措施。临床医疗及保健工作者，应抓住接触妇女的每次就诊机会，向妇女宣传相关恶性肿瘤筛查的知识，提高妇女防癌意识，并根据需要尽可能提供有关的筛查服务。因任何原因到医疗保健机构就诊的妇女，都可根据自身保健需求，向医务人员提出筛查要求。

一、宫颈癌

宫颈癌是最常见的妇女恶性肿瘤，据WHO估计，我国每年新发病例13.15万，约占世界宫颈癌新发病例的28.8%。患者年龄呈双峰状，35~39岁和60~64岁。由于宫颈癌有较长癌前病变阶段，因此宫颈细胞学检查可使宫颈癌得到早期诊断与早期治疗。1941年开展阴道脱落细胞巴氏涂片法，并得到广泛地应用，自20世纪60年代以来，宫颈浸润癌的发病率在全球范围内，包括发达国家和发展中国家均普遍呈下降趋势。这一变化与有计划地开展宫颈癌的普查工作有密切关系。

1951年我国著名细胞学专家杨大望教授首先引进妇科细胞学巴氏分级方法，并逐渐得以普及与提高。50多年来，国内对宫颈癌的普查，集多中心的研究结果表明，癌的细胞学阳性确诊率可达95.4%，假阳性率仅为1%，因此认为细胞学检查是满意的检查手段。分析造成假阳性结果的原因可能与取材不佳、制片及染色技术欠缺、细胞学工作者的主观因素以及不良的取材时机（如炎症状况下）等因素有关。

（一）我国宫颈癌防治工作的发展

1958年开始，各地陆续应用巴氏分级阴道细胞学筛查进行宫颈癌的普查工作。在20多个大、中城市，1 116 949名25岁以上妇女的普查中，宫颈癌患病率为145/10万。1959年，北京、天津、上海等13个省、市在403.2万人多部位肿瘤普查中，宫颈癌占妇女恶性肿瘤的第1位。1962年，林巧稚教授总结我国宫颈癌发病情况时宣布，宫颈癌占妇女恶性肿瘤的38.2%~72.63%，占女性生殖器肿瘤的72.4%~93.1%。

经过近30年的普查普治，我国宫颈癌的患病率、死亡率明显降低。如北京市，1959年宫颈癌患病率为646/10万，1972~1976年下降至90.46/10万。北京市妇女保健所于1974~1984年10年间对236万妇女进行的2年一轮的定期普查防治表明：1974年宫颈癌患病率为109/10万，1984年降至7.95/10万。上海市宫颈癌发病率从1972~1974年的26.7/10万下降到1993~1994年的2.5/10万，下降了90.7%。

尽管各地坚持开展包括宫颈癌筛查在内的妇科常见病普查普治工作，但宫颈癌患病率的地区差异明显；宫颈癌主要在中部地区，农村高于城市，山区高于平原。低发区如北京，1994年宫颈癌患病率为2.09/10万，上海1995年为2.1/10万；高发区如陕西略阳县、山西阳城县、甘肃武都县等，宫颈癌患病率依然很高，2002年中国医学科学院肿瘤研究所一项调查显示，山西省襄垣和阳城县，2年内未接受过妇科检查的27～56岁妇女中，宫颈癌患病率为2.4%。

普遍开展的宫颈细胞学筛查，使宫颈癌发病率下降，死亡率也随之不断下降。我国在1973～1975年进行的第1次死因普查，覆盖全国除台湾省外29个省、市、自治区，宫颈癌的死亡率为10.7/10万；1990～1992年进行的第2次死因调查，宫颈癌死亡率为3.89/10万，经年龄调整后，比第1次调查下降约68.39%，其构成比由15.19%下降至4.86%，在恶性肿瘤中所占的位次由第3位下降至第6位。城市宫颈癌死亡率为2.45/10万，农村为3.60/10万。

我国子宫颈癌防治的历史经验主要有：①建立和健全子宫颈癌防治研究协作组和普查普治机构，做好肿瘤登记工作。建立专门的防治协作机构和网络，可以有效地组织协作联系，城市以综合医院（包括肿瘤防治院），农村以县医院（包括妇幼保健院）为中心，统筹安排，分期、分片地逐步普查。②积极防治与宫颈癌发病有关的妇科疾病，针对性地采取防治措施。③积极寻找早期诊断和早期治疗的有效方法。④积极开展防癌卫生宣传，提高广大妇女防癌知识水平和自我监测能力。

（二）宫颈癌发生的危险因素

1. 病毒感染　与宫颈癌发病有关的病毒有人乳头瘤病毒（HPV）、单纯疱疹Ⅱ型病毒。目前研究认为与宫颈癌发生最相关的是HPV感染，根据基因组的同源性可以将HPV分为110多种型别，其中感染人生殖道的HPV有35个型别。根据其对生殖系统的致瘤性不同分为低危型（非癌相关型）和高危型（癌相关型）两大类。低危型主要包括HPV6、11、40、42等，主要引发良性增生，如尖锐湿疣，也可导致轻度宫颈上皮内瘤变（CIN1）；共有15个高危型型别从宫颈癌中分离出来，包括HPV16、18、31、33、35等，约80%的宫颈癌与4个型别的HPV感染有关，分别是HPV16、18、31、45型。年轻的性活跃妇女HPV感染率最高，感染高峰年龄在18～28岁；大部分妇女HPV感染期比较短，一般在8～10个月便可消失，但10%～15%的35岁以上的妇女有持续感染的情况。

2. 初次性交年龄过早　研究显示，初次性生活年龄过早，比22岁以后发生性行为者患病危险性高2倍，可能与青春期宫颈处于鳞状上皮化生时期，对致癌物较为敏感有关。也可能是由于年轻妇女性生活频繁，免疫系统未被致敏，易受HPV感染，并持续HPV感染。

3. 生育过早、过多、过密　反复生产所致的宫颈损伤、炎症等均是诱发宫颈癌的因素。

4. 多个性伴侣及性生活紊乱　随着性伴侣的增多，发生宫颈上皮瘤样变感染的机会增大。20世纪80年代以来，一些病例对照研究发现，妇女患宫颈癌的危险性与性伴侣数成正比，2个以上婚外性伴侣的妇女发生宫颈癌相对危险度为4.31；当性伴侣数≥6个且初次性交在15岁以前时，则发生宫颈癌的危险上升10倍以上。

5. 社会学因素　宫颈癌主要发生在社会阶层较低的妇女，与教育程度低、经济收入少、营养状况、卫生条件差等有协同相关性。国内一项病例对照研究显示，洗澡次数和清洗阴部次数少、换洗内裤不勤为宫颈癌发病的危险因素，家有洗澡设施为保护性因素。

6. 男性有关的因素　患者配偶的性伴侣数、患性病的次数和程度均与宫颈癌发病有关。我国江西靖江的研究提示，丈夫有两个婚外性伴侣数，其妻子发生宫颈癌相对危险度上升 5 倍。包皮垢是宫颈的致癌物，它产自卫生习惯极差或患有包茎和包皮过长的男性。

7. 吸烟　不同的流行病学研究显示，吸烟者中宫颈癌患病的危险性明显增加。

（三）高危人群

1. 性生活活跃，开始性生活年龄比较早，本人或丈夫有众多的性伴侣。
2. 反复出现生殖道尖锐湿疣。
3. 早婚、早育、多产的妇女。
4. 吸烟女性。

（四）预防

1. 安全性行为的教育　对人群进行性知识的教育，特别是对青少年的性知识教育，鼓励应用屏蔽式避孕方式进行避孕，提高性道德水平。
2. 坚持开展妇科常见病普查工作。

（五）常用筛查方法

目前较常用于宫颈癌筛查的方法有：传统的巴氏涂片、3%～5%冰醋酸染色法（简称 VIA，visual inspection with acetic acid）和 5%Lugols 碘液染色法（简称 VILI，visual inspection with Lugol's iodine）、宫颈视诊、计算机辅助细胞学检测系统（CCT）、液基薄层细胞学检测（LCT）、HPV 检测、阴道镜等。但任何一种宫颈癌的筛查方法都有其不足。对于筛查对象而言，密切地随访，有助于医生传递更多的知识，帮助其更好地依从筛查和治疗方案，从而真正实现宫颈癌筛查的二级和三级预防作用。

1. 传统方法　传统的宫颈脱落细胞检查是用专用的刮板插入阴道内，围绕子宫颈旋转 2 圈，然后将刮出物均匀涂抹在玻璃片上，用 95%乙醇固定 20 分钟，常规巴氏染色，干燥后阅片。传统方法对宫颈管取样及涂片技术有较高的要求。Fahey1995 报道，1984～1992 进行的 62 项细胞学研究发现，平均敏感性是 58%（11%～99%），平均特异性 68%（14%～97%）。筛查误差的样本相对比例大约是 2∶1，即每 3 例样本中就可能出现 1 例误差。

2. VIA　3%～5%醋酸溶液涂宫颈表面，1 分钟后进行肉眼观察，根据醋白上皮的厚度、范围、表面形态、浑浊度等做出初步判断，而后，可以对异常部位进行活检，做出病理学诊断。

3. VILI　采用 2%碘液涂抹宫颈，正常子宫颈上皮吸碘呈棕褐色，未着色区呈芥末黄为病变区。与 VIA 相同，需要对病变部位进行活检作出病理学诊断。

4. 阴道镜（colposcope）　是一种内镜，用于观察宫颈、阴道、外阴上皮和血管的改变，一般放大 6～20 倍，由于设备价格昂贵，对操作者有一定的技术要求，不宜用于人群筛查。

5. 液基细胞学检查（liquid-based cytology test，LCT）于 1996 年获得美国 FDA 认证，通过专用的毛刷采样器，采集到宫颈管各部位，特别是宫颈移行带的细胞，通过漂洗采样器，使采集到的细胞 100% 散落于保存液中。通过技术处理掉涂片上的杂质，直接制成薄层涂片,被检细胞集中,背景清晰,容易观察,再利用计算机辅助细胞学检测系统(computer-assisted cytological test,CCT)[1998年获美国食品及药物管理局(FDA)批准用于宫颈癌普查],通过"脑神经网络模拟"技术识别涂片上的每个细胞,选出最可疑的异常图像,再经过人工对上述图像资料进行复查,最后由细胞学专职人员作出最后诊断。与传统巴氏宫颈涂片相比,该方法诊断的敏感性和特异性大大提高,减少误诊率和漏诊率,为宫颈癌及癌前病变的筛查、随访和早期诊断提供敏感、准确、方便的检查方法,但价格昂贵。

LCT技术在细胞处理和涂片制作方法上有非常大的优势:

(1)先进的细胞采集方法,采用锥形刷头能保证将关键部位(如宫颈鳞柱交界处)的细胞收集到,并把采集到的全部细胞转移到保存液中;

(2)细胞在液体中固定,避免空气干燥造成的细胞退变,保持了原有的细胞形态结构;

(3)分解黏液,溶解过多的红细胞,经离心去除大部分白细胞,能最大限度地集中有诊断价值的细胞,减少黏液、红细胞、白细胞的遮挡;

(4)薄层细胞技术使细胞在涂片分布集中、均匀,既避免细胞重叠、遮挡,又节省阅片时间,减少漏诊,提高工作效率;

(5)染色过程由电脑全自动控制,每张涂片单独染色,无漂浮物或细胞交叉污染,试剂永不重复使用,保证细胞染色鲜明,图像清晰。

6. HPV检测 由于过去20年的研究认为持续性高危型HPV感染是宫颈癌的高危因素,从而开始了通过HPV感染状态的检测,来发现宫颈癌病人和高危人群的方法。目前常用的方法有细胞学、斑点印迹、滤膜原位杂交、原位杂交、核酸印迹原位杂交、杂交捕获(HCⅡ)、多聚合酶链反应(PCR)。由于HCⅡ的高特异性和高敏感性,更多地应用于临床检测。

(六)宫颈细胞学诊断报告方式的发展

从1941年传统的巴氏5级分类报告到1988年的宫颈上皮内瘤变CIN报告系统,再到1988年的TBS(the bethesda system)描述系统。美国自1990年提出TBS描述性细胞病理学诊断报告方式,因其具有很多优点,特别是能指示标本的质量,从而提高诊断的准确性,故目前已被国际接受成为公认的方式。

巴氏5级中的Ⅱ级报告有细胞异型性,但无恶性特征,核异质包括在其中;Ⅲ级为可疑癌;Ⅳ级为癌可疑;Ⅴ级为癌。CIN中形态符合不典型增生的异常细胞分为:CINⅠ为轻度不典型增生;CINⅡ为中度不典型增生;CINⅢ为重度不典型增生及原位癌。TBS中鳞状上皮内病变称SIL,又分为:LSIL(低度),包含HPV感染和CINⅠ,HSIL(高度)包含CINⅡ、CINⅢ及原位癌。

表 8-3 巴氏分级与 TBS 描述比较

	巴氏分级	TBS
时间	1941 年 （1951 年进入中国）	1988 年 （1990 年进入中国）
方式	5 级分类	描述法 (1) 标本质量 (2) 诊断总范围 (3) 具体描述
术语	核异质	良性细胞改变 ASCUS 或 AGUS 鳞状上皮内病变 低度（L）CIN Ⅰ 高度（H）CIN Ⅱ、CIN Ⅲ

（七）筛查方案

1. 我国的宫颈癌筛查方案　1978 年，全国宫颈癌防治研究协作组第一次会议，制定了 10 项有关宫颈癌防治的措施，以及调查卡和诊疗常规。以宫颈刮片，巴氏分级作为宫颈癌普查的主要方法。一些地区，也应用 VIA 和 VILI 重复涂抹，确认病灶后，再进行活检的筛查方案。宫颈癌的防治结合妇科常见病防治、计划生育和保健查体进行，更方便于广大妇女的疾病防治。通过建立和健全宫颈癌防治研究协作组和普查普治机构，把防治重点放在农村。建立专门的防治协作机构和网络，有效地组织协作联系，城市以综合医院（包括肿瘤防治院）、农村以县医院（包括妇幼保健院、站）为中心，统筹安排，分期分片地逐步普查，并建议普查间隔时间以 2～3 年为宜。同时积极开展防癌卫生宣传，普及相关的知识。

此外，还开展了普查后的随访工作，对普查中发现的宫颈刮片巴氏 Ⅱ$_B$ 级及以上者敦促其进一步检查、确诊和治疗。主要的处理措施有，复查宫颈刮片、宫颈涂碘后活检，一旦病理确诊为非典型增生及以上病变，则进行药物、物理和手术治疗。

20 世纪 90 年代中后期，由于 HPV、CCT、LCT 等技术的引进，以及各地区经济的差异，不同的筛查方案均被提出，但目前尚缺乏文献资料进行评价。

2. 2001 年美国妇产科医师学会（ACOG）对宫颈癌筛查方案作了全面修改：

（1）开始筛查：应在第 1 次性交后 3 年或在 21 岁开始进行宫颈细胞学筛查（以先出现者为准）。

（2）30 岁以下妇女的筛查：应每年进行 1 次宫颈细胞学筛查。

（3）≥30 岁妇女的筛查：单独进行宫颈细胞学筛查，每年进行 1 次，连续 3 年结果均阴性，则以后 2～3 年进行 1 次宫颈细胞学筛查。宫颈细胞学筛查结合 FDA 批准的高危型 HPV 检测的妇女如果两种结果均阴性，则只需 3 年筛查 1 次；如果只有其中 1 种检测结果阴性，则检测间隔应缩短（这种联合筛查方法不适用于 30 岁以下的妇女）。

（4）HIV 感染、应用免疫抑制剂者、有己烯雌酚使用史或以前被诊断为宫颈癌者，筛查间隔需缩短。

(5) 停止筛查：70岁时停止筛查，但必须连续3次或3次以上的宫颈细胞学检查为阴性，而且在70岁前的10年中没有异常细胞学检查的记录。

二、子宫内膜癌

子宫内膜癌（endometrial carcinoma）为女性生殖道常见的恶性肿瘤之一，占女性生殖道恶性肿瘤的20%～30%，可发生于生殖年龄到绝经后，高发年龄为58～61岁。绝经后妇女占总数70%～75%，围绝经期妇女约占15%～20%，40岁以下仅占5%～10%。子宫内膜癌的病程发展相对缓慢，临床症状出现早，多数病例发现时仍为早期，所以手术治疗效果好，预后相对较好。

（一）危险因素

1. 长期持续地雌激素刺激　子宫内膜长期受雌激素刺激而无孕酮的拮抗，可导致一系列不同程度的子宫内膜增生性改变，从正常子宫内膜发展为一系列的病理改变甚至不典型的增生（癌前病变）。雌激素的来源可以分为内源性雌激素，如来自卵巢分泌的雌激素，内膜癌常与无排卵性功能性子宫出血、多囊卵巢综合征、卵巢性索间质肿瘤等合并存在；外源性雌激素主要来源于单纯使用雌激素替代治疗，晚期乳腺癌中使用具有抗雌激素作用但同时具有微弱雌激素作用的三苯氧胺等，长期使用会导致子宫内膜增生，患子宫内膜癌的危险性逐步增加。

2. 体质因素　肥胖、高血压、糖尿病、高龄未婚未育是子宫内膜癌常见的高危因素，称为宫体癌综合征。若体重超重≥15%，子宫内膜癌的危险度增加3倍；体重≥90kg与＜60kg的妇女相比，子宫内膜癌的相对危险度为17.1。

3. 月经因素　初潮年龄越早，患子宫内膜癌的危险性越高，初潮＜11岁与≥15岁者发生子宫内膜癌相对危险度为3.9。延迟绝经也是危险因素之一，≥52岁与≤45岁绝经相比发生子宫内膜癌的相对危险度为1.5～2.6。

4. 遗传因素　约20%的内膜癌患者有家族史。

（二）高危人群

高龄未婚、婚而未育、患有无排卵性功能性子宫出血、绝经后延、肥胖、高血压、糖尿病、使用激素替代治疗的妇女，都应该警惕内膜癌的发生。

（三）临床表现与诊断

1. 症状　极早期无明显症状，围绝经期妇女一旦出现症状，多表现为月经紊乱、阴道排液和疼痛等主要症状。

(1) 月经紊乱：可表现为经量增多、经期延长或经间期不规则阴道流血。

(2) 阴道流液：多为浆液性或血性分泌物，有异味，晚期合并感染则有脓性或脓血性排液，并有恶臭。

(3) 疼痛：晚期当癌瘤浸润周围组织、压迫神经、侵犯宫颈堵塞导致宫腔积脓，可引起下腹及腰骶部疼痛。

(4) 全身症状：晚期患者常伴有全身症状，如贫血、消瘦、恶病质、发热及全身衰竭等。

2. 体征　早期妇科检查无明显异常。除做全面的体格检查外，妇科检查应注意子宫大小、形状、活动度、质地软硬，子宫颈、宫旁组织软硬度有无变化，附件有无包块及增厚等，均应仔细全面检查。

3. 诊断方法　除根据病史、症状和体征外，分段诊刮是确诊子宫内膜癌最常用的方法。行分段诊刮时，先用小刮匙环刮宫颈管，再进宫腔搔刮内膜，取得的刮出物应分瓶标记送病理检查。B超检查、宫腔吸管或宫腔刷采样进行宫腔细胞学检查、宫腔镜检查、子宫内膜活检、淋巴造影、雌孕激素受体检测等是常用的辅助检查方法。

(四) 治疗

治疗原则应根据子宫大小、肌层是否被癌浸润、宫颈管是否累及、癌细胞分化程度及患者全身情况等而定。主要治疗为手术、放疗及药物治疗，单用或综合应用。

(五) 预防

1. 普及防癌知识，坚持定期妇科体检。
2. 正确掌握使用雌激素的指征。
3. 绝经过渡期妇女月经紊乱或不规则阴道流血者应先除外内膜癌。
4. 绝经后妇女出现阴道流血警惕内膜癌可能。
5. 重视高危患者，预防和积极治疗高血压、糖尿病及其他系统疾病。

三、卵巢恶性肿瘤

卵巢恶性肿瘤 (ovarian malignant tumor) 是女性生殖器三大恶性肿瘤之一，由于卵巢位于盆腔深部，不易扪及，待患者有自觉症状就诊时，70%以上的患者已属晚期，因此死亡率居妇科恶性肿瘤首位。至今缺乏有效的早期诊断方法，5年存活率较低。

卵巢肿瘤的种类繁多，1973年世界卫生组织（WHO）按照组织发生学起源制定了国际统一的卵巢肿瘤分类方法，将肿瘤分为9大类，其中上皮性肿瘤最常见，占卵巢肿瘤的50%~70%，以50至55岁居多；其次为生殖细胞肿瘤，以年轻者为多。上皮性肿瘤又为良性、交界性及恶性3种，交界性位于良恶性之间，预后较恶性好，但又较良性差。另外卵巢肿瘤需与卵巢瘤样病变鉴别，在临床上诊断有一定困难。

(一) 高危人群

可以发生在各年龄组的妇女，但可能与遗传因素、环境因素和内分泌因素有关。

1. 有卵巢癌、乳腺癌或结肠癌的家族史，约20%~25%卵巢恶性肿瘤患者有家族史；
2. 未育或不育，月经初潮偏早（12岁以前）或绝经过晚（50岁以后）；
3. 生殖道接触滑石粉或石棉；
4. 老年妇女；
5. 环境因素，如工业污染，饮食中高胆固醇均可导致癌的发生。

(二) 临床症状与诊断

1. 症状　①腹部不适感：可有消化不良，进食后肠胃胀气伴腹痛，腹部发胀，腰围增粗，或合并腹水。如出现破裂、出血等常为急腹症。②月经不调及内分泌功能障碍：部分肿瘤可出现月经量增多，月经紊乱，闭经或量少。③消瘦：晚期患者出现较多，严重时可表现为恶病质。年龄大于40~60岁，有胃肠道症状及卵巢功能障碍称为卵巢癌三联征。

2. 体征　妇科检查（双合诊及三合诊）：于子宫旁触及肿物，为单或双侧，实性或囊实性，不规则，活动度较差。对绝经后患者应注意有无绝经后触及卵巢（postmenopausal

palpable ovary，PMPO)，正常卵巢约 3cm×2cm×1.5cm 大小，绝经后卵巢逐渐萎缩，绝经 2 年后平均为 1.5cm×0.75cm×0.5cm。对绝经 3 年后仍能触及卵巢，应注意鉴别有无恶性。

3. 诊断　根据病史和临床表现、妇科检查及全身检查的特点进行诊断。同时应进行必要的辅助检查，包括超声检查、血清学肿瘤标记物检测、CT 及 MRI（核磁共振）、腹水细胞学检查及腹腔镜检查。

（三）预防

卵巢恶性肿瘤的病因尚不清楚，难以预防。积极采取下述措施，会有所裨益。

1. 高危因素的预防　大力开展宣教，加强高蛋白、富含维生素 A 的饮食，避免高胆固醇食物。高危妇女宜用口服避孕药预防。

2. 开展普查普治　30 岁以上妇女每年应行妇科检查，高危人群最好每半年检查 1 次。若辅以 B 超检查，CA125、AFP 检测等则更好。

3. 早期发现及处理　卵巢实性肿瘤或囊肿直径≥5cm 者，应及时手术切除。青春期前、绝经后期或生育年龄口服避孕药的妇女，发现卵巢肿大应考虑为卵巢肿瘤。盆腔肿块诊断不清或治疗无效者，应及早行腹腔镜检查或剖腹探查。

4. 凡乳腺癌、结肠癌等患者，治疗后应严密随访，定期做妇科检查。

第四节　女性生殖器官损伤性疾病的防治

一、阴道脱垂

当女性生殖器官包括盆底肌和筋膜以及子宫韧带因损伤而发生撕裂，或因其他原因导致其张力减低使支持功能薄弱时，子宫及相邻的膀胱和直肠均发生移位，临床分别称阴道前壁脱垂和阴道后壁脱垂。阴道前壁脱垂可表现为阴道上 2/3 段的膀胱膨出和下 1/3 段的尿道膨出，以膀胱膨出居多；阴道后壁脱垂可表现为后壁顶端脱垂（肠膨出）、中段脱垂（直肠膨出）和会阴段脱垂（阴道口松弛）。

（一）阴道前壁脱垂

1. 病因　对于阴道前壁脱垂的病因不完全清楚，与多种因素有关。耻骨膀胱宫颈韧带、肛提肌以及尿道后韧带对维持尿道及膀胱的位置起着重要作用。若阴道分娩时上述筋膜、肌肉、韧带过度伸展或撕裂，产褥期又过早参加体力劳动，可使支持膀胱及尿道的力量减低或丧失；同时由于胎头对膀胱和尿道的过度挤压，也可使膀胱颈和尿道自耻骨后附着的部位分离、脱位，形成阴道前壁脱垂。

当尿道后韧带及耻骨膀胱宫颈韧带前部损伤，则可以使尿道及阴道的下 1/3 部分以尿道外口为固定点，向阴道外口脱出，形成尿道膨出。

当耻骨膀胱宫颈韧带及肛提肌前部肌纤维撕裂，使膀胱底部失去支持，膀胱逐渐由扩大的膀胱宫颈间隙连同阴道前壁上段向阴道内脱出，形成膀胱膨出。

2. 临床表现　轻者无明显症状。重者自觉阴道有块状物脱出于阴道口，有坠胀感，腰酸；当使用腹压时或膀胱积尿时脱出物增大；平卧时上述症状减轻或消失。若仅有阴道前壁合并膀胱膨出时，尿道膀胱后角变锐，常导致排尿困难而有尿潴留，甚至继发尿路感染。若膀胱膨出合并尿道膨出、阴道前壁完全膨出时，尿道膀胱后角消失，在咳嗽、用力屏气等增加腹压时有尿液溢出，从而形成压力性尿失禁（stress urinary incontinence，SUI）。

3. 诊断　患者有上述症状。阴道检查时，阴道口松弛常伴有陈旧性会阴撕裂。阴道前壁呈半球形隆起，触之柔软，该处黏膜变薄透亮，皱襞消失。当患者用力屏气时膨出的阴道前壁明显可见。诊断时应注意与阴道前壁囊肿相鉴别。

临床上将阴道前壁脱垂分为3度：Ⅰ度：膨出的膀胱随同阴道前壁向下突出，但仍位于阴道内；Ⅱ度：部分阴道前壁脱出至阴道口外；Ⅲ度：阴道前壁全部脱出至阴道口外。

4. 预防与保健

(1) 助产人员应正确处理分娩过程，及时发现和仔细修补产道与骨盆底组织的裂伤；

(2) 产妇本人应注意产时和产褥期卫生，分娩时，产妇一定要做到不过早和不过度用力向下屏气；

(3) 产褥期应充分休息，经常改变卧姿，注意营养，体质虚弱的更要注意调理；

(4) 产后积极进行体操运动以锻炼骨盆底肌肉及腹壁肌肉；

(5) 避免过早和过度操持家务与体力劳动；

(6) 患有慢性咳嗽及习惯性便秘的妇女，应积极治疗。

5. 处理

(1) 无症状的轻度患者无需治疗；

(2) 有症状的轻度患者可行肛提肌收缩锻炼或尿失禁治疗仪电物理治疗；

(3) 有自觉症状但因其他慢性疾病不宜手术者，可放子宫托缓解症状，需日间放置、夜间取出，以免因异物长期压迫引起尿瘘、粪瘘；

(4) 对合并有压力性尿失禁的轻度前壁脱垂者可行经阴道无张力尿道中段悬吊术（TVT）治疗；

(5) 重度阴道前壁脱垂者须行阴道前壁修补术，合并压力性尿失禁者应注意行膀胱后角成形术。

(二) 阴道后壁脱垂

1. 病因

(1) 由于子宫切除术中对子宫骶骨韧带处理不当，或分娩后耻骨尾骨肌纤维的松弛，可使两侧子宫骶骨韧带间的阴道后穹窿突起，形成阴道上段脱垂（肠膨出），常伴随子宫脱垂发生；

(2) 在分娩中阴道扩张过度使耻骨尾骨肌损伤，或年老体弱肌肉松弛都可使阴道后壁的张力减退，导致直肠前壁呈囊袋状向阴道内凸起，形成阴道后壁中段脱垂，即直肠膨出；

(3) 分娩处理不当常造成会阴中心体的撕裂，如未进行修补或修补失败时会造成阴道口松弛。

2. 临床表现　较轻的患者多无不适，在使用腹压时会感到有物向阴道口膨出；较重者可有下坠感、阴道口有物膨出及排便不畅等；严重者可发生排便困难，有时须用手指伸入阴道向后壁加压方可排便。

3. 诊断　直肠膨出者检查时见阴道口宽大，嘱患者向下屏气用力时，可见阴道后壁向阴道内隆起，肛诊时指端可绕过中心体向前探入突向阴道的囊袋内，患者多伴有陈旧性会阴撕裂。

直肠膨出的程度可分为：Ⅰ度：阴道后壁向下突出，但仍位于阴道内；Ⅱ度：部分阴道后壁脱出至阴道口外；Ⅲ度：阴道后壁全部脱出至阴道口外。

4. 预防与保健　同阴道前壁脱垂。

5. 处理　轻度阴道后壁脱垂的患者无须治疗。重者多伴有阴道前壁脱垂，应行阴道前后壁及会阴修补术。

二、子宫脱垂

（一）基本概念

子宫脱垂（uterine prolapse）是子宫从正常位置沿阴道下降，子宫颈外口达坐骨棘水平以下，重者甚至子宫完全脱出于阴道口外，常伴发阴道前、后壁膨出。

引起子宫脱垂的病因为综合因素作用，主要是产伤、盆底组织薄弱及支持子宫的韧带松弛，再加上腹腔内压力增加的影响，而使子宫沿阴道的方向向下脱出。

1. 分娩损伤　在分娩时，如产程处理不当或遇急产、滞产、第2产程延长、头盆不称及困难的助产手术，都可能发生子宫支持组织受损、撕裂，包括盆底肌肉、筋膜及子宫支持韧带的损伤，其中尤以肛提肌损伤对盆底支持组织作用影响最大。如盆底组织损伤，产后未及时修复，损伤组织未恢复好即过早从事重体力劳动，会促使子宫脱垂的发生。

2. 盆底组织薄弱及支持子宫的韧带松弛　分娩过多、过密，子宫支持组织恢复不佳；绝经期及老年妇女因卵巢功能减退，雌激素水平下降，使生殖器萎缩，盆底组织及子宫支持韧带退化、薄弱、松弛；营养不良，全身体质衰弱，亦影响盆底肌肉及子宫支持组织，使其薄弱、松弛，这种患者常伴有其他脏器的下垂；先天发育不良致使子宫支持结构薄弱，即使为一般强度的劳动及腹腔内压力，也可发生子宫脱垂，可见于未产妇女。

3. 盆腔内压力增加　久咳、经常便秘、长期从事重体力劳动可使腹腔内压力长期处于高压状态，在盆底组织及子宫支持结构损伤或薄弱、松弛的基础上，易发生子宫脱垂。

（二）临床表现

1. 肿物自阴道内脱出　初始在腹腔内压力增加如排便用力、久站、久蹲时脱出，平卧休息后能自动缩回，随着病情的发展，脱出肿物逐渐增大，多不能自行缩回。严重者脱出物长期在阴道外，影响日常生活。

2. 阴道分泌物增多　子宫脱垂及阴道脱出物长期暴露在外，表现充血、肥厚，伴有感染时则出现糜烂、溃疡、分泌物增多的症状。

3. 腰背酸痛及直肠症状　子宫脱垂伴发膀胱膨出及直肠膨出，可出现泌尿系统及直肠症状，如排尿困难、张力性尿失禁、泌尿系统感染症状，及排便困难等。

（三）诊断标准

子宫脱垂的分度标准（图8-5）：

Ⅰ度轻　子宫颈距处女膜缘少于4cm，但未达到处女膜缘。

Ⅰ度重　子宫颈已达处女膜缘，于阴道口即可见到。

Ⅱ度轻　子宫颈已脱出阴道外，但宫体尚在阴道内。

Ⅱ度重　宫颈及部分宫体已脱出阴道口外。

Ⅲ度　子宫颈及子宫体全部脱出阴道口外。

在检查病人时，如有尿失禁者，先检查尿失禁情况，然后排尿，嘱病人向下屏气，增加腹压,再作妇科检查,子宫脱垂程度以增加腹压时为准。

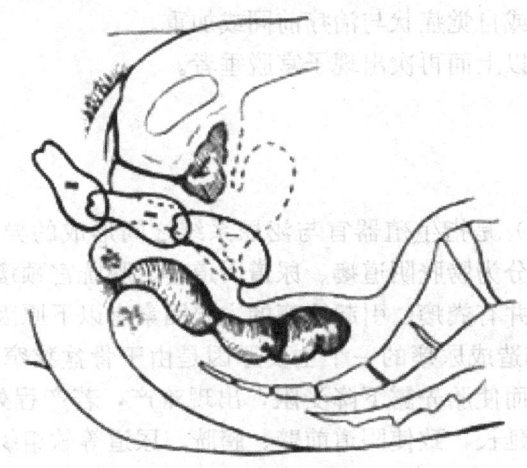

图 8-5 子宫脱垂度的分度

(四)预防和保健
1. 广泛宣传孕产期保健及预防子宫脱垂的相关知识。
2. 提高产科质量,加强接生人员的培训。
3. 加强孕期保健,定期检查,纠正营养,及时发现及纠正贫血,孕晚期注意正确诊断及纠正异常胎位。
4. 分娩时,密切观察产程,正确处理产程各个阶段,避免滞产、第 2 产程延长的发生。会阴条件不好时应行会阴切开缝合术,已出现会阴裂伤时应及时正确缝合,注意无菌操作,避免发生感染。
5. 注意产褥期保健,产褥期为生殖器官及盆底组织恢复时期,应注意休息、合理营养,避免重体力劳动。并应推广产后体操,促进盆底组织恢复。
6. 加强计划生育工作,避免过早、过多分娩,少生优生。
7. 若有久咳、便秘等使腹腔内压力增高的疾病,及时治疗、纠正。

(五)处理
子宫脱垂的治疗分为非手术治疗及手术治疗,治疗原则为加强或恢复盆底组织及子宫支持韧带的作用。治疗的选择需根据脱垂分度、患者年龄、患者体质及有无生育要求等方面综合考虑。
1. 非手术治疗　非手术治疗一般用于Ⅰ度、Ⅱ度轻的子宫脱垂及年老体弱、有严重合并症而不能耐受手术的患者。治疗为一般支持疗法、针灸法及子宫托等。
2. 手术治疗　用于保守治疗无效、Ⅱ度重度脱垂、Ⅲ度脱垂且无手术禁忌证患者。手术主要有曼氏(Manchester operation)、阴道子宫全切除加阴道前后壁修补术及会阴修补术等。
3. 疗效评定标准　疗效评定时间以治疗结束后 1 年为准。
(1) 治愈: 解剖位置基本正常,子宫切除者无阴道壁脱垂;自觉症状消失。
(2) 好转:子宫脱垂减轻到Ⅰ度,阴道膨出的程度较治疗前减轻一段,但未恢复正常;

自觉症状减轻。

(3) 无效：解剖位置或自觉症状与治疗前同或加重。

(4) 复发：痊愈1年以上而再次出现子宫脱垂者。

三、尿瘘

(一) 基本概念

尿瘘（urinary fistula）是指生殖器官与泌尿系统之间形成的异常通道，尿液经阴道流出。根据尿瘘发生的部位分为膀胱阴道瘘、尿道阴道瘘、膀胱宫颈瘘及输尿管阴道瘘，有时在损伤重的情况下可能合并有粪瘘。引起尿瘘的主要因素有以下原因：

1. 分娩损伤　由产伤造成尿瘘的一个主要原因是由于骨盆狭窄或畸形、胎儿过大而造成的头盆不称或胎位异常而使胎先露下降受阻，出现难产，若产程处理不当，则产程延长、滞产，尤其第2产程过分延长，致使阴道前壁、膀胱、尿道等软组织长时间被挤压于胎先露与母体耻骨联合之间，被挤压组织缺血，发生组织坏死，常于产后3～7天坏死组织脱落，形成瘘孔。根据压迫部位的高低，可以产生不同类型的尿瘘，若挤压于耻骨联合上缘，可形成膀胱宫颈瘘、膀胱阴道瘘，若挤压于耻骨联合下缘，则多形成尿道阴道瘘。另一个原因是在分娩过程中由于助产或手术产的操作不当或粗暴而直接造成的生殖道与泌尿道撕裂伤，形成膀胱或尿道瘘，这种情况形成的瘘孔在损伤当时即漏尿。如宫颈未开全、产道尚未扩张充分的情况下或膀胱充盈时即行手术助产术，以及阴道内操作的器械损伤。

2. 妇科手术的损伤　在行阴道前壁修补术、经阴道或经腹全子宫切除术时，由于解剖结构不清或违反操作规程，使用硬锐器械损伤膀胱或尿道，形成膀胱或尿道阴道瘘。

3. 其他　生殖器疾病放射治疗造成的膀胱、尿道、阴道的放射性损伤；阴道内腐蚀性药物造成的阴道前壁损伤；膀胱癌的浸润及阴道前壁长期的异物压迫如子宫托等因素，均可引起尿瘘的形成。

(二) 临床表现

尿瘘的主要表现为漏尿，尿液不能控制地从阴道流出。由于长期的尿液刺激常引起外阴皮炎，易伴发泌尿系感染。漏尿的多少与瘘孔的大小、部位及患者体位有关。

(三) 诊断

1. 有难产史、手术操作史及其他可引起尿瘘发生的因素。

2. 漏尿症状，了解漏尿发生的时间，明确原因。

3. 妇科检查可见尿液从阴道流出，还需进一步探查瘘孔的位置及大小。

4. 必要时作亚甲蓝试验、靛胭脂试验、膀胱镜、静脉肾盂输尿管造影等辅助检查确定瘘孔的位置、大小、尿道及阴道的局部情况、有无狭窄及瘢痕，全面掌握病情，估计治疗的难易程度，确定治疗方案。

(四) 预防和保健

1. 定期产前检查，发现骨盆狭窄、畸形、巨大胎儿及异常胎位等可造成头盆不称的患者，应提前住院分娩，必要时行剖宫产术。

2. 正确处理各产程。

3. 产科及妇科手术严格按照操作规程，动作轻柔勿粗暴。术前排空膀胱，术时术后发现损伤及时修补。

4. 若产程延长,膀胱及阴道受压过久,有损伤可能者,术后应放置导尿管10天左右,保持膀胱空虚,促进局部组织血液循环,利于损伤恢复,以防尿瘘形成。

(五) 处理

尿瘘以手术治疗为主。手术治疗需注意以下几个问题:

1. 手术时间　产科及妇科手术造成的撕裂伤及误伤穿孔,应在当时及时修补;缺血坏死型及感染瘘孔应等3~6个月,待局部炎症消退、组织血运恢复后,再行修补。

2. 手术途径　一般为经阴道修补手术。如果瘘孔位置较高者可经腹手术。

3. 术后处理　是保证手术成功的重要环节。术后必须卧床休息,以侧卧位为好;留置导尿管2周左右,保证引流通畅,使膀胱处于空虚状态,利于恢复;大量饮水,达到膀胱自净作用;应用抗生素,预防感染发生。加强营养。

四、尿失禁

(一) 基本概念

从20世纪90年代中期起,尿失禁就成为世界五大疾病之一。它既是妇女的多发病又是常见病。欧美女性的患病率大约在8.0%~41.2%,日本为8.5%~40.6%。而且,患者多是产妇和中年以上妇女。根据调查显示,北京、上海、广州、武汉等城市女性的尿失禁发生率高于40%。中老年女性的发生率更高,大约为50%。

1. 定义　膀胱不能维持其控制排尿的功能,尿液不自主地流出,称为尿失禁(urinary incontinence)。

2. 分类　尿失禁根据发病原因分为4类:

(1) 真性尿失禁:由于膀胱或尿路感染、结石、结核、肿瘤等疾患使膀胱逼尿肌过度收缩、尿道括约肌过度松弛,以致尿液不能控制从膀胱流出;

(2) 假性尿失禁:由于下尿路梗阻(尿道狭窄、前列腺增生或肿瘤等)或膀胱逼尿肌无力、麻痹(先天性畸形、损伤性病变、肿瘤与炎症病变等导致调节膀胱的下运动神经元损害),造成膀胱过度膨胀、内压升高致尿流被迫溢出,又称"溢出性尿失禁";

(3) 压力性尿失禁:是由于尿道括约肌松弛,在用力咳嗽、大笑、打喷嚏、举重物时,骤然增加腹内压,造成少量尿液不自主溢出,多见于中青年妇女功能性尿道括约肌松弛,或妊娠子宫压迫、产伤、巨大子宫纤维瘤或卵巢囊肿压迫等;

(4) 先天性尿失禁:见于各种先天性尿路畸形。

(二) 压力性尿失禁

压力性尿失禁是指患者平时无尿失禁状态下,当腹压骤然增加时(如咳嗽、打喷嚏、大笑、举提重物等),尿液不自主地从尿道口流出。它是成年妇女常见疾病,男性少见。可以发生在任何年龄,但以肥胖的中年经产妇为多。

1. 病因

(1) 分娩及分娩创伤:压力性尿失禁多见于经产妇有难产史或第2产程延长、或施行经阴道手术分娩(如胎头吸引术、产钳、臀位产等)。在分娩过程中,盆底、膀胱颈、尿道等组织受到了损害,使支托组织松弛。

(2) 阴道及尿道手术:如阴道前壁囊肿切除术、尿道憩室切除术、尿道阴道瘘修补术、阴道前壁膨出修补术等,手术后可发生压力性尿失禁。

(3) 尿道及尿道组织功能障碍：中年妇女发病者，常常因营养不良、体质衰弱，使尿道膀胱颈部肌肉及筋膜萎缩，盆底阴道肌肉松弛变软弱，失去支托功能。绝经后发生者，多因女性激素减退，使尿道周围及盆底组织萎缩造成尿失禁。

(4) 盆腔内肿块：盆腔内有巨大肿块（如妊娠、子宫肌瘤、卵巢囊肿等）可引起尿失禁，待肿块消失，尿失禁也就自愈。

(5) 膀胱膨出或子宫脱垂：这些患者中有15%～30%有尿失禁。

2. 发病原理

(1) 女性骨盆特点与压力性尿失禁的关系：由于女性骨盆出口前部宽大，盆底肌肉平坦，不像男性那样倾斜，因而对前盆腔脏器的支持力量较男性薄弱。此外，女性的尿道外括约肌不如男性的有力，因此，压力性尿失禁多发生于女性；

(2) 尿道缩短及尿道张力减退；

(3) 尿道膀胱后角消失。

压力性尿失禁的发病原理有很多不同的学说，但是各种学说是相互关联的，有的是因果关系，有的可能是几种情况同时存在。但是，如果具备了当腹压增加，使膀胱颈、尿道近端及外括约肌三者同时松弛时，才会产生尿失禁。

3. 临床表现　女性压力性尿失禁的症状为膀胱内压增高时，如咳嗽、打喷嚏、大哭大笑、上楼梯或提举重物时，尿液不自主地从尿道口流出；严重者行路、直立时即可发生。上述症状最常在分娩后或外伤后发生。发生症状的时间随个人而有差异，有的在分娩后立即出现，有的在数周或数月后才发生。妊娠期和老年人，也多在无意中发现。发生尿失禁后不伴有尿频、尿急症状，失禁的尿量也不多，站立活动时尿失禁加重，平卧后症状减轻。

临床根据症状程度可分为4度：

1度：咳嗽等腹压增高时，偶尔有尿失禁发生；

2度：任何屏气或用力时均可发生尿失禁；

3度：直立时即可发生尿失禁；

4度：直立或斜卧位时都可发生尿失禁。

重度尿失禁者，常常会引起会阴部发生湿疹、皮炎。

4. 诊断　首先必须明确诊断，排除其他原因所致的尿失禁，应从以下几方面进行诊断。

(1) 病史询问：应注意下面几个问题：

1) 诱发尿失禁的原因（如咳嗽、打喷嚏等），与尿失禁发生的时间的关系，尿失禁时流出的尿量，尿失禁时有无尿意等；

2) 追问既往分娩、阴道手术、尿道手术以及外伤等病史，分析与尿失禁的关系。

(2) 体格检查：通常包括测残余尿及尿常规检查、张力性试验、护垫试验、指压试验也叫膀胱颈抬高试验、棉签试验等。

(3) 辅助检查：通常包括B超检查、内镜检查、X线检查、尿道压力试验及尿流动力学测定等。

5. 预防与保健

(1) 防止尿道感染：养成大小便后由前往后擦手纸的习惯，避免尿道口感染。性生活前，夫妻先用温开水洗净外阴，性交后女方立即排空尿液，清洗外阴。

(2) 保持有规律的性生活：研究证明，更年期绝经后的妇女继续保持有规律的性生活，能明显延缓卵巢合成雌激素功能的生理性退变,降低压力性尿失禁发生率,同时可防止其他老年性疾病,提高健康水平。

(3) 加强体育锻炼,积极治疗各种慢性疾病。肺气肿、哮喘、支气管炎、肥胖、腹腔内巨大肿瘤等,都可引起腹压增高而导致尿失禁,应积极治疗这些慢性疾病,改善全身营养状况。同时要进行适当地体育锻炼和盆底肌群锻炼。最简便的方法是每天晨醒下床前和晚上就寝平卧后,各做45～100次紧缩肛门和上提肛门活动,可以明显改善尿失禁症状。

(4) 产后要注意休息,不要过早负重和劳累,每天应坚持收缩肛门5～10分钟。平时不要憋尿,还要注意减肥,如果有产伤要及时修复。

(5) 饮食要清淡,多食含纤维素丰富的食物,防止因便秘而引起的腹压增高。

6. 处理　治疗压力性尿失禁有3种主要的类型:行为治疗、药物治疗和手术治疗。

(1) 行为治疗:尿失禁常用的行为治疗有盆底肌锻炼、膀胱功能训练、盆腔生物学反馈、电刺激、磁刺激等。适用于轻度患者,或作为辅助治疗手段;

(2) 药物治疗:包括α受体激动剂和雌激素类药物,前者作用于膀胱颈部及尿道起始部,增强尿道闭合压力;后者能改善尿道黏膜的萎缩,增加"水封"效应。药物治疗适用于轻、中度患者;

(3) 手术治疗:手术术式主要包括无张力吊带尿道悬吊术(TVT)、耻骨后尿道悬吊术(MMK)、阴道下腹联合切口阔筋膜悬吊术、尿道括约肌旁组织增强物(如胶原蛋白、脂肪或高分子化合物等)注射术及针式线吊术等。手术治疗一般适用于中重度患者或其他治疗失败的患者。

第五节　月　经　病

月经病(emmeniopathy)是包括一组以女性内分泌异常为主要原因而引起的月经异常,如闭经、月经周期不规律或月经量改变以及全身不适感等。月经异常是许多妇科常见病的症状之一,也常是患者就诊的主要原因。本节重点讨论功能性子宫出血、痛经和经前期紧张综合征。

一、功能性子宫出血

功能性子宫出血(functional metrorrhagia)(简称功血)是指内外生殖器官无明显的器质性疾病,异常的子宫出血是由神经内分泌系统调节紊乱而引起。主要表现为月经周期不规律、月经量过多、经期延长等。可导致贫血、继发生殖道感染、不孕、焦虑、抑郁等疾病,直接影响到妇女的生殖健康。

功血按卵巢功能发生障碍的时期可分为无排卵型功血和有排卵型功血。前者占功血发生率的90%,主要见于青春期和更年期患者,将在有关章节讨论。此处仅讨论有排卵型功血,它主要发生在育龄期妇女,如产后或流产后内分泌变化较大的时期。

(一) 病因

机体内外任何因素如精神过度紧张、环境改变、气候突变、过度劳累、营养不良及其他全身性疾病等均可影响下丘脑-垂体-卵巢轴的调节功能,使卵巢功能紊乱,而导致月经失调。有排卵型功血的确切原因目前还不十分清楚,可能与子宫内膜成熟或脱落不规则和雌孕激素比例不当而引起。

（二）临床表现

1. 黄体发育不全　月经周期缩短、经前淋漓出血或经血量过多，基础体温呈不典型双相，排卵后高温期短或升高幅度少于正常。

2. 黄体萎缩不全　经期延长（7天以上），基础体温呈不典型双相，高温相下降缓慢，在月经期仍未降到正常。

（三）诊断

必须首先除外全身及生殖器官本身的器质性疾病，再根据病史、年龄、月经特点、基础体温或子宫内膜病理来诊断。注意与妊娠有关的疾病、肿瘤、炎症、宫内节育器引起的出血鉴别。

（四）预防与治疗

1. 避免精神过度紧张和过度劳累。

2. 治疗以止血、调经和改善黄体功能为原则。

（1）止血：维生素 K 8mg 3 次/日，或安络血 5mg 3 次/日

　　麦角新碱 0.2mg 或催产素 10U 肌肉注射。

（2）从经前 8～12 天起肌注黄体酮 10～20mg 1 次/日，共 5 天，或在周期第 16 天开始给 hCG 1000～2000IU，每日或隔日 1 次，共 5～6 次。

二、痛经

痛经（dysmenorrhea）是指在经期前后或行经期间出现下腹痛及其他全身不适，以致影响了工作和生活。痛经常被分为原发性和继发性两种。前者又称为功能性痛经，常发生在月经初潮、青春期及未孕产妇女，大多数生育后可缓解；后者是指由生殖器官器质性病变如子宫内膜异位症、盆腔炎等引起的月经疼痛。此处仅讨论原发性痛经。

（一）病因

1. 精神因素　由于疼痛为主观感觉，而每个人的痛阈存在很大差别，所以对感觉敏感或精神紧张类型的人来说，对经期的疼痛多不能忍受，需要服用止痛药或休息。另外有些人缺乏对月经的认识，经期出现焦虑、紧张或恐惧，这种心理状态也会使疼痛感增加。

2. 子宫痉挛性收缩　当宫颈口狭窄、子宫过度后屈或前倾、子宫内膜大块脱落，造成经血和内膜排出不畅而刺激子宫过度收缩，引起疼痛。另外，子宫发育不良，可引起不协调的宫缩而疼痛难忍。

3. 高前列腺素水平　前列腺素可作用于子宫肌层和血管引起收缩而产生疼痛。

（二）诊断　疼痛从经前 1～2 天开始，持续到来潮 1～2 天，可伴有恶心、呕吐、头晕等症状，但要除外生殖器官器质性病变后才可诊断。

（三）预防与治疗

1. 普及有关月经的生理卫生知识，解除对月经的焦虑和恐惧心理。

2. 月经期要避免剧烈地体育活动和游泳并注意经期卫生。

3. 服用解痉止痛药和前列腺素拮抗剂，如去痛片、阿托品或颠茄片及消炎痛。

三、经前期紧张综合征

经前期紧张综合征（premenstrual tension syndrome）是指发生在月经期前7～14天出现的头痛、乳房胀痛、紧张、抑郁、易激惹、烦躁、失眠、腹痛、腰背疼痛、乏力、手足肿胀及食欲增加等一系列症状并具有月经来潮后自行缓解的特点。

（一）病因

目前还不知道明确的原因，多认为与以下因素有关：

1. 雌激素与孕激素的比例不平衡，即低孕激素和相对高的雌激素。
2. 5-羟色胺含量降低，因5-羟色胺与情绪及食欲有关。
3. 内源性内啡肽水平增高，使去甲肾上腺素或多巴胺释放减少，导致情绪改变和食欲变化。
4. 维生素 B_6 的缺乏可导致多巴胺和5-羟色胺的减少。
5. 心理因素 此综合征多见于胆小、自我猜疑、缺乏自信和自立性格特征的人。

（二）诊断
根据临床症状出现的特定时间及特点，诊断并不困难，但要注意与精神异常和内科疾病的鉴别。

（三）预防与治疗

1. 认识此病的特点，树立自信心，注意劳逸结合，避免精神紧张。
2. 根据症状的严重程度可服用镇静剂（苯巴比妥）、谷维素、维生素 B_6 及安宫黄体酮。
3. 心理治疗如放松疗法、生物反馈疗法。

（王临虹　赵更力　张小松　邱琇）

参考文献

1. 卫生部妇幼保健与社区卫生司编著．生殖道感染防治技术指南．北京：北京大学医学出版社，2007．
2. 赵更力．生殖道感染防治培训手册．北京：人民军医出版社，2008．
3. 乐杰主编．妇产科学．7版．北京：人民卫生出版社，2008．
4. 章文华主编．子宫颈病变的诊治要点．北京：人民卫生出版社，2006．
5. 曾转萍，陈凤，刘彬，等．山西省宫颈癌高发区宫颈癌的年龄分布．广东药学院学报，2005，21：70-72

第九章 社会因素与妇女保健

医学保健的目的是使人类保持健康、防止疾病，研究和服务的对象是人群。然而人并不是独立的生物体，人和人群必须生存在社会环境中，因此人又具有生物和社会两种特性，生物因素和社会因素均会对人类的健康产生影响。在研究社会因素与健康的关系问题上，主要包含两个方面的内容，一个方面是研究社会诸因素与健康和疾病的相互作用及其作用规律，了解影响人类健康的社会因素和社会因素影响健康的表现；另一方面研究社会卫生策略，制定和采用全面的、积极的社会保健措施，调动全社会力量来保护和增进人类的身心健康。强调生物、心理、社会新的医学模式的改变就是基于社会的发展，科学的进步，人们对健康的需求不断增高，以及对影响人类健康综合因素研究与认识的不断提高的结果。

妇女健康是人类总体健康的一个重要部分，也是反映一个国家和社会发展水平的重要指标之一。女性是社会人群的重要组成部分，亦必受到社会因素的影响，诸如社会经济对女性健康的影响：长期稳定的经济发展，给妇女的生存条件和生活方式带来了正向改变；行为方式对女性健康的影响：仅从适应性行为与防御性行为、摄食行为、人类性行为等方面分析，说明女性在社会中的行为活动方式对其健康产生的影响是必然的。社会网络和支持系统对女性健康的影响，在于她们从社会网络中获得情感、物质和生活上的帮助，从不同的方面和角度对女性的心理健康和生理健康产生影响。妇女作为特殊的社会群体，不仅在生物学方面有其特殊的生理功能和作用，而且在社会、社区、家庭中均承担着不同的重要角色，因此，需要从个体和群体角度分析研究社会因素与健康和疾病之间的关系，全面认识疾病病因，制定疾病防治措施，增进妇女健康。

第一节 概 述

社会因素（social factors）是指社会的各项构成要素，包括环境、人口、文明程度（政治、经济、文化等）。也可将社会因素分为两个方面，即自然环境（主要是指次生环境）和社会环境。自然环境又称为物质环境，包括未受人类影响的，天然形成的地理环境，即原生环境；受人类影响而形成的生产和生活环境，称为次生环境。社会环境又称为非物质环境，是社会因素的主要方面，它包括一系列与社会生产力、生产关系有密切联系的因素。即以生产力发展水平为基础的经济状况、社会保障、人口、科学技术等，以及以生产关系为基础的政治、文化、社会关系、卫生保健等。社会因素所包括的内容非常广泛，涉及人类生活的各个环节，见图9-1。

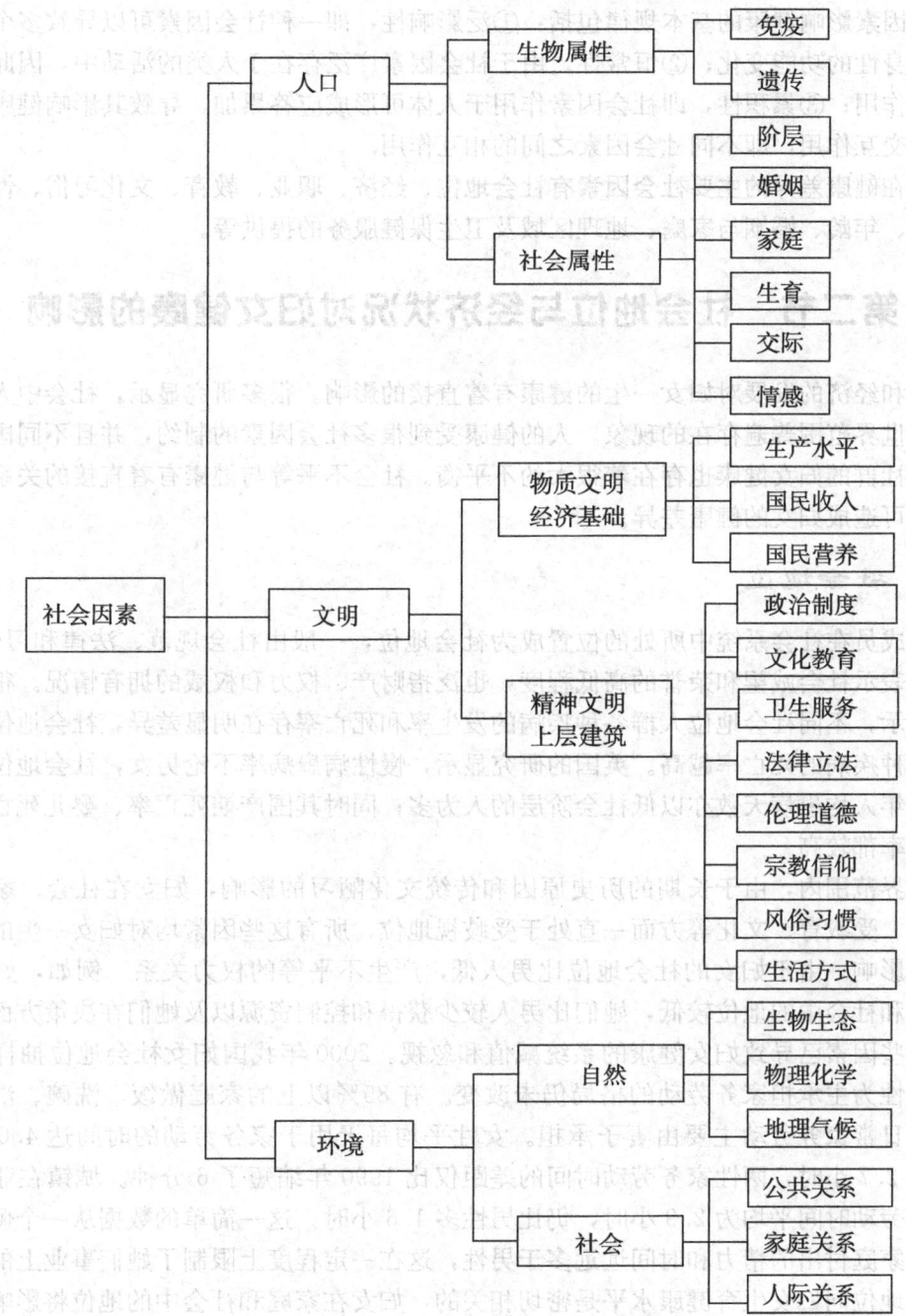

图 9-1 社会因素分类

社会因素影响健康的基本规律包括：①泛影响性，即一种社会因素可以导致多个器官或系统、全身性的功能变化；②恒常性，由于社会因素广泛存在于人类的活动中，因此必然产生持久的作用；③累积性，即社会因素作用于人体可形成应答累加，导致其影响健康的效应累加；④交互作用，即不同社会因素之间的相互作用。

反映在健康差异的主要社会因素有社会地位、经济、职业、教育、文化习俗、性别、种族、宗教、年龄、婚姻与家庭、地理区域及卫生保健服务的提供等。

第二节　社会地位与经济状况对妇女健康的影响

社会和经济的发展对妇女一生的健康有着直接的影响。很多研究显示，社会中人群健康的差异是世界范围普遍存在的现象。人的健康受到很多社会因素的制约，并且不同国家及国家内不同社群的妇女健康也存在着很大的不平衡。社会不平等与健康有着直接的关系，社会不平等也可造成妇女的健康差异。

一、社会地位

社会成员在社会系统中所处的位置成为社会地位，一般由社会规范、法律和习俗限定。它常用来表示社会威望和荣誉的高低程度，也泛指财产、权力和权威的拥有情况。很多国家的研究显示，不同社会地位人群各种疾病的发生率和死亡率存在明显差异，社会地位越低的群体其各种疾病的死亡率越高。英国的研究显示，慢性病患病率不论男女，社会地位低者均较高，每年人均患病天数亦以低社会阶层的人为多；同时其围产期死亡率、婴儿死亡率、孕产妇死亡率都较高。

在世界范围内，由于长期的历史原因和传统文化陋习的影响，妇女在社会、家庭、经济、就业、受教育、文化等方面一直处于受歧视地位，所有这些因素均对妇女一生的健康产生巨大的影响。由于妇女的社会地位比男人低，产生不平等的权力关系。例如，妇女在家庭、社区和社会中的地位较低，她们比男人较少获得和控制资源以及她们在决策方面发言权较少。这些因素已导致妇女健康的系统减值和忽视。2000年我国妇女社会地位抽样调查显示，以女性为主承担家务劳动的格局仍未改变。有85%以上的家庭做饭、洗碗、洗衣、打扫卫生等日常家务劳动主要由妻子承担。女性平均每天用于家务劳动的时间达4.01小时，比男性多2.7小时，两性家务劳动时间的差距仅比1990年缩短了6分钟。城镇在业女性每天的家务劳动时间平均为2.9小时，仍比男性多1.6小时。这一简单的数据从一个侧面反映了妇女对家庭付出的精力和时间远远多于男性，这在一定程度上限制了她们事业上的发展。

妇女地位同妇女生育健康水平是密切相关的，妇女在家庭和社会中的地位将影响到她们的健康水平以及调节和控制生育的能力，同时妇女在社会和家庭参与决策方面都受到很大限制。研究显示，家庭决策影响力的决定因素包括对收入和资产的控制程度、年龄、受教育权利与程度。联合国儿童基金会的一项调查显示，在30个被调查的发展中国家里，只有10个国家中的50%的妇女参与全面家庭决策，包括涉及自身保健、家庭采购、日常开支和探访亲友。很多家庭中，尤其是南亚和非洲亚撒哈拉地区，妇女在有关健康的决定中，几乎没有任何发言权。因此，妇女不能平等地得到良好的医疗保健服务，使得妇女在健康方面也处于不利状况，受到的健康威胁和伤害也就相对更大。世界上许多国家，妇女地位的低下使她们比男性更可能处于贫穷、营养不良、得不到恰当医疗保健服务等对健康不利的环境当中,因此不论这些妇女存活年龄长短,生活质量多较差。

二、经济状况

社会经济的发展可明显改善人们的生活水平和生活质量,促进健康状况的提高。经济发达的国家,生产力水平高,科学技术先进,物质生活丰富,人们的生活工作条件、卫生状况、保健水平都随着经济水平的提高而明显改善。随之而来的是疾病谱的变化,表现为传染病、寄生虫病和地方病的发病率明显下降。

在经济发展对女性健康产生正向改变的同时,也必然会带来些负效应,诸如环境污染和破坏、生活方式的改变、心理健康问题以及社会流动人口增加与城市化带来的问题等等。这些社会因素给女性健康带来的负效应有待我们进一步深入探讨和研究。适应性是生命中最本质的要素之一,防御性行为是心理防御机制的外在表现。长期的适应不良或习惯性防御机制,可以产生心理应激,形成易病性个体,导致健康损害。

不同的经济发展水平影响着健康状况。经济收入低的人群,居住条件、卫生条件和环境安全都较差,比高收入人群遭受更多的负性社会因素影响。发达国家的健康水平明显高于发展中国家,2006年世界人口状况报告显示,全球平均婴儿死亡率为54‰,发达地区仅7‰,欠发达地区为59‰,而最不发达国家高达93‰;全球平均女性期望寿命为68.4岁,发达地区达79.7岁,欠发达地区为66岁,而最不发达国家仅52.9岁。

经济状况与妇女健康也有着密切的关系。首先反映在国家的整体经济水平上,如发达国家和发展中国家的孕产妇死亡与发病率相差极为悬殊。世界卫生组织报告,发展中国家的孕产妇死亡率明显高于发达国家,很多西方经济发达国家的孕产妇死亡率仅为5~10/10万,而发展中国家可达200/10万,甚至更高。在研究亚太地区不同国家国民人均收入与其国家平均婴儿死亡率的关系中看出,国家的国民人均收入与婴儿死亡率呈负相关,国民人均收入越低,婴儿死亡率越高。在家庭经济方面的研究显示,家庭年人均收入越少,其孕产妇死亡危险越高;妇女本人有收入,且收入占家庭总收入的比例越大,其死亡的危险性越小。说明妇女有独立的经济收入,其在家庭和社会中的地位则不同,对健康有保护作用。此情况也间接反映妇女在家庭及社会中的地位与她们的健康有着重要的关系。

第三节 文化习俗与地理位置对妇女健康的影响

一、文化习俗

很多调查和研究表明,文化习俗和宗教信仰对人们的健康有很大影响。尤其一些负面的传统习俗会很大程度上损害人们的健康。众所周知,在传统的封建文化中,女性是男性的附属品,被塑造成顺从、依赖与柔弱等各种品质,并建立了"男尊女卑,男强女弱"的牢固观念。中国妇女曾经遭受近千年缠足的残酷迫害,西方妇女为了迎合男人的审美观曾经不得不忍受无尽的痛苦而拼命束腰,非洲、中东和一些亚洲国家则通过实施的女性生殖器环切术(因为文化习俗或其他非治疗原因,部分或全部切除女性外生殖器,之后有可能把两侧阴唇或残端缝合起来,到结婚时再打开,或者对女性生殖器官的其他伤害)来要求女性保持贞操。尽管国际上为了禁止这种摧残女性的手段奋斗了25年之久，可是目前世界上每年仍有300万青春期女孩在遭受这样的摧残。这些都是对女性人权的极大藐视，更是对女性生殖健康的严重伤害。

在当今社会，尤其是发展中国家，重男轻女现象仍普遍存在。因此女性一出生就受到各方面的歧视，对女性各个年龄阶段的身心健康产生巨大的影响。在有些国家有些女婴一出生可能就遭到遗弃，丢弃女婴已经是在社会中延续已久的严重的重男轻女现象。旧的做法未去除，又出现了新的形式，目前个别地方出现利用先进技术如B超和羊水细胞染色体检查进行性别诊断，对女胎进行人工流产，使丢弃女婴的现象提前发生，导致一些国家局部地区男：女出生比例严重失调。在社会文化偏见的影响下，许许多多的女婴甚至被剥夺了生存的权力。出生以后，与男童相比，很多女童又要经历社会和家庭的歧视，营养不良、承担繁重的家务或体力劳动、得不到良好的教育等等，使身心受到严重伤害。例如许多国家和地区尤其农村都有研究资料证明，女婴得不到与男婴同样的营养。调查显示，某地男性小儿生病到就诊时间平均为9小时，但女孩平均为17小时，也有明显差异。而女童的健康问题不仅只反映在她们的儿童期，也直接影响到当她们成长为育龄妇女时的健康。儿童期的营养不良可致使孕产期的贫血或感染发生率高；儿童期的佝偻病可致骨盆畸形，影响以后的正常分娩等。

村落是中国乡村社会的基本单位，由此出发而产生的种种规范、行为、观念、心态等称之为村落文化，主要包括思维方式、文化观念、价值标准、道德规范、理想追求、生活习惯等。这种文化一经形成就在比较长的时间内传承和广泛流行，影响到人们生活的方方面面。北京大学公共卫生学院妇女与儿童青少年卫生学系开展的"中国北方某县妇女产褥期行为模式研究"发现，受村落文化的影响，农村产妇"坐月子"中的有些行为是不科学的，例如90％以上的人不吃生、冷和酸的食物；90％的妇女不洗头、不洗澡；70％以上的妇女不刷牙等。严重地制约了正确、合理的产后保健措施的实行，对产妇和新生儿的健康造成许多不良影响。

改革开放以来，我国一方面对以儒家文化为代表的传统文化及受其影响的旧体制进行反思和重建；另一方面对外来文化尤其是西方文化敞开国门。这不仅使人们受到了西方文化的冲击，而且感受到与过去相悖的压力。由于女性自身的特殊性和封建文化对女性的长期禁锢，女性必然会感到比男性更大的冲击、困惑和迷茫。例如，市场竞争打破了传统的"男耕女织"的生产模式，把越来越多的女性推向社会，但女性却面临着更多的压力。例如，男女同工不同酬；有些地方或行业的经济发展以牺牲女性利益为代价，比如一些旅游业和服务业以商业性性行为作为刺激手段；女职工退休、离岗、下岗的年龄越来越提前也导致了两性经济压力不平衡；一些领导岗位上的女性，不得不牺牲自己的家庭幸福或周旋于家庭与事业之间而疲惫不堪。由于女性无法摆脱和漠视传统文化对女性角色的长期束缚，面对文化震荡其心理上所承受的苦恼和困惑比以往更多、更深，其心理健康状况尤其不容乐观。

二、地理区域

居住在不同地理区域的人群，其健康状况有着极大的差异，无疑和很多因素相关，如人口分布、自然环境、居住情况、生活经济状况、职业、社会服务与福利以及卫生保健的提供等多种因素。总体上来看，农村地区和偏远山区的人群健康状况比城镇人群相对差。

偏远地区被定义为"那些由于地理原因而被公共设施、社区服务、医疗卫生机构和急诊救护等分离开的地区"。在我国很多研究资料显示，农村及偏远地区的健康状况较差，如孕产妇死亡率，城市一般在（20~40）/10万，农村地区为（50~150）/10万，而偏远地区可达200/10万以上。其他与妊娠和分娩有关的疾病如贫血、产后出血、产褥感染及产伤等均在农村尤其在偏远地区有较高的发病率。又如住院分娩率，西藏、贵州等以山区为主的地区，住院分娩率仅35%~50%。在原因分析上，一部分原因是距离的遥远、分散和资源有限，而另一部分原因是医疗卫生经费重点放在了城市，而缺乏对农村及偏远地区卫生保健基本需求资金和服务的合理分配，所以也难以得到平等的医疗保健。

此外，地理特征促使一个地区的居民形成其独特的心理素质和性格特点。例如生活在临近海洋的地区，与其他国家和地区海上航行交流的机会很多，受外来文化的影响也多，就形成了沿海地区人群容易包容和接受外来文化和新鲜事物的心理特征；而内陆地区则受中国传统思想影响很大，因此中原地区的人们具有憨厚朴实、相对守旧的性格特点。不同的地理环境影响具有不同的气候特征，阳光的照射使人大脑产生五羟色胺，五羟色胺使人产生良好的情绪，东北地区气候寒冷，人们大多在室内活动，接受阳光照射很少，五羟色胺分泌少，容易使人脾气暴躁。除气候因素外，地理因素也影响着人们的饮食习惯。饮食习惯对人类性格的影响也是很大的。例如江南人喜欢吃清淡甜食物和鱼，由于甜食中含有大量的可转化成大脑五羟色胺前体营养物质，可使大脑中五羟色胺水平升高，而五羟色胺是维持良好情绪和转换思维方式的最重要的神经递质。这些带有明显地域特征的固有习惯，形成了人群特殊的健康状况，同样也对妇女的健康产生着重要的影响。

第四节　教育与就业对妇女健康的影响

一、教育

教育是人的社会化过程和手段。教育具有两种职能：一是按社会需要传授知识，即对人的智能规范；二是传播社会准则，即对人的行为规范。教育可以帮助一个自然人转化为一个能够适应一定的社会环境，参与一定的社会生活，履行一定的角色职能的社会人的过程，是帮助人们掌握生活所必需的知识、技能、行为方式、生活习惯的主要手段。除了增加知识、提高自信和判断能力，教育还赋予人们社会地位，增加收入和获得潜在的能力。由于社会在不断地进步，生产技术、行为规范、生活方式乃至社会生活的各方面都在不断发生变化，其中与健康关系最直接的就是生活技能的培养。从一定程度上讲，受教育程度不同，人的生活方式、健康观念、价值观念也存在着差异。虽然教育因素对健康的作用机制十分复杂，但可以肯定教育无疑可以影响人的健康状况。

受教育水平对健康的影响已越来越引起人们的重视，很多国家的研究提出，教育程度与疾病死亡率相关，受教育程度越高，死亡率越低；将不同受教育水平的国家进行比较，发现其平均期望寿命有显著的差异，例如阿富汗、马里、几内亚等国家的成人女性识字率仅12%~18%，人均期望寿命为47~54岁，与发达国家人均期望寿命79岁相比，相差甚远。一项在40个发展中国家的研究显示，男性接受教育的时间多于女性。社会学家发现全世界文盲中，男女性别比为1∶2。我国妇女接受各级各类教育的比例在不断提高，18~64岁的女性中，文盲比例已从1990的30.1%下降到2000年的11.1%。2002年，女性平均上学年数为7.2年，比1990年提高了2.5年；普通高中教育中女性的比例持续增长，普通高中毕业生中的女生比例从1995年的34.2%升至2004年的44.3%。但高中阶段教育中存在的中专教育女性过度集中的情况，会导致年轻女性未来就业相对集中于技术含量和发展空间相对较小职业。尽管女性总体受教育水平有了较大提高，但农村妇女的受教育水平仍然偏低，与男性相比差距较大。农村女性文化程度为初中以上的比例是42.3%，比男性低20.8个百分点；58.8%的女性只有小学以下文化程度，比男性高21.9个百分点；女性文盲率为13.6%，比男性高9.6个百分点。

教育水平一方面影响到经济状况，另一方面影响到人们对卫生保健知识的了解和健康行为的采纳。联合国儿童基金会曾对拉丁美洲、加勒比海、非洲亚撒哈拉地区进行调查，发现母亲受教育程度低的儿童在二年级就辍学的几率是母亲接受过初级教育的儿童的2倍或者更多。已入学的女孩到了青春期可能因为很多的原因辍学，如承担家务、学校卫生设施不足、过早结婚、性骚扰和暴力等等。

受教育水平直接影响着妇女的自我保健意识、自我保健能力、良好的生活习惯和正确的求医行为及健康状态。女性受教育可对家庭和社会带来深远和长期的利益。受过基础正规教育的女性可能会推迟婚育年龄，会确保她们的孩子接受基础免疫，对自身和孩子的营养需要更为了解，会采纳更好的生育间隔措施。从而使她们的子女存活率更高、更健康、营养更好。

二、就业

妇女参与经济发展对提高妇女地位，实现妇女的人生价值和帮助家庭成员等方面都至关重要。随着经济和科技的发展，越来越多的妇女通过参与经济活动，获得有酬劳动，取得了经济的独立。妇女占全世界生产力的40%或更多，并且逐步拥有行政管理职位，进入专业技术领域，同时还不断为其他妇女创造就业的机会。据联合国粮食署的统计，全球80%粮食是妇女生产的。妇女对全球经济发展和消除贫困做出了巨大的贡献。

尽管近几十年来在妇女参与劳动方面取得了巨大进展，但是在就业过程中许多方面的改善却较少，例如妇女工作条件得不到改善、收入差距、工作不稳定、没有社会福利保障等等。不管在工业化国家还是发展中国家，农村或城镇地区，总的来说妇女的工作时间比男性长。英国牛津饥荒救济委员会（乐施会）的估算，妇女每周工作约60～90小时。一项在发展中国家的调查显示，妇女的工作时间超出男性，平均每天工作时间比男性多30分钟～2小时25分钟。而对于许多妇女而言，在家里做没有报酬的家务占据了她们大部分的劳动时间，使她们从事有酬工作的时间大大减少。在15个拉丁美洲国家城镇地区的研究显示，每4名妇女中就有1名的主要劳动是没有报酬的家务劳动；而在男性中这个数字是每200名只中有1名。

妇女不仅在有酬劳动中花费的时间比男人少得多，而且其有酬劳动的平均收入也低得多。在中东和北非国家中，相同的工作，妇女的收入大约是男人的30%，在亚撒哈拉非洲地区为50%。我国1990～2000年的10年间，在业女性的经济收入有了较大幅度的增长，但与男性的收入差距却明显拉大。1999年城镇在业女性的年均收入是男性收入的70.1%，男女两性的收入差距比1990年扩大了7.4个百分点；以农林牧渔业为主的女性的年均收入仅是男性收入的59.6%，差距比1990年扩大了19.4个百分点。从收入分布看，城镇低收入的女性比男性高19.3个百分点，而中等以上收入的女性比男性低6.6个百分点。而管理及专业技术领域女性收入是同领域男性收入的57.9%和68.3%。

就业关系到妇女的社会地位、经济地位和在家庭中的地位。国家统计局2006年底公布的第一次全国经济普查女性就业情况分析资料显示，性别歧视导致就业机会不均等。据统计，2004年底，我国第二、三产业的就业人员共有21 261.7万人，其中女性为7 842.5万人，占比重36.9%。按此测算，在同期全国人口男女性别比为1∶0.97的情况下，实际就业的男女性别比竟达1∶0.58。从人口普查资料中看出，分性别、年龄别人口在业率15～19岁女性高于男性，此后各年龄阶段的在业率女性均低于男性。一般情况下，15～19岁为受教育的年龄，女性的就业率高，表明女性失去读书的机会多。由于文化水平及职业技能培训不足，不少外出务工妇女不得不从事低薪和有毒有害的工作。非公经济中女职工的职业安全还没有得到充分保障，这将直接影响她们的身体健康及未来发展。如果妇女没有良好的就业机会，没有自己的独立经济收入，也就必然造成在家庭和社会中的从属地位。就业与受教育、经济状况、家庭地位、重男轻女的传统文化观念等因素都有相互的密切关系，对妇女的健康也会带来巨大的影响，如早婚早育、多生子女、孕产妇死亡及发病率高；而没有工作技能的女性可能被迫通过商业性性行为获取经济收入，使得性传播疾病发生率增高。此外，从历史经验看，当一名妇女拥有决策权时，会最大程度地惠及儿童，她们会注意子女的营养、足够的医疗保健以及其他的娱乐活动。

第五节　医疗保健服务对妇女健康的影响

人们是否能够得到卫生保健服务对人群健康有着重要的作用。每个国家都有一个卫生保健服务系统，主要任务是向个人或人群提供广泛地促进健康、预防疾病、医疗和康复服务，以满足人们的各种保健需要，保护和改善人民的健康。居民自身的健康状况是影响卫生服务需要与利用以及其生活质量的决定因素。

但是卫生保健服务的提供与国家的社会和经济发展有很大关系，由于世界各国的社会、经济发展水平不同，对卫生资源的拥有、分配和利用的差别悬殊。在很多发展中国家，由于卫生资源严重短缺，无法对大多数人提供最低限度的卫生服务，包括妇幼保健服务。而发达国家用于卫生的经费支出按人均计算，比很多发展中国家的人均收入还要高，则可能对每个人提供最大限度的卫生保健服务。在一个国家内，其卫生资源的分布也是不平衡的。大部分卫生经费和人力、物力都集中在城市地区，这些地区有昂贵的先进设备和合格的专科医生，而广大的农村和贫困地区则由于缺少最基本的卫生服务，导致大量的患可预防或治愈的疾病的病人死亡。

研究发现，尽管我国卫生保健和生育健康服务有了明显进步，但在农村，特别是西部地区问题还比较突出。35岁以下的农村孕产妇仍有24.0%从未做过产前检查，比同一年龄段的城镇女性高18.7个百分点。西部地区的这一比例为35.9%，比东部地区高21.0个百分点。从未做过妇科检查的农村妇女有49.4%。贫困地区孕产妇死亡中的45%在死亡之前根本没有得到任何医疗卫生保健服务。在孕产妇死亡相关因素分析中得到，家庭到医院距离大于5公里，没有进行产前检查或产前检查次数少，高危孕产妇未能提前住院分娩等均增高孕产妇死亡的危险。而由于产科服务和管理质量的不高，常可造成许多严重的产后后遗症，如感染、产道损伤、子宫脱垂、尿瘘等，严重影响了妇女的健康和生活质量。

一般来说，女性有月经期、孕期、产褥期、哺乳期和更年期等特殊需要，女性对卫生服务需要的时间跨度及对门诊和住院的利用量要多于男性。无论是城市还是农村，15岁以下低年龄组的两周患病率男性高于女性，15岁及以上各年龄组，女性都明显高于男性。但是，在很多家庭中，妇女在有关健康的决定中几乎没有发言权，在布基那法索、马里、尼日利亚，约75%的妇女表示由家中的男人决定了她们的医疗。从而使妇女在很大程度上压抑了自身的就医需求，延误了就诊的时间，使健康恶化。

也有经验证明，医疗卫生服务的提供也不绝对与经济因素呈正相关，如果国家和政府重视卫生事业，在政策和经费上给予倾斜，合理分配卫生资源，是可以在一定程度上改善人们健康水平的。如中国的孕产妇死亡率和婴儿死亡率明显低于许多人均国民生产总值高于中国的国家。所以世界卫生组织提出要本着社会公正的原则，采取国家和国际有效行动，实施初级卫生保健，改善卫生资源和人群健康的不平等。

第六节 性别不平等对妇女健康的影响

性别平等是为了帮助妇女摆脱贫困，增强妇女的权利，可以惠及妇女以及儿童。健康、受过教育而且获得权利的妇女们会养育健康、受过教育和自信的子女。但传统文化使社会依旧排斥和歧视妇女，有关性别的陈旧习俗难以调整和挑战。

妇女在生命的周期中，面临着各种性别歧视。性别歧视可以始于生命之初，现代的医疗诊断设备可以在妊娠早期就知道胚胎的性别。在对男孩有明显的经济和文化偏好的地区，这些技术被错误地用作为针对女婴的流产提供便利。尽管目前还没有结论性的证据正式这些技术被非法滥用，但是出生登记和人口学数据已经揭示了出生性别比和5岁以下男童的不寻常高比例，也促成了国家消除这些行为的计划。我国1990年男、女婴儿死亡率分别为28.54‰、33.21‰；2000年两率分别为23.90‰、33.72‰，在一定程度反映出女婴和女童生存状况亟待改善的严峻形势。

儿童和青少年成长中主要关注的是确保他们可以获得并完成质量可靠的基础和中等教育。但在大多数情况下，女童在受教育的过程中，可能处于不利的地位。联合国儿童基金会的数据显示，如果有100个男童辍学，那么就会有115个女童辍学。尽管在过去几十年中在教育过程中的性别鸿沟已经稳步缩小，但是在发展中国家，每5个女童中就有1个无法完成基础教育。失去基础教育也就剥夺了一个女孩发挥其全部潜能的机会，并且可能使自己和子代面临更多的疾病威胁。而中等教育可以显著地推迟女性首次生育的年龄，增强她们孕产期保健的意识，是妇女获得更高社会地位的关键因素。

在全球范围内，每年大约有1 400万婴儿由少女母亲分娩。在一些盛行早婚传统的国家，女孩往往14~15岁就成婚，而且在婚后不久就被要求怀孕以证明自己具有生育能力。在东南亚地区，约1/3的少女在17岁以前生育，而且生育的间隔时间短，到20岁时平均生育2个孩子。而其他国家，包括我国，少女初次发生性行为的年龄在提前，随之而来的是少女妊娠和性传播疾病的发生。调查显示，患有性病的少女往往有经常更换性伴、与有高危行为的性伴在一起以及多个性伴的特点，并且在性生活中很少采用保护性的避孕措施。过早地妊娠对正处于生长发育阶段的少女是沉重的负担,增加其孕产期并发症的发生率。由于妊娠少女很少得到良好的产前保健,孕产妇死亡和难产的风险明显增加。15岁以下女孩死于妊娠和分娩的可能性是20~29岁女性的5倍,而其所分娩的婴儿死亡几率增高,同时可能遭受更多的低出生体重、营养不良以及身体和认知发育迟缓。此外,少女还会面临性虐待和强奸,遭受性蹂躏和性摧残。2002年有1.5亿18岁以下的女孩被迫发生性交,或遭受其他形式的身体和性暴力。估计有180万儿童被卷入商业性性工作,她们遭受着被忽略、性暴力和身心上的虐待。

截至2005年,全球3 900万艾滋病病毒感染者中近一半为女性。在非洲和加勒比部分地区,15~24岁的青年女性感染艾滋病的人数可能是同龄男性的6倍。女性感染艾滋病病毒的风险高于男性,主要因为女性通过性行为感染艾滋病病毒的可能性是男性的2倍。而由于女性受教育的程度明显地低于男性,使她们获得预防艾滋病病毒感染和可能的保护措施的知识相当少。而由于妇女感染的大幅增加,也增加了儿童被感染艾滋病病毒的风险。

妇女生命中有历时30年左右的生育期,要经历结婚、妊娠、分娩、产褥、哺乳、避孕等特殊生理过程,增加了其患各种妊娠相关疾病和死亡的几率,以及由此造成的各种后遗症。

老年妇女虽然比男性活得更长,但由于其可能缺少对家庭资源的控制,使许多老年妇女面临性别和年龄的双重歧视,并因病致贫和因病致残,生活质量受到严重的影响。如北京的一项调查显示,女性尿失禁的发病率为46.5%,年龄越大发病率越高,而只有不到半数的妇女就诊,及时就诊者不到1/4。

性别不平等遍及生活的各方面,尽管不平等的形式和程度可能不同,但必须积极推进将社会性别意识纳入到所有经济社会发展规划、政策和项目的主流,只有这样才能逐步实现性别平等与妇女发展和经济社会整体发展的同步,提高和改善国家和地区性别平等与妇女发展的整体水平,造福于子孙后代。

(王临虹 邱琇)

第七节 性别暴力对妇女健康的影响

一、性别暴力概论

当前,性别暴力(gender-based violence)已经成为卫生领域和社会科学关注的一个重要问题。人们已经越来越清楚地认识到,性别暴力不仅会对妇女本人带来各种伤害,而且也会对其子女的健康带来严重影响。性别暴力问题不仅是社会问题,也是一个重要的公共卫生问题,需要社会多部门的联合行动来进行制止。

自20世纪70年代以来,国际社会出台了一系列反对妇女暴力的相关文书。例如联合国1979年通过了《消除对妇女一切形式歧视公约》。1985年第三次世界妇女大会通过了《内罗毕提高妇女地位前瞻性战略》。1993年世界人权大会通过了《消除对妇女的暴力行为宣言》。1995年第四次世界妇女大会的《行动纲领》将对妇女的暴力列入12个重大的关切领域之中,呼吁各国政府、国际社会和其他组织采取行动预防和消除对妇女的暴力行为。11月25定为"国际消除对妇女的暴力日"。

(一) 定义

在《消除对妇女的暴力行为宣言》中,将针对妇女的暴力定义为"任何以性别为基础,对妇女造成或可能造成身心和性行为的伤害或痛苦的暴力行为,包括威胁要进行这类行为、强迫或任意剥夺自由等都属于针对妇女的暴力范畴,不论其发生在公共场合还是私人领域内。"为了强调社会性别在其发生过程中的作用,针对妇女的暴力又被称为基于社会性别的暴力,简称为基于性别的暴力,或性别暴力。

(二) 性别暴力类型和特点

1. 躯体暴力 包括所有对身体的攻击行为如殴打、脚踢、打耳光、用工具等;
2. 性暴力 故意攻击性器官,强迫发生性行为、性接触等;
3. 心理暴力 损坏个人财产、语言攻击和威胁、羞辱、被迫与家人和朋友分离、骚扰等;
4. 经济控制 限制或控制用钱、事物、衣服和个人物品,例如:汽车钥匙、银行存折等。

性别暴力的特点为行为的隐蔽性、时间的连续性、后果的严重性、原因的多样性。

事实表明大多数妇女遭受暴力是在她们认为最安全的家里,施暴者常常是她们的丈夫或男朋友,而长期以来,家庭或亲密关系中的暴力是被容忍甚至纵容的。

二、性别暴力对妇女身心健康的影响

(一) 心理和精神健康的影响

针对妇女的种种暴力都可以给妇女的心理和精神带来严重伤害,引发一系列的心理和精神疾患。如抑郁、恐惧、焦虑、低自尊、性功能障碍、创伤后应激失调、自杀或杀人等。很多妇女认为心理遭受的伤害往往比躯体上的伤害更使她们无法忍受。一个人群调查结果显示,在有性暴力经历的妇女中,有精神疾患症状的比例为33%,在有躯体暴力经历的妇女中,这一比例为15%,而在没有暴力经历的妇女中,该比例则为6%。郭素芳对产后妇女的研究发现,遭受家庭暴力者产后抑郁的发生率(31.7%)明显高于未遭受家庭暴力者(19.3%)。

此外遭受暴力的妇女常常失眠,存在睡眠困难,经常做噩梦。这些妇女还经常感到沮丧、无助、缺乏自信、自卑,感到自己没有办法控制自己的命运,只能忍气吞声地忍受暴力。她们也会经常责备自己,总认为是因为自己不够漂亮、不够能干、不够贤惠,丈夫才对自己不好,自己不是个好妻子,遭受暴力都是自己的错误,是自己造成的。

有些妇女长期生活在暴力环境中,往往会感到生活没有意义,对自己采取放弃的态度,或者厌世而产生自杀念头,美国的一项统计显示,25%受丈夫虐待的妇女曾有过自杀的企图。或者因为对丈夫积怨过深而产生以暴致暴的想法,产生杀死丈夫的念头,并有一部分妇女甚至实施了这些行为,而最终导致自己死亡,或者杀死了丈夫。英国1995年犯罪统计显示,41%家庭内谋杀的女性幸存者是被现任或前任配偶所杀,我国辽宁省女性犯罪情况显示,犯有重伤害和杀人罪的女性罪犯80%是由性别暴力引起。

(二) 性别暴力对妇女躯体健康的影响

性别暴力给妇女的躯体带来的伤害可分为3大类:

第一类就是身体上出现的明显外伤:皮肤划痕、青紫、红肿、局部出血以及伤口、骨折、脏器破裂等。

第二类是身体机能的损害：胃肠易激惹综合征、脑震荡、身体伤残、生殖系统疾病等。

第三类是造成原发疾病的加剧：冠心病、高血压、糖尿病、哮喘等。

人群调查显示，在遭受过躯体暴力的妇女中40%～75%的妇女都曾经发生过躯体的伤害，可能是非常轻微的小伤口或青紫，也可能是导致终身残疾或死亡。加拿大的一项调查显示，43%的受到躯体伤害的妇女都需要到医疗机构就诊，50%需要在家休养。

躯体暴力和性暴力都可以通过多种途径直接或间接地对妇女性和生殖健康造成不良影响，并且当躯体暴力和性暴力同时存在时，这种影响更为明显。

性别暴力还可增加妇女常见疾患的发生率。如慢性盆腔痛、不规则阴道流血、痛经、盆腔感染、性传播疾病、非意愿妊娠、阴道感染、泌尿系感染、性功能障碍（性交痛、缺乏性欲、性功能减退甚至丧失等）。性暴力还可增加妇女经期综合征的发生。另外，性暴力也可以造成妇女的生殖器官外伤，如撕裂、溃烂等。在一个随机调查的人群中（Schei B.，1989），45%有性问题的妇女和47%有妇科疾病的妇女曾经遭受过暴力。

遭受性暴力，特别是在儿童时期遭受性暴力，可以使妇女在没有防护的情况下，感染性传播疾病，如淋病、尖锐湿疣、梅毒、甚至艾滋病等。吴久玲等对2 002例未婚人流女青年的性别暴力调查结果显示，遭受过性暴力的妇女中，46.4%感染有性传播疾病。而且大量研究表明，遭受性暴力的妇女后来更有可能会为了钱物或者其他东西而卖淫，也增加了她们感染性病/艾滋病的危险。

暴力可能会阻碍妇女与其配偶商量性生活中使用避孕套。Cohen的调查发现，67%和83% HIV阳性的妇女曾经遭受过暴力。在一些地区妇女因为害怕她们配偶的反应而不敢进行HIV的咨询检测，很多妇女即便进行了检测，也不会把结果告诉她们的配偶，这一方面对控制HIV的性传播造成了影响，另一方面也对HIV母婴阻断造成了阻碍。

（三）性别暴力对孕产妇健康影响

研究发现，遭受虐待的孕妇易发生不良妊娠结局，包括低出生体重、早产、流产和胎儿/新生儿死亡及产后抑郁。瑞典的研究发现，在132问卷调查妇女中，有32个妇女报告在产后遭受恐吓、身体或性的暴力。Parker对1 203名妇女的研究发现，孕期遭受暴力与低出生体重和孕期体重增长较少密切相关。Susans发现人工流产的妇女中自我报告的性别暴力的发生率为39.5%，而且遭受暴力的妇女多是自己作出人工流产的决定。Mcfarlane的研究发现遭受暴力的妇女更容易推迟产前检查的时间。现有研究表明，腹部的伤害可能会导致胎儿的死亡或者引发早产而导致低出生体重。另外，暴力导致的一些不良健康习惯（如吸烟、酗酒等）也可能会导致低出生体重的发生。暴力导致的精神抑郁等可以增加或抑制激素的分泌或者导致免疫学改变，从而造成早产或宫内发育迟缓。Stark的研究发现，25%在急诊室就诊的有精神症状的妇女挨过打。由暴力造成的心理疾患可导致自杀从而增加妇女的死亡率。北京大学妇儿保健中心的研究发现，产后抑郁与产后性别暴力密切相关。

三、性别暴力的识别、筛查与干预

（一）性别暴力识别

医务人员常常是第一个，有时也是唯一一个受虐妇女寻求帮助的对象，医务人员有机会也有责任对性别暴力进行干预。尽管医务人员在日常的临床工作中遇到许多性别暴力的幸存者，但是，许多医务人员不能识别性别暴力，他们对暴力也不做常规的询问和检查记录。在中国，医务人员没有接受过怎样筛查性别暴力的培训，也不知道怎样处理遭受暴力的患者，因此性别暴力常常不被揭露出来。

1. 暴力幸存者常见的就诊原因有以下几种：
（1）长期地自诉身体不适而又无明显的器质性病变；
（2）有自杀未遂历史或自杀企图；
（3）慢性盆腔痛；
（4）慢性肠道激惹综合征；
（5）抑郁、焦虑、睡眠困难；
（6）未婚青少年的意外妊娠；
（7）儿童或青少年的性传播疾病；
（8）性传播疾病的久治不愈或治愈后的反复发作；
（9）尿路感染；
（10）阴道瘙痒或出血；
（11）有性生活问题或性欲低下。

2. 受虐的躯体表现
（1）损伤，尤其是在乳房、腹部和生殖器，或不可解释的疼痛；
（2）过量摄入食物、营养不良、抑郁，较晚或较少接受孕产期保健；
（3）新旧程度不同的伤痕或特定形式损伤；
（4）自然流产、早产；
（5）鼻骨折。

（二）性别暴力筛查

Lisa E. Moore（1997）认为，每个妇女都应该被考虑为可能是性别暴力的幸存者。性别暴力存在不同的种族、文化、宗教信仰和社会经济阶层的人群中。唯一一致性的受虐危险因素就是女性。大多数女性不会自愿告之她的受虐事情，除非在她知道，她的回答会得到保密的情况下。因此，一些研究机构提出了以下筛查暴力的问题：

"你曾遭受到有密切关系的人的伤害、威胁和恐吓吗？"
"与现在和过去的伴侣在一起时，你会担心你和你孩子的安全吗？"
"你害怕你的伴侣吗？"
"在你妊娠时，你遭受了某人的伤害或威胁吗？"
"当你不愿意时，有人迫使你发生性行为吗？"
"当你的伴侣生气时，他会做什么？"

一旦妇女被鉴别出是暴力幸存者，医务人员应提供必需的医疗措施，记录暴力的情况，做出适当的转诊计划和协助幸存者做出出逃计划（Lisa E. Moore，1997）。

（三）性别暴力的医疗干预

1. 医疗干预的原则
（1）以幸存者的需求为出发点。
（2）关注幸存者及其子女、家人的安全。
（3）尊重幸存者对自己生活的选择。

(4) 对幸存者提供的信息予以保密。
(5) 及时为幸存者医治伤病。

2. 医疗干预模式（ABCDE 干预模式）

(1) 单独询问 A（ask to be alone）：这样做是为了保证幸存者能披露他们的暴力事件，如果保健人员让幸存者的伴侣也在场，披露出来的事件与实际情况有很大出入。

(2) 相信披露出来的事情 B（believe the disclosure）：无论披露出来的事情多么不可思议，也要相信它，幸存者很少对他们所受的暴力情况撒谎。

(3) 救助方式 C（call in resources）：要认识到一些机构会帮助幸存者，如妇女避难所、性别暴力咨询处、性暴力救助中心等。

(4) 记录暴力事件损伤情况 D（document history and injuries）：在支持幸存者的案件审理中，暴力事件的损伤情况的记录是至关重要的。

(5) 保证安全 E（ensure safety）：幸存者和所涉及的孩子的安全是最重要的。医务人员要询问幸存者是否对她本人和孩子的安全担心。医务人员一定要认识到，以前暴力的严重程度不能说明将来暴力发生的情况，而且许多幸存者总是缩小暴力的严重程度。有研究明确提出，暴力事件的发生一般在频率和严重程度方面都是逐步升级的，永远不要把性别暴力施暴者的威胁当成耳旁风。

3. 病历记录的要素

(1) 注重医学文书的证据特征，病历记录要实事求是，描述准确、详细，就诊日期和 X 线片等日期应准确无误；

(2) 如果有条件，应利用人体图把受害人躯体上外伤的部位和严重程度记录下来；

(3) 记录性别暴力发生的具体时间和次数以及既往暴力发生情况；

(4) 躯体症状和情感的异常要记录下来；

(5) 施暴者（一个或是多个）的姓名；

(6) 记录幸存者好朋友的联系方式。

4. 法庭证据采集及保存 证据记录要详细、真实有效，从而可以作为法庭证据；还要注意当对成人受害情况进行归档记录时，要做到知情同意，并且还要同时向参与此案件调查的警官进行咨询。

如果受害人在案件记录时，不能作决定是否要诉诸法律，应详细记录暴力发生经过，以便过后他（她）反悔时用。

(1) 按规定保存病例及 X 线、CT 片，避免遗失或被不法销毁。

(2) 软组织损伤、皮肤挫、裂伤等，可以拍照。尽量采取正对拍照物的角度，要有比例尺。

(3) 可能有助于反映受伤部位和致伤物的血衣，要将血迹在阴凉通风处晾干（避免暴晒）、保存。（性暴力遗留的可疑精斑也应晾干，室温保存。）

(4) 在头皮创口附近，寻找可能有助于致伤物推断的毛发检材，并保留。

(5) 亲子鉴定检材：

1) 新鲜血或脐带血：$30\mu l \sim 5ml$，EDTA 或枸橼酸抗凝，4℃保存；

2) 羊水：$5 \sim 10ml$，置灭菌管中 4℃保存；

3) 活体取得的绒毛组织：-30℃保存；

4) 流产胎囊、引产胎儿组织：-30℃保存。

5. 安全计划　要准备一个小卡片发给遭受过性别暴力的人，卡片不用太大，名片大小即可，上面要清楚地写上本地区为这些人提供的服务机构和设施；这样幸存者可以将其放在钱包等不容易被发现的地方。所列的信息应包括：

(1) 避难所的信息/经济援助信息/法律救助服务/紧急救助电话/咨询服务；

(2) 性别暴力幸存者的支持组织。

向决定继续留在暴力发生的家庭的人提供必要的信息和指导，以便他们再次遭受不幸时，能及时得到解救和帮助：

(1) 要让他们私下备好一个安全包，里面包括必要的衣物、现金、电话、签证、身份证、出生证明等；

(2) 放好护照、银行卡、出生证明、法律文件、银行存折等要重要东西或复印留存。

医务人员工作中遇到性别暴力的病例时，为保证自身安全，应做到以下几点：

(1) 尽量不要站在正在吵架的夫妻中间，注意出口的位置，当施暴者在时，您要站在离出口近的地方，这样如果需要，您能迅速离开房间；

(2) 如果没有通知警察，应尽量避免双方面对面对质的局面；

(3) 不能随便将家庭住址等信息泄露出去。

（吴久玲）

第八节　流动人口妇女健康问题

流动人口（floating population, migrant population），顾名思义，是具有流动属性的一部分人群。在国外，流动人口通常被理解为迁移人口或迁徙人口，是以长久居住地区（或称常住地）为出发点，凡是在一定时期内改变过长久居住地的人口被统称为迁移人口。实际上，迁移人口是出于各种需要（如就业或安全等）而改变家庭长久居住地的一次性的流动人口。他们因家庭长久居住地的改变而比较容易被界定出来。然而在我国的现实生活中，由于户籍管理机制的运行，使得流动人口的界定产生了一个"户籍标准"，即在人口管理中只问户口登记地而不问实际的家庭长久居住地，将户口登记地改变的人口视为流动人口。

我国是地域广阔的发展中国家，经济文化发展极不平衡，在中国随着城市化的进程，巨大的城乡差别使农村剩余劳动力大量涌入城市，他们离开其户籍所在地进到城市中生活、工作，这部分人员被称为流动人口。流动人口是指由于各种原因离开户口登记地到外地定居或暂住的人群，居住时间不定。流动人口多数来源于农村，主要有以下几个特点，①青壮年人口是流动人口主体，18~30岁青壮年劳动适龄人口占流动人口的70%；25~29岁是流动人口的峰值年龄段，占流动人口的20%；接近40%为女性，其中80%年龄在20~40岁之间，正值生育年龄；②受教育程度高于流出地但低于流入地，男女差别明显，女性流动人口受教育程度明显低于男性；③流动人口经济参与率明显高于城镇常住人口，主要从事体力劳动，如建筑施工、制造业、家政服务业、商业零售、餐饮、保洁等工作。

一、流动人口的健康状况

许多研究均显示，流动人口疾病发病和患病情况显著高于当地户籍人口。人口的流动形成了地区间传染病传播的纽带，1979年深圳市全市仅有疟疾病人7人，但在特区建设中，大量外来民工进入深圳，1984年深圳疟疾病人猛增到7 427人。上海、苏州的资料显示，流动人口疟疾的发病率为户籍人口的12～26.8倍。上海市2001年对流动人口疫苗接种情况进行调查，麻疹疫苗接种率仅为70.65%，而5种疫苗（卡介苗、小儿麻痹糖丸、百白破、麻疹及乙肝疫苗）的合格接种率仅41.02%。广东中山市1998年流动人口麻疹发病率高达1400/10万，为户籍人口2.59/10万的540倍。

流动人口居住地多为拥挤、阴暗、潮湿的平房或棚屋，缺乏卫生设施，饮食及饮用水条件差，较易发生肠道传染病。上海浦东新区资料显示，流动人口肝炎、伤寒、菌痢及其他肠道传染病的发病情况均明显高于户籍人口。义乌市的流动人口肺结核新发病例数和痰涂片阳性数均呈增加趋势。然而流动人口治疗管理难度大，流动范围大，表明其更具有传播结核病的风险。温州市1997～2000年国家法定甲、乙类传染病报告资料显示，流动人口传染病发病率55.55/10万，大大高于省内人口12.03/10万。流动人口的急性肝炎、菌痢、淋病、梅毒、腮腺炎的发病数及构成比均呈上升趋势。

多个地区的资料显示，流动人口淋病、梅毒等性传播疾病的发病率呈明显上升趋势。流动人口由于身处异乡，面临着巨大的生存压力，忍受着社会的歧视和不理解，他们终日劳作，身体和心理负担均很重。同时，由于经济和社会地位导致的难以宣泄的性需求，极易导致他们依靠商业性性行为来满足性需求。但由于缺乏预防性传播疾病的知识和存有侥幸心理，通常都不采用安全性行为，而一旦感染生殖道感染性疾病，不能及时察觉，症状严重后又不愿或没有能力进行正规治疗，因而加重了病情，使身边的人面临被传染的危险，从而导致一系列恶性循环。

二、流动人口妇女生殖健康状况

流动人口在进入城市后，在社会经济生活中不同程度地存在贫困现象，而他们的居住方式比较复杂，居住条件比较差。流动人口通婚圈扩大，婚姻的自主权较高，性行为比较活跃。但他们缺乏避孕、节育、预防性传播疾病和艾滋病等生殖健康知识，获得相应服务的能力比较弱，而未婚人群获得生殖健康服务的能力更弱。因此，安全性行为的意识淡薄，非意愿妊娠的发生率、流产率较高。

由于我国建立的是以户籍管理为基础的"妇幼保健三级网络"，可以基本满足本地城镇居民的围产期保健需求，但由于流动人群中育龄妇女受到各方面条件的影响，对城市所提供的围产期保健服务缺乏有效利用，与暂住地的本地居民相比孕期健康及对保健服务资源的利用水平显著偏低，造成孕产妇及新生儿发病率、死亡率升高，严重影响这群妇女的健康。

在流动人口利用孕产期保健服务方面，研究发现家庭经济收入、妇女对家庭经济的决策和支配权影响她们接受产前保健服务的次数。流动人口孕产妇通常考虑技术条件、服务态度、价格、从居住地到医院是否便利等因素选择孕产期保健机构；而产前检查和住院分娩的费用均远高于她们的期望值。

研究显示，我国流动人口孕产妇死亡率是户籍人口的1.7～6.0倍；除母乳喂养情况较好外，流动人口子女生理健康、卫生保健状况等都较差，明显差于当地城市户籍儿童。北京的一项研究显示，流动人口4个月内母乳喂养率为79.10%，明显高于城市人口，但儿童贫血的患病率为31.3%，高于城市儿童的14.8%。福州市的研究显示，流动人口低出生体重发生率是当地儿童的2倍。

诸多的影响流动人口妇女健康的因素，并不都是平行的、独立的，而是互为条件、相互作用的。在这些影响因素中，经济因素是首要的，地区流动人口卫生政策也起着重要作用。社会资源分配、环境控制、文化和生活方式等均对流动人口，特别是广大妇女儿童的健康产生重要的影响。

第九节 综合性社会保健措施

随着社会经济的发展及妇女对健康的需求不断增加，越来越多地显示出妇女健康是密切地与社会、经济、文化、教育、环境、生活方式，尤其是社会地位、权力及保健服务的提供等多种因素相联系。对于影响妇女健康因素的干预仅仅限于生物医学领域是远远不够的，还应探索综合性社会卫生保健措施和干预办法，调动国家、政府、各部门、社区、个人各个层面共同努力，使妇女健康水平不断提高。

一、将妇幼卫生纳入社会大系统中

健康不仅只是卫生部门的任务，如人们的生活环境、住房、交通、环境污染及不良行为等均对人的健康有很大影响，妇女儿童的健康也是如此。所以解决妇幼卫生问题也不能仅依靠卫生部门，必须将妇幼卫生纳入社会大系统中，成为政府工作内容之一。政府及有关部门在制定政策、法规和资金分配上，均应将妇女儿童的健康因素考虑进去，尤其注重处于不利条件的人群如贫困和农村偏远地区的妇女儿童群体，使他们更多地得到全社会的帮助和支持，提高生活质量，提高健康水平。

二、各部门协调与合作

妇女儿童的健康离不开社会各部门的合作和支持，必须动员全社会各界力量来共同参与妇幼社会保健工作。社会各部门包括各种政治组织、经济组织、文教科学组织、群众组织包括工人联合会、共青团、妇女联合会及其他宗教组织。尽管部门不同，但是对妇女儿童保健来说都应从各自的特点中找到共同的义务。

三、开展社区妇幼卫生服务

改善妇女儿童的健康必须动员全社会的力量，不仅需要政府、各部门及医疗卫生系统的参与和支持，还应该动员社区积极参与。社区参与已成为世界公认的健康促进的重要手段之一。社区卫生服务的重点是以预防保健为主，以人群为对象，以社区及家庭为基础的综合服务形式，特别是支持社区成员自己确定自己的卫生保健需求，帮助人们根据本社区情况解决自己的健康问题。妇女儿童群体占社区人群的2/3，因此，社区妇幼保健服务是社区服务的重要内容。

四、改变医疗卫生服务取向

人类健康不仅受到生物学因素及自然环境的影响，更重要的受到诸多社会因素的综合影响。为了更好地保护人们的健康，满足人们日益增长的保健需求，医疗卫生保健系统也必须相应改变其服务取向，向着生物-心理-社会的新的医学模式转变，加强专业技术人员的社会防病意识，扩大保健服务领域和方式。

改变妇幼卫生保健服务的取向要坚持以妇女儿童健康为中心，提供公平服务，采取适宜技术，因地制宜，并注重提供优质服务。在孕产期保健中，不仅要注意生物学因素的影响，同样要注重提供多方面的支持。如孕产妇健康与其受教育水平有关，虽然不能在短时间解决受教育问题，但是可以通过健康教育和咨询更多地向妇女提供有关保健知识，提高妇女自己的保健意识，改变卫生行为。如参加早期保健、孕妇学校，提高对高危妊娠识别能力，及早就医，住院分娩，母乳喂养等，均对孕产妇健康起到保护作用。其他妇女保健方面，如青春期、更年期保健、妇女常见病的防治，特别要重视性传播疾病的防治、性健康教育、女性生殖系统肿瘤的防治，为妇女健康提供全面的服务。对就医不方便者提供近距离服务，并注意提供综合性服务，使病人在一次就诊中得到多项服务，且节省了资源。与妇女建立良好的医患关系，以服务对象为中心，提供优质服务。

在妇女保健中提供优质、全面的服务，这对服务提供者也提出了更高的标准，这就要求医疗保健人员不断学习，转变思想，更新社会防病知识，如将各种社会性危险因素列入危险管理的范畴，提高服务技能。同时注意与社会工作者、与其他部门更好地合作，使妇女得到更全面的保健。

五、开展健康教育，提高自我保健意识和能力

健康教育是社会保健措施的重要组成部分，健康教育的对象是社会人群，其任务是针对危害人体健康的社会、环境、心理、生物因素，动员全社会和一切有关部门，运用大众传媒和其他教育手段，对不同人群进行预防危害因素和促进健康的教育和训练，使人们掌握保健知识和技能，提高自我保健的意识和能力，自觉养成良好的行为和生活习惯，以达到健康促进的目的。

（王临虹）

第十章 环境与生殖健康

环境是人类赖以生存和繁衍的基本条件，生殖健康是人类繁衍至今的重要保障。人类在漫长的进化过程中形成了对生态环境适应和依存的关系，环境与生殖健康处于一个动态平衡之中。当今由于人口剧增与全球化的科技发展，给人类带来繁荣的同时，也产生了地球环境污染的问题，使生态环境遭到了严重的破坏，对人类健康包括生殖健康产生了潜在的危害。环境有害因素不仅可影响妇女本身健康，还可通过妊娠及哺乳影响胎婴儿的生长发育。因此，研究环境有害因素对妇女生殖健康的影响及其保健对策，是关系到几代人乃至整个人类前途的重大问题，对提高出生人口素质有重大意义。

第一节 概 述

一、环境和环境因素

(一) 环境和环境因素的概念

人类生存环境包括自然环境和生活环境。从更广义的理解，环境（environment）是指与人类生存有关的物理、化学、生物、行为、社会经济因素以及人类自身状况的总称，是一个非常复杂的体系。对于生活在母体内的胚胎和胎儿来说，其外环境主要指宫内环境而言。影响胎体宫内发育的环境因素，包括外源性环境因素、母体因素和胎盘因素。宫内环境的质量将直接影响宫内胚胎和胎儿的生长发育。

人类赖以生存的外界环境中存在着各种物质，如空气、水、土壤、食品及其他生活物质，这些物质都属于环境因素（environmental factors）。良好的自然环境为人类和其他生物提供了生存和发展的条件。但当环境因素的强度或浓度超过或低于一定限量，可对人体健康，包括生殖健康，产生不良影响时，则称之为环境有害因素。环境有害因素涵盖了自然环境、环境污染、生活接触、职业接触等所有的环境有害物质。

(二) 影响生殖健康的环境因素分类

1. 按其属性　可有物理的、化学的、及生物的影响因素。

（1）环境物理因素：如电离辐射、噪音、高温、微波及家用电器所产生的电磁波、离子化气体等都有影响胎儿发育的报道。

（2）环境化学因素：随着工农业的发展，未经处理的工业"三废"、农药、各类生活垃圾、污染物等侵入环境，污染大气、水源成为公害。例如空气质量指标中的二氧化硫、一氧化碳、氮氧化物、可吸入颗粒物均可以通过血液循环进入胎儿体内，干扰胎儿的正常发育；空气中的氯化物、香烟排出的焦油、苯并芘之类也可通过母体进入胎体；孕期接触汞、铅、砷、镉等重金属毒物，可引起人类生殖细胞染色体畸变；母源性小儿铅中毒可致儿童智力低下；甲基汞、多氯联苯、有机溶剂和麻醉性气体均已被证实对人类生殖和发育有害；人工合成的雌激素类化学物质，使生殖细胞发生持久性的损伤，而导致不孕、流产、畸形；还有居室内的空气污染，如来自家具、房屋装修、厨房等也直接危害胎婴儿生长发育。

（3）环境生物因素：包括各种传染性因子，如风疹病毒、巨细胞病毒、弓形虫、单纯疱疹病毒、性病病原体等可引起流产、早产、死产及畸胎等。

2. 按其接触方式　有自然环境的影响及环境污染的影响。

自然环境的影响：如居住地区地质性缺碘引起的碘缺乏病、高氟地区引起的先天氟中毒等。

环境污染的影响：

（1）工业三废对周围地区的大气和水源造成污染：大气污染地区早产率、死产率及新生儿死亡率显著高于非污染区，甲基汞污染水体，经过食物链经由妊娠母体进入胎体，可引起胎儿先天性甲基汞中毒。

（2）生活接触：如由于燃煤、吸烟、装修等造成的居室空气污染。

（3）食品受到农药、微生物污染，或营养素缺乏引起的营养不良、或营养过度及维生素补充过量都对胎儿有不利的影响。

（4）医源性接触：如医疗用药、医源性照射等。

（5）不良生活习惯：如吸烟包括被动吸烟及酗酒等。

人们每天都生活在各种环境因素的包围之中。环境有害因素通过呼吸、饮水、食物摄入和皮肤吸收等不同途径进入人体内，对人类生殖健康产生危害。

二、环境因素影响生殖健康的特点

1991年WHO在哥本哈根举办"人类生殖的发展和研究培训"国际讨论会，会议中心议题是"环境对人类生殖健康的影响"。会议指出，环境因素对生殖健康（reproductive health）的影响，表现在人与环境的动态联系过程中，良好的环境对人类健康包括生殖健康是有利的，不良的环境对人体健康包括生殖健康是有潜在危害的。研究已表明，进入生活环境中的污染物一般作用于人体的浓度低、时间长、且有多种毒物同时存在联合作用的特点，往往近期看不见损伤，多为远期效应，如致突变、致畸胎、致癌瘤效应。具体表现如下：

1. 环境因素可诱发生殖细胞突变，影响生殖过程和生殖结局。如发生不孕、早早孕丢失、自然流产、死胎、畸胎或其他先天缺陷。

2. 环境因素可影响生殖过程的任何环节，造成生殖功能障碍或不良生殖结局。如月经失调、子宫内膜增生，流产、先天畸形、低出生体重、智力低下、弱视、聋哑等。

3. 环境致发育异常因素可通过妊娠中的母体，干扰正常的胚胎发育过程，引起先天缺陷。

4. 孕期接触环境有害因素，可导致子代身体和智力损害或通过胎盘致癌等。

三、环境致发育毒性因子和致生殖危害的条件

1. 环境致发育毒性因子　它是指能引起胚胎发育异常或先天缺陷的环境因素。环境致发育毒性因子（developmental toxicity factors）可以是物理的、化学的或生物的因素。这些有害因素可以通过妊娠中母体干扰正常的胚胎发育过程，这种作用称为致发育毒性作用。人们惯用的"致畸因子或致畸原"是指某些有害环境因素使胎儿出现永久性的结构异常，而导致先天缺陷的出现。"致畸性"仅仅是发育毒性的一种表现，用它来概括属于发育毒性的所

有表现是不恰当的。环境对胚胎的发育毒性作用可有 4 种表现：①胚胎死亡，即出现流产；②畸形，主要指形态上出现的永久性异常；③生长发育迟滞，如低体重儿；④功能发育不全，如神经系统功能或免疫功能低下等。

2. 环境致生殖危害的条件　环境生殖危害的发生及严重程度取决于环境因素的特性、强度（剂量）、作用持续时间以及生殖过程的阶段（如生殖细胞期、胚胎期、胎儿期）、母体基因型及生理病理特点等。例如，不同类型的致发育毒性因子可引起不同类型先天缺陷的发生，如反应停引起短肢畸形；甲基汞引起婴儿脑性麻痹及精神迟钝；X 射线引起小头畸形及小眼球症等。按胚胎器官系统分化顺序，与妊娠的不同时期受致畸原影响，可出现不同类型的畸形。对胚胎危害最严重的阶段是妊娠 8 周内（器官形成期），此时期是细胞高度分化和各器官系统基本形成的时期，因此容易产生畸形。如人受精后第 21 天～41 天时，胚胎心脏最易受影响，随后为四肢及眼睛。神经系统的易感期最长，自受精后第 20 天直至胎儿娩出。妊娠第 8 周后至妊娠终了的胎儿期，器官分化已基本完成，各器官进入生长发育阶段。随着胎龄的增加，对致发育毒性因子的敏感性逐渐下降，但大脑和小脑及泌尿生殖系统仍在继续分化，此期受有害环境因素作用，主要发生生理功能缺陷及宫内发育迟滞，出生后行为异常，听力、视力障碍、智力低下等。因此，孕期的全过程都应注意避免接触环境中的有害因素，以保护母婴健康。

四、环境因素对遗传的影响

环境因素对遗传物质的影响，早在 1927 年穆勒（H. J. Muller）首次报道，用 X 射线照射果蝇诱发基因突变（gene mutation）。此后，越来越多的人报告电离辐射和化学品引起哺乳动物基因突变的实验证据。致突变作用，即引起染色体畸变（chromosome aberration）或基因突变。能引起突变作用的环境因子称为致突变因子或称诱变剂（mutagen）。没有任何明确的突变原因或人为的干预，所出现的突变为自发突变（spontaneous mutation），自发突变率很低。而诱发突变（induced mutation），它是由特定的环境因素引起的，包括高温、电离辐射、化学物质、药物等，诱发突变率大大高于自发突变率。研究已证明：化学致突变作用，在无其他毒性反应的低剂量下可以发生，而且可以形成一种不可逆的基因损伤。目前，已有的诱变剂在 2 000 种以上。突变发生在生殖细胞，可以对后代产生遗传影响；突变发生在体细胞，可以在引发癌症上起重要的作用；突变发生在胚胎细胞，可以对后代产生致畸或发育障碍的影响。人类所以有如此多的遗传病（inherited disease）、出生缺陷（birth defects）、肿瘤或怪病，就是因为在每一个世代的基因库中都存在一定数量的，由各种原因引起的突变基因或有害基因。基因库（gene pool）是指人群生殖细胞内所具有的能传给下一代的全部基因总和。显然，在一定的人口中，存在着一部分有害的或致病的基因。遗传负荷（genetic load）或突变负荷（mutation load）是指在人群中每个个体所携带的有害基因的平均水平或频数。当代人遗传负荷的大小直接影响到下一代或几代人的健康。据估计，目前每人平均携带 5～6 个有害基因。遗传负荷的确切原因尚不清楚，已知环境诱发基因突变和自然选择等影响人类的基因库。

第二节 环境有害因素对生殖健康的影响

一、碘缺乏地区

由于自然环境（地质性）缺碘，使长期居住在缺碘地区的人们摄碘不足，引起一系列碘缺乏病，是一个世界性的环境保健问题。全世界有不少地区缺碘，估计有16亿人生活在低碘地区。我国是碘缺乏病（iodine deficiency disorders，IDD）较严重的国家之一，全国大部分地区为碘缺乏地区。根据我国碘缺乏病病区划分标准，尿碘中位数<100μg/L，水碘<10μg/L，以乡镇为单位8～10岁小学生甲状腺肿大率大于5%；或7～14岁小学生甲状腺肿大率大于10%（触诊法或B超法）的地区为碘缺乏病区。个体尿碘水平<100μg/L为碘缺乏。据报道，我国约有7.28亿人口受到碘缺乏的威胁。估计一年有近1000万新生儿出生在碘缺乏地区，约有100万～200万的孩子因缺碘而相对智力低下，严重地影响人口素质。

（一）对妇女生殖健康的影响

1. 育龄妇女碘缺乏，可引起月经异常、不排卵、不孕症；
2. 孕早期孕妇碘缺乏，可引起早产、流产、死产、先天畸形、克汀病、单纯聋哑、先天性甲状腺功能低下、甲状腺肿等；
3. 胎儿期或儿童期碘缺乏，可导致甲状腺功能低下、智力低下、运动发育落后、语言障碍、新生儿甲状腺功能低下、生长发育迟缓等。

目前国内外学者研究碘缺乏对胎儿、新生儿、儿童脑发育和功能的影响以及垂体甲状腺轴的代谢与功能状态，发现孕妇由于缺碘，可引起如上所述的一系列亲代和子代的各种功能障碍，这些病不能简单地用地方性甲状腺肿和地方性克汀病来概括。它们实质上是环境和机体不同程度碘缺乏对人类不同发育时期造成的一系列损伤，称碘缺乏病。对人类最大危害是使脑发育落后。地方性克汀病（endemic cretinism）是碘缺乏病的最严重的病症。其病因是孕早期母体严重缺碘导致胎儿脑形态发生期缺碘，严重影响了胎儿脑的发育和功能，使出生后在儿童期表现为呆小症。

（二）预防保健要点

1. 保证妇女摄入足够的碘 碘是人体必需的微量元素。生理状态下育龄妇女推荐摄入碘量为150μg/d；孕妇及乳母为200μg/d。每日自饮食摄入合格碘盐中的含碘量，已足够生理需要。补碘不能过量，过量对人体有危害。使用碘油补碘的应用范围为：暂时未供应碘盐的地区；中、重度碘缺乏病流行区；人群尿碘中位数低于100μg/L；有地方性克汀病新发病例或新生儿甲低发生率较高的地区。剂量为：群体防治，新婚育龄妇女每年400mg，孕妇每年200mg；个体治疗，以尿碘值作指标，新婚育龄妇女尿碘值<100μg/L时，口服碘油每年400 mg，孕妇尿碘值<150μg/L时，口服碘油每年200mg。

2. 合理膳食可促进碘充分地吸收和利用，满足碘的需要。膳食中蛋白质、热量营养不足时可影响肠道对碘的吸收，以及甲状腺对碘的吸收和转化。因此应注意蛋白质和微量元素（如硒、锌等）的补充，多食含碘丰富的海产品。

3. 尿碘检测 在碘平衡条件下，尿碘量与摄入量近似。尿碘量是碘营养保健监测及观察补碘效果的重要指标。孕妇、乳母的最适宜尿碘浓度范围应在100～300μg/L。低于

100μg/L，表明碘摄入不足；>300μg/L 为大于适宜量。碘营养检测在整个妊娠期以及哺乳期，至少要各进行 3~4 次尿碘检测，发现缺碘时需及时补碘。

二、高氟地区

氟在自然界中分布很广，由于地质性的原因，常形成一些高氟区。高氟是指饮水中含氟量超过 1.0mg/L。我国约有 3 亿人口生活在高氟地区。

氟是人体必需的微量元素之一，它具有多方面的生理作用：参与骨骼代谢，有防龋和促进机体生长发育作用等。流行病学观察指出，低氟区（饮水氟<0.04mg/L）居民骨密度降低及骨质疏松发生率高。水氟含量在 0.5mg/L 以上有防龋作用。但过量氟可影响细胞酶的功能，破坏钙磷代谢平衡。高氟地区的居民，长期摄入过量氟则会出现氟中毒，也称地方性氟病。它是一种全身性、慢性中毒疾病，其临床表现复杂多样，主要表现为氟斑牙（dental fluorosis）和氟骨症（skeletal fluorosis）。WHO 提出，每人每日从环境中（如饮水、食物、空气等）摄入的总氟量，以不超过 2mg 为宜。

（一）对妇女生殖健康的影响

1. 许多研究表明，高氟地区妇女月经异常、不排卵、不孕、流产和死产、死胎、先天缺陷发生率和围生期婴儿死亡率高于对照地区。

2. 氟能通过胎盘屏障进入胎儿，影响胎婴儿的生长发育。如地方性氟中毒流行区出现乳牙氟斑牙，表明氟在胎儿和（或）新生儿体内蓄积，并可达到对牙齿有害的剂量。乳牙氟斑牙是高氟损伤于胚胎期，应认为是先天性氟中毒（congenital fluorosis），是先天缺陷种类之一。

3. 研究表明，地方性氟中毒流行区中胎儿大脑、海马及小脑皮质神经细胞发育较差，细胞体积小，分布密集，胎儿体内的氟可透过血脑屏障蓄积脑组织中，脑内去甲肾上腺素、5-羟色胺和 α_1 受体含量明显降低，致使神经组织细胞发育迟缓。对地方性氟中毒地区的调查显示，病区的儿童生长发育和智力均受到影响。

（二）预防保健要点

1. 饮用符合国家卫生标准的水，即水氟不超过 1.0mg/L。适量浓度为 0.5~1.0mg/L。

2. 加强妇女抗氟中毒能力 据调查，贫穷地区氟中毒患病率高，营养状况好的地区患病率低。蛋白质、钙、维生素 C、B_1、B_2、PP 和 D 均有抗氟保护机体的作用。少食含脂肪多的食品，因脂肪能使氟吸收增加。除加强营养外，可加服钙和维生素 D 与 C，以调节钙磷代谢，钙于胃肠道与氟离子结合，形成难溶性氟化钙，由粪便排出，减少机体对氟的吸收。维生素 C 亦有促进氟排出并有抗感染作用。少饮或不饮含氟高的茶水。不用含氟牙膏、含氟药物等。

三、环境铅污染

铅是人体非必需的，具有神经毒性的微量元素，广泛存在于环境中。例如空气、土壤、水、食物、生活用具、建筑物油漆、汽车尾气、化妆品以及某些药物都含有铅，因而非职业接触人群的体内可以普遍检出铅。孕妇和儿童是铅污染的敏感人群。近年来，我国对十几个主要城市研究表明，约有一半以上的儿童血铅水平超过美国铅中毒标准（≥0.483μmol/L），处于无症状的亚临床铅中毒状态，这是极其严重的问题。我国卫生部 2006 年颁布的《儿童高铅血症和铅中毒分级标准和处理原则》(试行),儿童血液当中的铅含量,在 100~199μg/L 之间为高铅血症;200~249μg/L 为轻度铅中毒;250~449μg/L 为中度铅中毒;≥450μg/L 为重度铅中毒。

目前,铅中毒(lead poisoning)的概念已经发生了根本性的变化,人们的注意力已转向亚临床型无症状性铅中毒。以往被认为安全的血铅水平已一再被证实对儿童健康有害。儿童铅中毒的美国标准已从 20 世纪 70 年代以前的 600μg/L 降为目前的 100μg/L(0.483μmol/L)。而且发现,即使血铅水平再降低,也不存在任何铅安全阈值。生命早期的铅暴露不仅危害儿童期智能和行为发育,而且对成年后心血管异常、骨质疏松等也有影响。随着现代工业、科技和交通业的发展,环境铅污染日益严重。世界卫生组织呼吁发展中国家应采取紧急措施,对付日益严重的环境铅污染。

(一)对妇女生殖健康的影响

1. 对生殖结局的影响 古罗马时代贵妇人中不断地出现流产、死胎和不孕,加速了罗马帝国的衰亡,究其原因与慢性铅中毒有关。

2. 对胎婴儿生长发育和脑的影响 许多研究证明,铅的毒作用存在剂量-效应关系。孕妇血铅或新生儿脐血铅超过 0.483μmol/L 时,即可能影响新生儿神经行为能力,包括视听能力。血铅在 0.483~0.965μmol/L 可产生脑损伤。随着孕妇体内铅水平的增加,对其胎儿及出生后婴儿的影响越大。可影响胎婴儿脑发育,或使婴儿的听力减退、智力低下,或记忆、思维、判断功能产生不可恢复的损伤等。

(二)预防保健要点

1. 控制铅对环境的污染 采取措施降低含铅工业"三废"的排放,使用无铅汽油代替含铅汽油,杜绝汽车尾气中铅对周围空气环境的污染,确保大气和地面水中铅含量达到国家规定的卫生标准。

2. 减少铅的摄入 妇女和儿童特别是孕妇少去铅污染严重的地区;不食含铅食物;培养食前洗手的卫生习惯等。

3. 纠正孕妇蛋白质、钙、铁的缺乏,并增加维生素 E 和维生素 C 的摄入。我国孕妇营养缺乏现象相当普遍。孕妇钙、铁及蛋白质缺乏时,可增加孕母血铅水平及铅对胎儿的发育毒性;钙缺乏时,可增加肠道铅的吸收;维生素 E 和维生素 C 有减少血铅水平的作用。

4. 在铅污染严重地区,如居住在冶炼厂、蓄电池厂和其他铅作业工厂附近的育龄妇女和孕妇应做血铅测定,根据血铅值采取相应措施。

四、甲基汞污染

甲基汞(methyl mercury)是有机汞中的烷基汞类,进入人体后遍布全身各器官组织中,主要损害神经系统,最严重的是脑组织,其损伤是不可逆的。甲基汞是公认的"全球性环境污染物"。随着工农业的发展,汞的用途越来越广,氯碱工业、塑料工业、电子电池工业排放的废水是水体汞污染的主要来源,环境中任何形式的汞(金属汞、无机汞和有机汞等)均可在一定条件下转化为剧毒的甲基汞,如汞矿冶炼排放含汞废水,可污染土壤,最终转移到水体中沉降于底泥,水体和底泥中的无机汞在微生物的作用下可转化为甲基汞,水生生物摄入甲基汞并蓄积在体内,通过食物链逐级富集,鱼、贝体内甲基汞浓度高出水中甲基汞浓度数万倍,人们因食用污染的鱼、贝而中毒;有些工业(氯乙烯、乙醛)可直接排放甲基汞废水；有机汞农药的使用，也是污染大气、土壤、水体和粮食的重要来源。

（一）对妇女生殖健康的影响

1. 甲基汞中毒（水俣病） 它是在日本九州湾发生的典型食源性甲基汞中毒，也是世界首次发现由于水体污染所致的一种公害病。甲基汞中毒症状与摄入量有关。急性中毒妇女可不孕；亚急性或慢性中毒孕妇可发生流产、死产；轻型或不典型中毒孕妇可分娩先天性水俣病儿；摄入更少量甲基汞孕妇可分娩精神迟钝儿。在日本甲基汞污染地区，除诊断为先天性水俣病外，还有大量精神迟钝儿，有感觉障碍，或说话、动作笨拙。这类患儿症状轻，人数多，严重影响人口素质。

2. 先天性水俣病（congenital minamata disease） 它是世界上第一个因水体污染甲基汞而发生的先天缺陷。由于母亲在妊娠时通过食物摄入了甲基汞，通过胎盘屏障及血脑屏障，引起发育中的胎儿弥漫性的脑损伤，导致中枢神经系统发育障碍。患儿主要临床表现：严重精神迟钝，协调障碍，共济失调，步行困难，语言、咀嚼、咽下困难，生长发育不良，肌肉萎缩，癫痫发作，斜视。多在出生3个月后发病。先天性水俣病儿在接受母乳喂养时，可加重甲基汞的危害。

（二）预防保健要点

1. 控制汞对环境的污染 加强管理减少污染源，特别是对水源的污染。生活饮用水水质标准要求汞的含量不超过0.001mg/L。

2. 注意减少经口摄入甲基汞 如不吃被甲基汞污染水中的鱼、贝，不吃用甲基汞处理过的谷物等；世界卫生组织和粮农组织提出，每人每周摄入总汞量，以不超过0.3mg为宜，其中甲基汞不超过0.2mg。我国制定了食品中总汞和水产品中甲基汞的容许标准（mg/kg，以Hg计）：粮食（成品粮）≤0.02，薯类、蔬菜、水果、牛奶≤0.01，肉、蛋（去壳）、油≤0.05，鱼≤0.3，其中甲基汞≤0.2。

3. 加强汞的生物监测 在汞污染区应注意孕妇血汞值、发汞值、乳汞值及新生儿脐血汞、发汞值的检测，以期早发现异常早防治。我国《水污染慢性甲基汞中毒诊断标准及处理原则GB 6989-86》规定人发甲基汞超过5μg/g为甲基汞吸收。目前还缺乏先天性甲基汞中毒诊断标准。

五、环境内分泌干扰物

环境内分泌干扰物（environmental endocrine disrupters，EEDs）也称环境激素（environmental hormones），是指环境中能干扰内分泌功能的物质，或能起到类似激素作用的外源性化学物质，是现代工业污染环境的产物。目前，已知的环境激素至少有70多种，其中40余种是农药的组分。环境激素主要以除草剂、杀虫剂、杀菌剂、防腐剂、塑料增塑剂和软化剂、洗涤剂、医用品、药物、食品添加剂、残留农药、化妆品、汽油排放物、日常生活用品等形式进入环境中，对人体可能产生有害作用。如邻苯二甲基酸酯类（PAEs），已成为全球性的有机污染物，造成大气、土壤、水体的污染；二恶英（dioxin）不仅仅来源于杀虫剂，而更广泛来源于其他含氯的工业品、纸浆漂白以及聚氯乙烯塑料制成的一次性输液用品、儿童玩具、餐具等。这些含氯塑料垃圾不完全焚烧时，产生有强毒和致癌性的四氯二苯二恶英（TCDD），污染空气、水体、土壤、动植物等。

环境激素可通过食物链或直接接触等途径进入人体，在脂肪中蓄积。胎儿经胎盘从母体获得，婴儿通过母乳可受到污染。单个环境激素具有很弱的激素样作用，但数种环境激素在体内的协同作用很强，可达数百至千倍以上。人类长期接触环境激素类物质，会渐渐引起内分泌系统、免疫系统、神经系统出现多种异常。出生前后和青春期是敏感期，环境激素对人类生殖健康的影响可能是21世纪人类健康所面临的最大挑战。

（一）对妇女生殖健康的影响

1. 对月经、子宫内膜增生的影响　有报道，接触环境激素类物质，女性出现性早熟、月经失调、子宫内膜增生、受孕力下降等。Koninekx等（1994）报道，子宫内膜异位症在比利时妇女中发生率高而且严重，并提出二恶英与人的子宫内膜异位的发病机制有关。研究人员检查了有子宫内膜异位症的不育妇女，在血液中检出了二恶英，其阳性率显著高于年龄相匹配的有输卵管问题不能生育的妇女。

2. 对生殖结局的影响及致畸作用　例如，①四氯二苯二恶英是生产除草剂（落叶剂）2,4,5-T过程中的副产品，有致畸作用。美国在越南战争中使用高浓度的落叶剂，自空中撒布，污染了大面积耕地和森林。有报道，受害地区的先天性畸形（如腭裂、脊柱裂、无脑儿、肢体畸形等）、流产、新生儿死亡明显高于其他地区。②多氯联苯化合物（PCBs），是一组稳定的有机化合物。它能通过胎盘和乳汁对胎婴儿产生有害作用。妇女孕期接触PCBs有发生不良生殖结局的报道。在日本西部地区，由于食用混入PCBs的米糠油，发生了1000多人中毒的米糠油事件。事件中孕妇分娩出体重低、皮肤色素沉着、牙龈着色等症状的"油症儿"。

3. 致癌作用　己烯雌酚（diethylstilbestrol，DES）是已经证实的人类致癌物。孕妇服用己烯雌酚，其女儿在青春发育期易患阴道透明细胞腺癌（clear cell adenocarcinoma）。流行病学研究表明环境激素可诱导与人类内分泌相关的肿瘤。如PCBs和DDT很可能与乳腺癌的发生有关。

（二）预防保健要点

1. 控制环境激素污染的来源　严格遵守《斯德哥尔摩公约》，制定切实可行的措施，堵住环境激素产生和排放的源头，减少使用会产生二恶英的产品，治理环境激素的污染。《斯德哥尔摩公约》是1997年WHO确定的各国必须立即控制和治理以二恶英为代表的12种具有高残留、高生物富集性、高生物毒性的环境激素物质，即POPs物质（Persistent Organic Pollutants）。包括多氯联苯、二恶英、呋喃、艾氏剂、狄氏剂、滴滴涕、异狄氏剂、氯丹、六六六、灭蚁灵、毒杀芬、七氯，2001年5月在斯德哥尔摩，各国全权代表会议上经投票通过此公约。

2. 加强对人工合成化学物质从生产到食用的管理，减少使用人工合成的激素类药物，防止破坏体内激素的平衡。

3. 正确使用某些日常用品，例如最好不用苯乙烯、聚氯乙烯、聚碳酸酯材料制作食品容器；不用发泡塑料容器泡方便面；不用聚氯乙烯塑料容器在微波炉中加热，奶瓶用玻璃的。

4. 多食用绿色食品少食生海鱼，防止通过食物链使积聚在海鱼体内的环境激素进入人体。

六、吸烟

吸烟是一种成瘾性行为，可引发多种疾病和死亡，如心脏病发作、脑卒中、肺癌和慢性阻塞性肺部疾患等。我国有3亿多烟民主动吸烟，还有无数被动吸烟者。妇女和儿童在家中或在公共场所，被动接受烟气的机会很多。香烟燃烧过程产生很多有害物质，如：①一氧化碳，它与血红蛋白结合，形成碳氧血红蛋白，通过胎盘进入胎体可导致胎儿低氧血症；②尼古丁（烟碱），小剂量有兴奋或刺激作用，大剂量有抑制或麻痹作用；③焦油，含有酚、脂肪烃、多环芳烃、酸类、吲哚、咔唑、吡啶等，其中多环芳烃中苯并芘是主要的致癌物，酚类化合物是促癌物；④放射性物质；⑤重金属（如镉、铅）等。其毒性作用是复杂而多样的。可以有单独作用，也可产生联合作用。主动吸烟和被动吸烟的毒性作用是一样的。

（一）对妇女生殖健康的影响

1. 对月经的影响　妇女吸烟可影响卵巢功能，可导致月经初潮推迟、月经周期紊乱、痛经和绝经期提前等。

2. 对妊娠结局的影响　吸烟者的流产发生率高于不吸烟者；吸烟是否可诱发先天畸形，目前还没有一致的报道。

3. 对胎婴儿生长发育的影响　①孕期吸烟量与出生体重降低呈剂量-反应关系。不论孕妇年龄、产次、体重、身高、孕周、社会经济状况等的差别如何，都存在这种关系。Nieburg（1985）提出，如果母亲于怀孕期间，每日吸烟≥5支，母亲在妊娠期无高血压、子痫，母亲妊娠期≥37周，新生儿出生时呈匀称性的生长迟缓，出生体重低于2 500g，排除其他因素，如先天性感染或异常等，可定义为"胎儿烟草综合征"（fetal tobacco syndrome, FTS）；②围生期死亡率增高。在围生期死亡中，胎盘早剥、前置胎盘、早产和肺炎等死因在吸烟产妇中占较大比例；③吸烟与儿童期癌症有关。香烟中多环芳烃、亚硝胺是经胎盘致癌物。吸烟孕妇（包括被动吸烟）血及胎儿脐血中已检出苯并芘。有报道儿童急性白血病增高与其母吸烟有联系。

（二）预防保健要点

1. 政府采取措施　美国统计数字，因吸烟造成的经济损失超过政府得自烟草税收的4倍。为了子孙的健康，政府应从立法、税收、宣传教育等多方面入手，对烟草生产、制造、推销，实施严格限制政策。

2. 加强健康教育　大力宣传吸烟的危害，妇女在孕前、孕期及哺乳期不要吸烟，并应尽量避免被动吸烟；宣传产前戒烟的意义，产前初诊时，对所有孕妇都要询问有无吸烟的不良嗜好，对吸烟者劝其戒烟。如孕妇在妊娠前停止吸烟，分娩的婴儿体重可接近非吸烟者。Davies提出，停止吸烟48小时，母体血液中可利用氧的水平会增加80%，这在妊娠晚期非常重要。所有的孕妇在分娩前几天必须停止吸烟，特别是要作剖宫产者。对妊娠中持续吸烟者，应注意监护胎儿宫内发育迟缓的征兆。

七、酗酒

酒的主要成分为乙醇（酒精），经研究现已公认乙醇是致畸物。过量饮酒可损伤机体的多种器官，主要靶器官是脑。乙醇在体内的最终代谢产物乙醛，对下丘脑-垂体-性腺轴、肝脏均有损害，使内分泌紊乱。由于酒精是一种可弥散的小分子，能迅速通过胎盘进入胎儿的血液循环。因胎儿无乙醇脱氢酶,摄入酒精几小时后,母血酒精浓度下降,而胎儿血仍保持较高浓度。酒精代谢产物乙醛先在母体内形成,然后经胎盘转运至胎儿,破坏胎儿自身蛋白质的合成,或阻碍氨基酸经胎盘转运,影响胎儿生长发育。还有报道母亲饮酒,其母乳中酒精达到的水平与母血中的水平相似,通过哺乳可影响乳儿的智力发育等。

(一) 对妇女生殖健康的影响

1. 过量饮酒可使内分泌紊乱,月经不调,排卵受到抑制。

2. 对妊娠结局及妊娠并发症的影响　酒精及其代谢产物乙醛可损伤生殖细胞,使受精卵发育不全,常导致流产。此外孕期饮酒也经常发生妊娠并发症,如胎盘早剥、胎儿窘迫、羊水感染、胎粪污染等。慢性酗酒者尿锌排出量增加,可引起胎儿锌、B族维生素和氨基酸缺乏。

3. 发育迟缓和智力低下　孕早期是胎儿发育的关键时期,该期接受高浓度乙醇时可以改变胎儿激素合成类型,或释放一种引起胎儿形态异常的物质。妊娠末3个月酗酒者,其下一代可出现生长迟缓和智力低下。

4. 胎儿酒精综合征　酗酒孕妇娩出的新生儿,具有宫内发育迟缓、特殊的颜面特征、中枢神经系统异常及其他畸形为特征的一组症候群,称为胎儿酒精综合征(fetal alcohol syndrome, FAS)。诊断FAS至少要具备上述中的两项。颜面特征具有诊断意义,它包括:颜面中部宽平、鼻梁宽而低、眼睑裂小、上颌发育不良、小下颌、鼻孔上翻等。

(二) 预防保健要点

1. 大力宣传酗酒对子代的危害　酗酒是指过量饮酒。平时有节制地饮酒,应该是安全的。对于准备怀孕的夫妇,应劝告孕前戒酒,避免醉酒中受孕。西方有"星期日胎儿"之说,即指周末狂饮之后受孕而娩出"胎儿酒精综合征"的婴儿。目前尚不了解安全剂量是多少。Hanson等认为慢性酒精中毒的发生与孕妇饮酒量有关,每日饮酒量相当于纯酒精30ml以下者影响小,30~60ml者FAS发生率为10%;60ml以上者为19%;而且孕期酗酒愈早影响也愈大。

2. 进行产前胎儿监护　门诊的医护人员应询问孕妇饮酒情况,并劝其减量或停止饮酒。对酗酒孕妇的胎儿应进行产前胎儿监护。并给孕妇补充蛋白质、B族维生素、叶酸,对肝功能不正常者尤为重要。

3. 产前诊断发现胎儿明显畸形,或孕妇有明显的因酒精而致严重肝病,应考虑终止妊娠。

八、吸毒

吸毒又称药物滥用,是指非医疗滥用一些具有成瘾性的药物。吸毒这一社会公害对全世界构成严重威胁。随着我国女性吸毒人数增加亦对下一代造成严重危害。目前世界上主要滥用的毒品有大麻、海洛因、阿片、可卡因和苯丙胺等。

(一) 对妇女生殖健康的影响

1. 对月经的影响　吸毒使她们经济困难、情绪不稳定,导致中枢神经系统及下丘脑功能失调,使下丘脑-垂体-卵巢轴运转失灵,造成月经紊乱甚至闭经。吸毒1个月即可出现月经不调,吸毒时间越长,月经紊乱发生率越高,即使停止吸毒后数月也不能恢复。

2. 母婴传播性疾病　吸毒母亲常合并有性病、肝炎、艾滋病等。她们是传播给胎婴儿艾滋病病毒、肝炎病毒或梅毒的高风险人群。

3. 对妊娠结局的影响　①致先天畸形：孕妇吸毒，毒品可经胎盘进入胎儿体内。一般1小时后即在胎儿体内测出毒品。滥用阿片、吗啡、海洛因和冰毒等成瘾性较强的毒品都可致畸，危及胎儿大脑、心脏、生殖器和四肢等；②胎儿宫内发育迟缓（IUGR）发生率高：因吸毒后胎盘发生病理性改变，绒毛基底膜增厚，血管内膜损伤，血流灌注不足，易造成IUGR；③早产发生率高：妊娠中晚期因停止吸毒而使子宫敏感而导致一些孕妇早产；④围产死亡率高：因低体重或出现新生儿药物戒断综合征而导致死亡率高；⑤胎儿期接触毒品的儿童会出现学习困难和语言障碍。

4. 新生儿药物戒断（停药）综合征　妇女孕期吸毒可导致胎儿药物依赖，出生后离开了母体原有的环境，常出现新生儿药物戒断综合征。主要症状：出生后数小时可出现烦躁不安、尖声哭闹、喂奶困难、打哈欠、出汗、心动过速，严重者可四肢抽搐、强直或因惊厥而死亡。这些症状在出生后2~4天达到高潮，持续时间从几天到数月不等。症状出现与否与母亲滥用药物的剂量、时间（特别是分娩前最后一次用药剂量和时间）和方式有关。

（二）预防保健要点

1. 大力宣传吸毒对母婴的危害　对于准备怀孕的吸毒妇女，应劝其孕前戒毒；
2. 耐心询问病史　吸毒产妇常会刻意隐瞒其吸毒史。医师应注意观察，如有表情淡漠，对不适、疼痛淡漠者应有技巧地询问病史，并应遵守医德做好保密工作；
3. 对待吸毒者，应积极进行产前检查及孕期配合药物控制疗法，补充营养，尽可能减少合并症和并发症的发生；
4. 进行产前胎儿监护（antepartum fetal monitoring），提高新生儿的存活率；
5. 分娩处理　可能时应用局部麻醉而避免麻醉剂，剖宫产手术指征主要是胎儿窘迫；
6. 如果产前诊断发现胎儿明显畸形，应考虑终止妊娠；
7. 预防新生儿戒断综合征　已有毒瘾的孕妇，妊娠晚期不宜停药，可用美沙酮维持；对于新生儿仔细观察有无停药症状，必要时可用地西泮（安定）或苯巴比妥钠治疗，婴儿至少需要监护6周；吸毒产妇的新生儿均应给予人工喂养，以静脉滴注补充和维持机体代谢所必需的能量，住院期间不接触母亲。

九、医疗照射

医疗照射（medicinal radiation）是指一切类型的电离辐射（ionizing radiation）用于诊断、治疗和研究的目的时，受检者或病人所受的照射。孕期子宫内胎儿受到电离辐射照射称宫内照射或胎内照射。医疗照射中以X线诊断的影响最大，如节育环透视、放射性介入、CT等。它是公众所受电离辐射的最大外照射人工来源。外照射是指来自体外的放射线对机体的照射；内照射是指放射性核素进入体内，对机体的电离辐射作用。

（一）对妇女生殖健康的影响

1. 对月经和生育力的影响　小剂量照射性腺时，往往出现生殖功能的改变。如妇女月经异常，月经周期延长而血量减少。停止接触后可以恢复且不影响受孕。大剂量照射性腺时，一般认为吸收剂量大于3.0Gy时，可造成性腺不可逆的损伤，甚至闭经而导致不孕。
2. 对生殖结局的影响　孕妇受射线照射可引起流产、早产或先天畸形等。据报道，孕12周以前受1.0~2.0Gy照射可引起神经系统、眼和骨骼的严重畸形，如小头症、小眼球症等。妊娠20周以后接受同样剂量其子代未见明显畸形出现。电离辐射引起的发育障碍，其严重程度和特点与受照射时的胎龄和所受剂量大小密切相关。

3. 宫内照射与儿童期癌症　目前研究结果并不一致。根据Stewar等人对Oxford及美国东北部地区70余万儿童的随访观察，发现低剂量宫内照射，白血病及癌症发生率有所增加。另有报道，总结原子弹爆炸胎内受照者1 000多例，在最初24年追踪观察中发现，尽管死亡率增高，但肿瘤的发生率没有增加。

4. 内照射对胎婴儿发育的影响　这方面的研究不如外照射面广，原因是决定生物学效应的因素很多，如核素的化学结构、辐射种类和能量、有效半排出期、能否通过胎盘等。实验证明，有机碘可很快通过胎盘。胎儿期的甲状腺，在胎龄10周，便会吸收碘，而且比母体的甲状腺吸收更多。虽然出生前接受很少量放射碘，也有诱发甲状腺癌的危险性，在妊娠期应当避免使用放射性碘。碘还可通过乳汁进入乳儿体内。其他核素还缺乏资料。

（二）预防保健要点

1. 避免或减少医疗照射　①对育龄妇女X线检查时，医师应询问病人，是否可能已怀孕，并在病历上注明，以避免早孕妇女受射线照射；②对有生育能力的妇女，下腹部及盆腔部的X线检查，如非必要，应尽量在没有妊娠可能时进行，如自月经来潮第1天算起10天以内的这段时间，常称此为"十日规则"；③对孕妇作X线检查时，应严格掌握适应证。原则上所有的孕妇在妊娠30周之前，一律应用超声检查代替产科X线检查，必要病例除外；④对孕妇作检查时，放射科医师要采取技术措施，最大限度地减少对胎儿的全身照射；⑤孕期最好不作放射性核素的检查，以防用量不当发生超限量的内污染而引起内照射损伤。

2. 严格掌握终止妊娠的指征　当胚胎或胎儿在妊娠的最初4个月中受照剂量超过10cGy（10rad）时，医生可考虑给孕妇行医疗性流产；当胎儿剂量为5~10cGy（5~10rad）时，没有其他原因，一般不考虑终止妊娠；胎儿剂量在5cGy（5rad）以下时，不需做医疗性流产。

目前较一致的报道，医疗照射如胸透、牙科照相、胃肠系统透视及钡灌肠、脊柱照相、乳房X线摄片等，常规条件下，胎儿平均受照剂量小于1.0rad，波动范围在5.0rad以下，致畸危险非常小。

十、家用电器

目前，电冰箱、电视、电脑、微波炉、空调、电热毯等家用电器已进入大多数家庭。已知各种家用电器、医疗保健仪器、移动通讯设备，只要处于使用状态，周围就会产生电磁辐射（electromagnetic fields）。电磁波按照频率由低到高组成整个电磁波谱：音频（甚低频）、视频（低到高频）、射频（低到超高频）、微波（特高到超高频）。对人体的危害，高频以热效应为主；低频以非热效应为主。家用电器所发生的电磁辐射，多属于低频、低强度，长期慢性积累的损伤。当积累到一定程度时会出现神经衰弱综合征及心血管系统为主的自主神经系统功能紊乱，造血及免疫系统改变等。研究发现，人体对电磁辐射最敏感期是胚胎器官发生期，胎儿对电磁场的敏感性较成人高2~3倍，其中又以发育期的脑对电磁场最敏感。关于电磁辐射致癌的报道尚不一致。美国国家环境卫生研究所工作小组认为，极低频电磁场应被视为可疑的人类致癌物。

(一) 对妇女生殖健康的影响

研究较多的是视屏作业（VDT 作业），以及电热毯对生殖健康的影响。

1. 视屏作业　是指在电脑显示屏（video display terminal，VDT）前进行操作的人员，一般称之为 VDT 作业。视频作业对妇女生殖健康是否有影响，深受人们关注，许多国家进行过大量研究。主要集中在女电脑操作人员自然流产及子代先天缺陷增高的危险。多数的流行病学研究结果认为，视屏作业不是导致自然流产增加的危险因素。而 Goldberg 等（1988）对 1583 名在某医院妇科门诊的孕妇，进行了病例对照研究表明，在怀孕 3 个月期间，每周进行 VDT 操作超过 20 小时的妇女，与不操作 VDT 的妇女比较，自然流产增加，并有统计学意义。VDT 作业是否是胎儿先天缺陷的危险因素，尚无肯定的结论。

2. 电热毯　是家用电器中人体暴露于电磁场强度较大，且时间较长的电磁辐射发生源。对合格的电热毯进行测试时发现，躺在电热毯上的人体存在感应电压，其值可达 40~70 伏特，电流 15 微安，能使试电笔发光，这个电流虽然微小，但对孕妇腹中的胎儿则存在潜在的危险。有报道，电热毯有可能使流产增多，胎儿发育迟缓。流行病学研究发现，孕早期（妊娠 12 周以内）使用电热毯，与自然流产率增高有关联。孕早期使用电热毯最易使胎儿的心脏、神经、骨骼等重要器官组织受到影响。母体于整个孕期暴露于电热毯，可影响子代出生后早期脑内神经递质的代谢。电热毯温度越高，电磁场对胎儿的影响越大。

3. 微波炉　是电磁波最强的一种电器。国内外均有报道，因微波炉质量不好或使用不当造成微波泄露，对孕妇和胎儿可能有不良影响，有导致流产或致畸的个案报道。一般情况下，孕妇接触微波炉，未见对胎儿有影响的报道。

(二) 预防保健要点

1. 缩短接触时间，如孕妇使用电脑时间以每周不超过 20 小时，每天不超过 4 小时为宜。
2. 加大与辐射源的距离或采取屏蔽措施，不用电器时要拔掉电源插头。
3. 家用电器不宜集中摆放，特别是不宜在孕妇和儿童房间摆放过多的电器。
4. 购买家用电器时尽量选电耗低的小型家电。
5. 减少用手机的时间和次数，尽量在接通 1~2 秒钟后再移至面部通话。
6. 孕妇不宜直接睡在通电的电热毯上，如使用电热毯取暖时，可在睡前预热，睡时关闭并拔掉电源插头。

十一、家庭装修

随着人们生活质量的提高，家庭装修已成为时尚。近年来，居室装修引起的健康问题屡见不鲜。据调查，由于所选用的建材及装修材料不合卫生标准，如大芯板、胶合板、复合地板、化纤地毯、塑料壁纸、新家具等都含有各种不同的污染物。主要有害物质是挥发性有机化合物（VOCs），例如甲醛（formaldehyde）、苯、甲苯、二甲苯等，可造成室内空气污染。通过呼吸道、皮肤、眼睛，影响人体健康。这些物质的浓度有时虽不是很高，但在它们的长期综合作用下，可使人体产生不良反应或疾病。目前认为 VOCs 有嗅味，有一定刺激作用；能引起机体免疫水平下降；影响中枢神经系统功能，出现头晕、头疼、乏力、睡眠不好；皮肤黏膜刺激症状；还有咽喉疼痛、胸闷、恶心，甚至可损坏肝脏和造血系统，出现变态反应等。

（一）对妇女生殖健康的影响

1. 关于居室内甲醛污染对胚胎及胎儿发育是否有影响，尚未得到证实。动物实验证实甲醛可通过胎盘屏障，但缺乏从乳汁传递资料，未见有致畸作用。但有报道，接触甲醛的女工出现月经不调、妊娠高血压综合征、孕期贫血、先兆流产、流产的发生率增加，以及不孕，儿童白血病发生率增高的报道。

2. 关于居室内苯、甲苯、二甲苯污染的生殖毒性报道较少。已证实苯经胎盘转运和乳汁传递，影响胎儿生长发育。另有报道，经常接触高浓度苯或苯系混合物的妇女，可出现月经周期紊乱、受孕率低、自然流产率高、出生低体重的发生率高，以及母亲孕期接触苯系混合物其子代智力、语言、认知与动作技巧的发育均较差，或儿童期白血病患病率增高。家庭装修是室内污染的重要来源，多种低浓度毒物的综合作用，对妇女生殖健康会产生何种危害，应引起关注。

（二）预防保健要点

1. 选择符合卫生标准的装修材料。

2. 新装修的居室或增添新家具后，要适当通风一段时间，待室内无异味后，再行入住。新装修的房间会散发大量甲醛，其散发速度与室内温度有关，据调查，初夏装修时，约2周到2个月空气中甲醛浓度可降至安全水平，秋冬季装修则需半年或1年。因此装修后需大力加强室内通风。

3. 如装修后很长时间室内仍有异味时，有必要请有关部门对室内空气质量进行检测；当室内空气中甲醛达到 0.10 mg/m³，就有异味和不适感，达到 0.6mg/m³ 时可出现上呼吸道及结膜刺激症状，表现为流泪、咽喉疼痛等，浓度再高就可能引起恶心、胸闷等症状。

4. 居室内应经常通风换气，保持室内空气清新，使之达到国家规定的卫生标准。我国规定的室内空气质量标准（GB/T 18883-2002）中规定，室内空气中化学性物质甲醛为 0.10 mg/m³，苯 0.11 mg/m³，甲苯为 0.20 mg/m³，二甲苯为 20 mg/m³，苯并芘为 1.0mg/m³，二氧化碳为 0.10%，二氧化硫为 0.50mg/m³。为达到室内空气质量标准，除需注意通风换气外，有时还需要进行机械通风。

十二、化妆品

化妆品是指以涂搽、喷洒或其他类似的方法，散布于人体表面任何部位（皮肤、毛发、指甲、口唇等），以达到清洁、消除不良气味、护肤、美容和修饰目的的日用化学工业产品（见我国《化妆品卫生监督条例》）。

现今，化妆品种类颇多，化学成分复杂，已潜伏大量隐患。据报道，①化妆品中有些组分属毒性化合物，如冷烫液中的硫代甘醇酸，染发剂中的对苯二胺、2-4氨基苯甲醚等属高毒类化合物，对皮肤和眼有强刺激作用；②某些化妆品还可能含致癌、致突变、致畸物质，如美国对127种化妆品毒性分析表明，其中有一半产品含过量的致癌物质亚硝基二乙醇胺。我国普通染发剂含有20余种化学成分，约1/2可使离体细胞致突变。动物实验表明，湿润剂丙二醇有致畸作用；③化妆品在生产或流通过程中可受到微生物污染或化学物质污染，如铅、汞、砷、镉等重金属污染。我国调查20余种名牌香粉、均含有不同量的铅，16种祛斑霜中均检出超标的汞；④涂抹化妆品时的吸附、渗透作用，如口红的油脂通常是羊毛脂，可吸附空气中的微生物、微量铅及其他的重金属离子，通过羊毛脂的渗透作用或唾液可使有毒有害物质进入体内影响健康。

总之，一般用途化妆品的毒性很低，而特殊用途化妆品的毒性应引起注意，如美白祛斑、染发、烫发、除臭、涂口唇等。这些化妆品原料普遍使用了化工合成产品，如染料、香料、色素等，同时在天然原料中人为加入像汞化合物、过氧化氢、氢醌等以提高美白特殊效果，直接作用于皮肤可损害皮肤，长期使用还可诱发癌肿。因此，化妆品中有毒有害物质对健康的危害是十分严重的，它的安全问题必须引起高度重视。

（一）对妇女生殖健康的影响

1. 研究表明，化妆品中重金属毒物在体内有蓄积作用，随化妆品使用时间的延长而蓄积量增加，除具有慢性中毒的潜在危险外，金属毒物还可通过胎盘、乳汁传递影响下一代健康。

2. 化妆品中其他化学毒物的生殖毒性，报道较少，意见不一。它们的联合作用和远期效应值得进一步研究。

（二）预防保健要点

1. 选用符合卫生标准的合格化妆品，《中华人民共和国国家化妆品卫生标准》（GB 7916-87）明确规定化妆品中有毒物质的含量：汞＜1mg/kg；铅＜40mg/kg；砷＜10mg/kg；甲醇＜2％等。

2. 使用化妆品有不良反应时，如局部发痒、刺痛等，应立即停止使用。

3. 长期化妆、染发和烫发的育龄妇女，怀孕前应停用含铅、汞等的化妆品，必要时可测发汞或血铅的含量，以便采取措施。

4. 孕妇慎用化妆品，不宜使用染发剂、烫发精等特殊用途的化妆品。

第三节 环境保健措施

一、改善环境条件

改善环境条件是指通过工艺技术改革和加强卫生技术措施，降低生活环境中有害物质的强度（或浓度），使其达到国家规定的卫生标准，提高环境质量而言。

环境条件的改善，包括大气污染、水污染和环境噪声的控制等，是一种系统工程，需要国家的大量投入和全社会的参与，同时还需要采取综合性措施，才能达到全面保护居民健康的目的。例如，如何预防居室内空气污染对妇女、儿童健康的影响，是一个重要的居室环境保健问题。室内空气污染的来源很多，有香烟雾，柴、煤、液化石油气燃烧过程产生的一氧化碳；居室装修引起的甲醛、苯、甲苯、二甲苯等的室内污染；此外，人群集聚，通风不良时，呼出气中的二氧化碳可使空气混浊，氧含量下降。因此，①控制室内空气污染来源：如注意改造采暖设施，减少燃料燃烧时产生的有害气体污染室内空气；不在室内吸烟；选择符合卫生标准的装修材料等。②加强居室内通风换气，使之达到国家规定的卫生标准，是提高居室内空气质量的最佳措施。

二、加强环境质量监测

(一) 环境质量监测的概念

环境质量监测是对环境本底和污染情况进行定期或不定期、间断性或连续性的卫生调查及检测代表环境质量的各种数据，为保护和改善环境质量提供科学依据。环境质量可以通过物理、化学、生物的一系列性状指标的定量监测数据来表示。环境质量监测，按污染物存在的介质，分为大气、水质、土壤和生物监测等。

(二) 生物监测

1. 生物监测的意义　生物材料监测是指人体生物材料的监测。它是系统地、有计划地收集体液（血、脐带血）、分泌物（乳汁、唾液）、排泄物（尿、粪、呼出气）、组织和脏器（脂肪、肌肉、头发、指甲、胎盘、绒毛等），测定其中的污染物或者其代谢产物的含量。由于生物监测资料能反映人体实际接受污染的水平，因此可以预测环境污染水平和对人群的危害，特别是在没有临床体征和主诉的情况下，可以早期发现环境污染对人体健康的影响，起到健康监护的作用，同时也能帮助医生进行疾病病因诊断。生物监测与其他环境质量（大气、水质、土壤）的卫生监测相结合进行分析，将会对环境污染情况做出更全面的评价，为改善环境条件提出科学依据。

2. 生物监测项目的选择　主要根据调查的目的、环境污染物的特性、在体内的代谢特点、靶器官和是否便于取材等来确定项目。如血液检测可反映化学污染物在体内吸收水平；尿可以反映污染物的排泄量；头发、指甲、牙齿可反映化学污染物在体内的蓄积状况；人乳检测可反映母体接触有害物质的水平，也可反映婴儿的摄入水平；新生儿脐血和头发检测可反映胎儿期接受有害物质的水平等。又如测定血中和尿中的铅、汞、镉等可反映这些金属对环境的污染水平；测定人血中碳氧血红蛋白含量可反映大气中一氧化碳的污染水平等。

三、开展环境保健指导工作

为保护妇女生殖健康和有效地进行妇产科疾病的预防，在妇产科临床和妇女保健工作中，亟须开展环境保健指导工作。其具体内容包括：

(一) 妇女生活环境条件现况的了解

进行环境保健指导时，首先须对受诊对象的生活环境条件的现况进行了解。生活环境条件调查的内容主要应包括：居住环境条件、饮食营养状况、生活习惯及不良嗜好等。以居住环境条件为例，应了解住房条件，如住平房或楼房；人均居住面积；居室朝向，日照情况；采暖方式；以及住所周围的环境条件，如有否大气污染或噪声污染；以及本人或家人是否吸烟等。总之，医生在问诊时应认真细致，目的在于从中发现问题，以便进行保健指导。环境保健问题的解决有赖于受诊者的努力，医生主要应发现问题及提供解决问题的指导性意见。

(二) 孕前环境保健指导

孕前保健（pre-pregnancy health care）是由一系列干预措施组成，目的是通过预防和管理，找出并矫正一些影响妇女健康或妊娠结局的生物医学、行为学和社会学方面的危险因素（特别是那些必须在孕前或孕早期得到矫正的危险因素）并实施干预措施。孕前保健包括初次妊娠之前或两次妊娠之间的保健服务，如对已确定的危险因素进行干预，或对有不良妊娠结局的妇女提供特别的干预措施。虽然孕前保健服务主要针对女性，但也应包括男性、夫妇双方的家庭和整个社会。研究表明，妇女孕前健康状况和环境因素对胎儿及孕妇有着重要的影响。根据日前美国疾病控制中心（USCDC）提出的改善孕前健康状况和孕前保健的建议（2006 年），结合我国国情，建议医生对已婚待孕的妇女在待孕期间，进行孕前环境保健指导。

1. 做好受孕的心理准备　愉快的心理状态，有利于孕育身心健康的后代。

2. 建立良好的饮食起居习惯　在受孕前至少 3 个月，应养成良好的生活习惯，如孕前戒烟酒、停止养猫，养成不吃生鱼、生肉片的习惯。科学安排一日三餐，注意补充营养。

3. 注意保持良好的健康状况，应尽力避免接触有毒有害物质，避免发生中毒等影响身体健康的意外情况，使用避孕环应至少在受孕前 3 个月取环，采用甾体激素避孕药者，应在停药后 3~6 个月才能受孕。

4. 孕前已经存在的疾病，最好经治愈后再怀孕。以免妊娠后治疗，影响胎儿发育和妊娠结局。如有些疾病往往需终止妊娠。

5. 计划妊娠时，夫妻双方最好进行一次全面的健康检查，以发现是否有暂时不适于妊娠的疾病。为了预防风疹、巨细胞病毒感染和弓形虫病等对胎儿发育的不良影响，目前许多医院开展了 TORCH 感染的产前检查。这类检查最好作为孕前保健的内容于孕前进行，因妊娠期一旦检查出受到感染，多半需终止妊娠。而这类疾病常常是在孕前已经感染，由于是隐性感染而未被发现。如果将检查放在待孕期间进行，一旦发现患病，治愈后再怀孕，对保护母亲和胎儿的健康都有好处。

6. 妇女于孕前可检测血清中有无风疹抗体，血清风疹 SIgG 抗体阴性者，应在医生的指导下接种风疹减毒活疫苗，3 个月后再怀孕。

（三）孕期环境保健指导

1. 孕期尽量避免接触有毒有害物质　如孕期应避免进行家庭装修；避免食用含铅量高的食物如松花蛋（无铅的除外）及被农药污染过的食品；慎用含铅、汞、或激素类的化妆品；孕妇应限制饮酒；禁止吸烟及避免被动吸烟等。

2. 孕期患病用药问题　由于有些药物能经过胎盘进入胎儿体内，因此，医生看病时，应仔细询问病人是否怀孕及孕周。对孕妇用药须慎重，首先要了解药物的药代动力学，及药物对胎儿及新生儿的药理作用，选择安全有效的药物。目前，多参照美国食品及药品管理局（FDA）制定的药物对妊娠危害的等级标准选择药物。对一些中成药及新药，应仔细阅读说明书中有关孕妇用药的注意事项后，再决定是否可用。同时应劝导孕妇按医嘱进行服药，不要因用药有顾虑，甚至不肯接受药物治疗，以致延误病情、耽误治疗。

3. 关于电磁辐射　如家用电器以及医疗照射等对孕妇及胎儿的影响是一个重要的环境保健问题。家用电器中，孕妇不宜使用电热毯；使用电脑应控制时间，操作过程中需要勤休息。应尽量避免对孕妇下腹部医疗照射。原则上，孕妇在妊娠 30 周以前，一律应用超声检查代替产科 X 线检查；同时应尽量避免放射性核素检查等。

4. 孕期营养保健问题　孕期膳食应随妊娠期的生理变化和胎儿生长发育的状况而合理进行调配。如妊娠最初 3 个月，胎儿尚小，营养素的需要基本同孕前，饮食以清淡为宜，多食新鲜蔬菜、水果等；孕中期以后，胎儿生长速度快，对膳食中蛋白质、钙、铁等多种营养素的需要量增加，此时，应注意合理的营养和平衡膳食。

5. 居室朝向不佳，日照不足时，建议孕妇注意多晒太阳；室内用煤炉采暖时，应注意预防一氧化碳中毒等；家中有人吸烟，建议不要在孕妇的居室内吸烟；居室内应经常通风换气，保持空气清新，使之符合卫生标准。

6. 孕期应避免去环境嘈杂并且有较强噪声污染的歌舞厅场所；同时也应尽量少去通风条件不够好的影剧院等场所。

（四）目前环境保健中的几个问题

1. **碘营养保健问题** 目前在实际生活中有补碘不合理的现象存在，如有些非缺碘地区，也对孕妇普遍进行碘油补碘。因此，如何合理地进行碘营养保健指导，十分必要。要宣传科学补碘，不是补碘越多越好。碘过量时，经胎盘进入胎儿体内的碘量过多，可影响胎儿的甲状腺功能，有发生新生儿碘性甲亢的危险。

科学补碘，要求的是补碘适量。一般就是按推荐的碘摄入量标准补碘（育龄妇女为 $150\mu g/d$，孕妇及乳母为 $200\mu g/d$）。但在缺碘地区，尤其是碘缺乏病流行地区，对孕妇、乳母等特殊人群，她们的碘摄入量需要满足胎儿或婴幼儿以及自己本身的双重需要，且随着妊娠月份的增加，需要量还在不断加大。为了解她们的碘营养状况，以求得按适宜的碘需要量进行补碘，应进行以检测尿碘含量为主要指标的碘营养保健监测。孕妇、乳母的最适宜尿碘浓度范围及使用碘油补碘的应用范围请参阅本章第二节。

2. **铅负荷的监测问题** 铅污染是目前重大的环境卫生问题之一。铅污染有不同来源，经过不同途径进入人体，并于体内蓄积。通过人体生物监测（如血铅、脐血铅、尿铅等），可以了解机体铅负荷的状况，从而可以反映机体接触各种环境铅污染的总体水平，对采取措施控制污染及进行预防保健有重要意义。由于铅对胎儿脑发育及出生后的神经行为和智力发育有影响，儿童保健部门对环境铅污染对儿童健康的影响十分重视。通过大量的调查研究，发现学龄前儿童，血铅含量超限值（$<0.483\mu mol/L$ 即 $<10\mu g/dl$）的情况很严重。而孕妇、乳母体内铅负荷量的大小，调查资料尚少，还没有孕妇血铅的限值。妇女保健部门，应积极开展此项工作。

3. **妇女生殖道感染的问题** 导致生殖道感染发生的原因很多，其中环境因素占相当比重。以滴虫性阴道炎为例，20世纪50年代，我国许多城市的纺织厂女工中，发生了滴虫性阴道炎的流行。调查其原因，主要是由于使用公共浴池，通过浴池造成传染。发病率达到 20%～30% 以上。通过积极治疗病人，消灭传染源；改造浴室，将公共浴池改为淋浴；同时进行个人卫生教育，使疾病得到了控制。但是到了80年代，各地农村大办乡镇企业时，南方有些乡镇企业，在厕所中习惯使用马桶坐便，结果在女工中又发生了滴虫性阴道炎的流行。经过改造厕所，有效地控制了流行。上述案例表明，加强环境保健是预防生殖道感染性疾病的重要措施之一，应受到重视。

（五）开展环境保健指导应注意的问题

1. **积极开展环境保健的咨询服务** 开展有关环境因素对生殖健康和胎婴儿发育影响及其预防保健的咨询服务，是当前的社会需要。因此，在产前保健或优生咨询门诊中，除遗传咨询外，应充实并加强妇女环境保健方面的咨询服务。

2. **加强环境保健的健康教育** 普及环境保健知识教育，注意把妇女环境保健指导贯彻到婚前、孕前、孕期和哺乳期保健的各个环节中去。

3. **积极开展环境保健的科学研究** 目前已肯定的具有生殖发育毒性的环境有害物质，

仅有电离辐射、宫内感染、甲基汞、铅等少数物质。对众多环境因素，尚处在未知阶段。因此，唯有开展科学研究识别和发现它们，才能设法加以控制。这对控制环境因素对女性生殖健康和胎婴儿发育不良影响，是不容忽视的一个重要方面。目前已知的人类生殖发育毒性物质，多数是由临床学家首先发现的。因此，将临床医学与预防医学的专业知识结合起来，积极开展妇女环境保健的研究是非常必要的。

参考文献

1. 曹泽毅．中华妇产科学．2版．北京：人民卫生出版社，2004：1216-1262．
2. 保毓书．环境因素与生殖健康．北京：化学工业出版社，2002：1-30，85-93．
3. 安笑兰，符绍莲．环境优生学．北京：北京医科大学、中国协和医科大学联合出版社，1995，53-115，285-306．
4. 宋新明．中国出生缺陷预防策略的思考．中国计划生育学杂志，2006，10：583-587．
5. 滕卫平，滕晓春．碘与甲状腺疾病的研究进展．中国实用内科杂志，2006，20：1569-1573．
6. 保毓书，胡永华，符绍莲等．应用医院资料进行职业有害因素对妊娠经过和结局影响的研究．中华劳动卫生职业病杂志，2001，19（2）：83-86．
7. 张敬旭，符绍莲，胡江等．脐血铅含量和新生儿神经行为发育关系．中华预防医学杂志，1997，31（4）：215-217．
8. 符绍莲，保毓书，张敬旭等．孕期医源性B超辐射对生殖结局的影响．中华预防医学杂志，2000，34：86-88．
9. 符绍莲，郑国庆，胡江等．铅的神经发育毒性评价方法的研究．癌变·畸变·突变，1997，9（1）：7-9．
10. 符绍莲，胡梦娟，沈丽等．宫内照射致仔鼠脑发育毒性的研究．癌变·畸变·突变，1995，7（4）：234-236．
11. 王水明，王德文．电磁辐射对妊娠及子代的影响．解放军预防医学杂志，2002，5：385-387．
12. 朱珠．环境内分泌干扰物对女性生殖健康影响的研究进展．国外医学妇产科学分册，2004，31（3）：179-182．
13. 张小磊，何宽，马检华．氟元素对人体健康的影响．微量元素与健康研究，2006，23（6）：66-67．
14. CDC. Recommendation to improve preconception health and health care - United States. MMWR, 2006, 55 (No. RR-6): 1-16.
15. CDC. National task force on fetal alcohol syndrome and fetal alcohol effect: defining the national agenda for fetal alcohol syndrome and other prenatal alcohol-related effects. MMWR, 2002, 51 (No. RR-14): 9-12.
16. Ahlborg G. Physical work load and pregnancy outcome. JOEM, 1995, 37: 941.
17. Lindbohm ML. Women's reproductive health: some recent developments in occupational epidemiology. American J Industrial Medicine, 1999, 36: 18-24.
18. Ma Y, Goins KV, Pbert L, et al. Predictors of smoking cessation in pregnancy and maintenance postpartum in low-income women. Maternal Child Health J, 2005, 12: 1-10.

（符绍莲）

第十一章 职业与生殖健康

本章目的主要为介绍职业有害因素对女性生殖健康的影响及其保健对策。目前我国城镇女职工占职工总数的38.8%，农村妇女劳动力占农业劳动力的65.6%，其中，有相当一部分妇女在工作中可能接触职业有害因素。她们在工作环境和劳动过程中可能接触到哪些影响生殖健康的有害因素，这些有害因素对其生殖健康有哪些不良影响，以及应采取哪些预防保健措施，消除或减少这些有害因素的影响是本章所要讨论的问题，也是妇女保健不可缺少的内容。

第一节 职业有害因素与女性生殖健康概述

一、职业有害因素对女性生殖健康的影响

（一）职业有害因素的生殖发育毒性

职业有害因素对亲代的生殖过程和子代的发育过程造成不良影响的作用称为生殖毒性（reproductive toxicity）和发育毒性（developmental toxicity）。生殖毒性是指有害因素对生殖系统，主要是性腺的不良影响。在女性表现为干扰配子（即卵子）的形成和排卵，性周期和性行为的改变，生殖内分泌以及妊娠结局的改变及生殖早衰。而发育毒性是指发育中的有机体自受精前（即亲代的配子阶段）至受精卵、胚胎期、胎儿期、乃至出生后直至性成熟的各阶段，受有害因素影响所造成的毒性效应。发育毒性的表现为：①发育的机体死亡（death of developing organism）：受精卵未发育或胚泡未着床即死亡，或孕卵着床后生长发育到一定阶段死亡；②结构异常（structural abnormality）：胚胎或胎儿发育异常，出现胎儿畸形；③生长改变（altered growth）：即胎儿生长发育迟缓；④功能缺陷（functional deficiency）：出生后功能发育障碍，包括器官系统、生化、免疫等功能的变化。

（二）职业有害因素对女性性腺的损伤

职业有害因素可损伤生长卵泡或成熟卵泡，使排卵受到抑制，受孕力降低。若在青春期前卵巢中的原始卵泡全部或大部分受损，可出现原发性闭经；成年后受损可表现为卵巢功能早衰。某些职业有害因素可引起生殖细胞突变，造成遗传损伤，例如大剂量电离辐射可引起卵巢功能早衰及生殖细胞染色体畸变。职业有害因素还可影响下丘脑-垂体-卵巢轴的内分泌功能，导致雌激素分泌不足，或使卵巢分泌的激素平衡失调，干扰卵的发育成熟和排卵，或干扰受精卵的发育，而不能着床，或在着床后干扰孕激素的分泌量，使胚胎不能正常发育而丢失（早期流产）。职业有害因素所致卵巢损伤的后果为：不孕或受孕力低下；自然流产；月经异常及早发绝经。

（三）职业有害因素对胚胎和胎婴儿发育的影响

胚胎和胎儿发育的不同阶段受有害因素影响，可有不同表现。

1. 前胚胎期 此期为自受精至受精后2周，即受精卵经卵裂形成胚泡至着床完成。受

有害因素影响，可发生胚芽死亡。

2. 胚胎期（器官形成期） 受精后第 3 周进入胚胎期，此期是胚胎各主要器官系统的形成期，至受精后第 8 周末，约在妊娠第 3 个月初，除生殖器官外，其他器官系统已基本分化完毕，外观形态上已形成完整的个体。

器官形成期对致畸因素的作用最敏感，易发生畸形。在这一阶段中，由于各器官系统分化的顺序不同，故不同时期受致畸因素作用，可出现不同类型的畸形。大多数器官都有其对致畸作用的特殊易感期，神经系统的易感期最长，为自受精后的第 20 天至胎儿娩出。

3. 胎儿期 此期自妊娠第 3 个月初至妊娠结束。胎儿期器官分化已基本完成，随妊娠月数的增加，胎儿对致畸作用的敏感性逐渐下降，此期受有害因素影响，一般不易引起严重畸形。但此期中枢神经系统、生殖器官、眼的分化尚未完成，故上述器官或系统仍有可能出现形态上的异常。此期受有害因素影响主要可导致胎儿生长发育迟缓，表现为低出生体重或出生后的功能异常。此期胎盘的功能对胎儿的生长发育至关重要，很多化学物质都能不同程度地通过胎盘。常见的有毒物质如铅、汞、苯、二硫化碳、氯乙烯、汽油、一氧化碳等均可通过胎盘屏障进入胎儿体内，对胎儿产生影响。此外，有毒化学物质也可损伤胎盘本身而间接影响胎儿。某些化学物可影响胎盘的转运功能及胎盘的血流量、改变胎盘的内分泌功能等。其结果造成胎儿缺氧和营养不足，影响胎儿的正常发育。而更为严重的后果是经胎盘致癌，例如母亲孕期服用己烯雌酚可致其子代于青春期发生阴道透明细胞腺癌。

4. 围生期和婴儿期 新生儿出生时发育过程尚未结束，如体格的生长、中枢神经系统的生理功能等，故新生儿及婴儿对环境有害因素的影响较为敏感。例如早年曾报道，接触高浓度铅的女工所生婴儿患病率和死亡率高。

（四）职业有害因素对妊娠母体的影响

1. 妊娠时机体对职业有害因素的敏感性增高。妊娠时机体各系统的生理功能发生一系列变化，如孕期能量消耗增加，母体对氧及血液供应的需要量增加，肺通气量也随之增加，毒物易通过肺吸收。由于总循环血量增加，心率加快，使所吸收的毒物在组织中的浓度也增加，特别是那些血液灌流好的器官，如胎盘和子宫。妊娠时新陈代谢加快，肝、肾负担加大，故此时接触有毒物质，肝、肾均易受到损害。妊娠时往往出现生理性贫血，故对能影响血液系统的毒物也更敏感。此外，妊娠时动脉血氧含量减少，动静脉氧差较平时小，故对缺氧也较平时更敏感。妊娠母体中毒、缺氧等对胎儿的正常发育都会产生不良影响。

2. 职业有害因素能促进妊娠及分娩并发症的发生。从事某些工业生产的女工妊娠及分娩并发症较多见。

（五）化学物质通过母乳对乳儿健康的影响

已知很多种化学物质进入母体后可自乳汁排出，金属类如铅、汞、镉，有机溶剂如苯、甲苯、二甲苯、氯仿、苯乙烯、三氯乙烯、三氯乙烷、四氯乙烯、二硫化碳等均可自母乳中排出；另一类可自乳汁中排出的化学物质称为持久性有机污染物（persistent organic pollutants），主要包括有机氯农药（如 DDT、六六六、氯丹等）、多氯联苯（PCBs）、多溴联苯醚（PBDEs）、二恶英等。它们的共同特性是化学性质稳定，不易分解，可长期残存于土壤和人畜体内；由于其中大多数具有亲脂性，故易在乳汁中蓄积，其对乳儿健康的影响尚待研究。

母乳中的某些化学物质直接威胁乳儿的健康，例如受母乳中铅的影响，乳儿可出现神经功能障碍，表现为学习能力、记忆力及集中注意力降低，以至影响到以后的智力。当母乳中的铅含量较高时，可引起母源性小儿铅中毒。金属汞及甲基汞也可自乳汁排出，影响乳儿脑的发育。化学物质尚可影响乳汁质量，如苯可影响乳汁中维生素C的含量；接触苯和汽油的女工乳汁分泌减少，使哺乳时间缩短，其乳儿人工喂养比例高。此外，乳母接触有机溶剂，乳儿有拒乳现象。

二、职业有害因素对女性生殖健康的危害

职业有害因素对女性生殖功能的不良影响可导致生殖损伤（reproductive damage），其主要表现为：

（一）月经异常

月经异常（menstrual disorder）往往是某些职业有害因素对女性生殖危害的最敏感指标。多种毒物、物理因素及重体力劳动可引起月经异常，主要表现为月经周期紊乱（延长或缩短）、经期延长或缩短、经量增多或减少、痛经、早发绝经。根据我国对接触不同职业有害因素女工的调查，月经异常患病率波动在27%～55%，明显高于不接触职业有害因素的一般人群（10%～20%）。

（二）不孕及受孕力低下

不孕及受孕力低下（infertility and subfecundity）的原因复杂，而且与男女双方均有关。受孕力是指妇女怀孕的能力，可以用受孕时间的长短来判断其高低，即指一对夫妇婚后未避孕或停止使用避孕措施后至妊娠所需要的时间。职业有害因素对不孕的影响报道甚少，已知引起不孕的有害因素主要有电离辐射如X射线等。职业有害因素对受孕力的影响近年来有些报道，接触有毒化学物质，如铅、农药、有机溶剂、甲醛、氧化亚氮（笑气）的妇女表现出受孕时间延长，即受孕力降低；从事倒班作业以及劳动时间过长（每周多于70h）的妇女也表现出受孕力低下。

（三）自然流产

一般人群的自然流产率，各国报道有一定差异，约为8%～20%。国内对一般人群的自然流产率未见专门报道，据对职业有害因素与不良生殖结局关系的大量调查结果，其中不接触职业有害因素的女工及行政人员的自然流产率多在7%以下。导致自然流产（spontaneous abortion）危险增高的职业有害因素主要有：铅、汞、苯系混合物、氯丁二烯、三硝基甲苯、抗癌药、麻醉性气体、环氧乙烷等化学物质，以及噪声及全身振动等物理因素。

（四）出生缺陷

广义的出生缺陷（birth defect）不仅包括出生时可见的形态异常，还包括出生后一定时间内表现出的行为、功能、代谢的异常。已知孕期接触电离辐射、甲基汞、含二噁英的物质（如农药2-4-5-T）可影响胎儿发育，引起出生缺陷。此外，妇女孕期接触有机溶剂、二硫化碳、抗癌药、麻醉性气体，其子代先天缺陷发生率增高也有报道。

（五）低出生体重

导致低出生体重（low birth weight）的因素很多，孕期接触职业有害因素是其中之一，它也是职业有害因素所致女性不良生殖结局的重要指标之一。孕期职业接触铅、苯系混合物、抗癌药、氯丁二烯、强烈噪声、全身振动、电离辐射等有害因素均可导致低出生体重发生率增高。

(六) 儿童期恶性肿瘤 (childhood cancer)

近年来，儿童期恶性肿瘤有逐渐增多的趋势。儿童期恶性肿瘤与出生前、婴儿期、或儿童早期接触有害因素有关联。接触的途径有：父母孕前接触有害因素（配子可能受损）；母亲孕期接触（经胎盘传递，即胎儿宫内暴露）；父母将污染化学物质的工作服带回家，污染家庭环境；母亲吸收的有毒化学物质经乳汁传递；挥发性有机溶剂可从父母呼出气中排出使婴儿接触等。占儿童期恶性肿瘤第1位的是白血病，其次为中枢神经系统肿瘤。儿童白血病与父母接触职业有害因素均有关，父母接触有机溶剂（苯、三氯乙烯、四氯化碳）、油漆、石油化工产品、农药、电离辐射、以及从事与机动车有关的职业（如卡车司机），其子代患白血病的危险增高。居第2位的是儿童神经系统肿瘤，其中主要为脑瘤。父母职业接触油漆、烃类化学物、金属等，其子代发生神经系统肿瘤的危险增高。

第二节　影响女性生殖健康的常见职业有害因素

一、有毒化学物质 (toxic chemicals)

有毒化学物质种类繁多，据估计，工作中遇到的有84 000余种，至1998年进行过生殖毒性评价的只有4 000种，而通过流行病学研究证实，在职业接触中对人的生殖健康有影响的更远低于此数字。现仅介绍几种常见毒物。

（一）铅及其化合物 (lead and it's compounds)

除职业接触铅外，生活环境的铅污染也十分普遍（参见本书第十章）。女工职业接触铅的行业主要有：蓄电池制造，铅制品生产，如铅丝等；铅化合物广泛用于油漆、颜料、陶瓷釉料、塑料制造等行业。

铅进入机体后有蓄积作用，长期接触铅可引起慢性中毒。主要表现为神经衰弱综合征、周围神经炎、轻度贫血、消化系统症状、血铅及尿铅增高等。

对女性生殖健康的危害：

1. 对月经的影响　月经异常患病率增高，表现为月经周期延长或紊乱、月经量减少、痛经等。

2. 对妊娠结局和妊娠并发症的影响　自然流产及早产率增高；妊娠高血压综合征发生率增高。接触高浓度铅可导致死胎、死产，但现已少见。

3. 对胎婴儿发育的影响　胎儿宫内发育迟缓，低出生体重儿的发生率增高；铅可通过血脑屏障进入胎儿脑组织，干扰脑细胞的发育，导致婴幼儿期神经行为发育和智力发育落后。母乳含铅量高可引起母源性乳儿铅中毒。

预防保健要点：

1. 孕前保健　已婚待孕女职工应禁忌从事接触高浓度铅的作业。对从事铅作业的女职工，或既往曾从事铅作业目前已经脱离者，即使没有铅中毒表现，也应进行血铅检查，必要时做驱铅试验后再决定能否怀孕。

2. 孕期保健　我国规定孕妇禁忌从事作业场所空气中铅及其化合物浓度超过国家规定的最高容许浓度的作业。铅作业女工妊娠后，应按高危妊娠处理，进行系统的医学观察和保健指导；并对血铅或尿铅进行监测。我国规定，一般成人血铅正常值为 $<50\mu g/dL$

（2.40μmol/L），尿铅正常值为＜0.08mg/L（0.39μmol/L）。对孕妇尚无特殊规定，建议血铅值为＜10μg/dL（0.48μmol/L）。

3. 为预防乳儿铅中毒，当乳母血铅含量≥0.48μmol/L时，应停止哺乳，改为人工喂养。对乳母进行驱铅治疗，血铅正常后再哺乳。

4. 改善劳动条件，降低工作场所空气铅浓度。我国规定，工作场所铅尘的最高容许浓度为$0.05mg/m^3$；铅烟为$0.03mg/m^3$。

（二）有机溶剂（organic solvents）

有机溶剂种类繁多，用途极为广泛。苯、甲苯、二甲苯、汽油、氯仿、四氯化碳、三氯乙烯、四氯乙烯、甲醇、乙醇、丙酮等均为常见的有机溶剂。几乎各种行业都可以接触到有机溶剂，使用最多的行业有涂料工业、化学工业、橡胶工业、机械制造、印刷业、制鞋业、塑料工业、农药、医药及各种实验室等。在接触有机溶剂的工作环境中，往往是几种溶剂同时存在，工人常同时接触数种溶剂。尤其以同时接触苯、甲苯、二甲苯（或称苯系混合物）更为常见。

苯系物多用于化工、喷漆、油漆、制鞋、箱包、制药、橡胶等行业。短时间吸入高浓度苯、甲苯、二甲苯可引起急性中毒，主要表现为中枢神经系统症状。长期小量接触苯可引起慢性中毒，主要表现为造血系统障碍，严重者出现再生障碍性贫血。苯、甲苯、二甲苯均易透过胎盘，影响胎儿发育。

对女性生殖健康的危害：

1. 对月经的影响 接触苯系混合物的女工月经异常患病率高，表现为月经过多、经期延长、周期缩短或周期紊乱、痛经。其月经异常是由于苯系物影响生殖内分泌功能所致。

2. 对受孕力的影响 对3 265名接触各种溶剂（包括甲苯、二甲苯、苯乙烯、三氯乙烯、四氯乙烯等）女工的受孕力进行调查发现，其中制鞋业及干洗业女工受孕时间显著延长，即受孕力明显降低。

3. 对妊娠结局和妊娠并发症的影响 ①自然流产危险增高。研究表明，孕期接触有机溶剂与自然流产危险增高有明显关联；接触苯系混合物女工的自然流产率明显高于对照组；②先天畸形危险增高。母亲孕期接触有机溶剂与中枢神经系统缺陷有明显关联，其中最常见的中枢神经系统缺陷为无脑、脑积水，其次为脊髓膜脊髓膨出。母亲妊娠头3个月接触有机溶剂，其婴儿发生唇腭裂的危险增高。妊娠最初3个月正是胎儿面部器官完成融合的时期，此时母亲接触有机溶剂可能与之有关；③对胎儿发育有影响。接触苯系混合物女工所生婴儿低出生体重发生率增高；④孕期接触有机溶剂女工的妊娠高血压等妊娠并发症患病率增高。

预防保健要点：

1. 采取生产过程密闭、通风等措施降低作业场所空气中有机溶剂的浓度。

2. 加强个人防护，配备工作服、手套等个人防护用品。

3. 进行就业前及定期体检。有血液病、月经过多或功能性子宫出血者禁忌参加苯作业。

4. 我国规定，女职工孕期及哺乳期禁忌从事作业场所空气中苯浓度超过国家卫生标准的作业；工作场所空气中苯的时间加权平均容许浓度为$6mg/m^3$，甲苯及二甲苯的时间加权平均浓度均为$50mg/m^3$。

（三）农药（pesticides）

农药种类繁多，按其用途可分为杀虫剂、杀螨剂、杀菌剂、除草剂、杀鼠剂等。按化学性质可分为有机磷农药、有机氯农药、氨基甲酸酯类农药、拟除虫菊酯类农药等。农业上多使用两种以上的混配农药，而且同时或一年四季使用多种农药。

对女性生殖健康的危害：

1. 有报道，从事农业生产及花卉栽培等接触多种农药的妇女自然流产、早产、死产及子代先天缺陷率增高。但也有对生殖结局未见影响的报告，这可能与使用农药的种类、用量及接触时间长短等因素有关。

2. 有机磷农药 是我国目前使用最广、用量最大的一类农药。农药厂生产中接触有机磷农药（氧化乐果）的女工月经异常患病率增高，表现为经血量减少；也有表现为经期延长、血量增加的报道。自然流产率也明显高于对照组。但大多数流行病学研究认为，接触有机磷农药（例如在农田大面积喷洒和使用有机磷农药的水果产区）与自然流产、子代先天缺陷、死胎等异常生殖结局无明显关联。

3. 有机氯农药 由于此类农药化学性质稳定、不易分解，可长期残留于土壤及人畜体内，对环境造成严重污染。以往最常用的制剂有二氯二苯三氯乙烷（DDT）、六氯化苯（六六六）、氯丹、艾氏剂、狄氏剂等。有机氯可经胎盘进入胎儿体内，有明显的蓄积作用。由于过去长期大量使用此类农药，故近年在普通产妇（非职业接触）血液、胎盘、脐血、乳汁中仍能检测出 DDT、六六六等农药。对足月产、早产、流产妇女的血液及胎盘中有机氯含量的检测发现，正常足月产的母血及胎盘中有机氯浓度最低，而流产病例母血中有机氯农药浓度增高 3~18 倍。有报道，乳汁中检测出 DDT 的妇女早产和低出生体重的发生率增高。

4. 2,4,5-涕（2,4,5-T） 化学名 2,4,5-三氯苯氧乙酸，小剂量可刺激农作物生长，大剂量用作除草剂。美国在越南战争中曾用其作为落叶剂从空中洒布，曾在洒药地区生活 2 个月以上的 19 名妇女中有 4 人怀孕，3 人出生的婴儿有畸形，出现典型的唐氏综合征，并伴有小头畸形等先天异常。调查还发现，自 1966 年以来，越南先天性腭裂、脊柱裂患儿急剧增加；全国死产率平均为 31.2‰，而 2,4,5-T 洒布多的省份为 64‰，认为与 2,4,5-T 的影响有关。新西兰对喷洒 2,4,5-T 地区的调查发现，心脏畸形、尿道下裂、尿道上裂、足畸形的发生率与 2,4,5-T 的使用有明显的关联。其他使用 2,4,5-T 较多地区的调查也认为 2,4,5-T 对人有致畸作用。经研究发现 2,4,5-T 的致畸作用实际上是由于在生产过程中的副产品二恶英（TCDD）混入其中所致。

预防保健要点：

1. 使用农药时应严格遵守安全操作规程；加强个人防护，如穿戴防护服、口罩、手套等，避免农药从呼吸道和皮肤等途径进入人体。

2. 孕妇及乳母避免参加配制和喷洒农药的作业。

二、物理因素（physical agents）

（一）噪声（noise）

生产性噪声的来源有：纺织机、各种机床、电锯、拖拉机等发出的噪声；环境噪声的来源如飞机起降、汽车、火车等产生的交通噪声，建筑工地的噪声等。

对女性生殖健康的危害：

1. 对月经的影响 接触 90dB（A）以上强噪声的女工月经异常患病率增高。主要为月经周期不规律、经期延长、血量增多或减少、痛经。

2. 对妊娠经过和妊娠结局的影响　孕期接触高强度噪声，特别是＞100dB（A）的噪声，妊娠剧吐、妊娠高血压综合征发病率明显增高；早产及低出生体重发生率增高。

3. 对胎儿听力的影响　噪声可透过母亲腹壁影响胎儿的听力发育，而且儿童听力的损失与母亲孕期接触的噪声强度有剂量-反应关系。孕期接触＞85dB（A）以上强度的噪声可影响胎儿的听觉发育，出生后高频段听力下降。

预防保健要点：

1. 产生噪声的工作场所应采取消音、隔音等措施，以降低噪声强度。我国工业企业噪声卫生标准规定，工人工作地点噪声容许标准为85dB（A）。工作时可采取佩戴耳塞、耳罩等个人防护措施。

2. 妇女孕期应避免接触噪声强度＞85dB（A）的作业；也应避免去噪声大的歌舞厅等娱乐场所。

（二）全身振动（whole body vibration）

接触全身振动的职业有汽车、火车、飞机、轮船的司机及乘务员，拖拉机、推土机的司机等。

对女性生殖健康的危害：

对女列车员、公共汽车司乘人员及飞机女乘务员调查显示，月经异常患病率增高，尤其是未婚的女司乘人员更明显。女水泥捣固工、公共汽车及无轨电车女司乘人员自然流产率、早产率、低出生体重率明显增高；女司乘人员盆腔炎患病率增高。全身振动可使盆腔器官血管紧张度下降，导致静脉淤血，盆腔器官血液循环不良，促进盆腔炎的发生和发展。

预防保健要点：

1. 月经期应增加工间休息时间和次数，减少接触振动时间。
2. 妊娠期应调换工种，暂时脱离接触全身振动的作业。
3. 患有慢性附件炎、功能性子宫出血、痛经的人不宜从事接触全身振动的作业。

（三）电离辐射（ionizing radiation）

职业接触电离辐射主要为核工业系统，如放射性矿物开采、冶炼和加工，核反应堆、核电站的建立和运转；射线发生器的生产和使用，如 X 射线和 γ 射线的工业应用及医用；放射性核素的加工生产和使用如医疗、实验室的应用等。

对妇女生殖健康的危害及预防保健要点参见第十章第九节中"九、医疗照射"部分。

三、其他职业有害因素

以上重点介绍了几种职业有害因素对女性生殖健康的危害，其他常见职业有害因素对女性生殖健康的影响见表11-1。

表 11-1 某些职业有害因素对女性生殖健康的影响

职业有害因素	主要职业接触机会	对女性生殖健康的影响
金属汞	仪表、仪器制造（如温度计、血压计、汞整流器等），口腔科医务人员	月经异常，接触高浓度时自然流产率高
二硫化碳	粘胶纤维及玻璃纸生产	月经异常，早早孕丢失率、子代先天缺陷率高
环氧乙烷	制造乙二醇、粮食熏蒸消毒、外科器械消毒	自然流产率高
抗癌药	生产抗癌药人员、接触抗癌药的医务人员	自然流产率、子代先天缺陷率高
麻醉性气体（氟烷、乙醚、氧化亚氮等）	手术室工作人员（麻醉科医生及护士、外科、口腔科、妇产科医生、手术室护士等）	自然流产率高。子代先天缺陷率是否增高尚未肯定。接触氧化亚氮的牙医助手受孕力降低
一氧化碳	冶金、机械、化学等工业广泛接触	孕妇急性中毒可致胎儿畸形
射频辐射与微波	广播、电视、通讯等设备的制造，理疗、食品、药品等干燥及消毒	月经异常，个别报道自然流产率高
负重作业	人力搬运重物（>20kg）作业	月经异常，自然流产率、早产率高

第三节 职业妇女的劳动保健措施

一、改善劳动条件加强预防措施

为保护职业妇女的健康，改善劳动条件，消除或控制工作环境中的有害因素是根本措施。改善劳动条件应采取综合措施，主要有以下几方面：①改革生产工艺：实行生产过程的机械化、自动化，减少工人直接接触职业有害因素；②卫生技术措施：对生产设备加以密闭、通风，将有毒有害物质经净化后排出车间外，以降低车间内有毒有害物质的浓度；对高频电磁场、微波等采取屏蔽措施等；③个人防护措施：提供个人防护用品，如工作服、手套、防护眼镜、防毒口罩等；④生产环境监测：企业及卫生监督部门应对生产环境中的职业有害因素进行定期检测和监督，例如对工作环境中的毒物浓度或噪声强度等进行定期测定；⑤卫生保健措施：调整劳动制度、劳动工时，缩短接触职业有害因素的时间；进行就业前及定期健康检查。上述工作应由劳动保护、职业卫生、卫生监督监测等部门共同完成。

二、合理安排妇女劳动

在我国的《女职工劳动保护规定》和《女职工禁忌劳动范围的规定》中，对女职工及其在经期、孕期、哺乳期禁忌从事的劳动都做了相应的规定。其中包括：①女性不宜从事的作业：例如禁止安排女职工从事矿山井下、国家规定的第Ⅳ级体力劳动强度的作业等；②女性可以从事但在月经期、孕期、哺乳期不宜从事的作业：参见本节三（妇女劳动保健）。此外，还应注意患有某些妇科疾病的妇女不宜从事的工作。例如患有子宫位置不正、慢性附件炎的人不宜从事负重作业；患有月经异常的人不宜从事接触铅、苯、汞以及其他干扰女性生殖内分泌功能的工作。

合理安排妇女劳动的措施主要有：①加强就业前的体检，包括妇科检查，发现就业禁忌证。例如，患有月经过多的人，不宜从事苯作业。②定期体检，可发现不适合从事现工种的疾病，提出调换工种的建议。③妇科及妇女保健医师在日常工作中，也应了解就诊对象的职业史及现工种，以发现其是否患有不适合现工种的疾病。安排妇女就业及其工种虽然是生产部门的职责，但妇女保健医师有责任对其进行监督和指导。

三、加强妇女劳动保健

（一）月经期的劳动保健

1. 月经期禁忌从事以下作业：①食品冷冻库内的作业及其他冷水低温作业；②《体力劳动强度分级》标准中规定的第Ⅲ级体力劳动强度（注：重劳动）的作业；③《高处作业分级》标准中规定的第Ⅱ级（注：指工作面距可能跌落处的距离为2m的作业）以上的高处作业。

2. 对患有重度痛经及月经过多的女职工，应给予1～2天休假。

3. 对患有月经异常的女职工，应建立观察记录，进行系统观察。分析其月经异常与接触职业有害因素的关系，以便采取相应的预防措施。

（二）孕前期劳动保健

预防有害因素对性腺的损伤，以保证配子健全。

1. 已婚待孕女职工禁忌从事铅、苯、汞、镉等作业场所属于《有毒作业分级》标准中第Ⅲ、Ⅳ级的作业。即接触浓度高、接触时间长的作业。

2. 患有射线病、慢性职业中毒、或近期内曾有过急性中毒史的女职工暂时不宜怀孕，须经治疗痊愈后再怀孕。

3. 目前或既往从事铅作业的女工，即使没有铅中毒的表现，也应做驱铅试验或驱铅治疗后再决定可否受孕。

4. 对接触某些可能具有性腺毒性作用的物质后，曾有过两次自然流产史的女职工，应建议其暂时脱离有毒作业。

（三）孕期劳动保健

孕期保健对保证胎儿质量、降低围产死亡有重要意义，是职业妇女劳动保健中最重要的一个环节。

1. 孕早期（孕12周前）的劳动保健

（1）早期发现妊娠，及早进行劳动保健，以预防自然流产及先天畸形的发生。利用月经卡记录每月月经状况，对发现早孕有一定作用。对女职工宣传早期发现妊娠的重要性，使其在月经超期时能及时去医院检查，以便早期确定妊娠。

（2）确定妊娠后，根据《女职工禁忌劳动范围的规定》，应禁忌从事以下工作：

1) 作业场所空气中铅及其化合物、汞及其化合物、苯、镉、铍、砷、氰化物、氮氧化物、一氧化碳、二硫化碳、氯、己内酰胺、氯丁二烯、氯乙烯、环氧乙烷、苯胺、甲醛等有毒物质浓度超过国家规定的最高容许浓度的作业；

2) 制药行业中从事抗癌药物及己烯雌酚生产的作业；

3) 作业场所放射性物质超过《放射防护规定》中规定剂量的作业；

4）人力进行的土方和石方作业；
5）《体力劳动强度分级》标准中第Ⅲ级体力劳动强度的作业；
6）伴有全身强烈振动的作业，如风钻、捣固机、锻造等作业，及拖拉机驾驶等；
7）工作中需要频繁弯腰、攀高、下蹲的作业，如焊接作业；
8）《高处作业分级》标准所规定的高处作业。

还有些作业目前尚未列入国家规定，但根据研究结果，应考虑禁忌或限制孕期女职工参加的有：①接触85dB（A）以上，特别是100 dB（A）以上强烈噪声的作业；②间断负重每次负重量超过10kg，连续负重每次负重量超过5kg的负重作业；③有发生中暑危险而导致体温升高的高温作业；④接触时间每周超过20小时的视屏作业。

(3) 自确定妊娠之日起，就应对妊娠女职工进行系统的医学观察。对早孕反应比较严重的女职工给予适当照顾，如减少工作时间，必要时适当休假。

2. 孕中期（妊娠12～28周末）的劳动保健

(1) 定期进行产前检查：除常规的产前检查、内科检查外，还应针对怀孕女职工所接触的有害因素进行职业病学检查。例如，接触铅的女工进行血铅及尿铅检查，接触苯的女工应重点进行血液系统检查。

(2) 进行孕期保健指导：加强孕期营养指导，特别是对接触有毒化学物质的孕妇应注意补充蛋白质、钙及多种维生素，纠正贫血等。

(3) 预防妊娠高血压综合征：对孕期接触已知可引起高血压综合征的职业有害因素的女职工，应尽早调离有害作业。对接触有害作业的妇女应进行妊高征预测，尤其对接触职业有害因素、年龄超过30岁的第1胎孕妇应列为重点观察对象，以达到早期预防保健的目的。妊高征的预测方法详见妇产科学。

3. 孕晚期（妊娠满28周后直至分娩）的劳动保健　对预防早产及低出生体重、降低围产死亡都有重要意义。

(1) 孕晚期应适当减轻劳动量，增加工间休息时间。对从事较重体力劳动、立位作业、工作中需频繁弯腰、攀高的女工应调换轻工种。从事立位作业的女职工，如售货员、理发员等可设休息座位。

(2) 对接触可疑具有发育毒性物质的妊娠女工，应按高危妊娠进行管理。

(3) 预防早产：某些职业有害因素可导致早产危险增高，如重体力劳动和负重作业，应及早采取预防保健措施。

(4) 避免加班加点，不安排夜班工作。

(四) 产前产后的劳动保健

1. 产前应有适当的休息时间。我国规定的女职工产假90天中，产前应休息15天。产前休息有利于胎儿发育及母亲产后乳汁分泌，减少低出生体重儿发生频率。

2. 产假期满恢复工作时，应逐渐增加工作量，使哺乳母亲有一个适应过程。

(五) 哺乳期的劳动保健

1. 为保证乳汁不受有毒化学物质污染，乳母禁忌参加以下作业：

(1) 作业场所空气中铅及其化合物、汞及其化合物、锰、镉、铍、砷、氰化物、氮氧化物、一氧化碳、二硫化碳、苯、氯、己内酰胺、氯丁二烯、氯乙烯、环氧乙烷、苯胺、甲醛、氟、溴、甲醇、有机磷化合物、有机氯化合物等有毒物质浓度超过国家规定的最高容许浓度的作业；

（2）《体力劳动强度分级》标准中第Ⅲ级体力劳动强度的作业。

2. 我国规定有不满1周岁婴儿的女职工，其所在单位应在每班劳动时间内给两次哺乳时间，每次30分钟。不得延长乳母的劳动时间，不安排夜班。

（六）更年期的劳动保健

1. 对更年期综合征症状严重的女职工适当减轻工作。

2. 对接触有毒物质和噪声的女职工，如更年期综合征症状重而治疗无效时，可考虑暂时调离有毒有害作业。

四、开展妇女职业保健服务

在妇女保健工作的服务对象中，职业妇女占相当大的比重，如何开展职业妇女的保健工作，是目前妇女保健工作中亟待加强的一个方面，也是近年来妇女保健领域的新课题。主要有以下几方面工作：

（一）临床工作中的职业保健服务

每个妇女保健工作者都应掌握职业有害因素对妇女生殖健康影响的知识，并应用到实际工作中。在妇女保健门诊应详细询问求诊对象的职业史，即目前和既往的职业、工种、接触何种有害因素、工龄等。这将有助于判断某些妇产科异常是否与职业有害因素有关联，并及时采取相应的劳动保健措施。

（二）开展职业有害因素对妇女生殖健康影响的咨询服务

在妇女保健机构应建立妇女职业保健门诊，开展对职业妇女的生殖健康咨询服务和保健指导。目前有的国家已通过互联网开展母亲孕期接触有害因素对生殖健康影响的咨询服务。

（三）开展职业妇女常见妇科病防治工作

对女职工定期进行妇科疾病及乳腺疾病的普查和及早治疗，对患有妇科病的人及时调整工作。并可通过对某些妇科疾病在不同职业人群中分布情况的流行病学分析，为寻找导致某些妇科疾病发生的危险因素提供线索。

（四）对不同职业人群妇女的生殖健康状况进行监测

通过对不同职业妇女的妊娠结局及妊娠并发症的监测、统计分析，了解其生殖健康状况与劳动条件或劳动过程的关系，有针对性地提供职业保健服务。

（五）加强对职业妇女的健康教育，普及妇女职业保健知识，提高自我保健意识。

（周树森　保毓书）

参考文献

1. 保毓书. 职业与环境保健. 见：曹泽毅主编. 中华妇产科学. 2 版. 北京：人民卫生出版社，2004：1216 - 1263.
2. 保毓书. 环境因素与生殖健康. 北京：化学工业出版社，2002.
3. 保毓书. 妇女职业保健. 见：黄醒华主编. 实用妇女保健学. 北京：中国协和医科大学出版社，2006，513 - 529.
4. Landrigan PJ et al. Chemical contaminants in breast milk and their impacts on children's health：An overview. Environmental Health Perspectives 2002，110：A313 - 315.
5. Gouveia - Vigeant T et al. Toxic chemicals and childhood cancer：A review of the evidence. A publication of the Lowell Center for Sustainable Production. 2003，University of Massachusetts Lowell.
6. Zhu Jin Liang et al. Occupational exposure to pesticides and pregnancy outcomes in gardeners and farmers：A study within the Danish National Birth Cohort. J Occup Environ Med 2006，48：347 - 352.

第十二章 妇女保健信息管理

第一节 概 述

一、信息

(一) 信息的概念

信息 (information) 是反映客观事物特征及其发展变化情况的各种情报、资料和数据的总称。现代社会已经进入了信息时代，信息已成为科技发展和人类进步不可缺少的因素。

(二) 妇女保健信息的形式

妇女保健信息是反映妇女健康状况的资料和数据。信息是比较抽象的，但是在妇女保健工作中可以利用的信息是有形的。妇女保健信息的主要存在形式有：

1. 数据 信息的数据形式是指计算机能够生成和处理的所有事实、数值、文字和符号等。

2. 文本 信息不一定都是数据库，也可以是文字记载的事实情况。例如，许多定性调查的结果，或者孕产妇死亡的病例记录等都是以文本的形式处理的信息。

3. 声音 主要是指人们以听觉接受的信息形式。

4. 图像 是人们以视觉接受的信息形式，包括动态图像和静态图像。录像设备记录下的信息是动态图像，而照片或者绘制的图片则是静态图像。

各种形式的信息可以相互转化。每种形式的信息都有各自的特点和适用场合。数据是最常见的信息形式，而文本信息比较容易使人得到感性认识，声音和图像信息最为生动，但是对设备和技术的要求也比较高。应该根据实际需要选择各种形式的信息，也可以同时采集多种形式的信息以达到相辅相成的作用。

(三) 妇女保健信息的特点

1. 普遍性，妇女保健信息能够反映妇女人群的总体健康特征，反映其健康状态的综合变化趋势；

2. 客观性，信息包含的内容是客观存在，是人们的主观愿望所不能改变的，信息客观性要求信息能够反映实际情况，从而对妇女保健工作起指导作用；

3. 动态性，妇女保健信息不是一成不变的，随着卫生事业的发展以及各种社会问题的演变，对妇女保健信息的需求也会有所改变；

4. 针对性，妇女保健信息要针对妇女最主要的健康问题；

5. 可传递性，妇女保健信息同其他类型的信息一样，通过信息流通渠道进行收集、整理和分析，并可成为共享资源，为各级卫生部门和其他部门的政策制定提供依据。

(四) 妇女保健信息的来源

一是来自卫生系统内部，包括卫生系统各级行政管理部门、医院、妇幼保健院等卫生业务单位,以及卫生研究机构的技术资料和专题调查等;另一方面可以来自卫生系统外部,如公安、民政、统计等相关部门,或社会各界的各种学术报告、研究成果等。

二、信息管理及其意义

管理是指管理者运用科学的计划,健全的组织系统,适当的人员,正确的领导方法,有效地内部协调,迅速而准确的信息报告系统,以及严密合理地控制,充分利用与合理分配有限的资源,以达到预期目标的一系列活动。管理的职能包括计划、组织、领导和控制。管理者通过完成这些管理职能来组织协调各种资源,以期更好地实现组织活动的目的。管理职能是通过管理机构、管理法规和管理人员来实现的。管理的对象一般包括人、财、物、时间和信息。过去经常重视对人、财、物的管理,而忽略了对时间和信息的管理;随着科学的实践和发展,对信息的管理已成为管理活动中的重要因素。

信息管理是指管理者运用合理的计划,健全的系统,适当的人力,科学的方法,以实现信息及相关资源的合理配置,从而有效地满足信息需求的过程。妇女保健信息管理是指妇女保健工作中对信息的组织和控制过程,其主旨是为领导决策提供准确、及时、全面的信息资料。

为了及时了解妇女对妇幼保健等方面的需求与需要,从根本上改善妇女保健服务质量,提高妇女的健康水平,达到 2010 年妇幼卫生发展目标,在我国有效地进行妇女保健信息管理迫在眉睫。信息管理是制定妇女保健战略、发展和修改规划及提出具体防治对策的依据;是监督和评价妇女保健工作的手段;是对妇女保健工作进行宏观管理和微观控制的基础。

三、妇女保健信息管理应该注意的问题

要充分有效地利用妇女保健信息,更多更好地创造并合理配置卫生资源,促进妇女保健事业的全面发展,需注意以下几个方面的问题:

(一)确保信息真实性

信息是决策的基础,信息的真实性直接关系到卫生决策的成败;信息的真实性也关系到信息的价值,真实性越强,信息的利用价值越高。保证信息的真实性,最关键的是提高信息工作人员的素质,培养他们严肃认真的工作态度和负责的精神。另外,对信息的处理不能凭主观臆想,应真实客观描述。

(二)强调信息时效性

信息处理的过程要经过收集、传递、加工整理,最后得以分析利用。从收集信息到使用信息的时间越短,时效性越强。只有及时掌握信息,才能使人们的主观认识跟上客观发展,才能做出迅速判断和正确决策,从而使工作具有主动性。保证信息的时效性,首先要保证信息输送渠道的畅通,并不断提高和时刻保持信息工作的效率。

(三)力求系统性

信息的系统性体现在:信息应该是完整和全面的,能够从多方面完整地反映卫生活动的变化和特征;信息处理是连续的过程,从收集、传递、整理、分析到反馈是一个不断进展的循环过程。

(四) 充分认识信息的作用

信息直接为卫生事业的发展服务,应该由专门机构和专门人员来完成。信息能否发挥其应有的作用关键在于人的因素,信息工作者能否按科学方法加工储存和利用信息,这需要卫生工作部门和决策部门对信息的充分认识以及对信息工作给予足够的重视。

四、中国妇幼保健信息管理系统

(一) 妇幼保健信息系统历史发展

我国妇幼保健信息系统主要由全国妇幼卫生年报信息系统和妇幼卫生监测信息系统组成。我国妇幼卫生年报信息系统建立于20世纪80年代初,是常规妇幼卫生报告系统,报告范围覆盖全国所有市/县/区,最初的报表为手工汇总。随着电子信息化的发展,20世纪90年代初,在卫生部妇幼卫生司的支持下开发了妇幼卫生年报数据管理软件,并在全国各省、市、自治区逐步推广使用。在90年代中期,妇幼卫生年报开始通过因特网上报数据。随着妇幼卫生事业的发展,妇幼卫生年报的内容在1995年、2000年、2007年进行了3次修改,2007年修改后的年报信息系统报告内容包括孕产妇保健、7岁以下儿童保健、流动人口儿童与孕产妇健康、妇女病普查、计划生育技术服务、婚前保健等6类情况的报表,软件系统也进行了相应的修改和完善。

20世纪80年代,为更好地了解和摸清我国孕产妇死亡、5岁以下儿童死亡的实际情况和死因,从1986年开始我国分别开展了出生缺陷监测、孕产妇死亡监测和5岁以下儿童死亡监测。为了提高监测工作效率,加强宏观管理,上述3个监测网于1996年实行了"三网合一",在全国采用多层抽样的方法,选取全国116个监测市/县(176个区县)开展监测工作,随着社会经济的发展变化,2006年卫生部决定调整全国妇幼卫生监测网络,将监测点增加至336个区(县),其中城市126个区,农村210个县。1998年卫生部妇幼司成立了"全国妇幼卫生监测办公室",对监测工作进行统一的业务管理。

(二) 妇女卫生年报和监测信息系统

妇幼卫生常规年报表是经卫生部制定,国家统计局审批的法定报表,每年由全国妇幼卫生信息系统逐级上报。从2007年妇幼卫生年报表包括6部分内容,具体包括孕产妇保健情况调查表、7岁以下儿童保健情况调查表、流动人口儿童与孕产妇健康情况调查表、妇女病普查情况调查表、计划生育技术服务数量和质量调查表、婚前保健情况调查表共6类报表,其统计范围包括全国各省、自治区、直辖市管辖的区县(包括县级市)。有关6张报表信息资料的搜集和上报见图12-1妇幼卫生年报报表数据上报流程图。全国绝大多数省市自治区有关妇幼卫生数据是由最基层的村医/村妇幼专干或地段妇幼保健人员、乡卫生院/区妇幼保健机构、县级妇幼保健机构三级负责妇幼卫生年报数据的搜集并向上一级上报,而且上级妇幼保健机构对下级开展妇幼保健工作、妇幼保健数据的搜集、整理、汇总、上报进行监督指导和质量控制。

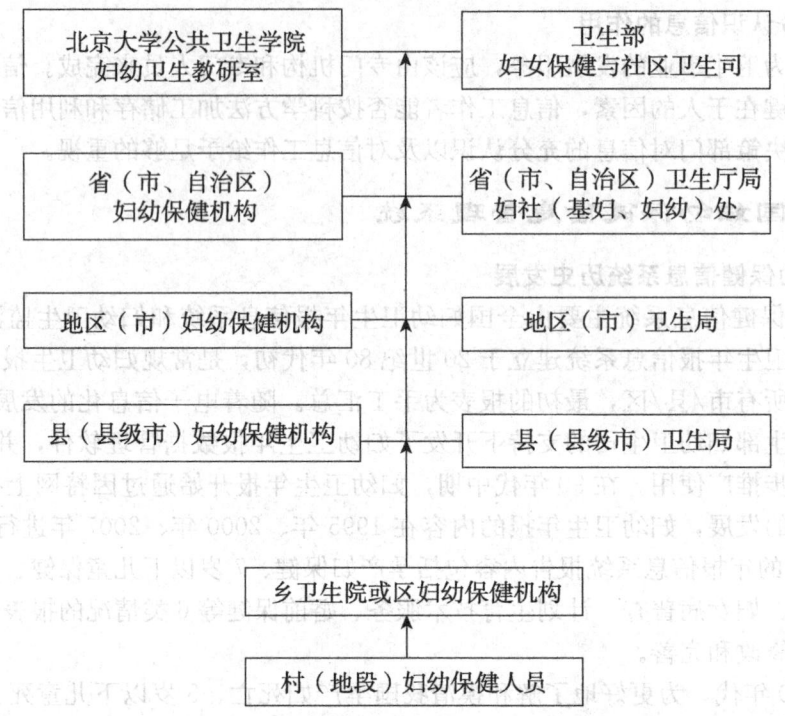

图 12-1 妇幼卫生年报数据上报流程图

妇幼卫生监测系统数据的收集主要依靠妇幼卫生三级监测网络，在城市建立了地段→区→市，农村建立村→乡→县，以妇幼保健机构为中心的三级妇幼卫生报告网及相应的监测系统。妇幼卫生监测主要包括有关出生、出生缺陷、儿童死亡、孕产妇死亡相关内容的报表，该报表统计范围是全国336个妇幼卫生监测地区。

目前，全国监测的孕产妇死亡率、5岁以下儿童死亡率被国家统计局、妇儿工委及相关国际组织所采用。而其他如住院分娩率、婚前检查率、妇女病检出率等服务指标则来自妇幼卫生年报。妇幼卫生监测和年报的有关指标为各级政府制定卫生政策尤其是妇幼卫生政策提供了科学依据。

第二节 信息系统管理的基本要素

妇女保健信息是妇幼卫生信息的一部分，是通过建立、完善妇幼卫生信息系统而进行管理的，进行信息管理包括5个基本要素。

一、机构

信息管理机构是指自上而下相互对应的独立实体。不同性质和不同任务的部门单位，其机构的组成也不一样。机构的组成是否合理，直接关系到信息管理能否顺利进行。我国目前从中央至省市建立了综合卫生统计信息机构，没有建立独立的妇幼卫生信息管理机构，妇幼信息管理的任务由妇幼卫生行政部门与业务机构完成。主要任务包括：①制定/执行妇幼卫生统计工作制度和妇幼卫生统计报表；②负责并执行全国/地区有关统计调查；③负责收集、管理、分析和发布妇幼卫生统计信息；④指导妇幼卫生信息统计工作。

二、人员

人员是信息管理活动中最重要、最活跃的因素，主要指管理人员和专职或兼职的统计人员。管理人员负责组织机构建设、政策法规的制定、信息管理过程中的组织和协调以及控制等工作；统计人员负责登记、收集、上报、整理、传输数据、统计分析等工作。由于人力资源的限制，有时管理人员也兼统计人员。目前我国村级以上的各级医疗保健机构已有兼职或专职的妇幼卫生统计人员。统计人员，特别是县级以上的统计人员，应具有卫生统计学、流行病学、计算机应用、妇幼卫生、卫生经济等方面的基本知识，或在一个机构由上述相关专业技术人员共同协作完成信息统计工作。

人员要保证足够的数量和质量。由于妇幼卫生保健工作服务对象分布地域广阔，而且医疗及妇幼保健机构所提供的保健服务项目多。因此，需要较多的人员进行信息的收集和处理，如果人员不足就不能保证及时地收集和处理信息，而且也会影响信息的质量。做好信息统计工作，需要信息统计人员具有一定的妇幼保健业务知识，同时还需掌握统计和计算机等相关领域的专业知识。因此需要对信息工作人员进行培训，以提高他们的知识和技能；另外，应制定政策确保统计人员队伍的稳定。

三、法规制度

建立规范严格的制度和制定相应的法律是促使方针政策贯彻落实的重要保障。有关法规制度其内容广泛，包括宪法等国家法律规定以及地方制定的具体实施办法。例如"中华人民共和国母婴保健法"、"统计法"、"中华人民共和国妇女权益保障法"、"中国妇女发展纲要"以及各省制定的妇幼卫生年报上报制度等。

法规制度发挥作用取决于两个方面，一是有法可依，并且所有法规都应该经过实践证明是合理有效的。健全的法规制度规定了妇女保健工作的目标方向；规定了机构之间的关系；规定各级人员的责任、权利、义务；规范各级机构及机构内人员的工作秩序和联系方式。二是有法必依，既经制定的法律法规、规章制度要有一定的法规效应，必须做到严格贯彻和执行。

随着社会经济的发展，原有的法律法规、实施办法并非一成不变，当其不适应于管理活动或不能满足社会对信息的需求时，应及时修改、调整，使之不断更新、健全和完善。

四、设备

设备主要包括硬件设备和软件设备。硬件设备主要是指计算机以及计算机外部设备。计算机具有运算速度快、准确、储存信息量大等特点，已成为信息管理不可缺少的基础。目前我国省级机构及部分县级机构已经配备了计算机并建立了计算机网络，省级均可通过网络上报数据，部分市、县也建起了妇幼卫生信息网络系统。

软件是指妇女保健数据处理所需的软件。计算机软件除了基本的操作平台外，还需要具备数据库管理和分析功能的软件、文字处理软件等，在特殊情况下（如处理声音、图像信息）还需要某些专业软件。一般用于信息管理的软件都是由专业人员根据妇女保健管理的需要进行开发的。

信息通过互联网进行传递和共享是信息管理发展的方向。信息现代化管理的目标是在国内各个地区建立计算机信息系统网络，以便最终实现计算机的远程通讯，将各妇幼保健机构的局域网络与国内甚至是国际互联网相联系，开发和共享资源，为妇女卫生管理决策服务。

五、指标体系

指标体系是由一系列反映事物某一方面状况及发展变化的指标组成。妇女保健常用指标可见本章第五节。

第三节 信息管理的基本步骤

信息管理是通过设计、收集信息（即资料）、整理信息、分析信息4个步骤来完成的。这4个步骤是一个紧密衔接、相互关联的连续过程，每一个步骤都对整个信息管理的效果起决定作用，都可以影响信息管理的宏观发展。

一、设计

设计阶段要制定收集信息、整理信息、分析信息全过程的具体内容及方案，并制定保证各种具体方案得以实施的法规/制度等。设计过程是妇女保健信息管理最基本的步骤，为信息管理过程的实现奠定基础，对未来的行动起着指导和监督的作用。只有设计出科学、严谨、统一、完善的管理方案、管理体制，才能使信息管理切实可行，并能够得到有效的实施。设计通常包括以下几方面的内容：

（一）制定目标

目标是指预期要达到的目的。确定目标可以衡量项目的发展变化是否符合预定的要求，对保健措施、卫生项目实施的评估制定标准。

目标可以是概括性的、定性的，也可以是指标归纳性的、定量的。目标要根据实际情况来制定，不能好高骛远，如果目标过高则不但起不到促进作用，还会产生消极影响，如使信息工作者丧失信心甚至编造数据；另外确定目标既要全面、又要重点突出。

（二）确定信息管理的指标

反映保健服务的数量和质量应尽量选择客观、敏感的指标。另外，妇幼保健信息管理一般是从基层开始收集相关资料，因此指标不能太多、太复杂，其定义应该明确、容易掌握。

（三）制订实施方案，以及制定相关的政策、制度和法规

政策是保证妇女保健服务落实的基础，是实现信息管理的保障，它决定保健服务的方向和信息管理的目标，同时也是各级卫生机构实施管理的重要依据。因此，妇女保健信息管理离不开政策法规的支持。制定信息管理制度应该清楚详尽、职责明确，并应根据实际情况做到切实可行。

（四）建立质量控制体系

质量控制是信息收集过程的关键，是保证数据质量的重要措施。质量控制包括：建立信息质量管理制度，明确各部门、各方面人员的职责，任命质量控制员，确定选择和培训调查员的标准，统一规范研究方法，制定质量检查的指标等。常用的质量检查指标有漏报率、错报率、符合率等。

二、收集信息

妇幼卫生信息的原始资料分为两大类：经常性资料；一时性资料。

(一) 经常性资料

妇幼卫生系统有不同内容的各种日常工作记录和统计报表。经常性资料是各级妇幼卫生保健及行政管理部门掌握的最基本资料，其便于进行人群健康状况和保健服务情况的动态分析。经常性资料分为两种：日常工作记录和定期归纳整理的统计报表。

1. 日常工作记录　包括卫生部门的原始资料，以及公安、计划生育、民政、机关单位等部门的各种人口登记、健康登记和服务记录。

(1) 出生登记和出生证明：全国统一规定，凡出生活产应报出生登记；接生人员或医院有责任填写出生报告单；婴儿出生后不久死亡者，应报一个出生和一个死亡。注意勿将出生后不久即死亡的活产儿误报为死产，以免漏报出生和婴儿死亡。出生登记包括婴儿出生的时间、地点、婴儿性别、父母情况、分娩情况等。

(2) 死亡登记和死亡报告：居民死亡时，应由生前就医的医疗单位或诊所的医生填写死亡报告卡。死亡报告卡包括死者的姓名、年龄、性别、死亡地点、死因等。

(3) 婚前医学检查报告和婚姻登记：婚前医学检查报告是由开展婚前医学检查的医疗和妇幼保健机构出具。婚姻记录主要由民政部门负责。通过对婚前医学检查和婚姻登记的统计，可以了解婚前医学检查对象患有对婚育有影响的疾病情况；了解不同地域、年龄、民族、文化程度、职业等妇女的婚姻状态、结婚次数等，也可以用来分析婚姻对妇女身心健康的影响。

(4) 孕产妇管理卡（册）：诊断确诊妊娠的孕妇由保健人员为其建立保健卡（册），该保健卡（册）是用来记录孕产妇产前检查、分娩及产后访视等保健服务等内容。孕产妇管理卡（册）是统计孕产妇系统管理的关键资料，目前全国大部分地区都建立了孕产妇管理卡（册）制度。

(5) 住院和门诊的病例记录：日常医疗、卫生工作中有各种记录，如门诊病例、住院病历、出院登记、化验报告等。这些记录主要是为完成某项医疗工作设置的，大量的病例记录可以进行分析利用。

(6) 计划生育卡和计划生育技术服务登记：已婚育龄妇女从初婚开始由工作单位或居委会/村卫生室发给计划生育卡片，登记婚姻、生育及节育的情况。计划生育技术服务的内容主要包括放置和取出宫内节育器、输精管和输卵管绝育术、手术人工流产术、药物流产、放置或取出皮下埋植术等。计划生育技术服务的登记是由施行计划生育技术服务的机构负责完成。

2. 统计报表　2007年6月国家统计局批准了15张有关妇幼保健内容的法定报表。报表的内容包括妇幼卫生年报表、健康教育年报表以及妇幼卫生监测季报表。

(二) 一时性资料

主要指通过专门组织、针对某一个或数个问题进行调查研究获取的信息。日常工作记录大多内容比较局限，不能满足这些专门问题研究的需要，研究资料往往需要通过专门调查得到。

三、质量控制和整理信息

主要包括对收集到的信息进行质量检查,然后分组汇总。将收集到的资料检查核对、修正错误,同时可将资料整理成表格形式使其系统化、条理化。

(一)质量检查

对数据质量的检查主要包括检查数据的准确性和完整性。

1. 准确性 数据的准确性是保证分析结果正确性的关键。只有保证资料的准确性,统计分析结果才能反映妇女保健的实际情况,才能为制定政策提供科学依据。常用的数据质量检查方法有逻辑检查和一致性检查。

(1) 逻辑检查:检查填写项目间有无逻辑矛盾,如某种妇科疾病检出人数不可能大于实查人数;某地区同时期新生儿死亡人数不可能大于婴儿死亡人数,等等。

(2) 一致性检查:包括检查资料内部的一致性,如各种原因导致的孕产妇死亡数之和应该等于孕产妇死亡总数;某人的死亡日期减去其出生日期应该等于其死亡时的年龄,等等。另外,也可以将各种不同来源的资料进行比较,如将妇幼卫生年报资料中的儿童死亡数和公安部门登记的死亡数进行比较,等等。

2. 完整性 应该调查的对象是否全部被调查,以及调查项目是否按要求调查。调查对象有遗漏没有被调查的称为漏报。常见漏报有出生漏报、死亡漏报等,这些漏报会导致资料出现偏性,这样的样本不能代表总体的情况。调查项目不全也会影响数据质量。如果检查发现有漏报或项目不全的情况应该尽量补充调查,待资料完整后再进行分析。

(二)分组汇总

在进行质量检查后要把原始数据按照各项目的不同分类或按其属性进行分组,以便进一步分析。分组汇总主要有三方面作用:①可以比较不同组之间的差别,如比较不同文化程度妇女对保健服务的利用情况;②可以消除内部构成不同的影响,如不同年龄组宫颈癌的患病情况;③可以分析各指标间的关系,如对孕产妇死亡的影响因素进行相关回归分析。

四、分析信息

对信息进行分析的任务是计算有关指标,反映事物的特征,阐明事物的内在联系和规律。具体方法要由资料的类型和分析的目的决定。

第四节 信息管理中的定量研究

定量研究是研究某事物的数量特征和事物之间的数量关系,以及事物发生、发展全过程中的数量变化的研究,是进行信息收集和处理以及开展妇女健康研究的重要方法之一。其研究方法以流行病学和统计学的理论及方法为主。定量研究的内容非常广泛,本节主要讨论定量研究调查方法和抽样方法所涉及的主要问题。

一、定量调查方法

(一)现况调查

现况调查又称横断面调查(cross sectional study),是通过对某一地区、某些机构或某一人群已经发生情况的调查，从而了解所研究事物及相关因素的现状，为制定项目目标、实施方案及进行项目评价提供基础资料。它是妇幼卫生研究经常采用的调查方法，但是仅进行现况调查不易探讨研究事物与相关因素之间的因果关系。

现况调查在妇女保健中的用途主要包括：了解特定时间妇女人群的健康状况，描述疾病或特征的分布，发现高危人群；进行疾病监测；描述健康状态的相关因素，建立病因假说；衡量一个国家或地区的卫生水平；对医疗卫生措施的效果进行评价。

现况调查的方法可以分为普查和抽样调查两种。普查是指在规定的时点对一个国家或地区的全部人口进行全面调查，并收集有关资料的一种方法。抽样调查即为在总体中抽取一部分样本进行研究。抽样调查方式灵活多样，而且一个具有代表性、可靠性的样本可以很好地反映总体的情况，因此在实际工作中抽样调查的应用极为广泛。常用的随机抽样方法参见本节第二部分。

（二）筛查

虽然有些疾病有明确的诊断方法，但并不是任何疾病都能很快得到诊断的，往往先找出可疑对象，再对他们进一步检查才能确诊，这一过程就是筛查（screening）。筛查的目的是用快速的方法从外表健康的人群中发现疾病的可疑患者，以便进一步确诊，达到早期治疗的目的，同时提供患病率的资料。

筛查是大规模的人群预防性医疗行动，某项筛查是否值得开展，要看其是否符合简便、快速、准确的原则，而且还要考察其成本效益。如果筛查成本高，而且没有有效的早期治疗措施，即使能够筛查出可疑病例，也不能延长生命或提高健康水平，所以，对此类疾病一般不进行筛查。因此在进行筛查工作前一定要对其必要性、可行性和有效性进行全面的衡量。

（三）病例对照研究

病例对照研究（case-control study）又称回顾性研究（retrospective study），是通过历史资料或被调查对象的回忆来收集资料，是研究某事件影响因素的方法。病例对照研究按研究目的可以分为探索性研究和检验性研究，前者的目的是广泛寻找可能的危险因素，而后者的目的是检验病因假说是否成立。

病例对照研究具有下述特点：所需人力和经费少、短期内可得到分析结果的优点；但不易克服回忆偏性、对照选择偏性、时间顺序偏差等缺点，其结果对影响因素的确定有帮助，但不能说明研究事件与研究因素之间的因果关系。

（四）队列研究

队列研究（cohort study）：又称群组研究或前瞻性研究（prospective study）。这种研究方法是将特定范围内的人群，按所研究的因素分为两组或多个亚组，其中一组暴露于所研究的可疑致病因素称为暴露群组，并可按暴露程度分为多个亚组；另一组为不暴露于该可疑因素的人群，称为对照群组，然后对暴露群组和对照群组同时追踪观察一定时期，比较两组某事件（如疾病、死亡）发生的频率。

队列研究可以按照研究对象进入队列的时间分为前瞻性队列研究和历史性队列研究。前瞻性研究对象根据在加入研究当时的暴露资料进行分组，然后对其观察随访一段时间后才能得到结局；而历史性研究对象的暴露资料是过去某一时间的，其结局也是从历史资料中获得，研究所需时间一般较短。

队列研究具有下述特点：前瞻性研究比回顾性研究更直接、更有力地说明研究事件与研究因素之间的因果关系,该种收集资料方法主要应用于检验疾病的病因假设和确定疾病的流行因素以及评价各种干预措施的效果。

二、定量研究中的抽样方法

目前对妇女健康相关研究多采用抽样研究。虽然对总体的研究可以直接获得总体参数的信息,而且不需要统计学的推论、不受抽样误差的影响,但是由于对总体的研究工作量非常巨大,而且在实际工作中往往对总体的研究是不可行的,所以通常多采用抽样研究。抽样是先从总体中抽取一定数量的样本,然后用样本的信息去推论总体的情况。因此在抽样研究中就涉及抽样的问题。常用的随机抽样方法有单纯随机抽样、系统抽样、分层抽样和整群抽样。

(一) 单纯随机抽样

单纯随机抽样(simple random sampling)对调查总体的所有观察单位编号,然后随机抽取部分观察单位组成样本,则称为单纯随机抽样。单纯随机抽样是最基本的随机抽样方法,是其他随机抽样方法的基础。

常用的单纯随机抽样方法有抽签法和随机数字表法。前者是将总体中的每一个体做成签,充分混合后随机抽取若干个作为样本;后者是利用一种专门的数学用表即随机数字表选择组成样本的编号,当然也可以用计算机随机函数的功能产生随机数字,效果与使用随机数字表是一样的。

单纯随机抽样的优缺点:单纯随机抽样具有操作简单,计算统计指标和抽样误差也均较简单的优点。但是,当总体的个体数目较大时,由于抽样前要把所有研究对象编号,所以会出现工作量大、耗时长的缺点;此外,这种抽样方法在组成总体的个体间差异不大时使用效果较好,在总体差异性较大时误差比较大。

(二) 系统抽样

系统抽样(systematic sampling)也称为机械抽样或等距抽样,其操作步骤是:先将总体中的所有观察单位按顺序排列,然后机械地每隔若干个观察单位抽取1个单位组成样本。

系统抽样的优缺点:优点是操作简单,尤其在总体数量较大时比单纯随机抽样工作量小;而且如果观察单位均匀分布,则其抽样误差小于单纯随机抽样。缺点是当总体的分布有周期性时会产生明显的偏性。

(三) 分层抽样

分层抽样(stratified sampling)是先按某种特征把总体分成若干组,即统计学上的层,然后在各层中随机抽取样本。有两种方法可以确定各层中样本数量的多少,一种是按比例分配,即各层样本数量的多少是根据总体中每一层观察单位数量的多少进行分配;另一种为最优分配,即同时按总体中每一层观察单位数量的多少和标准差的大小分配各层的样本数量。

分层抽样的,优点是当总体内部分层明显时,分层能使样本构成更接近总体,从而改善样本的代表性;另外,分层减少了层内的差异,使抽样误差更小。分层抽样最适用于层内差异小、层间差异大的总体。不同的层可以用不同的抽样方法,而且对不同层可进行单独考察,也可以进行不同层间的比较。其不足是在分层抽样前要求对总体中的各层有一定的了解,如果是按比例分配则要求知道各层的总体数量,最优分配则不仅要知道各层数量,还要知道各层标准差。在资料有限的情况下这种抽样方法的应用受到限制,或者不得不花时

(四) 整群抽样

整群抽样 (cluster sampling) 是先将总体划分成若干个"群",每个"群"由一定的观察单位个体组成;然后在这些"群"中随机抽取部分"群"组成样本。

整群抽样的优点是通过变换抽样单位减少了工作量、便于组织、节省人力物力,尤其是大型的调查。其缺点与分层抽样不同的是,整群抽样最适用于群间差异小,群内差异大的总体。如果群间差异大,则抽样误差就会比较大。

在实际应用中可以将多种随机抽样的方法相结合,采用多阶段抽样的方法进行抽样。另外,还有一些非随机抽样方法,如方便抽样、滚雪球抽样等,这些抽样的方法在本章第六节定性研究中的抽样技术中讲授。

第五节 信息管理中的定性研究

一、定性研究概况

定性研究 (qualitative study) 是人类学、社会学领域中常用的研究方法,它是一种形成性研究,并为获取人们的想法和深层次反映提供了专门的技术。它使得研究者能够获得对目标人群的态度、信仰、动机以及行为方面透彻的认识。定性研究方法是研究妇女健康问题的重要方法之一,因此在妇女保健信息管理中,是主要的收集信息的手段。

近年来定性研究方法被广泛地在卫生领域应用。通过定性研究,研究者可以了解社区人群的信仰和风俗习惯、卫生服务提供者的态度和行为,对卫生保健系统进行评价,对人群干预(如营养教育、健康教育等)提供更多的、更深一层的信息。

定性研究与定量研究相比具有以下特点:定性研究选取样本多采用目的性抽样的方法,研究结果一般不能用来推广总体;它所收集的资料一般是深入、详细、具体的定性资料,用来描述所要研究的社会现象等特征;定性资料收集方法往往比定量资料收集方法更活跃,采用文字记录、录音、录像等多种手段;收集资料更多采用开放性问题,深层次了解研究对象的知识、态度、行为、动机和观点;对于研究所回答的问题,定性研究不同于定量研究,定量研究回答的是某种现象发生的频率或发生某种现象的比例,而定性研究回答的是发生某种现象的原因;定性研究对数据是按不同特征、主题词分类、整理和归纳。

二、定性研究中的抽样技术

概率抽样是指在被限定的研究对象中每一个单位都具有同等大小的概率被抽中为样本。概率抽样是定量研究中常用的抽样方法,其目的是使样本能够代表总体,同时能推论总体。所以概率抽样往往所需要样本量大,费用高,同时研究人员需要掌握抽样技术才能完成。非概率抽样是指按照其他非概率标准进行抽样的方法,定性研究更多采用非概率抽样,下面介绍几种在定性研究中常用的非概率抽样方法。

(一) 极端或偏差型个案抽样

选择研究现象中非常极端的、被一般人认为是"不寻常"的情况进行调查,获取有关信息。例如在儿童呼吸道感染研究中,可以选择因呼吸道感染而死亡的案例,了解是什么原因导致的死亡。

（二）强度抽样，也称重点抽样

寻找对研究问题能提供丰富信息的个案进行研究。选取这样的案例可以更好地说明所要研究的现象，但这些案例并不一定是非常极端或不寻常的。例如，访谈时选择知情人就属强度抽样；在研究小儿肺炎时，选择刚患过肺炎的病例也是一种强度抽样。

（三）最大差异抽样

被抽中的样本所产生的研究结果将最大限度地覆盖研究现象中各种不同的情况。如假设被研究的现象内部异质性很大，分别选取不同特征的对象进行研究，其目的是想了解不同特征的群体有哪些相同和不同的表现。

（四）同质型抽样

把同种类型的个体或案例归为一类，然后对其进行研究。这样做的目的是对研究现象中某一类比较相同的个案进行深入地探讨。如专题小组访谈采用的就是同质型抽样，把同种类型的个案归为一组，进行专题小组访谈。

（五）典型个案抽样

选择研究现象中那些具有普遍性或一般性的个案，目的是了解研究现象的一般情况。

（六）分层目的型抽样

研究者首先将研究现象按照一定的标准进行分层，然后在不同的层抽取一定数量的研究对象。其目的是了解不同层的情况，以便在不同层间进行比较，进而达到对总体异质性的了解。前面讲的最大差异抽样与分层目的型抽样不同，前者主要是了解研究事物在不同情况下某一特点所呈现的相同点和不同点。

（七）效标抽样也称标准抽样

研究者事先设定一个抽样标准或一个基本条件，然后选择所有符合这个标准或这个条件的个案进行研究。如调查小儿口服补液盐的使用情况，在选取调查对象时制定如下标准：3岁以下小儿的母亲，该小儿在最近1年内患过腹泻。

（八）滚雪球或链锁式抽样

先通过一定的渠道找到1至2位知情人，再让她们提供其他可能提供丰富信息的人，其他人又可以提供一些知情人，这样可以从1至2个知情人入手，获得许多可以提供信息的人。该抽样的缺点是信息提供者可能是同一类人，他们可能具有相同特点和观点；另外由于提供信息的人是熟人，他们之间有可能会碍于面子或出于对保密的担心而向研究者隐瞒实情。

（九）目的性随机抽样

根据研究目的确定研究对象，有多个可选择的对象时，采用随机抽样的原则抽取样本。

（十）方便抽样

由于受到当地实际情况的限制，抽样只能随研究者自己的方便进行。例如，研究者假冒成犯人到一所监狱里去了解犯人之间的人间互动，在这种情况下研究者没有很多选择样本的余地，只能选择自己所在牢房内的犯人进行研究。这种方法可信度低，通常是在上述抽样方法无法使用时才不得不为之的权宜之计。

（十一）综合式抽样也称混合抽样

根据研究的实际情况结合使用上述的不同抽样方法选取研究对象。多种抽样技术的混合使用，可以使研究者更全面地了解所感兴趣的问题，增加研究结果的可靠性。

三、常用定性研究方法

(一) 观察

观察（observation）是人类认识周围世界的一个最基本的方法，也是从事科学研究的一个重要手段。观察不仅仅是人的感觉器官直觉感知事物的一个过程，而且是人的大脑积极思维的过程。观察作为搜集非语言行为的数据资料的主要技术，通过对事件和行为进行仔细观察可以提供宝贵的非语言资料，可以真正看到所发生的事情。

1. 观察的类型和原则　观察分参与性观察和非参与性观察（亦称直接观察和间接观察）。参与性观察是指观察者与被观察者一起生活、工作，在密切的相互接触和直接体验中倾听和观看他们的言行。非参与性观察是指观察者不直接参与被研究者的日常生活和工作，观察者通常置身于被观察的世界之外，作为旁观者了解事情的发展动态。

应用观察法必须遵循的重要原则是观察者应尽量避免与观察对象实质性接触。当观察对象知道自己的行为被观察时，行为动机常常受到影响，以致发生不符常规和本质的行为改变，这种现象称为反应性行为改变，它的发生将使观察者难以获得准确的结果。所以应用观察法首先要考虑减少和消除观察对象反应性行为改变。常用的方法有两种，第1种方法是观察者长时间与观察对象居住生活或工作，让观察对象对观察者的活动习以为常，无行为戒备心理。第2种方法是不让观察对象知晓观察行动。第2种方法有时是难以做到的，尤其是需要长时间才能完成的观察研究。

2. 观察的基本步骤　应用观察法进行资料的收集，其基本步骤如下：

(1) 观察前的准备工作：在观察开始之前，研究者需要事前做一些必要的准备工作，如确定观察问题、制定观察计划和设计观察提纲等。

1) 确定观察问题：在实施观察之前，研究者首先要确定观察的问题。观察问题是需要通过观察来回答的问题，是根据研究目的来确定。

2) 制定观察计划：观察问题确定以后，然后着手制定一个观察计划。观察计划一般包括以下几方面内容：

观察的内容、对象和范围：计划观察什么？对什么人进行观察？打算对什么现象进行观察？观察的具体内容是什么？内容的范围有多大？通过观察这些事情可以回答什么问题？

地点：打算在什么地点进行观察？观察的地理范围有多大？这些地点有什么特点？为什么这些地点对研究很重要？研究者将在什么地方进行观察？研究者是否与被观察对象之间有距离？这个距离对观察结果有什么影响？

时间、长度和次数：什么时间进行观察？一次观察多长时间？对每个人（群）或地点进行多少次观察？

方式和手段：用什么方式进行观察？是隐蔽式还是公开式？是参与式，还是非参与式？是否采用录音、录像等设备？是否进行现场笔录？

3) 设计观察提纲：初步的观察计划拟订好以后，需编制具体的观察提纲，将观察的内容进一步具体化。观察提纲至少回答以下6个问题。

谁：有谁在场，他们是什么人，他们的角色、地位和身份是什么？

什么：发生了什么？在场的人有什么语言和行为表现，他们是如何互动的？

何时：何时发生的，持续了多长时间，事件或行为出现的频率是多少？

何地：这个事件或行为在哪里发生的，这个地点有何特色，是否发生过类似的事件或行为？

如何：该事件是如何发生的，事件各方面相互之间存在什么样关系？

为什么：该事件为什么会发生，促使这事件发生的原因是什么？

（2）进行观察：观察的步骤一般是从开放到集中，在观察的初期，通常采取比较开放的形式，用一种开放的心态对研究的现场进行全方位的、整体的、感受性的观察。研究者尽量打开自己所有的感觉器官去体会现场所发生的一切，从而对观察现场获得了一个整体感觉的同时，也明确了自己希望回答的观察问题。在明确了观察问题以后，可以逐步聚焦观察。一般来说，聚焦时的视野可以有狭窄单一和开阔的两种方式。前者焦点比较集中，对单一现象或单一行为进行集中观察；后者的焦点比较开阔，强调对整个事件进行全方位的关注。在实际观察中研究者可以变换狭窄的视野和开阔的视野，通过不断地变换，研究者可以同时在宏观和微观层面获得比较丰富的资料。另外，在观察过程中，研究者应该尽量自然地将自己融入到当地的文化中，要做到这一点，研究者可以有意识地采取一些策略，如与当地人在一起生活，与他们一起做事，保持谦逊友好的态度，不公开表示自己与当地人不一致的意见，观察活动尽可能地与当地人的生活相一致等。这样可以帮助研究者比较深入地理解当地人的文化。在很多情况下，学术界认为了解当地文化是最为重要的事情，但当地人认为这些事情是家常便饭，是生活中理所当然要发生的事，没有什么可以大惊小怪的，因此往往不被他们所认识。如果研究者不真正参与到当地人的日常活动当中，作为他们当中的一员与他们分享生活经验，则很难了解当地人这些习以为常的文化习俗。

（3）观察记录：观察记录可以有许多种形式，可以根据自己的习惯、观察的问题、观察的内容、地点、时间以及使用的工具来进行选择。通常观察开始，可以先将观察的现场画一张现场图。这张图不仅包括现场的物质环境，还应该包括现场的人文环境。画好现场图，应该对现场图附上一段文字说明。对观察活动进行记录时，要求按时序进行，对所记录的事情之间要有连续性，一件事情一件事情地记录，不要对事情作一个整体性的总结。记录使用的语言要进行严格的推敲，力图具体、易懂、清楚、客观地对观察到的现象进行描述。

3. 观察的主要应用

（1）当有关社会现象如同性恋、吸毒等很少被人所知时，参与性观察（在这种情况下通常是隐蔽型）可以保证研究者比较顺利地进入研究现场，获得相对"真实"的信息，同时对当地人的生活打扰也比较少。

（2）当研究者以及公众看到的事实与当事人所说的内容之间存在明显差异时，通过观察可以了解事情的真相。

（3）对不能够或不需要进行语言交流的对象进行调查时，如对婴儿或聋哑人进行研究时无法使用语言，对处于不同文化背景之中的人们进行研究时，双方的语言可能不通。在这种情况下，观察具有一定的优势。

（4）对其他研究方法起辅助作用，比如在访谈之前进行一次预备性的观察，可以使访谈内容更加有针对性。

（二）个人深入访谈（individual in-depth interview）

访谈是研究者访问被研究者并且与其进行交谈和询问的一种活动。访谈是一种研究性交谈，是研究者通过口头谈话的方式从被研究者那里收集第一手资料的一种研究方法。个人访谈是调查员按照访谈提纲一对一询问被访者的意见和看法，询问的问题主要是以深入探究性和开放性问题为特征。

通过访谈，研究者可以了解受访者的所思所想，包括他们的价值观念、情感感受和行为规范；了解受访者耳闻目睹的有关事实，并且了解他们对某些事件的看法。个人深入访谈适用于复杂的访谈主题以及高度敏感的主题内容或地理分布比较分散的访谈对象。

1. 访谈的类型　按结构分类可以分以下3种类型。

（1）结构型（或封闭型）访谈：研究者对访谈的走向和步骤起主导作用，按照研究者事先设计好的、具有固定结构的统一问卷进行访谈。在这种访谈中，选择访谈对象的标准和方法、所提的问题、提问的顺序以及记录的方式都已经标准化了，研究者对所有的受访者都按照同样的程序询问同样的问题。

（2）无结构型（开放型）访谈：与结构型访谈相反，访谈没有固定的访谈问题，研究者鼓励受访者用自己的语言表达自己的看法。其作用是了解受访者自己认为重要的问题，他们看待问题的角度，他们对意义的解释。

（3）半结构型（半开放型）访谈：研究者对访谈的结构具有一定的控制作用，同时也容许受访者积极参与。通常研究者事先备有一个粗线条的访谈提纲，访谈提纲主要作为一种提示，访谈者在提问的同时鼓励受访者提出自己的问题，并且根据访谈的具体情况对访谈的内容进行灵活的调整。

2. 访谈前的准备工作

（1）确定访谈时间和地点：访谈时间和地点尽量以被访者的方便为主，这样做的目的，一方面是为了使被访者在自己选择的地点和时间里轻松、安全，可以比较自由地表现自己。一般1次访谈的时间最好不超过2小时。

（2）协商有关事宜：介绍自己的研究课题，告诉被访者他（她）是如何被选择为访谈对象的，自己希望从他那里了解哪些情况。伦理学问题在此也应该介绍，如：自愿原则、保密原则和录音等问题。如果在研究报告中需要引用被访者提供的资料，研究者将对所有的人名、地名使用匿名。

（3）设计访谈提纲：虽然开放型和半开放型访谈要求给被访者较大的表达自由，但访谈者在访谈之前一般都会事先设计一个访谈提纲，这个提纲是粗线条的，列出访谈者在访谈中应该了解的主要问题和应该覆盖的主要范围。访谈提纲应该尽可能地简单明了，最好只有一页纸，一眼就能全部看到。

访谈提纲只是起到一种提醒作用，以避免遗漏重要内容。所以访谈者在使用访谈提纲时一定要保持一种开放和灵活的态度，访谈的具体形式因地因人而异，不必拘泥于同一种形式，也不必按照访谈提纲的语言和顺序提问。

3. 访谈中的提问　在访谈中，访谈者所做的主要工作之一是提问，因此提问在访谈中占据极其重要的地位。一般来说，提问题的方式受到很多因素的限制，比如研究问题的性质、访谈者和被访者的个性、年龄、性别、民族、职业、受教育程度、社会地位以及访谈的具体情景等。因此访谈者应学会随机应变，根据具体情况选择最佳的提问方式。访谈问题的类型可以分为开放型与封闭型、具体型与抽象型，不同的问题类型会在很大程度上影响到被访者的语言行为。

(1) 开放型与封闭型问题：开放型问题指的是在内容上没有固定答案，允许被访者做出多种回答的问题。这类问题通常以"什么"、"如何"和"为什么"之类的词语为语句的主线，如："你对高校的收费有什么想法？你们学校是如何收费的？你们学校为什么这么收费？"

封闭型问题指的是那些对被访者的回答方式和回答内容均有严格限制，其回答往往只是"是"或"不是"两种选择的问题。比如："你认为高校入学收费合理吗？你们学校对每个学生都收费吗？是不是国家有规定要求这样收费？"

在开放型访谈中，封闭型问题尽量少用。开放型访谈的目的是了解被访者看待研究问题的方式和想法，因此访谈问题不仅在结构上还是在内容上都应该灵活、宽松，为被访者的语言表达自己的思想留有充分的余地。

(2) 具体型和抽象型问题：从所期待的内容来看，访谈的问题可以分成具体型和抽象型。具体型问题指的是那些询问具体事件的问题，特别是事情的细节。抽象型问题便于对一类现象进行概括和总结，或者对一个事情进行比较笼统、整体的陈述。

4. 追问的作用　追问可以帮助访谈者进一步了解被访者的思想，深挖事情发展的根源以及发展的过程，是开放型访谈中一个不可缺少的提问手段。但是，与此同时，访谈者也应该特别注意追问的时机与度。追问的时机是指访谈者就有关问题向被访者追问的具体时刻。追问的度指的是访谈者向被访者追问的合适程度。就追问的时机而言，追问一般来说不要在访谈开始阶段频繁进行。访谈初期是访谈者与被访者建立关系的重要阶段，访谈者应该尽量给对方自由表达自己思想的机会，不要急于就自己感兴趣的问题进行追问。在很多情况下，被访者有自己想说的事情，尽管有时候他们想说的话与访问者希望知道的不太相干，他们也要想方设法把自己的想法说出来。因此，访谈者应该给他们机会表现自己，然后再在他们所谈内容的基础上进行追问。这样做不仅可以将被访者希望说的事情与访谈者自己感兴趣的问题自然地连接起来，而且可以不伤害被访者的感情，不使他们感到难堪。当然，如果在被访者谈话时，访谈者发现自己对一些具体的细节不太清楚希望对方进行补充或澄清，这种时候访谈者可以及时进行追问。但是如果访谈者追问的问题内容设计到重大的概念、观点和理论问题，则应该先用笔将这些问题画下来，等访谈进行到后期时再进行追问，这样做可以使访谈进展自然、顺畅。

追问不仅要注意适时，而且还要讲究适度。访谈者在追问时要考虑被访者的感情、访谈者本人与被访者之间的关系以及访谈问题的敏感程度。如果问题比较尖锐，访谈者应该采取迂回的办法，从侧面进行追问。访谈中最忌讳的追问方式是：访谈者不管对方在说什么或想什么，只是按照自己事先设计的访谈提纲挨个地把问题抛出来，这样的追问不仅把访谈的结构砍得七零八乱，妨碍访谈自然地往前流动，而且没有抓住被访者的思路，强行将自己的计划塞给对方。

在访谈中要倾听对方谈话，在倾听的时候，访谈者应该对对方使用的词语保持高度的敏感，发现了重要的词语、概念或事件需要记下来，在适当的时候进行追问。

5. 访谈问题之间的内在联系　一般来说，访谈问题应该由浅入深，由简到难。访谈者可以先问一些开放的、简单的、对方容易理解的问题，然后随着访谈关系和内容的深入再逐步加大问题的难度和复杂性。这里所说的"难度"和"复杂性"不一定指的是内容上的尖深或语句上的复杂，而更多的是指对被访者来说比较难以启齿的事。比如：个人隐私、政治敏感性话题、有违社会规范的行为和想法等。在访谈中，访谈的问题应该相互之间在内容上有一定的联系。在一个完整的访谈记录中应该可以看到一条贯彻访谈全过程的内容线，而将这条线联系起来的便是一个个的提问，问题与问题的衔接应该自然、流畅，与前面被访者的回答在内容上有内在的联系。

6. 访谈中的倾听　访谈的目的是了解被访者对问题的看法，因此访谈者应该注意倾听他们的心声，了解他们看问题的方式和语言表达方式。在访谈中访谈者应该将自己全部的注意力都放在被访者身上，给予对方最大的、无条件的、真诚的关注。访谈者通过自己的眼光、神情和倾听的姿势向对方传递这样一个信息："你所说的一切都是十分有意义的，我非常希望了解你的一切。"在这样的倾听中，访谈者给予对方的不仅仅是一种基本的尊重，而且为对方提供了一个探索自己宽松、安全的环境。在访谈者的支持和鼓励下，被访者可以对自己从未想到过的一些问题进行思考，更加深入地探索自己的内心世界。访谈者在听对方说话时，不仅要听到对方所发出的声音和词语，而且要设法体察那些没有说出来的意思，包含隐含在对方所说出来的话语中的深层意义。在访谈中，访谈者面对的不仅仅是一个信息提供者，而且是一个活生生的人。因此，访谈者要调动自己所有的触觉和情感去感受对方，去积极主动地，有感情地与对方交谈。只有这样，访谈的双方才能就共同关心的问题进行深入地探讨。

7. 访谈中的回应　在访谈中，访谈者不仅要主动提问题，认真地倾听，而且还要适当地做出回应。回应指的是在访谈过程中访谈者对被访者的言行做出的反应。访谈者做出回应的目的是使自己与被访者之间建立起一种对话关系，及时地将自己的态度、意向和想法传递给对方。回应的方式有多种，一般常有：认可，重复、重组和总结，自我暴露和鼓励对方。

(1) 认可：指访谈者对被访者所说的话表示已经听见了，希望对方继续说下去。表达认可的方式通常包括两类行为：语言行为，如"对"、"是的"、"是吗"、"很好"、"真棒"；非语言行为，如点头、微笑、鼓励的目光。

(2) 重复、重组和总结：重复指的是访谈者将被访者所说的事情重复说一遍，目的是引导对方继续就该事情的具体细节进行陈述，同时检验自己对这件事的理解是否准确无误。重组指的是将被访谈者所说的话换一个方式说出来，检验自己的理解是否正确，邀请对方及时做出纠正。总结是访谈者将被访者所说的一番话用一、两句话概括地说出来，目的是帮助对方理清思路，同时检验自己的理解是否正确。

(3) 自我暴露：访谈者对被访者所谈的内容就自己有关的经历或经验做出回应。其目的可以使被访者了解访谈者曾经有过与自己一样的经历和感受，因此相信访谈者具有了解自己的能力；同时可以起到"去权威"的作用，使被访者感到对方也像自己一样是一个普普通通的人，而不是一个高高在上，无所不知的研究权威。访谈者适当地自我暴露不仅可以拉近自己与被访者之间的距离，使访谈关系变得比较轻松和平等，而且还可以改变访谈结构，使交谈的方式更加具有合作性和互动性。

(4) 鼓励对方：被访者通常有一些顾虑，不知道自己所说的内容是否符合访谈者的要求。尽管访谈者一再告诉对方，按照自己的思路谈下去，但是被访者往往习惯于听到对方的肯定和鼓励，此时应该给予对方肯定和鼓励。有时候，访谈者所问的问题使被访者感到很为难，特别是那些似乎要求对方披露自己的隐私、自己生活中发生的伤心事情或者同事之间发生冲突的细节。在这种情况下，访谈者可以使用一定的回应方式安抚对方，表达自己并不是对有关的人感兴趣,进一步说明访谈内容的意义和重要性以及本研究的伦理道德原则,消除对方不必要的顾虑,鼓励对方就有关问题继续谈下去。

8. 访谈的收尾工作　访谈以什么方式结束,这是研究者经常询问的一个问题,通常建议以一种轻松自然的方式结束访谈。在访谈将要结束时,访谈者可以有意给对方语言上或行为上的一种暗示,促使对方把自己想说的话说出来。在访谈结束的时候,访谈者应该对被访者表示真诚的感谢,感谢他们所付出的时间和精力,以及他们对访谈者的信任和对访谈问题所提出的观点、看法及思考。

9. 其他注意事项

(1) 访谈记录:访谈记录非常重要,定性研究是了解被访者的心理感受、观点、态度和看法,所以记录时要记录被访者自己的语言,最好能一字不漏地记录下来,如果可能最好录音,同时必要时记录访谈的场所、周围环境、被访者的衣着神情。

(2) 访谈中非语言行为:访谈中交谈双方除了语言行为外,还有各种非语言行为,如外貌、衣着、打扮、动作、面部表情、眼神、人际距离,说话和沉默的时间长短、说话时的音量和音频。双方的非语言动作可以提供语言行为无法提供的重要信息。被访者的非语言行为不仅可以帮助访谈者了解对方的个性、爱好、社会地位、受教育程度以及他的心理活动,而且还可以帮助访谈者了解他们访谈时的语言行为。

(三) 专题小组讨论

专题小组讨论(focus group discussion)也称议题小组讨论或集体访谈。

根据研究目的确定要讨论的问题,与会者在会议主持人的引导下,围绕每一个讨论主题进行讨论,讨论的内容由记录员现场记录,这种搜集资料的方法称为专题小组讨论。其目的是了解目标人群的态度、信仰、动机、看法。

专题小组讨论可以单独使用,也可以与其他定性或定量方法结合使用。一般来说,专题小组讨论在单独使用时,有以下几方面的用途:用于探索新的研究领域;根据研究者的观点提出研究假设,用于验证研究假设;为设计定量调查问卷提供重点调查项目;找出并明确调查人群的知识、态度、信念、看法及行为动机;为制定适宜的教育、信息和宣传材料提供素材;了解对活动的反馈意见;解释定量研究结果。

1. 专题小组讨论的设计　在设计阶段一般要考虑以下几个问题。

(1) 经费和时间:在开始专题小组讨论前,要考虑的经费预算主要包括交通和食宿费用、租用场地费用、与会者的费用、记录和录音的费用以及主持人和记录员的工资等。根据专题小组讨论的数目、与会者的情况、分析的种类,一般来说,从制订计划到写出总结报告需要 3~6 个月。

(2) 确定专题小组讨论的小组数目:对于与研究课题相关的每一个因素,至少组织两个专题小组讨论。专题小组讨论的数目还取决于是否有新的反应出现,如果两个小组对同一问题的反应有明显差异时,则有必要组织其他小组对这一差异进行调查。

(3) 确定专题小组讨论小组的人数和人员组成:一般专题小组讨论小组的人数为 6~12 人。决定小组人数的多少的关键在于本次专题讨论的目的何在?如果专题小组讨论的目的是尽可能多地搜集意见、产生想法,那么大组或许最为有利。如果其目的是最大限度地了解每一个与会者的深层想法,进行较小规模的专题小组讨论最为奏效。

确定每个专题小组讨论成员的原则是同一小组由同质的目标人群组成,即参加同一专题小组讨论的对象必须具有相同或相近的背景或经历，同一小组只有具有相同或相似经历的与会者才更可能自由地参与讨论。否则，因为与会者的背景不相同，浅阅历者或低社会阶层者或缺乏专业知识者的发言的积极性就会受到阅历丰富者或高社会阶层者或具有专业知识者等人的压制，他们往往很少发言来表达自己的观点或看法，或附和他人的意见，这样就会影响所搜集到的资料的质量。因此，通常确定专题小组成员时考虑的一些具体特征有社会阶层、经历、专业知识水平、文化背景、经济收入、信仰、年龄、婚姻状况及性别等，凡是能影响信息质量的因素均要考虑。

（4）讨论场所及人员座位安排：专题小组讨论应在一个中性的环境中进行，尽可能将讨论地点设在大家比较熟悉的场所，讨论场所最好安静、明亮、舒适并有适当的空间，使与会者感到轻松、自在，便于他们坦率交谈、发表意见。另外，为了使每位与会者平等交流，而且主持人能看清楚每一位与会者，通常采用圆环形座位布置。

（5）制定专题小组讨论提纲：专题小组讨论提纲是指按一定的顺序简单地列出专题小组讨论中的主题和问题。它用于专题小组讨论，它是主持人引导与会者进行讨论的指南，是专题小组讨论中极重要的组成部分，是专题小组讨论成败的关键。

典型的专题小组讨论提纲一般包括4部分。第1部分，一般性问题：是为了打破僵局而设立的，可使与会者披露对一般性问题的认识和态度。这些问题应该为相关主题提供基本背景资料。第2部分，专门性问题：揭示实质性问题，探察与会者对所研究问题的认识、态度及所持深层观点。第3部分，探索性的问题：提出一些探索性的问题，以鼓励讨论的进一步开展，更深入地了解与会者的反应和想法。第4部分，总结与会者的不同意见，以及总结专题小组讨论的发现。在该阶段主持人把讨论中不同意见重点进行简要地叙述。它为与会者提供修改和说明他们的观点或补充所持其他不同意见的机会，同时使主持人据此来测定自己的结论或假设的正确性。

在制定讨论提纲时应注意，讨论提纲中不应囊括过多的问题，要讨论与研究密切相关的问题，可有可无的问题不要列入讨论提纲。如果讨论的问题太多，则对问题不能深入探讨，或者讨论时间太长，使与会者感到厌倦和疲乏，从而影响小组讨论的质量。

（6）主持人：在专题小组讨论过程中，主持人的作用可概括为以下几方面：①组织讨论；②确保每一位与会者都能积极参与讨论；③使每位与会者讨论起来都感到轻松、方便；④控制讨论的节奏。因此，要做到以上4点，要求主持人①受过训练并有一定经验；②熟悉本次研究，了解当地情况；③对不同性格的人采用不同的技巧鼓励和启发大家讨论；④发现重要信息并能及时调整讨论；⑤富有敏感的直觉，善于深入探索问题；⑥认真倾听不妄加评论；⑦善于运用非语言性动作如目光、点头和微笑等。

（7）记录员和记录的内容：记录员是专题小组讨论过程中的记录者和观察者。其职责是详尽地记录小组讨论的情况以及干扰或影响讨论的现象。一名合格的记录员应熟悉当地的地方方言和俗语，记录要快并需具有一定的相关知识。

记录的内容包括：①地点：开会的具体地点；②时间：会议日期、会议开始和结束的时间；③会场环境：是否足够大、舒适、明亮和安静等；④人员：主持人、记录员和与会者以及与会人员构成及主要特征；⑤与会者发言：记录每一个与会者的发言，最好原汁原味，同时记录与会者的情绪表现如疲倦、焦虑、烦躁、愤怒、大笑等；⑥讨论的气氛及讨论的情况；⑦与会者是否积极参与、是否有垄断的与会者以及会议期间出现的干扰和分散注意力的现象。

2. 专题小组讨论实施

(1) 主持人的开场白：在专题小组讨论开始时，首先主持人应向与会者致意问候并自我介绍，然后解释本次小组访谈的目的和访谈程序，让参加讨论者消除顾虑，畅所欲言，建立专题小组讨论的规则。除此以外，还需要询问是否可以记录和录音。另外有关伦理问题如保密和自愿参加原则也需要阐明。

(2) 第一阶段：访谈准备阶段

在准备阶段，让参加讨论者每人作自我介绍，然后讨论一般性问题，这些问题应为相关主题提供基本背景资料。在准备阶段，应该记住不要问使与会者显示地位差别的问题。在此阶段，主持人尽早给与会者说话的机会。这将有助于克服语言焦虑。如果说话晚了会增加这种焦虑。

(3) 第二阶段：深入专题小组讨论的主体阶段

在这一阶段，访谈内容将由一般性问题转为专题问题的讨论。特别是将访谈内容由具体转到抽象，由对事实的访谈转到对态度、感情以及所持深层观点的讨论。此阶段主要以访谈提纲中专门性问题和探索性问题为主线进行讨论。

(4) 第三阶段：结束讨论阶段

这一阶段主要内容是总结并把访谈中确认的主题要点简要叙述一下，为与会者提供修改和说明他们观点或补充对主题所持不同意见的机会，也是主持人对访谈结论和假设的正确和恰当做出检验。

主持人在这一阶段要做的就是客观的总结与会者的不同意见，以及归纳专题小组讨论的发现。

3. 优点与局限性　专题小组讨论实用性强，不需要作大范围的人群调查，所需样本量小，所以具有花费少、易组织、收集资料快的特点；应用这种方法可以深层次了解人们的动机、态度、情感和行为。但它也有其局限性，其研究结果是定性的，参加讨论的人员不一定能代表目标人群，所以样本一般不推论总体。由于专题小组讨论的自身特点，是通过组织一组人一起讨论问题来收集资料，因此参加讨论者对所讨论问题的观点和看法可能受他人影响，而且设计隐私和政治敏感问题可能不便讨论。

第六节　妇女保健常用指标

一、反映妇女健康状况的指标

(一) 孕产妇死亡率

孕产妇死亡率（maternal mortality rate, MMR）指 1 年内孕产妇死亡数与当年活产数之比，常用十万分率表示。其计算公式为：

$$孕产妇死亡率 = \frac{某年孕产妇死亡人数}{同年活产数} \times 100\,000/10\,万$$

国际疾病分类对孕产妇死亡定义为："妇女在妊娠期至产后 42 天以内，由于任何与妊娠有关的原因所致的死亡称为孕产妇死亡，但不包括意外事故死亡。"这一定义中"与妊娠有关的原因"可以分为两类：①直接产科原因：包括对妊娠合并症（妊娠期、分娩期及产褥期）的忽视、治疗不正确等。②间接产科原因：妊娠之前已存在的疾病，由于妊娠使病情恶化引起的死亡。

本指标反映一个国家或地区的孕产妇保健工作开展的好坏及医疗水平的高低。在世界各国间该指标差异很大。有些发达国家孕产妇死亡率低于 10/10 万，而有些发展中国家孕产妇死亡率高达 1000/10 万以上。

孕产妇死亡总的来讲发生频率较低，所以观察的活产数要足够大，比如，万例以上，计算得到的孕产妇死亡率才比较可靠。

本指标的数据可来源于公安部门、卫生部门或计划生育部门，亦可通过人口普查、专题抽样调查等途径得到。

（二）围产期死亡

在学术界对围产期有不同的定义，根据围产期Ⅰ、围产期Ⅱ和围产期Ⅲ对围产儿死亡的定义如下：

围产期Ⅰ：妊娠 28 周及以上的死胎、死产数＋7 天内婴儿死亡数。

围产期Ⅱ：妊娠 20 周及以上的死胎、死产数＋28 天内婴儿死亡数。

围产期Ⅲ：妊娠 20 周及以上的死胎、死产数＋7 天内婴儿死亡数。

我国一般按照围产期Ⅰ的定义计算围产儿死亡，即孕满 28 周（或出生体重达 1000g 及其以上）的死胎、死产至产后 7 天内的早期新生儿死亡（不含因计划生育要求的引产所致的死胎、死产数）。表示围产儿死亡水平的指标是围产儿死亡率和围产期死亡比：

1. 围产儿死亡率（perinatal mortality rate）指一定时期内围产儿死亡人数与同期活产数与死胎、死产数之和的比。

$$围产儿死亡率 = \frac{某时期内围产儿死亡数}{同期活产数＋死胎、死产数} \times 1000‰$$

2. 围产期死亡比（perinatal mortality ratio）指 1 年内围产儿死亡人数与同期活产数之比。其计算公式为：

$$围产期死亡比 = \frac{某年围产儿死亡数}{同期活产数} \times 1000‰$$

本指标反映围产保健情况、母体健康水平及胎儿在母体内的生长发育状况，是衡量孕产妇系统保健的重要指标，能够反映一个地区母婴保健工作水平。

（三）年龄别死亡率（也称年龄组死亡率）

某年龄别死亡率（age specific mortality rate）指 1 年内女性某年龄组死亡人数与相应的平均人口数之比。其计算公式为：

$$女性某年龄组死亡率 = \frac{某年女性某年龄组死亡人数}{同年女性该年龄组平均人口数} \times 1000‰$$

一个地区妇女不同年龄组的死亡率差别很大，婴幼儿及老年人死亡率远远高于青壮年。因此计算各年龄组妇女的年龄别死亡率可以用来比较不同地区妇女的健康状况，而且该指标不受年龄构成的影响。年龄别死亡率有其自身的规律，一般 0 岁组死亡率较高，以后随着年龄的增长迅速下降,至10~14岁时(在发达国家为5~9岁)死亡率降至最低值,以后虽略有上升,但在40岁前一直处于低水平,40岁以后,死亡率随年龄的增长而增高。

公安部门、卫生部门的人口登记以及医院部门的死亡记录可以为本指标提供女性各年龄组死亡人数和平均人口数的数据。

(四) 死因构成和死因顺位

1. 死因构成比 死因构成比(proportion dying of a special cause)是指某类死因的死亡人数占总死亡人数的百分比。其计算公式为:

$$某年某死因构成比 = \frac{某年因某类死因死亡人数}{同年总死亡人数} \times 100\%$$

2. 死因顺位 指将各类死因按死因构成比由大到小顺序排列。它反映某一人群中的主要死亡原因,从而明确卫生保健的优先工作重点。

根据死因构成比的计算原理,可以计算孕产妇死亡中各种死因构成,其计算公式为:

$$某种孕产妇死因构成比 = \frac{因某种孕产妇死因死亡人数}{总孕产妇死亡人数} \times 100\%$$

计算各种死因构成及顺位对于妇幼保健工作非常重要,它可以帮助找出导致死亡的主要原因,有针对性地制定防治措施,从而降低死亡率。

(五) 发病率

发病率(incidence rate)表示一定时期内,在可能发生某病的一定人群中,新发生某病的病例数。其计算公式为:

$$某病发病率 = \frac{某段时期内新发生某病的病例数}{同期可能发生某病的平均人口数} \times k$$

根据发病率的定义还可以计算低体重儿发生率(low birth weight rate),它是指1年内每100名活产中,出生体重不足2 500g的新生儿数。其计算公式为:

$$低体重儿发生率 = \frac{某年出生体重低于2500g的活产数}{该年活产数} \times 100\%$$

低体重儿发生率是发病率的一种,它可以直接反映孕妇的营养和健康状况,如果低出生体重儿发生率高,说明产前保健做得不够好。

二、反映生育状况的指标

(一) 总生育率

总生育率(general fertility rate, GFR),也称普通生育率或育龄妇女生育率,是指某年的活产数与同年育龄妇女平均人口数之比,反映育龄妇女总的生育水平,常用千分率表示。其计算公式如下:

$$GFR = \frac{某年活产数}{同年平均育龄妇女人数} \times 1000‰$$

国际上一般认为15~49岁年龄段妇女具有生育能力,因此将育龄妇女定义为15~49岁妇女。由于在此年龄范围内,不同年龄段的妇女生育水平是不同的,一般20~35岁生育旺盛，35岁以后生育能力逐渐下降，所以这一指标受育龄妇女年龄构成的影响。在比较不同地区或不同时期的总生育率时，应该注意年龄构成的问题。

（二）年龄别生育率

年龄别生育率（age-specific fertility rate，ASFR）指某年每千名某一年龄（组）育龄妇女的活产数。

$$ASFR=\frac{某年某年龄（组）育龄妇女的活产数}{同期该年龄（组）妇女数}\times 1000‰$$

这一指标不受育龄妇女内部年龄构成的影响，所以不同地区同一年龄别生育率或同一地区不同年龄别生育率均可以直接比较。人口统计通常并不计算每岁一组的年龄别生育率，而常常计算每5岁一组的生育率，其结果更稳定。

（三）总和生育率

总和生育率（total fertility rate，TFR）是一定时期（如某一年）每岁一组的年龄别生育率总和，即$\Sigma ASFR$。但通常容易得到的是5岁一组的年龄别生育率，每一个5岁一组的年龄别生育率代表本组平均生育率水平，用它来代替本组每岁的年龄别生育率来计算总和生育率，其计算公式为：

$$\begin{aligned}TFR&=ASFR_{15}+ASFR_{16}+ASFR_{17}+ASFR_{18}+ASFR_{19}+\cdots+\\&\quad ASFR_{45}+ASFR_{46}+ASFR_{47}+ASFR_{48}+ASFR_{49}\\&=5\times ASFR_{15\sim}+\cdots+5\times ASFR_{45\sim}\\&=5\times \Sigma ASFR_{i\sim}\end{aligned}$$

其中：

$\Sigma ASFR_i$：代表每岁一组年龄别生育率。如$ASFR_{15}$表示15岁妇女的生育率。

$\Sigma ASFR_{i\sim}$：代表5岁一组年龄别生育率。如$ASFR_{15\sim}$表示15~19岁妇女的生育率。

式中$5\times ASFR_{15\sim}$：是用15~19岁组生育率（$ASFR_{15\sim}$）代替15岁、16岁、17岁、18岁和19岁生育率所得。其他年龄组生育率计算类推。

总和生育率是假定同时出生的一批妇女，按照某地某年的年龄别生育水平度过其一生的生育过程，每个妇女（用‰表示则为每千名妇女）可能生的子女数。它能综合反映各年龄组育龄妇女生育率，能确切地说明人群的生育水平。它不受人口性别、年龄构成对生育水平的影响，所以不同地区、不同年度的总和生育率可以直接比较，因而总和生育率应用甚广，是国际上比较生育水平的常用指标。

（四）早产

根据世界卫生组织（1961年）规定，妊娠37周或不足37周分娩为早产（premature birth）；我国早产定义为妊娠28~37周的分娩。

早产用早产率作为测量指标，早产率（premature delivery ratio）指每100名产妇中，发生早产的比例。其计算公式为：

$$早产率=\frac{某年早产发生人数}{同年产妇数}\times 100\%$$

本指标主要来源于医院的出生登记，亦可通过专题调查、生命统计监测等途径得到。

(五) 自然流产

世界卫生组织对自然流产 (spontaneous abortion) 的定义为：非人工的、妊娠不满 28 周的宫内妊娠的中止。自然流产是胎儿发育不良的结果，其测量指标为自然流产比 (spontaneous abortion ratio)，计算公式为：

$$自然流产比 = \frac{某年自然流产数}{同年自然流产数 + 活产数} \times 100\%$$

计算这一指标的关键是自然流产数的确定，自然流产数只能从专题调查中得到，而且不易准确。如果进行前瞻性研究，首先需要保证所有的怀孕被识别，才能确定自然流产数。一些在妊娠早期流产的则很容易被忽略。如果进行回顾性调查，除了上述问题外，还有回忆偏性的问题。

三、反映产科工作质量的指标

(一) 产后出血

产后出血的定义为：胎儿娩出后 24 小时内出血量≥500ml。用产后出血发生率来表示其发生强度。产后出血率指每 100 名产妇中发生产后出血的比例。其计算公式为：

$$产后出血率 = \frac{某时间内产后出血数}{同期产妇数} \times 100\%$$

(二) 妊娠高血压疾病发病率

$$妊娠高血压疾病发病率 = \frac{某时间内妊娠高血压疾病新发病例数}{同期产妇数} \times k$$

(三) 产褥感染率

$$产褥感染率 = \frac{某时间内产褥感染数}{同期产妇数} \times 100\%$$

产后出血、妊娠高血压疾病和产后感染是产科主要并发症，也是造成孕产妇死亡的主要原因，对孕产妇危害最大。加强孕产妇死亡主要死因的防治工作，降低其发生率，是评价产科质量的主要指标。

四、反映妇女保健服务利用情况的指标

(一) 孕早期检查

孕早期产前检查人数：孕 13 周前 (1~12 周) 接受产前检查的产妇人数。计算孕早期检查率的公式是：

$$孕早期检查率 = \frac{该年该地区孕早期产前检查人数}{某年某地区活产数} \times 100\%$$

(二) 产前检查

产前检查人数：产前接受过 1 次及以上产前检查的产妇人数。如果初次检查仅做妊娠试验或孕期无检查，仅在临产当天入院进行的产前检查不计算在内。其计算公式：

$$产前检查率 = \frac{该年该地区产前检查人数}{某年某地区活产数} \times 100\%$$

该指标可根据需要进行调整,例如可将分子改为接受 3 次或 5 次及以上产前检查的产妇数,从而计算接受 3 次或 5 次及以上产前检查率。

(三) 产后访视

产后访视是指妇幼保健人员去产妇家中随访产妇及新生儿,按规定应在产后第 2~3 天、第 7 天、第 14 天、第 28 天各访视 1 次。产后访视人数是指产后 28 天内接受过 1 次及以上产后访视的产妇人数。其计算公式为:

$$产后访视率 = \frac{该年该地区接受产后访视的产妇人数}{某年某地区活产数} \times 100\%$$

(四) 孕产妇系统管理

孕产妇系统管理人数:按系统管理程序要求,从妊娠至产后 28 天内有过早孕检查、至少 5 次产前检查、新法接生和产后访视的产妇人数。按此标准计算孕产妇系统管理率的计算公式为:

$$孕产妇系统管理率 = \frac{该年该地区孕产妇系统管理人数}{某年某地区活产数} \times 100\%$$

(五) 住院分娩

住院分娩活产数:在取得助产技术资质的机构分娩的活产数。住院分娩率计算公式为:

$$住院分娩率 = \frac{该年该地区住院分娩活产数}{某年某地区活产数} \times 100\%$$

住院分娩是中国妇女发展纲要的指标之一。我国 2001~2010 年妇女发展纲要中提出的目标是农村孕产妇住院分娩率达到 65%。

(六) 剖宫产

剖宫产活产数:采用剖宫产手术分娩的活产数。剖宫产率计算公式为:

$$剖宫产率 = \frac{该年该地区剖宫产活产数}{某年某地区活产数} \times 100\%$$

(七) 新法接生

新法接生活产数:指住院分娩的活产数和非住院分娩中新法接生的活产数之和。非住院分娩中新法接生的活产数是指在非住院分娩的活产中采用新法接生的活产数,其中新法接生是指产包、接生者的手、产妇的外阴部、脐带四消毒,并由医生、助产士和接受过培训并取得《家庭接生人员合格证》的人员接生的活产数(不含只用脐带卷接生的活产数)。新法接生率计算公式为:

$$新法接生率 = \frac{该年该地区新法接生活产数}{某年某地区活产数} \times 100\%$$

(八) 婚前检查

婚前医学检查人数是指对准备结婚的男女双方进行结婚和生育相关疾病的医学检查人

数,即按照《婚前保健工作规范》要求进行了婚前医学检查的人数。结婚登记人数是指结婚登记的初婚和再婚人数。婚前医学检查率和疾病检出率的计算公式如下:

$$婚前医学检查率 = \frac{该年该地婚前医学检查人数}{某年某地结婚登记人数} \times 100\%$$

$$疾病检出率 = \frac{该年该地婚检检出疾病人数}{某年某地婚前医学检查人数} \times 100\%$$

(九) 妇女病普查

妇女病普查人数是指按照计划进行妇女病普查的妇女人数,妇女病普查率和妇女病检出率公式如下:

$$妇女病普查率 = \frac{该年该地妇女病普查人数}{某年某地应检查妇女人数} \times 100\%$$

$$妇女病检出率 = \frac{该年该地区查出妇女病人数}{某年某地区实查人数} \times 100\%$$

(安 琳 王 燕)

参考文献

1. 罗爱静,李后卿. 卫生信息管理概论. 北京:科学出版社,2002.
2. 刘筱娴. 妇幼卫生管理学. 北京:科学出版社,1999.
3. Theo Lippeveld 等. 卫生信息系统的设计与实施. 北京:人民卫生出版社,2002.
4. 顾美皎. 妇女保健学. 北京:科学出版社,1997.
5. 袁方. 社会调查原理与方法. 北京:高等教育出版社,2000.
6. 李立明. 流行病学. 北京:人民卫生出版社,1999.
7. 马鸣岗. 卫生管理学. 北京医科大学卫生管理干部培训中心出版,1999,9,52-66.
8. 陈向阳. 质的研究方法与社会科学研究. 北京:教育科学出版社,2000.

中英文专业词汇索引

POPs 物质（Persistent Organic Pollutants） 247
TBS（The Bethesda System） 208

A
艾滋病病毒（human immunodeficiency virus，HIV） 194

B
保证安全（ensure safety） 235
苯丙氨酸浓度（phenylalanine，Phe） 115
闭经（amenorrhea） 47
避孕（contraception） 133
避孕咨询（contraceptive counseling） 133
冰醋酸染色法（简称 VIA，visual inspection with acetic acid） 207
病例对照研究（case-control study） 279
不孕及受孕力低下（infertility and subfecundity） 261

C
产前胎儿监护（antepartum fetal monitoring） 250
产褥期保健（post-partum health care） 94
产时保健（intra-partum health care） 90
超低出生体重儿（extremely low birth weight infant，ELBW） 104
持久性有机污染物（persistent organic pollutants） 260
出生缺陷（birth defect） 261
出生缺陷（birth defects） 242
初级保健（Primary Health Care，PHC）的概念 4

D
大于胎龄儿（large for gestational age，LGA） 105
代谢综合征（metabolic syndrome MS） 170
单纯疱疹病毒（herpes simplex virus，HSV） 202
单纯随机抽样（simple random sampling） 280
单独询问（ask to be alone） 235
低出生体重（low birth weight） 261
低出生体重儿（low birth weight infant） 104
低体重（underweight） 25
滴虫性阴道炎（trichomonal vaginitis） 184，188
地方性克汀病（endemic cretinism） 243
碘缺乏病（iodine deficiency disorders，IDD） 243

碘液染色法（简称 VILI，visual inspection with Lugol's iodine）　207
电磁辐射（electromagnetic fields）　251
电离辐射（ionizing radiation）　250，265
电脑显示屏（video display terminal，VDT）　252
定性研究（qualitative study）　281
动弯杆菌　196
队列研究（cohort study）　279

E

儿童期恶性肿瘤（childhood cancer）　261
二恶英（dioxin）　246
二级预防（secondary prevention）　205

F

发病率（incidence rate）　292
发育的机体死亡（death of developing organism）　259
发育毒性（developmental toxicity）　259
发育毒性因子（developmental toxicity factors）　241
非特异性外阴炎（non-specific vulvitis）　196
非意愿妊娠（unwanted pregnancy）　132
分层抽样（stratified sampling）　280
氟斑牙（dental fluorosis）　244
氟骨症（skeletal fluorosis）　244
妇科常见疾病（common gynecologic diseases）　184
妇女保健学（women's health care）　1
覆盖面（coverage goals）　184

G

高出生体重儿（high birth weight infant）　104
高危妊娠（high risk pregnancy）　78
高危新生儿（high risk infant）　105
个人深入访谈（individual in-depth interview）　284
更年期（climacteric）　153
更年期综合征（climacteric syndrome）　162
功能缺陷（functional deficiency）　259
功能性子宫出血（functional metrorrhagia）　219
功能失调性子宫出血（dysfunctional uterine bleeding）　47，165
宫颈感染（cervical infection）　198
宫颈黏液法（cervical mucus or billings method）　146
宫颈息肉（cervical polyp）　188
宫颈炎症（cervicitis）　189

宫内节育器（intrauterine device，简称 IUD） 143
骨质疏松症（Osteoporosis） 167
骨重建（bone remodeling） 158
观察（observation） 283
国际癌症研究中心（the International Agency for Research on Cancer，IARC） 204
国家卫生部联合组织（the League of Nations Health Section） 4
过度筛查（over-screening） 184
过度治疗（over-treatment） 184
过期产儿（post-term infant） 104

H

横断面调查（cross sectional study） 278
环境（environment） 240
环境激素（environmental hormones） 246
环境内分泌干扰物（environmental endocrine disrupters，EEDs） 246
环境因素（environmental factors） 240
回顾性研究（retrospective study） 279
婚前保健（premarital health care） 57，78
婚前卫生指导（premarital health instruction） 59
婚前卫生咨询（premarital counseling） 63
婚前医学检查（premarital examination） 60
获得性免疫缺陷综合征（acquired immune deficiency syndrome，AIDS） 203

J

机会性筛查（opportunistic screening） 184
基础体温测量法（basal body temperature method，BBT） 146
基因库（gene pool） 242
基因突变（gene mutation） 242
激素补充疗法（hormone therapy，HT） 164
极低出生体重儿（very low birth weight infant，VLBW） 104
己烯雌酚（diethylstilbestrol，DES） 247
计划生育（family planning） 5
计算机辅助细胞学检测系统（computer-assisted cytological test，CCT） 207
记录暴力事件损伤情况 D（document history and injuries） 235
甲基汞（methyl mercury） 245
甲醛（formaldehyde） 252
假两性畸形（pseudo hermaphroditism） 22
尖锐湿疣（condyloma acuminata） 188，202
建立监测（monitoring） 184
节育（birth control） 133

结构异常（structural abnormality） 259
紧急避孕药（emergency contraceptive pill） 142
经前期紧张综合征（premenstrual tension syndrome） 221
救助方式 C（call in resources） 235
巨大儿（macrosomia） 104
绝经（menopause） 153
绝经过渡期（menopausal transition） 153
绝经后骨质疏松症（postmenopausal osteoporosis PMO） 167
绝经后触及卵巢（postmenopausal palpable ovary，PMPO） 211
绝经后期（postmenopause） 153
绝经期抑郁症（menopausal depression） 175
绝经前期（premenopause） 153

K

抗逆转录病毒药物治疗（antiretroviral therapy，ART） 204
口服避孕药（oral contraceptive，OC） 139
口腔保健（oral health care） 79

L

拉米夫定（lamivudine，3TC） 204
老年性骨质疏松症（senile osteoporosis） 167
老年性阴道炎（senile vaginitis） 166，198
两性畸形（hermaphroditism） 22
流产后服务（post-abortion care，PAC） 135
流动人口（floating population, migrant population） 236
卵巢恶性肿瘤（ovarian malignant tumor） 211
卵巢肿瘤（ovarian tumor） 189

M

梅毒（syphilis） 200
泌尿系感染（urinary infection） 166
摩根菌 196
母亲安全（safe motherhood） 4
母乳喂养（breast feeding） 108
母婴传播（mother to child transmission，MTCT） 203
目标人群（the target population） 184

N

奈韦拉平（nevirapine，NVP） 204
男用避孕套（male condom） 136
内源性感染（endogenous infection） 192
年龄别生育率（age-specific fertility rate，ASFR） 293

年龄别死亡率（age specific mortality rate） 291
尿瘘（urinary fistula） 184，189，216
尿失禁（urinary incontinence） 217
女童保健（girls health care） 18
女童期（female childhood） 18
女性假两性畸形（female pseudo hermaphroditism） 22
女用避孕套（female condom） 137

P

胚胎（embryo） 80
盆腔炎（pelvic inflammatory disease，PID） 189，199
评价（evaluation） 184

Q

期望寿命（life expectance） 1
齐多夫定（azidothymidine，AZT） 204
铅及其化合物（lead and it's compounds） 262
铅中毒（lead poisoning） 245
前庭大腺炎（bartholinitis） 197
前瞻性研究（prospective study） 279
青春期（adolescence） 27
青春期焦虑症（adolescent anxiety） 52
青春期抑郁症（adolescent depression） 51
青年期（youth） 27
青少年（young people） 27
全身振动（whole body vibration） 265
缺乏质量控制（poor quality-control） 184
缺铁性贫血（deficiency iron anemia） 45

R

染色体畸变（chromosome aberration） 242
人工绝经（induced menopause） 153
人工流产（induced abortion） 148
人免疫缺陷病毒（human immunodeficiency virus，HIV） 203
人乳头瘤病毒（human papilloma virus，HPV） 194，202，206
妊娠剧吐（hyperemesis gravidarum） 83
日历法（calendar or rhythm method） 146
乳房肿块（breast tumor） 189

S

三级预防（tertiary prevention） 205
筛查（screening） 279

社会心理因素 (psychosocial factors) 78
社会因素 (social factors) 222
社区卫生服务 (community health service) 6
身高速度高峰 (peak height velocity, PHV) 29
生长迟缓 (stunting) 25
生长改变 (altered growth) 259
生殖道感染 (reproductive tract infection, RTI) 191
生殖毒性 (reproductive toxicity) 259
生殖健康 (reproductive health) 5, 7, 241
生殖器疱疹 (genital herpes) 202
生殖损伤 (reproductive damage) 261
失访率 (proportion for loss to follow-up) 184
世界卫生组织 (World Health Organization, WHO) 4
适于胎龄儿 (appropriate for gestational age, AGA) 104
死因构成比 (proportion dying of a special cause) 292
随访 (follow-up) 189

T

胎儿酒精综合征 (fetal alcohol syndrome, FAS) 249
"胎儿烟草综合征" (fetal tobacco syndrome, FTS) 248
体重速度高峰 (peak weight velocity, PWV) 29
痛经 (dysmenorrhea) 46, 220
突变负荷 (mutation load) 242

W

外阴阴道念珠菌病 (vulvovaginal candidiasis, VVC) 188, 197
危险人群 (population at risk) 184
危险因素 (risk factor) 78
围产保健 (perinatal health care) 2
围产儿死亡率 (perinatal mortality rate) 291
围产期死亡比 (perinatal mortality ratio) 291
围绝经期 (perimenopause) 153
物理因素 (physical agents) 264

X

系统抽样 (systematic sampling) 280
细菌性阴道病 (bacterial vaginosis, BV) 188, 198
先天畸形 (congenital malformation) 100
先天性氟中毒 (congenital fluorosis) 244
先天性水俣病 (congenital minamata disease) 246
相对危险度 (relative risk, RR) 129

小于胎龄儿（small for gestational age，SGA） 104
新生儿行为评估量表（Neonatal Behavioral Assessment Scale，NBAS） 116
信息（information） 271
新生儿行为神经测定方法（Neonatal Behavioral Neurological Assessment，NBNA） 116
性别暴力（gender-based violence） 231
性病（venereal disease） 184
性传播感染（sexually transmitted infection，STIs） 49
性早熟（sexual precocity） 22

Y

压力性尿失禁（stress urinary incontinence，SUI） 166，213
液基细胞学检查（Liquid-Based Cytology Test，LCT） 207
一级预防（primary prevention） 205
医疗照射（medicinal radiation） 250
医源性感染（iatrogenic infection） 192
遗传病（inherited disease） 242
遗传负荷（genetic load） 242
阴道隔膜（diaphragm） 137
阴道透明细胞腺癌（clear cell adenocarcinoma） 247
婴儿死亡率（infant mortality ratio） 1
影响婚育的疾病（diseases affecting marriage and bearing） 64
有毒化学物质（toxic chemicals） 262
有机溶剂（organic solvents） 263
诱变剂（mutagen） 242
诱发突变（induced mutation） 242
预防艾滋病母婴传播（prevention of mother to child transmission of HIV，PMTCT） 203
月经病（emmeniopathy） 184，219
月经异常（menstrual disorder） 261
孕产妇死亡保密调查制度（Confidential Enquiry into Maternal Deaths，CEMD） 4
孕产妇死亡率（maternal mortality rate，MMR） 1，290
孕产期心理保健（psycological health care） 95
孕期营养（nutrition during pregnancy） 98
孕前保健（pre-pregnancy health care） 255
孕晚期保健（third trimester health care） 89
孕中期保健（second trimester health care） 86
孕早期保健（first trimester health care） 80

Z

早产（premature birth） 293
早产儿（pre-term infant） 104

早产率（premature delivery ratio） 293
噪声（noise） 264
真两性畸形（true hermaphroditism） 22
整群抽样（cluster sampling） 281
正常体重儿（normal birth weight infant） 104
致发育毒性因子（developmental toxicity factors） 241
专题小组讨论（focus group discussion） 288
子宫肌瘤（myoma of uterus） 189
子宫颈癌（cervical cancer） 184，189
子宫内编程（Intrauterine programming） 100
子宫内膜癌（endometrial carcinoma） 210
子宫脱垂（uterine prolapse） 167，184，189，214
自发突变（spontaneous mutation） 242
自然绝经（natural menopause） 153
自然流产（spontaneous abortion） 261
自然流产（spontaneous abortion） 294
自然流产比（spontaneous abortion ratio） 294
总和生育率（total fertility rate，TFR） 293
总生育率（general fertility rate，GFR） 292
足月儿（full term infant） 104
组织性的普查（organized screening） 184
最终月经（final menstrual period，FMP） 153